# 血脑屏障药理学

## Pharmacology of Blood-Brain Barrier

主　　编　周宁娜　何晓山　〔美〕向建鸣

副 主 编　缪　薇　赵晓芬　石安华

编　　委（按姓氏汉语拼音排序）

樊若溪（云南中医药大学）　　　　　何晓山（云南中医药大学）

靳　航（吉林大学第一医院）　　　　吕小满（云南中医药大学）

马振桓（云南大学附属医院）　　　　缪　薇（昆明医科大学第二附属医院）

石安华（云南中医药大学）　　　　　向建鸣（密歇根州立大学）

张　超（复旦大学附属华山医院）　　赵晓芬（昆明市儿童医院）

周宁娜（云南中医药大学）

参编人员（按姓氏汉语拼音排序）

陈秀红　赫悠然　李孟云　李　震　刘丽俊

刘鸥霜　孟令真　谢金洙　熊　薇

科 学 出 版 社

北　京

# 内 容 简 介

本书共分六章,结合血脑屏障研究领域的生理、生物化学和分子生物学新进展,聚焦药物转运通过血脑屏障对中枢神经系统产生作用在疾病治疗中的应用,系统而详细地介绍了脑屏障的分类及结构、血脑屏障的功能、血脑屏障与中枢神经系统疾病、血脑屏障与中枢神经系统疾病的药物靶点、血脑屏障与药物转运、血脑屏障的研究方法,全书图表丰富(可通过扫描二维码进一步阅读彩图),内容翔实,针对性强,具有较强的可读性。

本书可供从事精神与神经系统疾病治疗、新药开发等工作的研究人员和从事医药学教育的工作者,以及立志于中枢神经系统疾病治疗与新药开发的研究生和本科生阅读与参考。

图书在版编目(CIP)数据

血脑屏障药理学/周宁娜,何晓山,(美)向建鸣主编. —北京:科学出版社,2022.11
  ISBN 978-7-03-073790-8

Ⅰ.①血… Ⅱ.①周… ②何… ③向… Ⅲ.①血脑屏障–临床药学–药理学–医学院校–教材 Ⅳ.① R969

中国版本图书馆 CIP 数据核字(2022)第 220365 号

责任编辑:周  园/责任校对:宁辉彩
责任印制:李  彤/封面设计:陈  敬

科学出版社出版
北京东黄城根北街 16 号
邮政编码:100717
http://www.sciencep.com
北京凌奇印刷有限责任公司 印刷
科学出版社发行  各地新华书店经销
*
2022 年 11 月第 一 版  开本:787×1092 1/16
2023 年 11 月第二次印刷  印张:15 1/2
字数:425 000
定价:139.00 元
(如有印装质量问题,我社负责调换)

# 前　　言

血脑屏障药理学（pharmacology of blood-brain barrier）是在血脑屏障的生理及病理基础上研究药物转运通过该屏障从而对中枢神经系统产生作用及规律的科学。

随着社会发展，人类疾病谱已经发生了明显改变，阿尔茨海默病、帕金森病、脑卒中、焦虑和抑郁障碍等许多中枢神经与精神系统疾病正严重威胁着人们的健康，造成了患者个人、家庭和社会的沉重负担。

近年来，随着科学技术的发展，越来越多的研究表明，血脑屏障与阿尔茨海默病等许多复杂的人类中枢神经系统疾病密切相关。作为存在于血液和脑组织之间的一个特殊结构，血脑屏障已成为当前国内外研究的热点学科领域，并为中枢神经系统疾病的治疗带来了新的思路和希望。但国内自 1984 年《血脑屏障》一书出版以来，至今鲜有较全面总结血脑屏障研究新进展的相关书籍面世。目前，血脑屏障相关研究已取得不少重要进展，如在生理状态下血脑屏障选择性允许某些物质通过，保证脑组织内环境稳态；在病理条件下（中枢神经系统疾病）血脑屏障被破坏，继发和加重脑损伤等。基于这些进展加强对血脑屏障的研究，可为发现新治疗靶点、筛选候选药物等工作提供理论和技术支撑，对中枢神经系统疾病的预防和治疗具有重要意义。

《血脑屏障药理学》由编者查阅了大量国内外相关文献，总结了该领域的最新研究动态，并结合编者在血脑屏障相关研究工作中取得的成果撰写完成，是以血脑屏障为中心进行相关研究成果介绍的专著，对血脑屏障的结构、生理功能及在相关中枢神经系统疾病中的变化进行了较为全面系统的阐述，重点关注药物干预的药理学基础，以期为中枢神经系统疾病的研究提供参考。本书中有大量图片，可通过扫描相应二维码，查阅彩色原图，获取更多的知识细节。书中有关不同物种的蛋白质、基因表述，除了少数文献中的习惯用法外，采用小鼠基因组信息数据库（Mouse Genome Informatics，MGI）及人类基因命名数据库（HUGO Gene Nomenclature Committee，HGNC）命名法，专业术语主要参考全国科学技术名词审定委员会。

由于编者学术水平和能力有限，书中难免存在疏漏之处，期望读者予以指正，以便再版时修订完善。

本书得到云南省中医药领军人才项目、云南（昆明）杨国源专家工作站 YSZJGZZ-2020037 及国家自然科学基金项目（81860714）的支持，在此一并感谢！

编　者
2021 年 10 月

# 目　　录

# 第一章　脑屏障的分类及结构

血脑屏障药理学（pharmacology of blood-brain barrier）是在血脑屏障的生理及病理基础上研究药物转运通过该屏障作用于中枢神经系统产生作用及规律的科学。中枢神经系统（central nervous system，CNS）作为机体的控制中枢，负责产生中枢程序、协调传入和传出神经功能，并整合外周器官和组织的活动。神经元通过化学和电信号进行通信，完成可靠的神经信号传递和整合，因此 CNS 需要精确控制其生存微环境的稳态来发挥最佳功能，这有赖于神经元与神经胶质细胞之间的功能联系，以及脑细胞与大脑微环境之间的动态作用。大脑是代谢活性最高的器官，尽管只占总体重的 2%，但成人大脑接收超过 15% 的心排血量，消耗超过 20% 的身体总葡萄糖和氧气。然而脑细胞内能量储备能力较低，因此，大脑功能依赖于充足的血液来供应适当的生物能量底物，以支持其通过神经传递信息的处理能力。大脑局部神经活动增加，该区域摄氧量也随之增加，脑血流需要随时根据脑组织代谢的需求来运送营养物质和氧气，同时清除废物，并使脑灌注保持在稳定状态，避免低灌注或高灌注。这种供需平衡是神经元发挥正常生理功能的基础，也是驱动血液与 CNS 之间的细胞屏障发展的最强进化压力之一，这些细胞屏障起着关键的调节界面的作用，控制着离子和分子进出 CNS 的流量，而 CNS 的常驻细胞，包括神经元及其相关的神经胶质细胞——大胶质细胞（星形胶质细胞，少突胶质细胞）和小胶质细胞，局部调节细胞外液的组成。CNS 屏障的分子通量控制包括输送必需营养物质、清除废物并限制潜在的有毒或神经活性物质和病原体进入。屏障还充当中枢和外周免疫系统之间的界面，对循环中进入的白细胞进行强大地选择性控制。

血液和 CNS 之间主要有四个屏障。①脑膜屏障（meningeal barrier，MB）：由硬脑膜下无血管的蛛网膜上皮形成，因其无血管和相对较小的表面积，故不是血液和 CNS 之间交换的重要界面。②血脑屏障（blood-brain barrier，BBB）：主要由脑毛细血管内皮细胞之间的紧密连接（tight junction，TJ）构成，将血液与脑组织间液（interstitial fluid，ISF）隔离，动态控制进出大脑的物质。③血-脑脊液屏障（blood-cerebrospinal fluid barrier，BCSFB）：是循环血液和脑脊液（cerebrospinal fluid，CSF）之间的屏障，由位于有孔毛细血管和 CSF 之间的脉络丛（choroid plexus，CP）上皮细胞形成。④脑室周围器（circumventricular organ，CVO）：位于第三、四脑室周围缺乏 BBB 的结构总称，这些脑区的伸长细胞（tanycyte）[由室管膜细胞（ependymal cell）特化的细胞] 通过 TJ 相连。CVO（包括终板血管器、穹隆下器、正中隆起、漏斗柄、垂体后叶、连合下器、松果体隐窝和最后区）的血管不具有扩散屏障的特性，因此只是 CSF 与脑组织之间的物理屏障。这四个屏障有不同的形态学特征和生理特性，其主要功能是阻止 CSF、脑组织间液和血液之间的自由扩散，提供必需的营养物质、离子，协同类淋巴循环系统（glymphatic circulatory system）代谢废物的转运过程。其中 BBB 和 BCSFB 是血液和大脑细胞外液之间最大，也是最主要的两个屏障（图 1-1）。

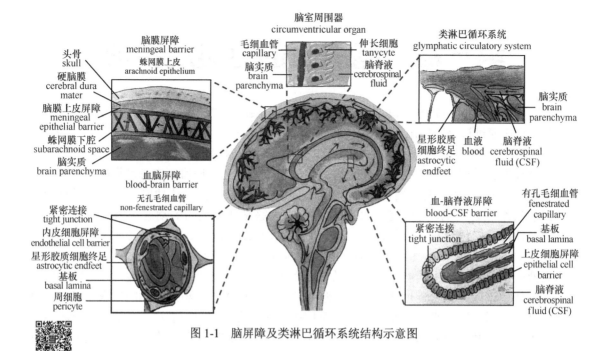

图 1-1　脑屏障及类淋巴循环系统结构示意图

图 1-1 彩图

# 第一节　脑屏障的发现

　　脑屏障的概念是由德国免疫学家保罗·埃里希（Paul Ehrlich）于 1885 年首先描述的。埃里希将染料锥虫蓝（trypan blue，又称台盼蓝）注入血液循环，发现只有外周器官被染料染色而脑组织和 CSF 不被染色；埃德温·戈德曼（Edwin Goldmann）随后进行补充实验发现，将台盼蓝注射到 CSF 则可使脑组织染色，而外周组织不被染色，从而提出了血液与大脑之间（即 BBB）及血液与 CSF 之间（即 BCSFB）的生物屏障概念（图 1-2）。以台盼蓝作为示踪剂，他们发现在静脉注射染料后，虽然脉络膜丛和脑膜被染色，但大脑未被染色，CSF 中未发现染料，因此血液和大脑、血液和 CSF 之间必定存在屏障；而台盼蓝从蛛网膜下腔（subarachnoid space，SAS）或小脑延髓池可以自由进入大脑，证明不存在 CSF-脑屏障。

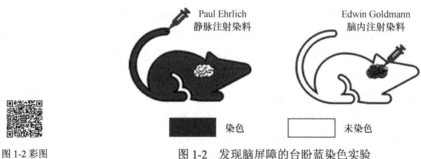

图 1-2 彩图

图 1-2　发现脑屏障的台盼蓝染色实验

# 第二节　血脑屏障的结构

　　BBB 是位于血液与脑组织之间的一个特殊动态界面，严格控制细胞、分子和离子在血液与大脑之间的运输，以维持正常的大脑功能及其内环境稳态，是 CNS 独特的解剖学和生理学屏障。

# 一、血脑屏障与神经血管单元

在胚胎发育过程中形成 BBB 和在成年期维持 BBB 完整性，需要多种类型的细胞之间复杂的分子串扰网络。血管组织与周围神经微环境的相互作用对 BBB 的发育和维持至关重要。大脑中任何一种细胞都不是独立存在的，而是与其他细胞保持着持续的交流。BBB 由细胞成分和非细胞成分组成。BBB 的血管内皮细胞并不是形成屏障的唯一细胞，其他细胞成分还包括星形胶质细胞和周细胞，非细胞成分包括细胞外基质（extracellular matrix，ECM）、细胞间连接蛋白等。

在大脑中，软脑膜动脉进入脑实质逐级分支，最终形成毛细血管。沿着血管树（vascular tree）的长度，内皮细胞之间存在明显的异质性。穿过 SAS 的血管负责供应大脑和脊髓，这些血管约有几毫米长度伴有延续的蛛网膜和软脑膜，形成与 SAS 连续的血管周隙（perivascular space，PVS），也称 Virchow-Robin space。PVS 位于星形胶质细胞足突（又称终足，endfeet）和血管壁之间，被血管外侧的内皮基板和血管实质侧星形胶质细胞终足及周细胞构成的胶质界膜（glia limitans）所包围。大脑内 PVS 非常狭窄，在毛细血管段没有明显的 PVS（图 1-3），内皮基板与胶质界膜融合。在相邻的毛细血管后微静脉和毛细血管前小动脉周围再次形成 PVS。PVS 是正常脑实质的一种生理结构，充满 CSF，在 ISF 向颈部淋巴系统引流中起着重要作用。在阿尔茨海默病、脑血管疾病和创伤性脑损伤等生理病理状态下，PVS 扩张，是近年来 CNS 疾病发病机制中新兴的研究领域之一。

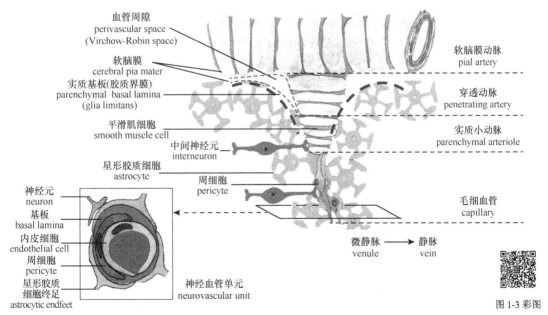

图 1-3　BBB 和神经血管单元

软脑膜动脉分支成较小的穿透动脉，穿透动脉进一步向下进入脑实质，产生实质小动脉，最终分支成毛细血管。软脑膜动脉和穿透动脉被血管平滑肌细胞覆盖，并通过实质基板与脑组织分隔开，而实质小动脉和毛细血管则与神经元和星形胶质细胞相联系。实质小动脉也覆盖有一层平滑肌细胞。毛细血管内皮细胞是形成 BBB 的主要细胞。神经血管单元主要由血管内皮细胞、星形胶质细胞、周细胞、基板组成的 BBB 及神经元共同构成脑毛细血管内皮细胞形成具有屏障完整性的管状结构，其外表面被 ECM 所覆盖，并被周细胞、星形胶质细胞终足包绕，形成 BBB。神经元、星形胶质细胞、小胶质细胞、少突胶质细胞、周细胞和血管之间的密切接触，以及它们之间的功能相互作用和信号转导形成了一个动态的功能单元，称为神经血管单元（neurovascular unit，NVU）。NVU 是 CNS 的基本结构和功能单位，能够根据脑组织的需求将物质从血液转运到 NVU，并将废物转运回脉管系统，如血管、类淋巴管。其中主要的细胞成分如内皮细胞为神经元提供营养，星形胶质细胞为神经元和周围的毛细血管提供通信。这种独特神经元的功能状态通过星形胶质细胞转移到毛细血管，毛细血管根据神经元的需要改变血流量，从而提供必要的能量和营养，该过程被称为神经血管耦合（neurovascular coupling，NVC）。通过这种耦合，微循环可以感知神经系统功能区域的需求，并在位于内皮细胞腹侧的周细胞帮助下相应地增加或减少血流。BBB 的表面积非常大，可以在整个脑组织中建立这种重要的传递功能，是生理条件下 CNS 正常运转的基础。此外，NVU 的其他细胞和非细胞成分对 BBB 的发育及正常功能的诱导和维持至关重要，它们通过接触依赖和（或）非接触依赖信号实现对 BBB 的调控。虽然血管内皮细胞的物理屏障结构主要控制 BBB 的完整性，但通过内皮转运体形成的分子屏障系统（请参见第二章第一节）可以介导特定分子在 BBB 的摄入和排出。

# 二、血脑屏障的构成

## （一）构成血脑屏障的细胞成分

**1. 内皮细胞** 内皮细胞（endothelial cell，EC）遍布体内的所有血液和淋巴管，在其细胞边界处通过细胞黏附接触（即细胞间连接）融合形成血管内膜，内皮细胞间黏附接触有助于单层内皮细胞产生"鹅卵石"独特外观，这种连续的、高度特化的内皮细胞层是血管系统中形成紧密调控的最重要部分，可建立一种受控通路，在血液/淋巴和组织之间形成一道屏障。BBB 是体内选择性最强、控制最严格的生物屏障，在调节离子、氧和营养物质在血液和脑组织之间的进出、限制毒素和病原体的入侵、保护脆弱 CNS 组织等方面起着至关重要的作用。为维持这个强大的屏障，脑内皮细胞（brain endothelial cell，BEC）具有不同于其他组织内皮细胞的特性（图 1-4），提供内皮层在溶质扩散方面的限制性特征。① BEC 具有高电阻性。毛细血管是血液和组织之间进行气体、液体和营养物质交换的主要界面。大脑的毛细血管总表面积约为 $20m^2$，提供了血液和大脑 ISF 之间交换过程的良好条件。黏着连接（adherens junction，AJ）广泛存在于各种血管内皮细胞中，但 TJ 仅在 CNS 的内皮细胞中有组织地表达。在外周组织，毛细血管后微静脉专门用于渗透及体液从间隙组织中的再摄取，这种需要血液和组织之间动态快速交换的内皮组织中 TJ 组织不良，小动脉内皮细胞通过 AJ 和退化的、杂乱的 TJ 相互连接，并沿细胞间隙相互混合。但在渗透率受到严格控制的 CNS，毛细血管后微静脉表现为连续性的、极其复杂的 TJ，内皮细胞之间通过高电阻 TJ 将相邻的细胞相互连接起来，并封阻细胞旁间隙以限制相邻细胞之间的转运活动（细胞旁转运，paracellular transport）。因此，BBB 对离子运动具有较高的跨内皮电阻（transendothelial electrical resistance，TEER），与其他组织（$3 \sim 33\Omega cm^2$）相比，软脑膜血管的 TEER 在 $1500\Omega cm^2$ 左右。② BEC 存在特异性转运体。不同器官内的毛细血管床具有不同的功能，在结构和形态上有很大差异。蛋白质可以通过特化通道或内皮细胞上的孔窗跨过相邻毛细血管内皮细胞间的细胞间隙（即细胞旁转运），也可以直接通过内皮细胞本身（即跨细胞转运，transcellular transport）。在外周毛细血管，如肝脏、脾脏、骨髓或肾脏的窦状毛细血管，具有较大的细胞间隙和高度的开孔性、渗透性，允许蛋白质的胞外通道转运和血液的过滤、吸附及废物的摄取；而 CNS 的毛细血管高度特化，并且通过连续的 TJ 形成无孔连接，限制了分子和蛋白质进入 CNS 的细胞旁转运和跨细胞转运通道。因此 CNS 中的所有物质交换都通过一套有限而又专门的运输系统进行。BBB 上存在特异性转运体和受体蛋白来控制血液与脑实质之间物质的跨细胞摄入和排出，这些跨膜转运体和外排系统在腔内膜侧与腔外膜侧呈现不对称表达，从而产生"两极分化"的表型。BEC 的结构使其严格调控血液和大脑之间的离子、分子及细胞的运动，使大分子和亲水性物质不能通过细胞膜，但允许水和某些离子通过。③BEC 的低渗透性：与外周血管内皮细胞相比，BEC 胞吞转运水平低、无孔窗结构（外周血管内皮细胞孔窗可以使分子快速通过），并且内皮层进一步被实质侧的一层星形胶质细胞终足和周细胞所包围，形成一个额外的连续层，即神经胶质限制，将血管与脑组织分隔开来，进一步限制了其通透性。④BEC 的分子筛特性：BEC 的管腔表面覆盖着一层多糖蛋白质复合物，即糖萼，该多糖蛋白质复合物作为一个主要屏障，提供一个电荷大小的选择性分子筛，进一步限制分子和细胞与内皮细胞的相互作用。⑤BEC 的免疫特性：与外周血管内皮细胞相比，BEC 表现出更低的白细胞相关黏附分子的基础表达，促进健康 CNS 免疫静止（CNS immune quiescence）。但应注意，尽管这种表达较低，仍可进行较低程度的免疫监督，其中循环白细胞在 CNS 上巡逻，以消除潜在的传染性和破坏性因子。

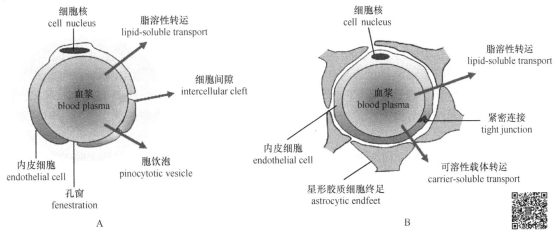

图 1-4 BEC 与外周血管内皮细胞的结构差异

A. 外周毛细血管（peripheral capillary）；B. 脑毛细血管（brain capillary）

图 1-4 彩图

**2. 星形胶质细胞（astrocyte）** 星形胶质细胞属于大胶质细胞，通过控制神经递质和离子浓度来维持神经微环境的稳态，并通过调节突触传递及免疫反应以支持和保护神经元。星形胶质细胞终足末梢包裹毛细血管，其终足覆盖于基板上。星形胶质细胞的终足也包裹神经元突触和郎飞结，在神经元和 CNS 微血管系统之间起着细胞连接的作用。这种 NVC 使星形胶质细胞能够将信号传递给内皮细胞，从而根据神经元活动调节血流。星形胶质细胞和 BBB-内皮细胞被薄而致密的神经胶质限制分隔开，成熟血管周围的星形胶质细胞-内皮细胞的相互作用对 BBB 的完整性至关重要，并有助于在 BBB 形成的最后阶段封闭屏障。

星形胶质细胞可以平衡 BBB 的发育、成熟，维持 BBB 的结构和功能，如通过接触依赖机制和释放可溶性因子帮助维持 BBB 完整性（TJ 和转运体的表达），改善屏障功能。在 CNS 和非脑血管内皮细胞中，多种星形胶质细胞衍生因子可调节内皮细胞的表型和功能。①音猬因子（sonic hedgehog，Shh）：通过收紧细胞间连接、增加 TEER 和降低通透性，密封蛋白

（claudin）和闭合蛋白（occludin）等 TJ 蛋白表达，并降低促炎介质如趋化因子单核细胞趋化蛋白-1（MCP1）/CCL2 和白介素（IL）8 的表达，从而促进 BBB 的屏障作用和 CNS 免疫静止。②载脂蛋白 E：星形胶质细胞通过低密度脂蛋白受体相关蛋白 1（low density lipoprotein receptor-associated protein 1，LRP1）在 CNS 微血管的周细胞和内皮细胞上传递信号，从而调节内皮细胞 TJ，增强和维持屏障的紧密性。③转化生长因子-β（transforming growth factor β，TGF-β）是一种参与细胞生长、胚胎发生、分化、形态发生、伤口愈合和免疫调节的多功能细胞因子。TGF-β 由星形胶质细胞、内皮细胞产生并在 CNS 中高度表达。TGF-β 具有神经保护作用，是维持 BBB-内皮细胞稳态过程中白细胞黏附分子下调的基础。④星形胶质细胞前体细胞（即放射状胶质细胞）产生和释放视黄酸，通过视黄酸受体-β 作用于发育中的 BEC，诱导 BBB 特性，包括增强 TEER 值、特异性外排转运体 P-糖蛋白（P-gp）的表达、血管内皮钙黏着蛋白（VE-cadherin）、occludin 和闭锁小带-1（zonula occludens-1，ZO1）的表达。⑤纤维细胞生长因子和胶质细胞衍生的神经营养因子，调节 TJ 蛋白的表达及新陈代谢和特殊转运体的表达，从而影响和维持最佳的 BBB 功能。⑥水通道蛋白-4（aquaporin 4，AQP4）：主要表达于 CNS 血管周围的星形胶质细胞终足，星形胶质细胞与周细胞和微血管内皮细胞相互作用，在大脑中对同步代谢水平、脑血流、血管舒张及调节脑含水量至关重要。此外，星形胶质细胞在发育过程中也可作为干细胞，并为迁移的神经元提供支架。星形胶质细胞和神经元之间的相互作用决定了突触传递、神经递质清除、神经可塑性和调节脑内动脉收缩/扩张，从而调节区域特异性血流量。

星形胶质细胞在 BBB 发育中的作用尚存在争议。大脑发育的血管形成初期并不存在星形胶质细胞，在星形胶质细胞终足直接包覆之前，即可在血管中观察到 BBB 特性；与星形胶质细胞终足没有直接接触的软脑膜和脑膜血管，仍然表现出复杂的 TJ，构成了强大的屏障。提示星形胶质细胞通过可溶性因子的产生和释放来调节特定的 BBB 表型的能力，其作用可能是维持而非形成 TJ。

**3. 周细胞（pericyte）**  周细胞起源于中胚层的血管周细胞，沿大脑和非大脑的微血管分布，位于内皮细胞周围的基板内，其伸长的突起包围着 CNS 的血管壁。在 BBB 形成的初始阶段，周细胞已是 NVU 的核心成分之一。在胚胎大脑血管生成早期和屏障形成过程中，通过血管内皮生长因子（vascular endothelial growth factor，VEGF）和 Wnt/β-联蛋白（β-catenin）等信号通路的作用，周细胞的募集对建立 BBB 特征至关重要。血小板衍生生长因子 β（platelet-derived growth factor β，*Pdgfβ*）或其受体（血小板衍生生长因子受体 β，platelet-derived growth factor receptor β，*Pdgfrβ*）基因敲除的小鼠，由于完全丧失周细胞，可导致 CNS 微出血、TJ 功能障碍、血管通透性和胚胎致死率增加。发芽的血管内皮细胞释放 PDGFβ，促进 PDGFRβ 阳性周细胞的募集和增殖，进而减少跨内皮细胞转运，抑制促进免疫细胞浸润的内皮细胞分子表达。通过 TGF-β 和其受体（TGFR-β），周细胞被招募到发育中的血管，与邻近内皮细胞进一步建立通信。这些周细胞对 BBB 形成的影响先于星状细胞分化前一周。

周细胞不仅在胚胎发育过程中对屏障的分化发挥重要作用，在成年后对维持健康、强健的 BBB 和适当的神经功能也具有重要性。周细胞调节血管生成、ECM 沉积、伤口愈合，并能根据神经活动调节局部血流。*Pdgfrβ* 敲除小鼠由于 TJ 蛋白表达减少而表现出年龄依赖性 BBB 功能障碍。周细胞不仅调节成熟的 BBB 完整性，而且还具有引导星形胶质细胞终足到脑血管壁并介导星形胶质细胞终足的极化功能，再次体现了 NVU 各成分之间复杂的相互依赖性。在缺乏 *Pdgfrβ* 等位基因（*APP^{sw/0} Pdgfrβ^{+/-}*）的阿尔茨海默病（Alzheimer's disease，AD）小鼠模型中，周细胞的逐渐丢失加速了 AD 病理的特征，包括脑 β 淀粉样蛋白（Aβ）水平升高、

tau 病理和早期神经元丧失。周细胞还通过下调白细胞黏附分子（如 ICAM1 和 ALCAM；活化的白细胞黏附分子）来促进 CNS 免疫静止。这些综合发现强调了周细胞-内皮细胞相互作用通过接触依赖和非接触过程影响毛细血管屏障功能。周细胞覆盖的程度与内皮屏障功能相关，与外周血管相比，CNS 血管的周细胞覆盖率最高，约为 1∶1。周细胞覆盖的范围与全部脑血管的相对渗透率成反比。

**4. 其他细胞**　神经元和小胶质细胞（microglia）虽然不直接参与 BBB 的组成，但与 BBB 细胞共同组成 NVU 结构。神经-微血管内皮和（或）相关的星形胶质细胞终足受肾上腺素能、5-羟色胺能、胆碱能、γ-氨基丁酸（γ-aminobutyric acid，GABA）能及其他神经元支配，神经递质可影响脑血流和血流动力学。小胶质细胞是 CNS 的固有免疫细胞，它们在形态、免疫表型和功能上与单核细胞/巨噬细胞谱系相关。BBB 邻近区域具有两种特殊的巨噬细胞/小胶质细胞亚群：一种是包裹在基板内的血管周围细胞；另一种是血管小胶质细胞，直接与血管基板的实质侧接触，是真正的实质内固有小胶质细胞。血管周围细胞大部分被髓系来源的细胞所替代；相反，血管小胶质细胞和其他固有小胶质细胞一样，形成高度稳定的 CNS 细胞库，与骨髓间室的周转率极低。小胶质细胞的主要功能是参与维持 CNS 的稳态和正常功能，在大脑的发育中起着至关重要的作用。其中血管小胶质细胞可作为细胞伴侣，促进胚胎发育过程中 BEC 的稳定和融合，与 VEGF 诱导的血管芽生协同作用，参与血管的迁移和吻合，促进脑血管网的形成。小胶质细胞也可以在不直接接触内皮细胞的情况下，通过分泌可溶性因子刺激血管芽生。它与发育中的大脑新生血管中的内皮尖端细胞（tip cell）相关联，并在 VEGF 介导的尖端细胞诱导阶段促进尖端细胞融合。此外，小胶质细胞是 CNS 中第一个，也是主要的主动免疫防御形式，在 CNS 的先天免疫反应中起着至关重要的作用。

### （二）构成血脑屏障的非细胞成分

**1. 基板**（basal lamina，BL）　在脑毛细血管水平上，基底内皮膜和星形胶质细胞终足膜的边界处存在一个单一的板层，由星形胶质细胞终足、周细胞和血管内皮细胞分泌结构蛋白形成的 ECM 构成，在内皮细胞发育过程中形成。以往将该结构称为基膜（basement membrane），但其本质不是膜，而是与膜相关的一个薄板（lamina），此后有研究者将其更名为"基板"（basal lamina）。基板主要由Ⅳ型胶原蛋白、蛋白聚糖、层粘连蛋白、纤连蛋白和其他 ECM 蛋白组成，厚 30 ～ 40nm，与星形胶质细胞终足膜紧密相连，包裹着周细胞和内皮细胞，形成血管周围神经胶质限制。血管周围神经胶质限制提供了重要的结构支持，可作为重要的支架分子，调节 NVU 成分之间的相互作用，实现最佳的星形胶质细胞-内皮细胞通信。此外，基板中星形胶质细胞来源的层粘连蛋白，通过与周细胞上的整合素（integrin）$\alpha_2$ 受体结合，调节周细胞的分化。基板蛋白的破坏将周细胞从静止状态转化为收缩表型，进而降低星形胶质细胞终足的 AQP4 水平，并降低内皮细胞 TJ 表达。基板作为构成 BBB 完整性的重要成分，不仅为血管系统的许多信号传递过程提供了一个锚定平台，也是分子和细胞在进入神经组织之前的一个额外的屏障结构。基质金属蛋白酶（matrix metalloproteinase，MMP）可水解破坏相关蛋白，是造成 BBB 功能障碍的重要组分。

**2. 细胞连接**　内皮细胞在其边界处形成细胞-细胞黏附接触（即细胞连接，cell junction，图 1-5），以形成融合的血管内膜。BBB 以高电阻为特征，说明细胞间的连接非常紧密。BBB 由相邻内皮细胞和（或）内皮细胞与星形胶质细胞之间三种类型的细胞间连接结构构成，这些连接复合物包括 TJ、AJ 和缝隙连接（gap junction，GJ）。这些连接结构不仅促进同源细胞间相互作用，还促进细胞内信号的传递以介导功能。TJ 和 AJ 位于相邻的 BEC 之间，是不同的多蛋白复合物，它们在结构和功能上相互连接，以封闭细胞旁间隙。BEC 虽然表达 GJ，但其功能意义尚不明确。TJ 和 AJ 均由跨膜蛋白和胞质斑蛋白（cytoplasmic plaque proteins）组成。ZO 是 TJ 胞质斑蛋白的核心分子，锚定在跨膜 TJ 蛋白上，作为 TJ 链与 BEC 肌动蛋白细胞骨架连接的支架，形成与支架蛋白和信号蛋白相互作用的平台。TJ 蛋白复合物通过限制离子和大分子在 BBB 毛细血管内皮的细胞旁扩散，并通过将细胞外刺激与 BEC 内信号联系起来，在神经稳态中发挥重要作用。AJ 通过与联蛋白（catenin）复合物和肌动蛋白细胞骨架的相互作用来启动细胞间接触，促进内皮细胞存活，建立细胞极性并响应刺激。此外，在 TJ 水平上环绕每个内皮/上皮细胞的环状肌动蛋白带（circumferential actin belt）对 TJ 的形成和正常功能具有重要意义。在大脑内皮三细胞交界面，三纤维素（tricellulin）、角蛋白（keratin）和脂解激活脂蛋白受体（lipolysis-stimulated lipoprotein receptor，LSR）是在三细胞接触时细胞旁通透性的潜在调节因子。BBB 特异性 LSR 可以额外募集 tricellulin。Claudin、occludin 等连接黏附分子（junctional adhesion molecule，JAM）、tricellulin 和 LSR 进一步与 TJ 功能不可或缺的胞质蛋白缔合，例如 ZO1、ZO2、ZO3 及扣带蛋白（cingulin），在细胞膜下形成一个密集空间（闭合小带），动态地将完整的膜蛋白与细胞骨架和大量的细胞内信号蛋白联系起来。

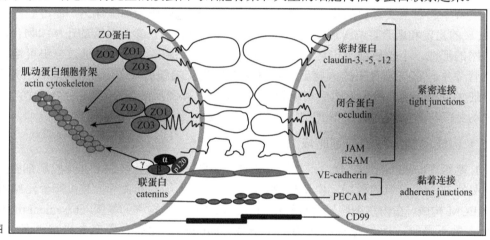

图 1-5 彩图

**图 1-5　BBB 内皮细胞间连接**

BBB 的 AJ 是由相邻内皮细胞间的 VE-cadherin 的亲同性相互作用建立的。VE-cadherin 的胞质尾部与 p120 catenin、β-catenin 和斑珠蛋白（plakoglobin，γ-catenin）结合。VE-cadherin 与斑珠蛋白和 α-catenin（当 β-catenin 不存在时）的相互作用提供了与肌动蛋白细胞骨架的联系。CNS 内皮细胞的 TJ 链与 AJ 混杂在一起，位于 CNS 内皮细胞边缘的跨膜 TJ 蛋白为 occludin、claudin-3 和 claudin-5，以及 JAM-A、JAM-B、JAM-C 和内皮细胞特异性黏附分子（ESAM）。跨膜 TJ 蛋白在其 C 端带有一个 PDZ 结合基序，与衔接蛋白 ZO1 和 ZO2 结合，提供与肌动蛋白细胞骨架的连接。在 BBB 细胞与细胞接触处存在的其他分子是血小板内皮细胞黏附分子 1（PECAM-1）和 CD99

（1）TJ：BEC 的 TJ 是一个复杂、动态和高度调控的分子结构。TJ 蛋白的高表达是 BBB 的一个特殊特征，具有独特的分子解剖结构，与外周组织内皮细胞 TJ 截然不同。TJ 是限制 BBB 中内皮细胞细胞旁通量的结构，主要负责跨内皮细胞高电阻，通过 occludin、claudin 及 JAM1 等跨膜蛋白，与辅助蛋白（ZO1、ZO2 和扣带蛋白等）连接到肌动蛋白细胞骨架（actin cytoskeleton）上，形成初级内膜，建立相邻内皮细胞间的 TJ。其中 JAM1 保持 TJ 特性，claudin 促进紧密屏障性能，occludin 和 ZO1 调节靶向信号。JAM1、JAM2 和 JAM3 是免疫球蛋白超家族的成员，具有胞质 C 端、跨膜结构域、细胞外结构域和胞外 N 端。JAM 在 BEC 的细胞内连接处表达，并与相邻细胞上的 JAM 分子发生不同模式的同源性和异源性相互作用，形成 TJ 结构的二聚体。JAM 的短 C 端尾域介导与 ZO1、扣带蛋白、连接相关蛋白 AF6、紧密连接相关蛋白抗原 7H6 和支架蛋白的相互作用，还可作为蛋白激酶 C（protein kinase C，PKC）底物的磷酸化位点。与 JAM1 相关的 JAM2 和 JAM3 也存在于内皮组织中，但不存在于上皮细胞中。JAM1 和其他 TJ 成分共同分布，与 TJ 复合物中 ZO1 和 occludin 共定位。在 BBB 中，occludin 结构对 TJ 的正常封闭功能至关重要。Occludin 是一种 60kDa 跨膜蛋白，具有 2 个胞外环、4 个跨膜结构域和 3 个胞质结构域；胞质结构域包括一个胞内短回转 N 端结构域和一个 150 个氨基酸长 C 端结构。其中胞外环提供了 TJ 的门状结构，第 2 环主要决定 TEER，C 端与 ZO1、ZO2、ZO3 相互作用，并与 PKC、酪氨酸激酶、磷酸肌醇激酶等调控蛋白相互作用。Occludin 在 BBB 的 TJ 中有丰富表达，而在非神经组织的内皮细胞 TJ 中不表达。Occludin 并不参与形成 TJ 链，它主要发挥调控作用而非建立 BBB 的机械屏障。Occludin 以一种嗜异性方式（heterophilic manner）与 claudin 相互作用，被募集到由 claudin-1 和 claudin-2 共表达形成的长链中。Claudin 是主要的屏障形成蛋白，由至少 24 个成员组成的多基因家族，是 TJ 链的基本结构成分。所有 claudin 都显示相同的结构模式：4 个跨膜区域，2 个胞外环和 2 个胞质域，1 个短 N 端序列和 1 个长 C 端序列。来自两个相邻细胞的两个 claudin 相互作用形成 TJ 链，其胞外环决定了细胞旁的电荷选择性。因此，每种 claudin 类型都调节一定大小的一组分子扩散。在已知的 24 个 claudin 中，claudin-1、claudin-3、claudin-5 和 claudin-12 表达于 BBB，对屏障的形成和维持至关重要。Claudin-1 可减少 BBB 对小分子物质及内源性血浆蛋白的渗漏；claudin-3 是决定体内 BBB TJ 完整性的核心元件。Occludin 和 claudin 都是可磷酸化修饰的蛋白，它们在侧链羟基磷酸化/去磷酸化后改变构象，从而影响与其他蛋白的相互作用。因此，调控蛋白主要具有激酶或磷酸酶活性。BEC 中的肌动蛋白细胞骨架虽然不是传统意义上的 TJ 蛋白，但在调节 BBB 通透性方面也起着重要作用。在 BEC 中跨膜 TJ 蛋白通过部分膜性成分 ZO1、ZO2、ZO3/p130 和 TJ 相关蛋白 7H6 及扣带蛋白与细胞骨架相连。ZO 蛋白属于膜相关鸟苷激酶蛋白家族，为 TJ 蛋白提供细胞骨架锚定作用，也参与控制连接蛋白的空间分布。扣带蛋白是一种肌球蛋白样蛋白，它优先与球状头部的 ZO 蛋白、尾部的其他扣带蛋白分子和肌动蛋白结合。

（2）AJ：与 TJ 密切相关的是 AJ，这两种连接类型都散布在 BBB 上。AJ 是由钙黏着蛋白（cadherin）和相关蛋白插入肌动蛋白丝形成的细胞-细胞连接，介导内皮细胞相互黏附，在血管生长过程中起着建立细胞极性和接触抑制的作用。Cadherin 是一种 Ca²⁺ 依赖性蛋白，cadherin 发挥最佳功能需要将其 C 端与 catenin 连接。Cadherin 直接与 β-catenin 和 p120 catenin 结合，后者可以与 α-catenin 结合，α-catenin 再与肌动蛋白结合。BEC 中的细胞黏附由许多集中在细胞边界的表面蛋白介导，其中最主要的是 AJ 的 VE-cadherin（cadherin-5，CD144）和血小板内皮细胞黏附分子-1（platelet endothelial cell adhesion molecule-1，PECAM1）。VE-cadherin 是一种内皮细胞特异性的 1 型跨膜蛋白，以 Ca²⁺ 依赖性方式介导同型黏附。VE-cadherin 的胞质尾部与多种细胞内蛋白结合，包括 β-catenin，p120 和斑珠蛋白。VE-cadherin 有助于启动细胞间接触，对于血管形成和成熟至关重要。此外，依赖于特定的血管床，两个内皮细胞之间的 VE-cadherin 的初始相互作用有助于促进其他内皮细胞连接复合物的组装（如将 TJ 引入 BEC 的细胞接触界面）。PECAM1 是一种细胞黏附和信号转导受体，其表达仅限于血细胞和血管细胞。在循环血小板和白细胞中，PECAM1 主要作为抑制性受体发挥作用，通过调节其胞质结构域的顺序磷酸化，限制细胞活化反应。PECAM1 在内皮细胞细胞间连接处高度表达，作为机械传感器、白细胞迁移的调节剂，并维持内皮细胞连接的完整性。PECAM1 与其他连接分子的串扰，可影响内皮细胞功能。

AJ 和 TJ 成分之间的串扰强调了建立和调节细胞旁屏障是一个复杂系统。例如，ZO1 控制 VE-cadherin 介导的细胞-细胞张力和细胞骨架组织。相反，VE-cadherin 可以上调 claudin-5 并促进其连接定位。在剪切应力作用下，VE-cadherin 还可以通过 Tiam1/Rac1 传递信号，降低 occludin 酪氨酸残基磷酸化水平，从而增加屏障强度。除了转录的上调和下调及细胞定位的改变外，claudin 在丝氨酸、苏氨酸和酪氨酸残基上的翻译后磷酸化可以调节细胞旁通透性。

（3）GJ：在大脑中广泛表达，由间隙连接蛋白（connexin，Cx）组成，包括 Cx30、Cx40、Cx43、Cx47、Panx1 等，在多种细胞类型中，其分布具有细胞类型特异性。Connexin 为四层膜蛋白，组装成六聚体孔形成结构，称为连接子（connexon）或半通道（hemichannel）。连接子通常与相邻细胞中的相对物连接，形成细胞 GJ 通道，但也可能不配对作为细胞表面的半通道。GJ 通道和半通道分别允许离子、第二信使和其他小分子在细胞间或细胞内和细胞外隔室通过，在胚胎发育、组织稳态和对病理应激的反应中起着关键作用。细胞间通过 GJ 形成电紧张耦合，神经胶质细胞或神经元之间的 GJ 允许细胞间直接的电紧张性和代谢性通信，星形胶质细胞的 GJ 在 $K^+$ 和谷氨酸再分配、突触强度调节和记忆形成中起作用。Connexin 可能不是唯一的通道形成蛋白，一个与 connexin 无关的基因家族，称为无脊椎连接蛋白（innexin），可编码果蝇 GJ 处的蛋白质。最近，在脊椎动物中克隆了一个由三种蛋白质组成的家族，称为泛连接蛋白（pannexin，Panx1，Panx2 和 Panx3），这些蛋白与无脊椎动物 connexin 同源。

（4）三细胞相关紧密连接（tricellular associated tight junction）：最近有研究表明，在三个细胞的接触点需要独特的分子成分来封闭细胞旁屏障。这些特殊的三细胞接触称为三细胞紧密连接（tricellular tight junctions，tTJ），用以维持 TJ 在上皮中的完整性，这些特殊的跨膜蛋白包括 tricellulin 和 angulin 家族的蛋白，如 LSR1。Tricellulin 是第一个发现的 tTJ 蛋白亚型（marvelD2），而随后发现的 LSR1 可以将 tricellulin 招募到上皮细胞的三细胞接触界面。最近在 BBB 内皮细胞和视网膜内皮细胞中发现也存在 tTJ。通过 BEC 基因表达谱的微阵列分析发现，与来自肺和肝脏的内皮细胞相比，tricellulin 和 LSR 是 BBB 特异性富集基因，对 BBB 形成和完整性具有重要性作用。LSR 的表达与胚胎发生过程中 BBB 的形成有关，并在成年期一直保持表达。因为 tricellulin 和 occludin 属于同一 TJ 相关的四聚体蛋白结构基序（MARVEL）蛋白家族（tight junction associated MARVEL protein，TAMP），所以有人认为 tricellulin 和其他 TAMP 家族成员的作用是多余的，这可能掩盖了其在 BBB 中封闭功能（occluding function）的重要性。

# 三、血脑屏障的特殊结构

## （一）血脑屏障的双基板结构

BBB 的定位局限于 CNS 微血管，即毛细血管、毛细血管前小动脉和毛细血管后微静脉（图 1-6）。BBB 血管由高度特化的内皮细胞排列构成，具有连接相邻细胞的复杂 TJ。BBB 微血管的一个独特特征是存在两种不同的基板：在内皮细胞的腔外侧是内皮基板，周细胞嵌入其中，对 TJ 的发展至关重要；而在星形胶质细胞终足的内鞘层还存在着第二个基板亚层，即由星形胶质细胞形成的、被星形胶质细胞终足和神经元覆盖的第二个实质基板。实质基板与星形胶质细胞终足形成神经胶质限制，覆盖整个脑和脊髓血管的腔外侧表面，因此实质基板与内皮基板一起包裹着 PVS，周细胞和星形胶质细胞终足之间的信号传导调节实质基板成分的沉积和周细胞分化。两种基板的细胞来源和分子组成不同：内皮基板由 BBB 内皮细胞产生，含有 ECM 蛋白质如Ⅳ型胶原蛋白、串珠蛋白聚糖（perlecan），以及其他糖蛋白中的层粘连蛋白 α4、α5 亚型；而实质基板由星形胶质细胞终足产生，含有纤连蛋白、凝集素和层粘连

蛋白 α1、α2 亚型。在 SAS 的小动脉移行到 CNS 的部位，内皮基板和实质基板被一层平滑肌细胞（smooth muscle cell，SMC）、一层软膜细胞及其相关的 ECM 相互隔开。在毛细血管水平上，内皮基板和实质基板融合为一个基板，从而封阻了 PVS；而在毛细血管后微静脉水平上，基板可以被识别为两个独立的基板，两个基板再次形成 PVS，存在执行 CNS 某些免疫功能的血管周围巨噬细胞。发生神经炎症时，PVS 的两个基板分隔所谓的血管套（perivascular cuffing），充满了免疫效应细胞（$T_{eff}$）。但是，$T_{eff}$ 浸润到 CNS 实质需要突破神经胶质限制，这个过程只有在 PVS 的抗原呈递细胞（APC）被 $T_{eff}$ 的同源抗原重新刺激时才会发生。

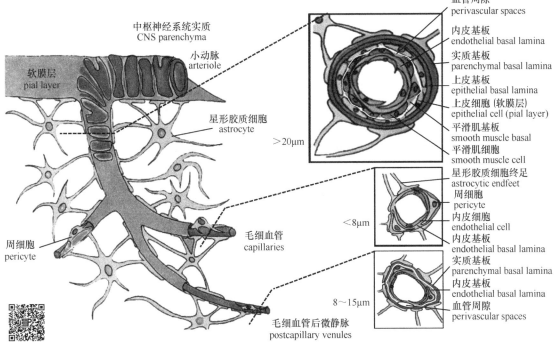

图 1-6 彩图

图 1-6　BBB 细胞和基板示意图

不同基板与血管床不同区域（小动脉、毛细血管和毛细血管后微静脉）的细胞对应关系。BBB 内皮细胞腔外表面被一层基板所覆盖，周细胞及其突起嵌入基板中，内皮细胞和周细胞之间通过接触依赖机制和可溶性因子的释放实现直接交流；星形胶质细胞延伸的终足包围着毛细血管边缘。在深部实质的毛细血管水平上，基板是一种复合基板（即内皮基板和实质基板融合为一体）；在毛细血管后微静脉水平上，两个基板被分为内皮基板和实质基板，从而分隔出 PVS。因此，在毛细血管后微静脉的水平上，星形胶质细胞终足并未与 BBB 的腔外表面直接接触。星形胶质细胞通过接触依赖机制和可溶性因子的释放来支持 BBB 的表型和功能

## （二）血脑屏障的双重防线

CNS 的神经元活动严格依赖于稳态环境，因此血液成分不能自由进入。在正常情况下，内皮 BBB 和上皮 BCSFB 阻止免疫细胞进入 CNS。但活化的 T 淋巴细胞（简称 T 细胞）能够破坏 BBB 和 BCSFB 来执行 CNS 的免疫监视。免疫系统与 CNS 之间的通信为以下作用提供了机制：① CNS 的免疫监视（immune surveillance），以去除有害物质，并在攻击期间和之后保护及修复脑组织；②大脑对外周免疫状态的监测，以协调适当的生理和病理反应。为了在不损害大脑安全的情况下实现这一目标，CNS 的免疫豁免（immune privilege）是由其边界的特定形态结构建立的，NVU 在毛细血管与脑实质之间建立了一个豁免区域，以进行免疫监视。该区域被星形胶质细胞和周细胞/内皮基板所包围，具有物理屏障和化学屏障的作用，被比作"双墙护城河"（two-walled castle moat）。BBB 和 BCSFB 作为城堡的"外墙"，可能被作

为外部危险信使的激活免疫细胞破坏。穿过 BBB 或 BCSFB 后，免疫细胞到达"护城河"，即引流 CSF 的 CNS 软脑膜和 PVS。在 CNS 实质侧，CSF 与"内墙"接壤，即由星形细胞终足和实质基板组成的神经胶质限制。由 BEC 间连接或上皮细胞间连接形成的第一屏障与星形胶质细胞终足形成神经胶质限制的第二屏障共同构成 CNS 的物理屏障，作为大脑的"第一道防线"，限制了 BBB 上亲水性分子和大分子的细胞旁通量，而葡萄糖、氨基酸等营养物质则需通过特定的膜转运体进入大脑。BBB 在很大程度上作为药物（或外源性物质）的扩散屏障，将药物通过 BBB 的渗透限制为亲脂性和不显电性的小分子化合物（< 500Da）。影响 BBB 通透性的其他药物理化参数包括氢键供体、受体及药物的极性表面积。因此，约 98% 的小分子药物不能通过 BBB。BBB 在大脑中并不完全一致，如 CVO 的毛细血管内皮细胞具有孔窗，TJ 不连续，通透性增加。尽管包括外源性药物在内的各种化合物可以从血液中进入这些区域，但由于存在扩散屏障，因此不允许这些血源性物质直接渗透到大脑的其余部分。此外，BEC 上还有 ATP 结合盒（ATP-binding cassette，ABC）转运体，包括 P 糖蛋白［(permeability glycoprotein，P-gp)，也称多药耐药蛋白 1（MDR1）或 ABC 亚家族 B 成员 1（ABCB1)］和乳腺癌耐药蛋白（BCRP；ABCG2），通过将潜在的有毒亲脂性化合物主动泵回血液、限制多种治疗性药物进入大脑的方式，在 BEC 中提供化学屏障，构成大脑的"第二道防线"。药物代谢细胞色素（CYP）P450 酶存在于 BEC 中，也可增强 BBB 的化学屏障特性。

# 四、血脑屏障的拓扑结构

BBB 根据其空间位置可分为内皮侧和神经胶质侧（图 1-7）。

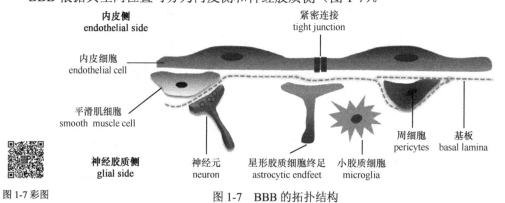

图 1-7 彩图

图 1-7 BBB 的拓扑结构

## （一）血脑屏障的内皮侧

血脑屏障的内皮侧（endothelial side）也称为腔内侧（luminal side），即 BEC 与血液接触的一侧。从细胞生物学角度，BBB 位于脑毛细血管内皮细胞的 TJ，并紧密整合到脑神经纤维网中；从神经免疫学角度，BBB 则集中在脑毛细血管后微静脉上。BBB 内皮细胞 TJ 的形态和分子特性与外周的内皮细胞不同，与脑膜和脑室的有孔血管也不同（尽管有孔内皮细胞也通过 TJ 相互连接）。BBB 内皮细胞孔窗形成通常是高通透性的特征。

不同类型的内皮细胞之间的差异可以通过冷冻断裂技术处理观察，以表征细胞膜的分子结构。冷冻断裂技术最重要的是生物膜裂解，该膜由两个脂质层组成，由于膜中间是疏水性的，因此是一种预定的断裂点，有可能在此发生断裂。将冷冻膜裂解后，用铂和碳对断裂面进行遮蔽，形成一个冷冻断裂面的摹本，在透射电子显微镜下观察细胞膜：面向细胞内部的断裂面称为 E 面，E 面之后是细胞外空间或细胞间隙；面向细胞外部的断裂面，即所谓的原生质断裂面，或称为 P 面，P 面之后是细胞质（图 1-8）。

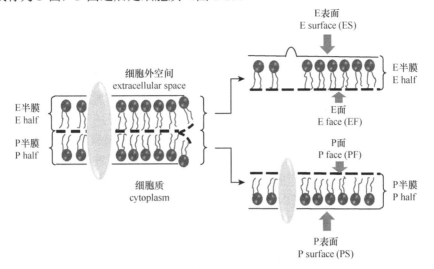

图 1-8 彩图

图 1-8 细胞冻裂膜的描述

冷冻断裂过程使细胞膜裂开，露出断裂面。该膜包括脂质双分子层和嵌入该层的蛋白质。与细胞外空间相邻的半膜小叶称为 E 半膜；与原生质相邻的是 P 半膜。"断裂面"一词用于描述冻裂暴露的膜内部视图，而"表面"一词用于描述膜真实、自然的表面。因此，P 半膜的断裂面被称为 P 面，而 E 半膜的断裂面被称为 E 面。膜的真实表面相应地分别被称为 P 表面和 E 表面

与所有其他非 BCE 的 TJ 相比，BCE 中 TJ 网络的高度复杂性是 BBB 连接特有的第一个明显特征。在冷冻断裂分析中描述 TJ 外观的模式是脂质链（strands）与细胞膜其中一个小叶的关联。在体内，上皮 TJ 网络与 P 面几乎完全相关；而 BCE 的 TJ 网络与连接膜的内部小叶（P 面）和外部小叶（E 面）都相关。体外在失去脑源性因子影响的情况下，TJ 几乎与 E 面完全相关，形态转换为非脑内皮 TJ，可见 BBB 的 TJ 受大脑微环境控制。但是，目前尚不清楚 TJ 的改变（如在发育过程中）是否及如何与功能特性相关，如增加电阻或降低渗透性。用 claudin-5 的 cDNA 转染可形成与 E 面相关的 TJ，转染 claudin-1 或 claudin-3 则形成与 P 面相关的 TJ，提示改变连接蛋白的化学计量比，即使在病理条件下，也可能引起 TJ 网络的不同表达。

## （二）血脑屏障的神经胶质侧

屏障的神经胶质侧（glial side）也称为腔外侧（abluminal side），即 BBB 的脑实质侧，是 BEC 与星形胶质细胞、周细胞及基底接触的一侧。星形胶质细胞与周细胞、神经元关系密切：星形胶质细胞通过延伸至血管实质基板的终足包裹血管，覆盖近 90% 的 CNS 毛细血管；终足也包裹神经元突触、郎飞结，在神经元和 CNS 微血管系统之间起着细胞连接的作用。周细胞嵌于实质基板内，沿毛细血管前小动脉、毛细血管和毛细血管后微静脉的腔外侧分布，根据神经细胞的需要，对来自神经元胞外的信号作出反应，通过收缩和舒张调节微循环血流量。

在成熟大脑中，接触基板的星形胶质细胞终足膜的特征是粒子正交阵列（orthogonal arrays of particle，OAP）。和 TJ 一样，这些粒子阵列也可以通过冷冻断裂技术进行研究。在星形胶质细胞终足膜与基板未直接接触的区域，OAP 的密度降低。星形胶质细胞的极性由星形胶质细胞膜域、血管周围终足膜和非终足膜的 OAP 比值决定。在脑脊髓炎等其他病理条件下，这种与神经胶质细胞 OAP 相关的极性降低。

OAP 由 AQP4 组成，因此，OAP 相关极性与 AQP4 相关极性关联。水通道蛋白介导细胞内、间质、血管和脑室的水运动，并受到渗透压和静水压梯度的严格控制。BBB 以内皮细胞 P 面

相关的 TJ 链的密集网状结构为特征，它在某种程度上与高度极化的星形胶质细胞连接。BBB 的特征是与 P 面高度相关的 TJ 复杂性和与胶质细胞膜 AQP4/OAP 相关的高极性。在多种病理过程中，如果这种关系受到干扰，TJ 复杂性和 AQP4/OAP 相关极性都会降低。但是 AQP4 表达和分布在维持 BBB 中的作用尚不清楚。

星形胶质终足的膜结构域对大脑生理学尤其重要，它是钾通道和水通道共定位的地方。当 $K^+$ 在突触区域的胞外空间增加时，可被星形胶质细胞吸收，细胞膜电位去极化，$K^+$ 迅速在细胞中重新分布，被驱逐到膜电位未去极化的区域（即"空间缓冲"）。$K^+$ 在星形胶质细胞终足膜的驱逐通道主要是内向整流钾通道（$K_{IR}$）4.1。$K^+$ 的吸收伴随着水的渗透进入。如果水不能离开星形胶质细胞表面的这些区域，则星形胶质细胞在空间缓冲过程中产生膨胀，因为这些区域的细胞外空间与神经细胞膜的间质空间相比是巨大的。因此，星形胶质细胞终足不仅是 $K^+$ 驱逐的部位，也是水通过 AQP4 水通道排出的部位。

血管周围 AQP4 排列精确地发育并保持在终足膜结构域。基板是每个内皮细胞和上皮细胞必不可少的组成部分，形成以基底外侧和顶膜域为特征的极性。星形胶质细胞终足在表层边界和血管周围边界均被神经胶质基板覆盖。基板含有多种 ECM 化合物，如层粘连蛋白、纤连蛋白、胶原蛋白和各种硫酸乙酰肝素蛋白聚糖［如突触蛋白聚糖（agrin）］。突触蛋白聚糖在星形胶质细胞极性的诱导和（或）维持中发挥作用。但突触蛋白聚糖并不是使星形胶质细胞极化的唯一因素，在星形胶质细胞终足膜上还有其他成分，如肌萎缩蛋白-肌养蛋白聚糖复合物（dystrophin-dystroglycan complex，DDC），与 ECM 和细胞骨架连接。在大脑表面浅表的神经胶质限制膜中，缺乏肌养蛋白聚糖（GFAP-Cre/肌养蛋白聚糖缺失小鼠）导致 OAP 降低，但 AQP4 蛋白并未降低，因此肌萎缩蛋白可能在 AQP4 聚集中发挥作用。在血管周围的神经胶质限制膜中及 BBB 中，肌养蛋白聚糖的缺乏导致 AQP4 表达的降低，但并不影响 AQP4 分子聚集到 OAP 的能力。

# 五、血脑屏障的渗透途径

BBB 渗透包括两种途径（图 1-9），即细胞旁途径（paracellular pathway）和跨细胞途径（transcellular pathway）。细胞旁途径主要由 TJ 介导；跨细胞途径则主要包括受体介导的胞吞转运（receptor-mediated transcytosis，RMT）、吸附介导的胞吞转运（adsorption-mediated transcytosis，AMT）和载体介导的转运作用（carrier-mediated transport）（更多内容请参见第二章）。

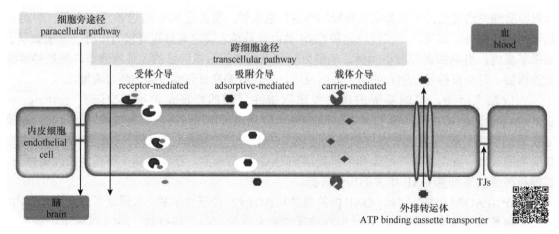

图 1-9　BBB 的渗透途径　　图 1-9 彩图

# 第三节　血-脑脊液屏障的结构

BBB 和 BCSFB 是代表血液和大脑细胞外液之间最大界面的两个屏障，它们通过复杂的形态学特征阻止极性分子的细胞旁自由扩散，但两者在构成上不同。

## 一、血-脑脊液屏障的构成

BCSFB 位于脉络丛（CP），主要由 CP 上皮细胞（CP epithelial cell，CPE）构成。CPE 和 CVO 细胞之间的区别在于 CP 的主要功能是通过选择性地从血液中吸收水分和某些其他分子进入细胞产生 CSF，分泌到侧脑室中。因此，基质中的 CP 血管是可渗透的，以使血液与 CPE 接触。这些 CPE 与脑室周围的室管膜具有连续性，属于改良的室管膜细胞（ependymal cell），但它们并不相同。在 CVO 中，神经内分泌细胞需进入血管系统以释放其激素，并"感知"来自血流的信号分子。为达到这一目的，血管必须具有很高的渗透性，因此，CVO 血管具有孔窗结构。室管膜与 CP 的主要区别在于：CP 存在基板，室管膜不存在基板，室管膜中未见 CPE 的 TJ 屏障特性。CPE 分为顶膜和基底外侧膜，基底外侧膜高度折叠，上皮顶膜由致密的微绒毛刷状缘组成，运动蛋白很少。与此相反，室管膜细胞的顶膜可见大量的运动纤毛，而罕见的微绒毛大小不一。纤毛以协调的跳动模式影响 CSF 的流动方向，将营养物质和其他物质带到神经元并过滤可能对细胞有害的分子，并可能促进神经递质和其他化学信使向神经元分布。CPE 面向 CSF 的顶膜上丰富的微绒毛、面向血浆的基底迷路（basal labyrinth）广泛折叠的结构，提供了与 BBB 同样的表面积，用于上皮溶质和水进行交换。CPE 通过 TJ（即 claudin-1，claudin-2 和 claudin-11）形成了 BCSFB 屏障的基础，阻止物质和液体从血管渗漏到 CSF，防止潜在有害物质不受管制地进入脑室并最终进入 CNS。而脑室的室管膜细胞通过称为桥粒的特殊细胞间黏附位点松散地连接在一起，CSF 能够从脑室扩散到 CNS。另一种室管膜细胞，称为伸长细胞（tanycyte），只存在于大第三脑室底部的内壁中。这些细胞与其他室管膜细胞不同的是，它们有长长的突起和较大的"终足"，连接着远离脑室的大脑毛细血管和神经元。伸长细胞也没有纤毛，通过 TJ 相互连接。伸长细胞在促进激素和其他物质在大脑中的运输方面起着重要的作用。例如，通过长突起，它们能够将激素直接从第三脑室运送到位于垂体后叶正中隆起的毛细血管。

CP 是高度血管化的组织，其特征是基质内的有孔毛细血管，并被单层分泌性上皮细胞包围，负责产生 CSF。CSF 清洁大脑和脊髓，提供支持，促进 CNS 的代谢和稳态。CSF 从脑室通过位于脑膜蛛网膜和软脑膜之间的 SAS 循环（图 1-10），从位于脑干的端口流出，覆盖并浸润脊髓、脑干、小脑和大脑皮质的外表面。CSF 主要在蛛网膜绒毛吸收入血，蛛网膜绒毛是蛛网膜的外囊，其贯穿硬脑膜进入静脉窦，从而使 CSF 与静脉血接触。CSF 的体积从 140ml 到 200ml 不等，每天更新 3 ~ 5 次。CSF 除了被吸收入血外，还可沿脑神经和脊神经流入局部类淋巴管。

来自 CPE 之间 TJ 的结构扩散抑制（物理屏障）和跨界面的特定交换机制（化学屏障，参见本章第四节），使得 BCSFB 与 BBB 一样，是 CNS 微环境的重要控制界面之一。CPE 的基板与神经胶质表面限制膜连续，最终软脑膜组织和 SAS 与 CP 间质相连，在炎症条件下白细胞向脑实质的迁移过程中具有重要意义。从神经丛或 CSF 引流功能障碍（如脑积水）到复杂的晚期神经退行性疾病（如 AD）和 CNS 再生，CP-CSF 是研究多种 CNS 疾病的重要基础。

BBB 和 BCSFB 的结构不同，主要表现在 BBB 脑毛细血管内皮细胞和 BCSFB 的 CPE 的结构差异。BBB 位于大脑毛细血管，是一种内皮细胞结构，其主要作用是保护大脑免受各种溶质血浆浓度的生理波动及可能干扰神经传递的血源性物质的侵害，同时提供血液和大脑 ISF 之间营养物质、代谢废物、信号分子和离子的交换机制。与此相反，BCSFB 主要由一层改良的室管膜细胞形成的 CPE 构成，主要功能是分泌 CSF。两者功能的差异与形态和分子生物学的差异有关。

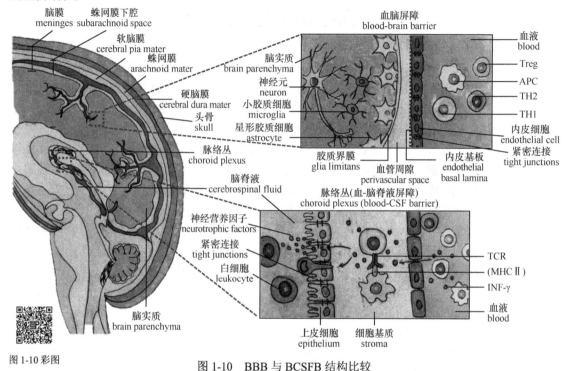

图 1-10 彩图

图 1-10 BBB 与 BCSFB 结构比较

BCSFB 由围绕微血管内皮的 CPE 的 TJ 形成，其微血管内皮细胞具有孔窗。CP 位于脑室，包括分泌性上皮细胞，产生 CSF

　　BBB 由脑毛细血管内皮细胞腔内侧的 TJ 和腔外侧的星形胶质细胞终足组成，无孔窗结构；而 BCSFB 由围绕微血管内皮的 CPE 的 TJ 形成。与 BBB 的内皮细胞不同，CP 的内皮细胞是渗漏性的，它们具有高度的开孔性，缺乏 TJ，并且在其怀布尔-帕拉德（Weibel-Palade）小体中储存 P-选择蛋白。大脑毛细血管表达复杂的形态，提供了限制溶质扩散的内皮层特征；通过 TJ 连接相邻的内皮细胞并封阻细胞旁间隙，这是保护大脑免受血液中有害溶质侵害的基本特征。此外，BEC 表现出较低的胞吞活性，并且内皮层被大脑侧的一层星形胶质细胞终足和周细胞隔离，进一步限制了通透性。因此，体内 BBB 对离子的转运具有较高的 TEER 值。CP 是漂浮在 CSF 中的绒毛状结构，连接到室管膜，室管膜与 CP 的上皮层是连续的。CP 相邻上皮细胞和血管丛基质之间有孔道，不会妨碍分子从血液进入 CP 的运动，但 CPE 由充满线粒体的单层细胞组成，并由紧密的 TJ 连接在一起，形成屏障特性。体外测量 CP 的 TEER 值约为 $150\Omega cm^2$，远小于 BBB $1500\Omega cm^2$ 的电阻。CP 产生等渗液，在整个组织中不会产生陡峭的上皮浓度梯度。尽管 BBB 和 BCSFB 在结构差异方面发挥着不同的主要功能，但它们都参与控制分子在血液与脑实质或 CSF 之间的转运。

# 二、细 胞 连 接

　　BEC 和 CPE 均通过 TJ 和 AJ 连接在连接复合体上。所有的 TJ 和 AJ 均由跨膜蛋白和胞质斑蛋白组成，在 BEC 和 CPE 中跨膜 TJ 蛋白通过胞质斑蛋白 ZO1、ZO2、ZO3 与细胞骨架连接，形成与支架蛋白和信号蛋白相互作用的平台。JAM 在 BEC 和 CPE 的细胞内连接处表达，并与相邻细胞上的 JAM 分子发生不同模式的同源性和异源性相互作用，形成紧密连接结构的二聚体。在 TJ 水平环绕每个内皮/上皮细胞的环状肌动蛋白带对 TJ 的形成和正常功能具有重要作用。BEC 和 CPE 在 TJ 及 AJ 的组织中显示出许多相似之处，主要区别在于 CPE 提供的屏障 TEER 值较低，并且比 BBB 的限制更少。造成这种差异的分子基础可能与不同 claudin 的表达有关，因为这些蛋白质在形成屏障 TEER 及在屏障对分子直径选择性和离子对细胞旁转运的选择性中起重要作用：BEC 上表达 claudin-3、claudin-5、claudin-12，而 CPE 表达 claudin-1、claudin-2、claudin-3、claudin-11，其中 claudin-3 是 CPE 中最丰富的连接蛋白。BEC 和 CPE 主要表达 cadherin-10，而 VE-cadherin 的表达却很少；另外，不具有 BBB 特性的脑微血管（即 CVO 和 CP 的毛细血管）仅表达 VE-cadherin，而不表达 cadherin-10。目前发现 BEC 上表达 α-、β-、γ- 和 p120 catenin，但 CPE 中仅发现 α- 和 β-catenin。戈德曼的台盼蓝实验证明，由室管膜细胞层组成的脑室壁并不限制溶质的扩散，其分子基础是哺乳动物的室管膜细胞不表达 TJ。然而，在一些鱼类和两栖类动物的室管膜细胞中发现了复杂的 TJ。此外，据报道，在哺乳动物大脑胚胎发育期间，室管膜细胞层形成类似于 TJ 的细胞连接，并为该层提供屏障特性。这种 CSF-脑屏障的消失可能与成年哺乳动物中更有效的上皮 BCSFB 的发展有关。

值得注意的是，CP 间质中有孔血管虽然具有高通透性，但并非没有 TJ。这些有孔血管内皮细胞表达 claudin-5，但在冻裂摹本中，其与 P 面相关，而与 E 面无关；而所有其他外周内皮细胞和 BEC 中 claudin-5 阳性的 TJ 都与 E 面相关，这一现象尚未得到合理的解释。

## 第四节　血脑屏障的组件与脑稳态

生理性脑稳态及正常的神经元活动高度依赖于功能性脑血管系统，因而该系统对整个人体的健康至关重要。维持正常脑部环境所需的 BBB 功能和形态完整性的丧失可能是许多疾病的严重后果，可能迅速导致进一步的变性。在 BBB 衰竭之前，可能出现脑血管密度、表面积和直径（变薄）的潜在损失，这是正常老化的一部分，而疾病状态会使其恶化。上、下游信号转导可导致 BBB 转运体、受体等的异常表达，代谢物清除障碍及神经血管解耦等病理变化。总之，微血管形态和功能异常会减少神经毒素清除，并对血流量和 BBB 转运产生负面影响，从而影响营养物质、能量基质和其他必要物质的输送，导致脑稳态失衡。

## 一、溶质转运系统

BBB 和 BCSFB 是大脑的防御结构和机制，用以对抗可能危害脑稳态精细调节的化学和微生物因子。同时，CNS 的正常功能依赖于必需分子的持续供应，如血液中的葡萄糖和氨基酸，脑细胞外液和血液之间的电解质交换，以及代谢废物和多余神经递质从脑 ISF 的有效清除。亲脂/亲水性在一定范围内的脂溶性分子可被动扩散透过 BBB 进入大脑。由于 TJ 的存在，BBB 对血液中溶质的通透性在很大程度上取决于其分子量和亲脂/亲水特性。外源性物质的细胞旁转运被 occludin、claudin 和 JAM 阻断，AJ 蛋白（nectin 和 cadherin）在阻断细胞之间转运中也起着重要作用。BBB 介导分子的双向转运，在内皮细胞腔内膜表达的外排转运体如 P-gp、BCRP 及多药耐药蛋白（multidrug resistance protein，MRP）增强了大脑微血管紧密细胞层所提供的保护作用，并调节跨细胞转运。这些蛋白质将其底物以浓度梯度的形式转运回脑循环，从而保护脑实质免受危险分子的侵害。小分子物质主要由转运体/载体转运；而大分子物质如肽类，则借助受体介导途径进行转运。①多种特异性转运体如溶质载体（solute carrier，SLC）转运体在 BEC 和 CPE 中表达，这些转运体提供了营养物质和离子向 CNS 的转运及从 CSF 中清除废物和离子的能力。亲水性营养物质如氨基酸，通过多种膜转运体特别是 SLC，在 BEC 进行主动转运。BBB 中 ABC 转运体的主要作用是作为消耗 ATP 的主动外排泵，将多种脂溶性化合物转运出 BEC 和 CNS，特别是外源性生物分子。此外，许多药物是这些 ABC 外排转运体的底物，由于这种转运，它们的脑渗透性显著降低。②大多数大型血源性分子由于 BBB 存在而在结构上被阻止进入大脑，但存在特异性和一些非特异性的跨细胞机制来运输各种大分子和复合物穿过 BBB。大分子通过胞吞机制透过 BBB，这种胞吞机制包括 RMT 和（或）AMT（图 1-11），如蛋白质、多肽、转铁蛋白、胰岛素、胰岛素样生长因子、瘦素或低密度脂蛋白（LDL）等大分子溶质通过该主要途径有效地穿过 BBB 进入 CNS。许多血源性分子和外源性物质由于其理化性质可以扩散到大脑 ISF 中，再扩散到神经细胞膜。这些物质的进入可能对神经传递和信号转导产生影响。因此，BBB 和 BCSFB 表达转运体如 ABC 转运体和 SLC 转运体，限制血液中亲脂性和两亲性物质的进入和（或）从脑细胞外液中清除这些分子。③BEC 和 CPE 对离子的运输和扩散分别涉及流体、ISF 和 CSF 的形成，因此 BEC 和 CPE 也具有离子转运体/交换子和离子通道。一方面，由于 TJ 限制跨细胞层的细胞旁扩散，因此亲水性分子不能通过简单的扩散而轻易进入脑 ISF 或 CSF，必须通过跨细胞途径跨层转移；另一方面，脂溶性非极性分子很容易扩散到脂双层中，从而影响细胞膜的组成，该过程可能会对脑功能产生不利影响。因此，BBB 和 BCSFB 通常在分子运输方面具有类似的功能组织：它们在膜上表达各种蛋白质，利用载体介导的溶质跨细胞转运，保持大脑 ISF 的最佳组成；或者使用 ATP 驱动的亲脂性分子外排，在维持脑细胞脂质双层中起重要作用。溶质转运所涉及的转运体详细内容请参考第四章第二节"转运体"。

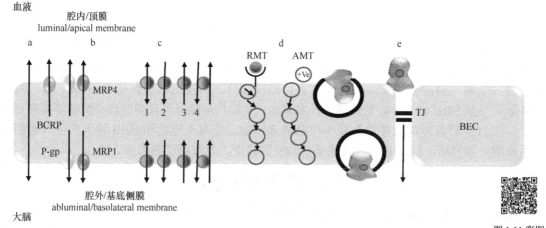

图 1-11　BBB 对溶质的转运

跨细胞转运是通过被动扩散或由内流和外排转运体/载体和（或）受体介导。被动扩散可以是双向的，通常是一种由中/高被动通透性药物采用的血-脑转运方式。细胞旁转运仅对小分子化合物（分子量 < 250Da）有意义。a. 被动扩散；b. ABC 外排转运体；c. 溶质载体（SLC）转运体（1. SLC 可以是双向的，转运方向由底物浓度梯度决定；2、3. 内流或外排；4. 一种底物与另一种底物的交换或受离子浓度梯度的驱动）；d. 胞吞，RMT 和 AMT；e. 单核细胞迁移

## 二、代谢物（废物）的清除——大脑类淋巴系统

大脑由四个液室（fluid compartment）组成：CSF、ISF、细胞内液和血液系统。CNS 中

60% ~ 68% 的总含水量存在于细胞内，而其余32% ~ 40% 分布在细胞外。细胞外液可以进一步分为包围实质细胞的 ISF（占脑水总量的12% ~ 20%）及 CSF 和血液（各占脑水总量的10%）。在外周器官中，释放到 ISF 的细胞代谢产物及有孔毛细血管床过滤的胶体和液体，通过与血管平行的淋巴系统清除到静脉血中。早期研究认为，CNS 是体内唯一一个缺少淋巴管以帮助清除间质代谢废物的器官系统，近年研究发现，主要因为脑实质缺少淋巴管。由于缺乏这种解剖学定义的淋巴组织（lymphatic tissue），为实现体液平衡和清除间质废物，CNS 发展出独特的适应性结构——类淋巴系统（glymphatic system，也称胶状淋巴系统）。类淋巴（glymphatic）为神经胶质（glia）和淋巴（lymphatic）的合成词，是一个神经胶质依赖性血管周围网络，具有辅助大脑清除废物的淋巴类似功能。除了传统上提供浮力、保护大脑免受周围坚硬头骨伤害的作用外，类淋巴系统产生 CSF 的血液循环和 CSF 流动对维持脑内离子和水的平衡至关重要，作为大脑间质溶质的清除通道，是类淋巴系统的重要组成部分。

## （一）脑脊液的形成和循环

脑内血液分别通过 BBB 和 BCSFB 与脑实质及 CSF 分隔，这些屏障在维持大脑的细胞外环境中至关重要，负责调节不同液室的离子和生化成分。CP 内皮细胞之间缺乏 TJ，使 CP 成为 CNS 中缺乏 BBB 特性的少数位置之一，这使晶体、胶体和液体沿流体静力学和渗透压梯度从血液向着间质运动。与此相反，CPE 通过 TJ 相连接，上皮转运体调节的大分子跨上皮运输决定了哪些大分子从血液进入 CSF，从而阻止了大多数溶质通过细胞旁运动进入脑室内。CSF 主要由位于侧脑室、第三脑室、第四脑室的 CP 产生。CP 产生 CSF 的过程包括两个步骤：首先压力驱动血浆通过脉络膜毛细血管被动过滤进入脉络膜间质空间，此后活性分泌成分由碳酸酐酶和膜离子载体蛋白控制通过 CPE 进入脑室。此外，大脑微循环和代谢水的产生也有助于 CSF 的产生。脑细胞间隙内的 ISF 则由 BBB 内皮细胞分泌，并通过整体流（bulk flow）与 CSF 沟通。

CSF 通过室间孔从侧脑室流到第三脑室，通过脑导水管继续流到第四脑室，并最终通过第四脑室正中孔的中线孔和两个侧孔进入 SAS 和储存池。为了履行其类淋巴功能，SAS 的 CSF 必须能够进入大脑以更新 ISF，而 ISF 和溶质必须能够回流到 CSF，以实现废物清除和体积内稳态。CP 持续产生 CSF，是类淋巴系统引流途径背后的驱动力之一；引流的第二个驱动力是脑动脉的搏动。两种作用共同在整个大脑中驱使 CSF 和 ISF 流动，是 Aβ 清除的关键途径。CSF 通过动脉周隙进入大脑，最终沿静脉周隙从大脑清除。这种类淋巴系统大部分由脑毛细血管组成。随着血管周围引流沿着毛细血管床排出，肽和蛋白质通过它们的特异性转运过程进行主动交换。最近的研究表明，CSF 不仅由 CP 产生，也可由 BBB 产生。

## （二）类淋巴系统——CSF-ISF 交换的途径

脑膜由一系列包围 CNS 实质组织和 CSF 的三层膜组成：坚硬的纤维硬脑膜（外层）、蛛网膜（中层）和包围神经纤维（即 CNS 的实质）的软脑膜（内层）。CSF 被限制在两个内膜之间的 SAS 内，大脑被充满 CSF 的蛛网膜包围。在皮质表面，大脑动脉移行为软脑膜动脉，穿过含有 CSF 的 SAS 和软脑膜下腔。穿透 SAS 的血管供应大脑和脊髓，这些血管长约有几毫米的长度伴有延续的蛛网膜和软脑膜，形成与 SAS 连续的 PVS，里面充满 CSF。PVS 位于血管外侧的内皮基板和血管实质侧由星形胶质细胞终足形成的神经胶质限制之间。星形胶质细胞终足构成 PVS 的外壁，形成环绕血管系统的环状管道，供 CSF 流动，使得血液、CSF 形成"套管式"并行系统。

　　CSF 除了提供营养和保护大脑之外，还有一个重要功能是促进脑间质中废物溶质的清除，以防止毒性物质如可溶性 Aβ、tau 和乳酸盐等的蓄积。脑废物清除过程的先决条件是 CSF 必须与实质内 ISF 交换并随后排入全身循环。啮齿类动物大脑中类淋巴系统对废物清除过程为一个连续的 3 步过程。① CSF 被连续地从基底池运输到覆盖大脑半球的 SAS；从 SAS，CSF 通过动脉搏动、呼吸和 CSF 压力梯度组合的整体流驱动方式进入 PVS。在相邻的毛细血管后微静脉和毛细血管前小动脉中，PVS 逐渐变宽。随着穿透小动脉在脑实质中变窄，PVS 与基板连续。因此，PVS 在毛细血管前消失。在毛细血管，PVS 仅由基板组成。由于 ECM 的多孔结构，此处基板对 CSF 的流入阻力最小，是 CSF 流入的低阻力高速通道。从大脑毛细血管，血液继续流入毛细血管后微静脉，此处内皮细胞和星形胶质细胞之间的间隙扩大，再次提供 CSF 引流的 PVS。② CSF 由极化的星形胶质细胞终足表达的 AQP4 推动从动脉周隙进入间质，与 ISF 进行交换。在 CNS 中，AQP4 主要在形成软脑膜下和室管膜下的神经胶质限制膜的星形胶质细胞终足表达，这些水通道的密度非常高，位于 PVS 和大脑间质的交界处。AQP4 通道的这种定位作用可能有利于降低 CSF-ISF 交换的阻力，对于 CSF 快速、大量从 PVS 进入间质和废物排放发挥关键作用。③ CSF 与 ISF、间质废物溶质混合后，沿着静脉血管的方向优先移动，后被输送到较大中央静脉的静脉周隙，定向引流回到 SAS 的 CSF，通过蛛网膜颗粒排放到硬脑膜窦，最终流向颅外颈深淋巴结，从而排出大脑。血管周围的 ISF 引流由对流流体引起，流速为每克脑重 0.1 ～ 0.3μL/min。CSF 流入脑实质速度较快，也是一个由整体流介导的过程。这种高度极化的宏观对流流体通量系统，使 CSF 和 ISF 快速交换（图 1-12）。通过动脉周隙内流和静脉周隙外流，实质组织中 Aβ1-40 沿静脉周围被迅速清除。也有报道溶质主要聚集在毛细血管、小动脉和动脉基板中，表明这些特定的 PVS 是主要的废物清除途径。

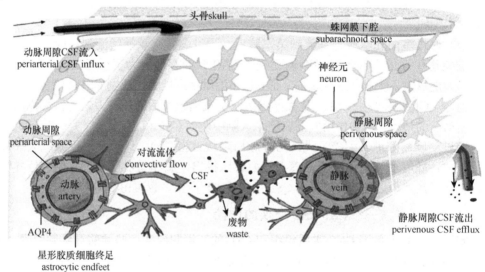

图 1-12　CSF 和 ISF 通过类淋巴途径循环

CSF 大量流入大脑，特别是在穿透性动脉周隙，与 ISF 交换将间质代谢废物运往静脉周隙，并最终通过多个淋巴通路从颅骨中流出，包括蛛网膜颗粒、脑膜淋巴管及颅脑和脊髓神经根。AQP4 水通道在星形胶质细胞的尾终足部内密集表达，降低 CSF 从动脉周隙进入间质及从间质进入静脉周隙的阻力

　　由于该途径依赖于胶质细胞 AQP4 通道并具有类似的淋巴功能，因此将这条动脉周围 CSF 流入、静脉周围 ISF 和溶质流出的通道命名为 "glymphatic pathway"，即神经胶质相关淋

巴通路或类淋巴通路。CSF 快速流经脑组织，对清除脑实质的废物产生重要作用。总而言之，类淋巴系统是大脑的"前端"废物排放途径，包括一个用于输送 CSF 的 PVS 网络，它连接到与脑膜（硬脑膜）、脑神经及出颅大血管相关的下游真实淋巴系统，即类淋巴系统的后续清除途径。

### （三）类淋巴后清除途径

　　大脑内（包括围绕在侧脑室和第三脑室周围的深部白质和灰质血液），流入较大的中央/深部静脉，通过皮质静脉流出大脑皮质和皮质下白质，这些皮质静脉以软脑膜静脉的形式延伸到大脑表面。皮质浅静脉与深静脉吻合，并排入上矢状窦。上矢状窦和深静脉的脑静脉血通过窦汇流入乙状窦和颈静脉离开大脑。SAS 内的 CSF 和排入该腔室的 CSF-ISF 混合液通过蛛网膜颗粒单向阀从颅骨中排出，从而将 CSF 排放到硬脑脉窦，蛛网膜绒毛允许直径最大为 7.5μm 的颗粒通过。也有研究表明，部分 CSF 可以沿着颈内动脉从颅顶流出，也可以进入包括迷走神经和嗅神经在内的脑神经的神经周围间隙。特别是 SAS 的扩展，它沿着嗅神经丝延伸，穿过筛板，并投射到鼻黏膜下层，与嗅神经共同清除 15% ～ 30% 的 CSF 溶质。在鼻黏膜下层有一个致密的淋巴网络，将 CSF 和溶质引流至颈深淋巴结（图 1-13）。颈深淋巴结的清除途径对大分子尤其重要，因为 5kDa 以下的溶质能够从 CSF 直接穿过鼻黏膜下层的微血管壁进入血液，可能是间质溶质的主要排除通道。从小鼠到非人类灵长类动物再到包括人类的哺乳动物物种中，这种外排在进化上是保守的，说明 CSF 和 ISF 向颈深淋巴结的外排可能对颅内体积调节、废物清除和神经免疫学至关重要。

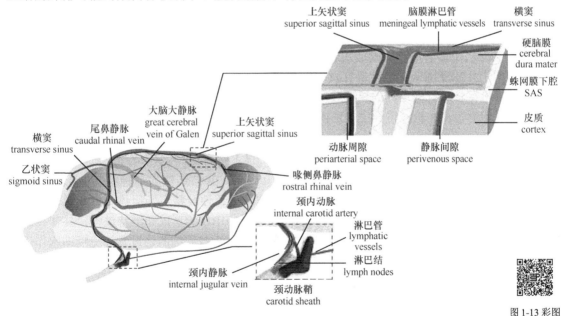

图 1-13　类淋巴后清除途径

类淋巴对流负责将 ISF 及其组成溶质通过静脉周隙引流至 SAS 的 CSF 中。之后，这些溶质可以通过许多类淋巴后清除途径清除到外周静脉血中，最终在肝脏或肾脏中被清除。CSF 和废物可以通过突入到硬脑膜窦（如上矢状窦）的蛛网膜颗粒直接进入静脉血。此外，CSF 中的大分子可以通过排列在硬脑膜窦的淋巴管，或在穿过筛板时沿着嗅神经离开颅骨。脑膜淋巴管和鼻黏膜内的淋巴管在返回静脉血之前均先引流至颈深淋巴结

　　最近的研究可能推翻 CNS 没有淋巴管的传统认知。CNS 的实质缺乏淋巴管系统，废物通过血管旁途径，即类淋巴系统部分清除，由 CSF 引流至外周淋巴结。但最近，啮齿动物和人

类 CNS 脑膜中存在淋巴管系统的细胞结构和功能特征被系统地表征。研究发现，在硬脑膜窦（包括上矢状窦和横窦）及调整脑膜血管供应的脑膜中动脉附近，发现与周围淋巴管的结构、分子和功能相似的脉管：递送至脑室内或实质内的荧光示踪剂，可以进入硬脑膜脉管，这些脉管最终引流至颈深淋巴结。然而，关于这些脉管位于硬脑膜内还是位于硬脑膜与 SAS 之间的界面，仍然存在疑问。

### （四）类淋巴系统的功能

类淋巴系统 CSF-ISF 交换具有多种神经生理学功能，其中最核心的是废物清除能力。大脑含有人体约 25% 的胆固醇，由于 BBB 阻止血脂和脂蛋白（包括胆固醇）从血液流入大脑，因此大脑需从头合成所有胆固醇，多余的胆固醇羟基化为 24-OH 胆固醇从大脑中清除。大脑通过星形胶质细胞分泌的高密度脂蛋白类脂质载体，使胆固醇等脂质转运到神经元。载脂蛋白载体也介导清除过量的羟化胆固醇和 Aβ。载脂蛋白 E（APOE）对维持大脑稳态非常重要，是 AD 的主要遗传风险因素。APOE 富集在软脑膜表面和血管周围的星形胶质细胞突起上。此外，第三脑室壁的 CP 和伸长细胞也产生 APOE。APOE 与 CSF 的产生位点和转运途径一致，表明脂质通过类淋巴系统转运。类淋巴系统在脑内脂质的宏观分布中起着核心作用，中到大型脂溶性分子可能需要载体才能通过 CSF 转运。因此，星形胶质细胞通过分泌载脂蛋白并维持其分布的高速通道（即类淋巴系统），在脂质合成、分布中起关键作用。小鼠 Aqp4 基因敲除后类淋巴功能降低，间质溶质（包括甘露醇和 Aβ）清除明显受损。

除清除功能外，类淋巴系统 CSF-ISF 交换途径对营养物质（如葡萄糖）在整个大脑的分布和治疗药物的递送也有重要作用。例如 Aqp4 基因敲除小鼠脑室内注射 AAV9-GFP，病毒转导减弱。此外，通过类淋巴通路的整体流有助于维持容积和旁分泌信号。小脑延髓池穿刺可抑制淋巴流，从而影响血管周围脂质转运，皮质内自发性星形胶质细胞钙信号转导变得更加频繁，但同步化程度降低。最近研究发现，类似于血管周围 CSF 或 ISF 动力学产生的流体剪切应力能够机械性地打开培养的星形胶质细胞上 N-甲基-D-天冬氨酸（NMDA）受体，$Ca^{2+}$ 电流增加，提示淋巴流在机械转导中也发挥作用。

# 三、脑血流量与神经功能的调节——神经血管耦合

组成 NVU 不同类型的细胞间相互联系、相互影响，共同维持大脑神经元的正常生理功能：BEC 是血液和 CNS 之间的主要界面，通过低被动渗透性及特定转运体、酶和受体等调节各种分子在屏障层的转运；周细胞和星形胶质细胞参与 BBB 的形成和维持过程，并在神经活动时进行脑血流量（cerebral blood flow，CBF）的调节；小胶质细胞通过发挥免疫细胞作用参与维持大脑稳态。大脑依赖于充足的血液来获取适当的生物能量底物，以支持其通过神经传递信息的处理能力。大脑局部神经活动增加，该区域摄氧量也随之增加，脑血流需要随时根据脑组织代谢的需求运送营养物质和氧气，同时清除废物，以使脑灌注保持在稳定状态，避免低灌注或高灌注。这种供需平衡是神经元发挥正常生理功能的基础。NVU 是联系神经活动和 CBF 的重要枢纽，耦合了神经元活性和血管功能。作为 NVU 的核心结构，BBB 通过维护神经元的化学环境、介导神经活动和血流之间的双向通信来维持 CNS 微环境的稳定性。在神经元活动增强时，大脑通过局部小动脉的扩张以增加局部能量底物供应的代偿机制来满足代谢需求，这种神经与血管之间的动态信息交流机制即为 NVC。

大脑血流动力学由三种主要的内在机制调节：①大脑自动调节 CBF 确保平均动脉血压在 60 ～ 150mmHg（1mmHg≈0.133kPa）内保持大致恒定；②NVC 调整局部 CBF 以响应神经活

动；③小血管阻力受到动脉 $PCO_2$（$PaCO_2$）的强烈影响，即脑血管 $CO_2$ 反应性（cerebrovascular carbon dioxide reactivity）。在静息状态时，大脑中 CBF 的变化与每个大脑区域的能量消耗成比例。在能量消耗较高的区域（如下丘脑），血流量较高；在能量消耗较低的区域（如白质），血流量较低。当神经活动增强时，其相应区域的 CBF 明显增加（功能性充血）。这种局部区域神经活动增强和相关血流动力学反应之间的时空对应关系非常精确，因此通常可用血流反应绘制大脑功能图（功能性脑成像）。神经活动与 CBF 之间的紧密耦合反映了大脑能量储备不足的状态，需要及时将氧和葡萄糖输送到神经活动区域；或是需要增加血流量以清除大脑活动产生的潜在毒性副产物，如乳酸盐、$CO_2$、Aβ 和 tau 蛋白。反之，血流动力学反应也可能通过对星形胶质细胞的机械、热力学或化学作用影响神经反应，即 NVC 是血管内压力和组织压力通过星形胶质细胞的机械传感器直接调节静息神经活动的"自动调节机制"。NVU 各细胞组分、非细胞组分之间协调作用发挥 NVC 功能，共同维持脑微环境的稳态。

## （一）神经元

神经元一方面通过产生信号直接或间接作用于局部血管以启动局部血管反应。谷氨酸能神经突触活动可激活突触后 α-3 羟基-5-甲基-异唑丙酸（AMPA）受体和 NMDA 受体，使 $Ca^{2+}$ 依赖性酶激活，细胞内 $Ca^{2+}$ 增加，神经型一氧化氮合酶（nNOS）和环氧合酶-2（COX2）分别产生强效血管扩张剂 NO 和前列腺素（prostaglandin，PG），引起血管扩张。同时，谷氨酸作用于星形胶质细胞中的代谢型谷氨酸受体（mGluR），触发星形胶质细胞内钙释放，$Ca^{2+}$ 浓度增加，产生血管活性物质如腺苷、ATP、$K^+$ 等。神经元参与 NVC 的另一个方面则涉及由皮质下引起的神经血管投射。蓝斑、中缝和基底前脑分别向新皮质发出弥散性去甲肾上腺素能、5-羟色胺能和胆碱能神经投射。这些投射通常终止于靠近脑微血管的星形胶质细胞终足，具有强大的调节脑灌注作用，特别是基底前胆碱能神经系统的激活使新皮质 CBF 弥散性增加，可能是由于乙酰胆碱（Ach）的释放和内皮 NO 的生成，激活锥体细胞和 GABA 能神经产生 COX2。此外，皮质去甲肾上腺素水平主要由来自蓝斑的去甲肾上腺素能神经支配，去甲肾上腺素可以增加大脑皮质的血管收缩张力，将氧输送到神经活动区域。

## （二）星形胶质细胞

星形胶质细胞与神经元突触紧密联系，并表达多种神经递质的功能性受体，通过配体-受体结合的方式感受神经活动的改变；同时，星形胶质细胞终足无限地接近微血管系统并紧紧地包绕于血管壁周围，是星形胶质细胞与血管进行物质交换的结构基础。这种空间构架使得星形胶质细胞与神经突触和局部微血管密切联系，有效地将神经活动与微血管功能联系起来（图 1-14）。星形胶质细胞终足覆盖了超过 90% 的大脑毛细血管，以协助 BBB 的功能，并环绕着突触和朗飞结，与神经元活动进行沟通。NVC 主要由突起传递至终足的钙信号调控，当神经递质与星形胶质细胞突起上的受体结合，使星形胶质细胞内 $Ca^{2+}$ 浓度升高，NVC 被激活。星形胶质细胞可通过内质网谷氨酸途径介导的内钙释放及细胞膜上 TRPV4 钙通道激活引起外钙内流两种方式升高细胞内 $Ca^{2+}$ 浓度。钙信号以钙波的形式沿突触向周围的星形胶质细胞终足传递，磷脂酶 $A_2$（$PLA_2$）通过环氧合酶和细胞色素 P450 环氧合酶途径激活，释放花生四烯酸并生成前列腺素 $E_2$（prostaglandin $E_2$，$PGE_2$）和环氧二十碳三烯酸（EET），引起血管舒张。此外，星形胶质细胞中的钙瞬变激活终足的钾离子通道（large conductance $Ca^{2+}$-activated and voltage-dependent $K^+$ channels），增加 PVS 中的 $K^+$ 浓度，血管平滑肌细胞通过 $K_{IR}$ 通道释放 $K^+$ 引起血管松弛。星形胶质细胞还可以通过将神经活动释放的细胞外 $K^+$ "虹吸"（siphoning）

到与大脑微血管相连的终足来影响 CBF。但是由于细胞 $Ca^{2+}$ 的增加非常缓慢，通常发生在血流动力学反应之后，因此，星形胶质细胞内钙瞬变及其伴随的上下游信号通路在 NVC 中的作用尚有争议。目前认为星形胶质细胞在 NVC 中的作用可能仅限于毛细血管而不涉及小动脉，不同血管节段反应可能由不同的信号通路进行调节。

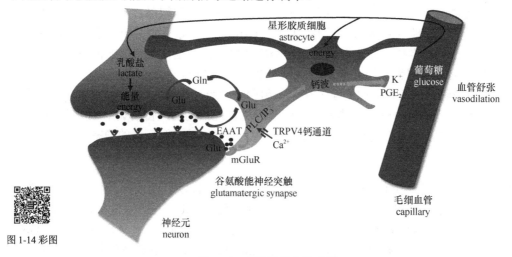

图 1-14 彩图

图 1-14 星形胶质细胞介导 NVC

星形胶质细胞上的 mGluR 与谷氨酸（Glu）结合，激活磷脂酶 C（PLC）信号通路，使质膜上的二磷酸酯酰肌醇水解生成三磷酸肌醇（$IP_3$），$IP_3$ 与内质网上的 $IP_3$ 受体结合使 $Ca^{2+}$ 库释放 $Ca^{2+}$；同时，TRPV4 钙通道激活，引起细胞外 $Ca^{2+}$ 内流。细胞内 $Ca^{2+}$ 浓度升高，以钙波的形式沿突触向周围的星形胶质细胞终足传递，促使花生四烯酸释放、$PGE_2$ 生成。此外，$Ca^{2+}$ 激活星形胶质细胞终足上钾离子通道，$K^+$ 释放增加，最终使血管扩张。EAAT：兴奋性氨基酸转运体；Gln：谷氨酰胺

## （三）血管内皮细胞

内皮细胞具有强大的血管活性物质（NO、PG、内皮素等），可以响应化学和机械信号调节 CBF。血流动力学反应要求在血管树中，上下游血管必须协调扩张，以增加流量，同时避免相互连接的血管区域出现"窃流"现象。软脑膜小动脉是血流控制的重要部位，脑组织深部神经活动产生的信号必须传递到远离活化区域的上游小动脉，才能有效增加血流。但神经元活动释放的血管活性物质的扩散无法解释这些远程血管调节，目前认为这是一种"逆行传播"的方式，即在神经激活区域或其附近产生的血管反应是通过与上游较大的脑膜动脉相连的血管逆行产生的，局部特定部位的激活可产生血管反应，并向供应该活化区域的上游血管段逆行传播。

内皮细胞在血管信号的逆行传播中发挥着重要作用。在外周血管中，可通过两种方式调节血管舒张反应：一种是由 $Ca^{2+}$ 激活的快速钾离子通道（$K_{Ca}$）介导并通过内皮细胞之间的电偶联传播的快速调节；另一种是由钙波介导并触发内皮细胞释放 NO 和 PG 的慢速调节。脑血管舒张主要是 $K_{IR}$ 通道参与的快速调节机制。BEC 富含 $K_{IR}$ 通道而非 $K_{Ca}$ 通道，对神经活动过程中产生的 $K^+$ 高度敏感，如毗邻的星形胶质细胞终足或附近突触扩散的 $K^+$。这种快速调节机制可能是由离子流通过 GJ 跨过内皮细胞，从内皮细胞通过肌内皮连接到达平滑肌细胞所介导的。

## （四）平滑肌细胞和周细胞

神经元、星形胶质细胞和内皮细胞产生的信号最终与血管舒缩调节器共同诱导血管舒张，降低血管阻力，增加血流量。脑组织中围绕阻力血管的平滑肌细胞是血管舒缩反应和血流的

主要调节器：当血管内压力增加或减少时，平滑肌细胞能够放松或收缩，这种现象被称为肌源性反应（myogenic response）。在毛细血管水平，平滑肌细胞则由周细胞取代，参与血流量调节。周细胞具有收缩性，可对大脑产生的血管活性信号产生反应，影响毛细血管直径。毛细血管比动脉更接近神经元，由于表面积大，毛细血管直径的微小变化对血液流动变化即可产生明显影响。人脑组织中毛细血管总长600km，几乎每个神经元都有独立的毛细血管供应。因此，毛细血管更适合调节CBF，以响应大脑的代谢需要，神经活动产生的血流量增加中84%是由毛细血管引起的，这也可能解释了毛细血管在脑缺血再灌注后局部的血流再通对预后的重要地位。

无论毛细血管直接调节血管阻力的能力如何，NVC可以在微血管水平上启动并引导上游的血管反应：毛细血管具有检测神经活动的信号机制，并将信号传递给上游血管中含α-肌动蛋白的壁细胞和平滑肌细胞。当神经活动诱导的细胞外$K^+$增加，可能通过$K_{IR}$通道触发毛细血管内皮细胞和周细胞的超极化。超极化通过内皮GJ向上游传播到达平滑肌细胞，通过肌内皮连接使平滑肌细胞松弛。同时，毛细血管缺氧使红细胞变形能力增强，血液黏度降低，毛细血管内血流量增加，该作用与毛细血管直径增加与否无关，由此产生的输送小动脉内皮上的剪切应力通过释放内皮血管舒张因子使平滑肌细胞松弛。通过神经活动期间神经元和神经胶质细胞释放的血管活性物质（NO、腺苷、ATP、PG等）可直接作用于平滑肌细胞引起其进一步松弛。最后，在离激活部位较远的上游小动脉中，血管舒张可能由两种机制引起：从下游小动脉传导的血管舒张及局部由血流介导的血管舒张/肌源性反应。因此，在脑表面观察到软脑膜小动脉松弛可能不是由神经信号直接驱动的，而是由脑实质深部激活区域的毛细血管和小动脉逆行传播的固有血管信号所驱动。

NVC是通过细胞特异性机制在脑血管网络的不同层次发挥作用的一种多细胞协调作用，反映了大脑与脑血管之间相互的密切关系。但是，NVU还具有与脑灌注非直接相关的其他结构组件（如小胶质细胞及ECM）和功能属性，也对脑健康发挥着至关重要的作用。除了NVC外，CNS还存在另一重要的稳态调节——神经代谢偶联（neurometabolic coupling，NMC），在此不再详述。

# 四、本章小结

BBB可防止有害物质进入大脑，保护大脑免受伤害和疾病；同时也让大脑需要的物质，如氧气和水进入大脑，在维持脑稳态、保持CNS健康方面发挥着重要作用。当药物无法穿过BBB时，则给治疗某些大脑疾病带来挑战。如何根据需求，保护BBB或选择性开放BBB，是治疗CNS疾病的关键，将在后续各章进行讨论。

（周宁娜　向建鸣　樊若溪　吕小满　熊　薇　刘丽俊　孟令真）

## 参考文献

Abbott NJ. 2004. Evidence for bulk flow of brain interstitial fluid: significance for physiology and pathology. Neurochem Int, 45(4): 545-552.

Armulik A, Genové G, Mäe M, et al. 2010. Pericytes regulate the blood-brain barrier. Nature, 468(7323): 557-561.

Hladky SB, Barrand MA. 2014. Mechanisms of fluid movement into, through and out of the brain: evaluation of the evidence. Fluids Barriers CNS, 11(1): 26.

Iwamoto N, Higashi T, Furuse M. 2014. Localization of angulin-1/LSR and tricellulin at tricellular contacts of brain and retinal endothelial cells in vivo. Cell Struct Funct, 39(1): 1-8.

Muhleisen H, Wolburg H, Betz E. 1989. Freeze-fracture analysis of endothelial cell membranes in rabbit carotid arteries subjected to short-term atherogenic stimuli. Virchows Arch B Cell Pathol Incl Mol Pathol, 56(6): 413-417.

Plog BA, Nedergaard M. 2018. The glymphatic system in central nervous system health and disease: past, present, and future. Annu Rev Pathol, 13: 379-394.

Ransohoff RM, Engelhardt B. 2012. The anatomical and cellular basis of immune surveillance in the central nervous system. Nat Rev Immunol, 12(9): 623-635.

Redzic Z. 2011. Molecular biology of the blood-brain and the blood-cerebrospinal fluid barriers: similarities and differences. Fluids Barriers CNS, 8(1): 3.

Robenek H, Buers I, Robenek MJ, et al. 2011. Topography of lipid droplet-associated proteins: insights from freeze-fracture replica immunogold labeling. J Lipids, 2011: 409371.

Serlin Y, Shelef I, Knyazer B, et al. 2015. Anatomy and physiology of the blood-brain barrier. Semin Cell Dev Biol, 38: 2-6.

Vorbrodt AW, Dobrogowska DH. 2003. Molecular anatomy of intercellular junctions in brain endothelial and epithelial barriers: electron microscopist's view. Brain Res Brain Res Rev, 42(3): 221-242.

Wolburg H, Noell S, Mack A, et al. 2009. Brain endothelial cells and the glio-vascular complex. Cell Tissue Res, 335(1): 75-96.

# 第二章 血脑屏障的功能

BBB 的显微结构包括无孔或少孔的脑毛细血管内皮细胞、连续的基板、星形胶质细胞延伸到脑毛细血管周围的终足通过疏松连接形成的断续膜及毛细血管周围的周细胞，可选择性透过血浆中的各种溶质，阻止有害物质从血浆经脑毛细血管进入脑组织，同时又可向血浆外排脑代谢产物及其他一些有害物质，选择性摄取维持 CNS 所需的氨基酸、$O_2$、葡萄糖、电解质和水等物质，从而保持脑内稳态。BBB 能实现这些功能，起关键作用的是脑毛细血管内皮细胞，其结构和功能与其他血管内皮细胞具有显著差异。这些内皮细胞间有致密的 TJ 封闭细胞间隙，形成连续毛细血管（continuous capillary），作为单层的细胞物理屏障，可抑制物质跨细胞的自由扩散，并调节离子及复合物在脑血流与脑组织间流动；细胞内线粒体多、酶系统丰富、胞饮泡较少，无孔窗结构，缺乏收缩蛋白。基板、星形胶质细胞和周细胞等 BBB 的其他脑内组织及细胞发挥辅助作用。

## 第一节 血脑屏障的转运系统

BBB 和 BCSFB 是保持 CNS 内环境稳态，保证 CNS 功能稳定的结构基础，在机体应对各种刺激的长期自然选择中，逐渐进化形成了多种内、外源性化合物的转运系统，对脑组织和循环血液中的各种物质表现出选择性通透作用，包括血-脑内流转运系统（blood-to-brain influx transport systems，BBITS）和脑-血外排转运系统（brain-to-blood efflux transport systems at the BBB，BBETS）。深入了解这些系统的结构和功能，可为合理制订 CNS 疾病的治疗药物向脑内转运和靶向相关脑区分布的策略奠定基础。物质内流或外排通过 BBB 的方式，主要包括扩散、载体转运和神经递质转运 3 种情况（图 2-1）。

图 2-1 彩图

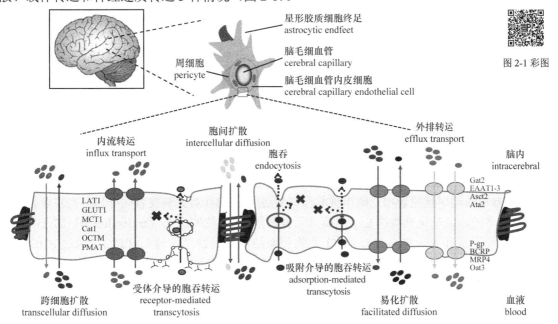

图 2-1 BBB 的转运系统

扩散（diffusion）：通常脂溶性较高的物质，以及 $O_2$、$CO_2$、$N_2$ 等气体分子和挥发性物质可通过扩散跨 BBB 进入脑内。脂溶性越高，物质越容易以扩散方式跨过 BBB 进入脑组织，因此可利用这一特点对治疗 CNS 的药物进行结构修饰，使其脂溶性增加而更易通过 BBB 发挥药效。例如，对脂溶性较低、脑内分布较少的巴比妥进行结构改造后，获得脂溶性较高的苯巴比妥，由于其易通过 BBB 而可用于治疗癫痫，对于癫痫大发作起效快作用强，所以成为临床上较为常用的治疗药物。

载体转运（carrier transport）：葡萄糖、氨基酸、离子和铁等物质脂溶性低，难以利用前述的扩散方式通过 BBB，但可经脑毛细血管内皮细胞所表达的一些特异性载体蛋白介导这些物质的跨 BBB 转运。

神经递质转运：神经递质通常难以通过 BBB，同时脑毛细血管内皮细胞内表达有单胺氧化酶、γ-谷胱甘肽转肽酶等代谢破坏相应神经递质的催化酶，保持 CNS 递质稳态。

# 一、血-脑内流转运系统

## （一）营养成分转运系统（transport systems for nutrients）

在开发、设计作用于 CNS 的药物时，新药研发人员越来越关注利用诸如 LAT1/*SLC17A5*、葡萄糖转运体（glucose transporter，GLUT）1/*SLC12A1* 和 MCT1/*SLC116A1* 等物质跨 BBB 内流转运体将药物输送到脑内。因此，了解这些内流转运体的功能和特点，尤其是对所转运底物的识别特性显得极为重要。

**1. LAT1/*SLC17A5*** LAT1（*L*-amino acid transporter 1），即 *L*-氨基酸转运体 1，其编码基因为 *SLC17A5*（solute carrier transporter 7a5），是一种在 BBB 中有广泛表达的支链氨基酸转运体蛋白，以钠和 pH 非依赖性方式催化中性大分子氨基酸的跨膜转运。脑内不能合成自身所需苯丙氨酸、苏氨酸、赖氨酸、甲硫氨酸、亮氨酸、异亮氨酸、色氨酸和缬氨酸 8 种必需氨基酸，这些氨基酸可以由 LAT1 介导快速转运入脑。LAT1 与细胞表面抗原蛋白 4F2（为一种多功能蛋白）的重链（heavy chain of the 4F2 cell-surface antigen，4F2hc/CD98/*SLC13A2*）形成异二聚体 LAT1-4F2hc 复合物后，具有较高的稳定性，转运能力强，有成为在结构上模拟其内源性底物的药物载体的巨大潜力。虽然 LAT1 和 4F2hc 之间的相互作用及形成复合物的过程、机制目前仍未完全阐明，但已明确分布在 BBB 中的 LAT1 能够转运诸如 *L*-苯丙氨酸、*L*-酪氨酸、*L*-色氨酸和 *L*-亮氨酸等对人类 LAT1 显示高亲和力（$K_m$=10 ~ 20μm）的中性具有侧链的大分子 *L*-氨基酸。由此可见，LAT1-4F2hc 异二聚体对作为其底物的氨基酸通过 BBB 的内流转运起着至关重要的作用。研究发现，在 LAT1 突变的实验鼠中，脑内酪氨酸和色氨酸水平与对照小鼠类似，但亮氨酸和异亮氨酸浓度降低，苯丙氨酸和组氨酸升高，小鼠出现运动障碍，将亮氨酸和异亮氨酸定向注射到成年 LAT1 突变小鼠脑中，3 周后再测试小鼠的行为表型和脑中氨基酸水平，结果发现小鼠脑内氨基酸水平恢复至正常水平，异常的神经行为得到显著改善。LAT1 也参与转运甲状腺素和三碘甲状腺原氨酸通过 BBB，对大脑发育同样也具有重要作用。

左旋多巴、烷基化剂美法仑（左旋苯丙氨酸氮芥）、抗癫痫药（antiepileptic）加巴喷丁和肌肉松弛剂巴氯芬等一些具有与 LAT1 底物相似结构的药物，可与 LAT1 结合通过 BBB 转运到脑内。对于没有相似结构的一些治疗药物，可考虑与模拟 LAT1 底物的结构结合成前体药物，然后由 LAT1 转运通过 BBB，在脑内经生物转化释放出来发挥治疗作用。例如，利用基于受体-配体结合过程进行分子模拟，对 28 种不同结构的化合物（包括内源性 LAT1 底物）建立了可作为 LAT1 底物发挥药理学效应的三维（3D）药效基团，这一三维药效基团具有以下特征：

①氢键供体；②氢键受体；③芳香环；④带负电基团。根据该模型，酮洛芬和赖氨酸的酰胺结合物均不属于 LAT1 的底物，但却由 LAT1 介导进行了脑摄取，因此，这种 LAT1 的三维药效基团为新型 LAT1 可转运前体药物的设计和优化提供了新的思路。

在生理条件下，LAT1 的半饱和浓度（values of half-saturation concentration，$K_m$）值小于中性氨基酸的血浆浓度，所以 LAT1 被内源性氨基酸所饱和。因此，要利用 LAT1 介导药物经 BBB 内流转运入脑，就需要设计该药物的结构对 LAT1 有足够高的亲和力，以便与内源性 LAT1 底物竞争脑摄取。

LAT1 在人类和小鼠等 BBB 中普遍表达，但表达水平存在种属差异，如人脑毛细血管中 LAT1 的绝对蛋白水平仅为小鼠的 19.7%。此外，转运体蛋白的氨基酸序列也存在物种差异，这意味着 LAT1 在可识别的底物方面也可能相应存在物种差异，如兔 LAT1 对色氨酸和苯丙氨酸的识别率低于人或大鼠 LAT1，某些 CNS 疾病还可能导致 LAT1 的表达和功能改变，在 PD 小鼠模型中，其脑毛细血管 LAT1 mRNA 的表达减少。

与可由 LAT1 介导快速转运入脑的必需氨基酸不同，非必需氨基酸多为小分子中性氨基酸，其由 A 型氨基酸转运体（A amino acid transporters）转运，是一种 Na$^+$ 依赖型主动转运，需要消耗能量，转运速率慢，较难跨越 BBB 进入脑内，如丙氨酸、谷氨酸、脯氨酸和 GABA；相反，γ-氨基丁酸转运体 2、兴奋性氨基酸转运体（excitatory amino acid transporter 1-3，EAAT 1-3）1-3、丙氨酸-丝氨酸-半胱氨酸转运体 2（alanine-serine-cysteine transporter 2，Asct 2）和氨基酸转运体 2（amino acid transporter 2，Ata 2）可分别介导 GABA、L-谷氨酸、L-天冬氨酸和甘氨酸在 BBB 中的外排转运，阻止循环血液中的这类氨基酸入脑（见脑-血外排转运系统）。

**2. GLUT1/*SLC12A1*** GLUT1 编码基因为 *SLC12A1*（solute carrier transporter 12A1），是一种不依赖 Na$^+$ 的促进葡萄糖跨生物膜转运的转运体，在 BBB 中广泛表达，主要分布于脑毛细血管内皮细胞的腔侧质膜和基底侧质膜，介导作为大脑唯一能量来源的 D-葡萄糖从循环血液持续通过 BBB 转运进入脑组织内，同时也参与 L-脱氢抗坏血酸由血液循环向脑组织的内流转运，L-脱氢抗坏血酸入脑后，经还原反应被还原成 L-抗坏血酸。当发生遗传性 GLUT1 缺陷综合征时，由于经 BBB 的血-脑组织的葡萄糖内流转运缺陷，导致持续性脑组织内低糖、婴儿癫痫发作和发育迟缓，患者均有严重的学习困难症状。研究发现，甲基-5-脑啡肽以糖苷的形式糖基化生成 L-丝氨酸-β-D-葡萄糖苷后，其通过 BBB 入脑的作用增强，表明 GLUT1 是一种糖基化肽的跨膜转运体。葡萄糖从循环血液通过 BBB 内皮细胞转运入脑，其并不能被神经元直接利用，而是首先进入星形胶质细胞，经酵解生成乳酸，再以乳酸的形式进入神经元从而被利用。GLUT1 蛋白是一类 N 端和 C 端均分布于细胞内的跨膜蛋白，执行功能的必需结构为 12 个跨膜片段（transmembrane segment，TMS），由 N 端的 6 个 TMS 与 C 端的 6 个 TMS（6+6）在结构上形成二重折叠伪对称（two-fold pseudo symmetry）。GLUT1蛋白分别包含有一个在 N 端连接的单一糖基化位点和一个在中央细胞质连接的较大结构域。人类 GLUT1 蛋白的主要易化超家族（major facilitator superfamily，MFS）折叠，开口向内，12 个 TMS 分为两个结构域，其中 TMS1、2、3 与 TMS4、5、6 反向重复，TMS7、8、9 与 TMS10、11、12 反向重复，结构解析表明中央通道由跨膜螺旋 1、4、7 和 10 组成，中央通道含有疏水和亲水氨基酸，提供亲水和疏水作用位点。GLUT1 和家族的其他蛋白一样为单向协助转运体，不消耗能量，顺浓度梯度转运底物，不需要质子参与，底物的结合和释放即可诱导转运体的构象变化，完成底物的跨膜转运。GLUT1 除主要转运葡萄糖外，尚发现还可转运甘露糖、半乳糖等物质。Q161、R126、Q279、Q282、N317、T321、W65、W388、W412 和 V165 是 GLUT1 中起关键作用的氨基酸残基，中央通道内侧的 Gln283 和 Gln282 通过 3 个氢键与被转运葡萄糖的羟基结合，Asn288 和 Thr295 在转运体向胞外形成裂隙的过程中发挥重要作用。

最近对人类 GLUT1 结构-转运-活性关系的一项研究结果表明，TMS7 上的 Ile287 氨基酸残基是维持高糖结合的关键结构，其位于或接近外表面葡萄糖结合的位点，可增加 TMS7 参与底物渗透途径和（或）参与底物结合引起 GLUT1 动态构象变化的可能性。随后，颜宁等首次解析了人源 GLUT1 蛋白的三维晶体结构，2015 年进一步获得了具备更多构象的 GLUT3 结合底物和抑制剂的超高分辨率结构，从而清晰揭示了细胞跨膜转运葡萄糖的基本功能活动过程的分子基础。此外，还建立了 GLUT1-4 在大肠杆菌中的同系物 $D$-木糖-$H^+$同向转运体 XylE（$D$-xylose-$H^+$ symporter of $E.$ $coli$）转运复合物的晶体结构，鉴定了一些氨基酸残基，这些氨基酸残基与 XylE 对 $D$-葡萄糖的识别有关，并且在 GLUT1-4 中均相同。

从转运机制上分析，利用 GLUT1 介导转运药物通过 BBB 进入脑组织是可行的，但 GLUT1 对底物的特异性较为严格，改变 GLUT1 的功能可能会影响到脑组织的能量供给，因此 GLUT1 不宜作为将药物向中枢神经系统转运的首选靶点。例如，临床上在用的广谱抗癫痫药丙戊酸可抑制 BBB 中 GLUT1 的作用，降低人体脑组织对葡萄糖的利用，损害脑能量的稳态。

**3. MCT1/$SLC116A1$**  MCT1（monocarboxylate transporter-1），即单羧酸转运体-1，其编码基因为 $SLC116A1$（solute carrier transporter 116A1），介导乳酸和丙酮酸等一元羧酸与 $H^+$-偶联的血-脑内流转运。研究发现，MCT1 在猴 BBB 中的表达在新生期较高，在成年期较低。啮齿动物脑内 MCT1 的表达可因哺乳和生酮饮食而诱导，因此从牛奶中提取的乳酸和酮体能够作为替代能源物质输送到大脑中改善脑的能量平衡。已经发现，一元羧酸类物质烟酸能够作为 MCT1 的底物被转运进入脑内，因此 MCT1 有可能用于将相应药物向脑输送，但考虑将 MCT1 用于药物脑摄取时，应充分注意 MCT1 的表达水平在大脑发育的不同阶段和病理条件下存在显著变化的特点，如癫痫患者海马部位的微血管中缺乏 MCT1 的表达。

**4. 其他**  BBB 中还有其他物质转运系统，如阳离子氨基酸转运体 1（cationic amino acid transporter 1，CAT1/$SLC17A2$），主要转运 $L$-赖氨酸和 $L$-精氨酸等碱性氨基酸；浓缩核苷转运体 1（concentrative nucleoside transporter1，CNT1/$SLC128A1$），介导核苷的转运；肌酸转运体（creatine transporter，CRT/$SLC16A8$）是脑组织经 BBB 供应肌酸的主要途径，在神经细胞的能量储存中起着关键作用，增加和维持大脑肌酸水平可维持脑功能，临床上补充肌酸对神经退行性疾病显示出神经保护作用。

## （二）有机阳离子转运系统

在 BBB 中的有机阳离子转运系统（transport systems for organic cation）主要由各种转运体蛋白构成，包括有机阳离子转运体（organic cation transporters 1-3/solute carrier 122A1-3，OCT1-3/$SLC122A1$-3）、有机阳离子/肉碱转运体（organic cation/carnitine transporters 1-3，OCTN1-3/$SLC122A4$-5，21）、多药和毒素外排转运体（multidrug and toxin extrusion transporter，MATE1-2/$SLC147$ $A1$-2）、质膜单胺转运体（plasma membrane monoamine transporter，PMAT/$SLC129$ $A4$）、胆碱转运体（choline transporter，CHT1/$SLC15A7$）、胆碱转运体样蛋白（choline transporter-like protein，CTL/$SLC144A1$）等。其中 PMAT 在诸如 1-甲基-4-苯基吡啶等有机阳离子和单胺类神经递质由脑向血的外排转运中起主要作用。如果将 1-甲基-4-苯基吡啶与 5-羟色胺、多巴胺等单胺类物质的联合应用，则脑组织对 1-甲基-4-苯基吡啶的摄取作用未增加，但清除明显减少，因此脑内 1-甲基-4-苯基吡啶的蓄积增多。

多奈哌齐和加兰他敏可在脑内抑制胆碱酯酶，减少乙酰胆碱水解而治疗 AD。研究发现大鼠脑组织摄取多奈哌齐的转运由 OCTN1、OCTN2 和 CHT1 介导。大鼠经胆碱预处理后，其对多奈哌齐的脑摄取减少，而经 OCT 底物 1-甲基-4-苯基吡啶、OCTN1 底物麦角新碱或 OCTN2 底物左旋肉碱预处理的大鼠其脑摄取不受影响；多奈哌齐和加兰他明可显著抑制乙酰左旋肉碱的摄取。表明胆碱和（或）肉碱转运系统介导了多奈哌齐通过 BBB 的转运。对两种治疗流感的金刚烷化合物金刚烷胺（amantadine，AMA）和金刚乙胺（rimantadine，RIM）的脑摄取研究表明，RIM 的原位转运 BBB 通过率高于 AMA，可能是由于在人类毛细血管内皮细胞中摄取 RIM 的转运体较多，包括 $Na^+$ 和 $Cl^-$ 依赖的中性和阳离子氨基酸转运体。由此可推测，对这些胆碱、肉碱和氨基酸进行跨 BBB 转运的系统有望开发成用于靶向大脑递送药物的载体。

第一代组胺 $H_1$ 受体拮抗剂吡拉明（pyrilamine）、苯海拉明（diphenhydramine）和酮替芬（ketotifen）等可通过 BBB 而表现出中枢抑制作用。体、内外研究表明，吡拉明以载体介导的转运和被动扩散两种方式通过 BBB。进一步研究发现，介导吡拉明和苯海拉明转运的载体蛋白为 $H^+$-偶联的有机阳离子转运体。采用微透析技术研究发现，脑内游离型苯海拉明的浓度是血液中的 5 倍，表明其以主动内流方式通过 BBB 入脑。因此，如果降低药物对 $H^+$-偶联有机阳离子转运体的亲和力，可望减少其脑摄取量，减轻该药物对 CNS 的抑制作用。

尼古丁（nicotine）作为吸烟导致依赖的主要烟草生物碱，其经肺进入血液后，可经 BBB 快速内流转运进入脑组织。利用大鼠研究发现，尼古丁的内流转运入脑速度明显快于葡萄糖。在血浆浓度较低时，进入脑内的尼古丁，其总量的 79% 内流转运由 $H^+$-耦合的逆向转运体介导，21% 则通过被动扩散转运。敲除 OCT1-3 和 ABC 转运体 P-gp 及 Bcrp 基因的小鼠其尼古丁向脑内的转运并不减少；多药及毒物外排转运体（multidrug and toxin excretion protein 1，MATE 1）、OCTN 和质膜单胺转运体（plasma membrane monoamine transporter，PMAT）的底物和抑制剂也不抑制其入脑的内流转运。可乐定（clonidine）可选择性激动 CNS 中的 $\alpha_2$ 受体，其通过 BBB 的内流入脑转运也是由 $H^+$-耦合的逆向转运体介导的饱和性内流转运，因此尼古丁、吗啡、羟考酮等一些伯胺和叔胺类物质可抑制可乐定的转运，而 OCT、OCTN、MATE 和 PMAT 的典型底物和抑制剂四乙基铵则不影响其转运。多巴胺受体激动剂普拉克索（pramipexole）、阿片受体激动剂羟考酮、$H_1$ 受体拮抗剂吡拉明和钙拮抗剂维拉帕米的入脑转运也涉及 $H^+$-耦合的逆向转运体；抗抑郁药阿米替林、丙咪嗪、氯米帕明、阿莫沙平、氟伏沙明和抗心律失常药美西律、利多卡因、氟卡尼和氯胺酮可抑制大鼠脑毛细血管内皮细胞对吡咯胺的摄取。这表明上述药物与吡拉明的入脑转运系统相同，鉴定这些质子/胺转运体等血脑内流转运系统的分子结构，可望利用其将阳离子药物输送到大脑内。

另外，$Na^+$ 属于脑组织必需营养成分，其入脑过程由 BBB 毛细血管内皮细胞腔侧质膜上的 $Na^+$ 转运体蛋白和基底侧质膜上的 $Na^+$，$K^+$-ATP 酶协助，经循环血液跨 BBB 转运。

# 二、脑-血外排转运系统

## （一）P-gp、BCRP、MRP4

P-gp、BCRP、MRP4 均为药物外流转运体，属于 ABC 转运体，在人类脑毛细血管内皮细胞的管腔膜上表达较多，可通过水解 ATP 将药物从内皮细胞中泵向循环血液，从而限制药物向大脑内的分布。P-gp 是一种能量依赖性的转运体，能将许多结构不同的化合物逆向转运出细胞；BCRP 即乳腺癌耐药蛋白（breast cancer resistance protein），是含 655 个氨基酸残基的跨膜蛋白；MRP4 即多药耐药蛋白 4（multidrug resistance protein 4），是核苷酸类物质的转运泵。

这些 ABC 转运体种类较多，底物特异，在 BBB 中协同作用，构成了一个有效阻止多种药物进入脑内的功能屏障。已发现不少作用于 CNS 的药物是单向外排 ABC 转运体的底物，如 P-gp可作用于维拉帕米，阻止其经 BBB 进入脑内。目前在药物开发的早期阶段，通过体外筛选P-gp 底物寻找化合物已成为一种重要的方法。研究发现，BCRP 在人 BBB 的表达量为 P-gp 的67%，而 MRP4 的绝对表达量为 P-gp 或 BCRP 的 20 ～ 30 倍，所以筛选 BCRP 和 MRP4 的底物同样是 CNS 药物开发的合理策略，目前，结合定量靶向蛋白质组学技术，可利用药物动力学模型以体外数据预测作为 P-gp 底物的药物在体内跨越 BBB 的转运。

**1. P-gp** 作为一种造成肿瘤细胞耐药的 ABC 转运体，在人脑主要分布于毛细血管内皮细胞的管腔膜上，P-gp 的存在降低了作为其底物的药物从循环血液进入大脑的通透性，使未结合药物的脑间质液与血浆的浓度比显著减少。mdr1a 基因敲除小鼠缺乏 P-gp 表达，这些小鼠给予神经毒性农药伊维菌素、抗癌药长春碱和抗心律失常药奎尼丁后，脑内浓度与血浆浓度的比率较野生型小鼠分别增加了 27.6、26 和 11 倍。实际上，大量研究发现，BBB 中分布的P-gp 在限制阿片类药物、抗抑郁药物、抗精神病药物、抗癫痫药、抗癌药物和抗心律失常药等多种药物从循环血液进入大脑方面起着非常重要的作用。P-gp 在 BBB 的表达和功能受外界因素调控，如叶酸缺乏者 BBB 中 P-gp 的作用减弱。以超微分辨率荧光显微镜观察发现，P-gp在体外人 BBB 细胞模型中呈簇状分布，小窝蛋白-1（caveolin-1）与 P-gp 相互作用，通过小窝蛋白-1 在脑毛细血管内皮细胞中的磷酸化状态调节 P-gp 转运活性。

**2. BCRP** 作为重要的药物外排转运体，BCRP 在脑毛细血管内皮细胞上分布于管腔侧细胞膜，转运米托蒽醌（mitoxantrone）、拓扑替康（topotecan）、甲氨蝶呤（methotrexate）等抗癌药物和脱氢表雄酮-3-硫酸酯（dehydroepiandrosterone-3-sulfate）等内源性阴离子化合物。Bcrp 基因敲除小鼠给予米托蒽醌、托泊替康、甲氨蝶呤等抗癌药物后，其脑内浓度均较野生型小鼠要高。BCRP 的底物为疏水性和两亲性化合物，底物特异性常与 P-gp 重叠，因此 P-gp与 BCRP 可能以相互代偿方式发挥作用。

**3. MRP4** MRP4 在人脑毛细血管内皮细胞中同样位于管腔侧细胞膜上，主要外排转运环核苷酸（cyclic nucleotide），降低齐多夫定（zidovudine）、6-巯基嘌呤（6-mercaptopurine，6-MP）和 6-硫代鸟嘌呤（6-thioguanine，6-TG）等核苷类似物的细胞毒性。研究发现抗流感病毒药物奥司他韦（oseltamivir）对 CNS 有一定的不良反应，可能影响该不良反应的一个决定因素是奥司他韦及其药理活性代谢产物（Ro 64-0802）的跨 BBB 转运情况。P-gp 限制奥司他韦的脑摄取，MRP4 和有机阴离子转运体 3（organic anion transporter 3，OAT3/SLC122A8）介导 Ro 64-0802 在 BBB 的外排转运，P-gp、MRP4 和 OAT3 的共同作用降低了奥司他韦及其活性形式被摄取到脑内的浓度，防止奥司他韦对 CNS 产生不良反应。但是当这些转运体的功能活动发生改变时，主要是作用减弱的情况下，奥司他韦、Ro64-0802 的脑浓度可能会增加到出现不良反应的程度。

$PGE_2$（pKa=0 ～ 5）在脑内是突触信号和兴奋性的调节因子，在生理 pH 下主要以带电荷的离子形式存在，不易被动扩散通过 BBB，主要以载体介导的方式转运。利用大鼠实验发现，$PGE_2$ 在脑内微量注射后，经过载体介导的脑-血外排转运，半衰期为 16.3min，由于 $PGE_2$ 在成人脑内几乎没有代谢酶对其灭活，所以脑-血外排转运系统是对脑内产生的 $PGE_2$ 进行清除的系统，可防止 $PGE_2$ 的过度聚集。在脂多糖（LPS）诱导的小鼠炎症模型中，通过 BBB 外排 $PGE_2$ 的消除减弱。β-内酰胺类头孢美唑、头孢唑啉、头孢噻肟、头孢曲松等头孢菌素类抗生素和酮洛芬等一些非甾体抗炎药（NSAID）可抑制 MRP4 介导的 $PGE_2$ 外排转运，当静脉注射头孢美唑时可剂量依赖性降低 $PGE_2$ 外排血转运通过 BBB。因此这些头孢菌素类药物和非甾体抗炎药被用于治疗感染性疾病和抑制发热，可出现兴奋、脑炎等不良反应。因此，在应用这些药物时，了解这些抗生素是否是 MRP4 介导的外排转运的底物就极为重要，这些药物有可能竞争性抑制 $PGE_2$ 的外排转运而增加 $PGE_2$ 的脑内浓度，引起相关不良反应。测定 MRP4 转运不同 β-内酰胺类抗生素的活性发现：①头孢菌素类的转运速率大于青霉素类和单环 β-内酰胺类；②阴离子头孢菌素转运活性大于两性离子型头孢菌素；③阴离子 β-内酰胺类抗生素分子量大者比分子量低者能更有效地转运，而两性离子型 β-内酰胺类抗生素则没有发现此分子量依赖性。

## （二）内源性肽和肽类药物的转运系统（transport systems of endogenous peptides and peptide drugs）

Aβ 在人体多种细胞内由 β 淀粉样前体蛋白（β-amyloid precursor protein，APP）水解产生，分子量约为 4kDa，含有 39～43 个氨基酸残基，由细胞分泌后可循环于血液、CSF 和脑间质液中，在细胞基质沉淀聚积后具有很强的神经毒性作用。APP 在各种组织中广泛存在，并集中表达于神经元突触部位的细胞膜上。

Aβ 通过 BBB 处的脑-血外排转运、细胞吞噬和蛋白水解酶降解清除，脑-血外排转运对脑内 Aβ 水平的高低中起着重要作用。AD 中 90% 以上是晚发性 AD，有研究表明，Aβ 清除率的降低与晚发性 AD 的发生有关，在 Aβ 级联假说中，脑内 Aβ 的聚积引发系列分子级联作用，出现神经炎症性损伤，对周围神经元和突触产生毒性作用，导致记忆损伤，从而引起了 AD 的发生和进展，Aβ 成为发病过程中的核心病理节点。因此，Aβ 的 BBB 清除系统有望成为开发预防和治疗 AD 药物的潜在作用靶点。研究发现，维生素 D 的活性代谢产物 $1\alpha,25$-$(OH)_2$ 维生素 $D_3$ 可增强 BBB 处 Aβ 的外排转运，使小鼠脑组织内源性 Aβ 水平显著降低。

脑内及外周组织中在生理状态下均有 Aβ 分布，脑间质液中 Aβ 的浓度约为血液中浓度的 6 倍，Aβ 跨 BBB 的转运如图 2-2 所示，以受体介导的跨脑毛细血管内皮细胞胞吞转运为主，涉及对 Aβ 的识别、内化和胞吞转运环节。此外 P-gp、BCRP 等前述多种 ABC 转运体也参与了介导 Aβ 由脑间质液到循环血液或由血液向脑间质液的转运。

**1. 晚期糖基化终末产物受体**（receptor for advanced glycation end-products，RAGE） 是一种在多种细胞上均有表达的膜受体，具有多种配体，其中除晚期糖基化终末产物（advanced glycation end-products，AGE）外，Aβ 也是其配体。RAGE 在 BBB 脑毛细血管内皮细胞表达于腔侧质膜（基底侧无表达），介导血液中的 Aβ 经胞吞进入脑内；RAGE 也表达于 BBB 周细胞双侧质膜上，介导 Aβ 进入周细胞中。因此可考虑以 BBB 脑毛细血管内皮细胞上的 RAGE 为靶点开发其拮抗剂以治疗 AD。

**2. 低密度脂蛋白受体**（low-density lipoprotein receptor，LDLR） 该蛋白家族有多个成员，包括 LDLR、低密度脂蛋白受体相关蛋白（low-density lipoprotein receptor-related protein，LRP）、极低密度脂蛋白受体（very-low-density lipoprotein receptor，VLDLR）等，LRP 又可分为 LRP1 和 LRP2 等几个亚型。在 BBB 中，LRP1 表达于周细胞双侧质膜、脑微血管内皮细胞基底侧质膜上，介导 Aβ 的胞吞转运，使 Aβ 由脑内经 BBB 向循环血液转运，目前有部分研究认为 LRP1 是介导 Aβ 从脑内跨 BBB 清除的最重要受体。

也有研究认为，LRP1 跨 BBB 介导 Aβ 消除的作用和机制尚未完全阐明，论据包括：①在大鼠大脑皮质中预先给予 LRP 拮抗剂——人类受体相关蛋白（human receptor-associated protein，RAP）可使 Aβ 的外排转运减少，但仅减少 20%；②在小鼠大脑皮质中协同给予 RAP 并不影响 Aβ 的外排转运；③单用激活的 LRP1 配体 α2-巨球蛋白（α2-macroglobulin，α2M）

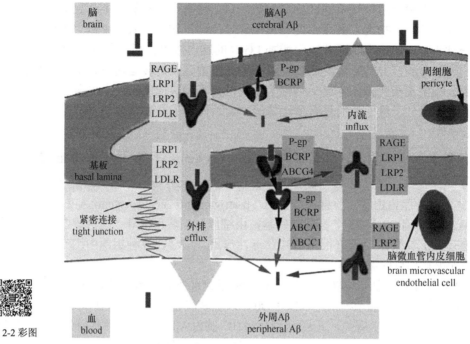

图 2-2　Aβ 跨 BBB 的转运

Aβ 的外排转运以受体介导的跨脑毛细血管内皮细胞胞吞转运为主

图 2-2 彩图

或者 α2M/Aβ 复合物，其在小鼠或大鼠脑内至少在 90min 内没有被清除；④ P-gp 抑制剂奎尼丁和维拉帕米对大鼠脑内 Aβ 的清除没有显著影响。这些结果表明，LRP1 和 P-gp 对脑内 Aβ 经 BBB 的脑-血外排转运并不起主要作用，从大鼠脑内清除 Aβ 主要是由尚未明确的分子介导。α-生育酚转移蛋白（α-tocopherol transfer protein）基因敲除小鼠脑毛细血管中 LRP1 和 P-gp 表达均上调，但经过 BBB 对 Aβ 的消除减少，Aβ 在脑中的沉积增加，这表明 LRP1 可能也参与了 Aβ 从循环血液向大脑的内流转运。

P-gp（即 MDR1）与 BCRP 在脑毛细血管内皮细胞腔侧质膜上也有表达，两者均为 ABC 转运体，可将从血液中进入脑毛细血管内皮细胞内的 Aβ 再泵到循环血液中，减少了 Aβ 在脑内的聚积。

**3. 心房利钠尿多肽**（atrial natriuretic polypeptide，ANP）　又称为心钠素，心房钠尿肽或心房肽，外周主要由心肌细胞合成、储存和释放，在心房中含量最高，约为心室的 100 倍；中枢也可产生 ANP，称为脑心钠素（cerebral atrial natriuretic peptide，CANP），以下丘脑和隔区含量最高，其次是大脑皮质、纹状体和延髓，参与调节脑内的水电解质平衡、血压和局部 CBF 及神经内分泌等功能。研究表明，CANP 可从脑组织外排到血循环，在这一过程中，利尿钠肽受体 C（natriuretic peptide receptor C，NPR-C）是 CANP 清除的一种重要途径。1 α,25-(OH)$_2$ 维生素 D$_3$ 可通过上调 BBB 中的 NPR-C 的表达而增加 CANP 的清除。

**4. 有机阴离子转运多肽 1A2**（organic anion transporting polypeptide1A2，OATP1A2/*SLC1O1A2*）多肽类药物（peptide drugs）在治疗 CNS 疾病方面有着巨大的潜力，如将药物设计成脑啡肽等内源性阿片受体激动剂的类似多肽时，可发挥良好的镇痛作用，同时又可避免吗啡等经典镇痛药的依赖性等不良反应。但由于 BBB 的存在，包括这些多肽在内的大多数亲水性化合物在脑内难以达到有效浓度。从现有研究资料分析，充分利用 BBB 中的阿片类物质转运系统有望克服这一难题。D-青霉胺2,5-脑啡肽（DPDPE）是一种环阿片样五肽，类似对酶稳定的甲基脑啡肽，可激动δ-阿片受体。对DPDPE进行脑原位灌流，发现其可以经血-脑内流转运进入大脑，血-脑内流转运以每克脑重1.46μL/min的速率递增，速率快于未进行修饰的亲水化合物蔗糖（0.27μL/min）和菊粉（0.32μL/min）。氧化苯胂（phenylarsine oxide，PAO）是细胞内吞作用抑制剂，可剂量依赖性抑制DPDPE的体内吸收，提示DPDPE的体内吸收涉及能量依赖性的跨膜过程。利用非洲爪蟾卵母细胞进行的药物摄取研究发现，人类OATP1A2/SLC1O1A2及其在啮齿类动物中的同源物Slc1o1a2、大鼠OATP1A4/SLC1O1A4介导了DPDPE和deltorphin II（一种δ-阿片受体激动剂）的跨膜转运，OATP1A2在人类脑毛细血管内皮细胞、OATP1A4在大鼠脑毛细血管内皮细胞中有表达。进一步的研究发现，P-gp缺陷小鼠DPDPE脑摄取量可增加12倍，地高辛、雌二醇-17β-葡萄糖醛酸苷和非索非那定等OATP1A4底物可竞争性抑制DPDPE的血-脑跨膜内流转运。表明P-gp参与了DPDPE的脑-血外流转运，而OATP1A4参与血-脑内流转运。除前述转运体外，有机阴离子转运多肽（OATP）转运体家族中，OATP3/Slc1o1a5和OATP14/Slc1o1c1也分别在大、小鼠BBB中表达。

## （三）神经递质和有机阴离子转运系统（transport systems of neurotransmitters and organic anions）

大脑内可产生各种神经递质、代谢产物和神经毒性化合物。这些化合物在脑内的蓄积可能影响神经元的功能活动，为保持脑内环境稳态，BBB中应该存在脑-血外排转运系统，以便在突触前膜的再摄取系统受到损伤的情况下消除可能在脑间液中蓄积的神经递质。在BBB中确实具有GABA、L-谷氨酸（L-glutamic acid）、甘氨酸（glycine）和L-天冬氨酸（L-aspartic acid）等神经递质的外排转运系统。研究发现，GABA转运体2（GABA transporter 2，GAT2/SLC16A12）、兴奋性氨基酸转运体1-3（excitatory amino acid transporter 1-3，EAAT1-3/SLC11A1-3）、丙氨酸-丝氨酸-半胱氨酸转运体2（alanine-serine-cysteine transporter 2，ASCT2/SLC11A5）和氨基酸转运体2（amino acid transporter 2，ATA2/SLC138A2）分别负责GABA、L-谷氨酸、L-天冬氨酸和甘氨酸的在BBB中的外排转运。

Oat3/SLC122A8定位于小鼠和大鼠脑毛细血管内皮细胞基底侧细胞膜上，是BBB中的有机阴离子多功能转运系统，作为脑-血外排转运的第一步，其将脑间质液中的相应底物化合物吸收到脑毛细血管内皮细胞中。脱氢表雄酮硫酸酯（dehydroepiandrosterone sulfate，DHEAS）是一种与A型GABA受体和σ受体相互作用的神经调质，可增强记忆和学习能力，并保护神经元免受兴奋性氨基酸引起的神经毒性。DHEAS通过BBB由脑外排转运到血液中。研究发现，与野生型小鼠相比，Oat3/Slc122a8基因敲除或缺陷小鼠脑内DHEAS的外排明显减少，而Oatp14a4基因敲除或缺陷小鼠脑内DHEAS的外排则无明显改变，表明Oat3/Slc122a8基因对小鼠经BBB外排类固醇化合物发挥着主要作用。高香草酸（homovanillic acid，HVA，单胺类神经递质多巴胺的代谢终产物）、吲哚硫酸酯（indoxyl sulfate，IS）等尿毒症毒素，6-巯基嘌呤（6-mercaptopurine，6MP）和6-硫代鸟嘌呤（6-thioguanine，6TG）等巯基嘌呤核苷类似物由OAT3经BBB进行脑-血外排转运消除。OAT3介导的HVA脑-血外排转运是多巴胺从脑内消除的最后一个环节，因此其在血液和尿液中的浓度被广泛用作多巴胺能神经传递功能活动的生物标志物。实验还发现，多种神经递质的代谢产物可抑制OAT3介导的HVA转运，表明OAT3可能同时介导了多种神经递质代谢产物的经BBB外排转运过程。急性淋巴细胞白血病维持化疗时，由于治疗药物硫代嘌呤类核碱基类似物在脑内分布有限，常因白血病细胞在脑内的渗透和增殖而导致在CNS复发。

## （四）有机阴离子转运体的物种差异（species differences of organic anion transporters）

对 BBB 中的转运体进行定量表达分析发现，Oat3 和 Oatps 等有机阴离子转运体存在明显的种间差异，如在小鼠脑毛细血管中检测到的 Oat3、Oatp1a4 和 Oatp1c1 表达均高于人和猕猴。

# 第二节  血脑屏障的渗透性

由于 BBB 的严密屏障阻隔作用，脑血管对药物的通透性较低，BBB 这一特性的结构基础主要是脑内遍布高度专一的脑毛细血管内皮细胞，除了对特定的营养物质和代谢物外几乎没有跨细胞的物质转运，同时细胞间有高度分化的 TJ，可阻止物质细胞旁路转运。目前认为，作为大脑和视网膜血管一部分的神经胶质细胞诱导和维持了内皮细胞的这些特殊特性。在许多创伤性、炎症性或退行性的神经和视网膜病变中，这种神经血管单位受损，导致血管内皮的屏障特性降低，血液成分可发生有害性渗漏进入神经组织中。组胺（histamine）、激肽（kinin）、生长因子（growth factor）和脂质（lipid）等许多细胞外通透性诱导因子可以以不同的方式触发内皮细胞渗漏的发生，但在大多数情况下，病理性渗漏是通过以细胞旁间隙中的 TJ 蛋白丢失为特征的连续性受损或平行性开放，以及通过跨细胞囊泡（可能是细胞膜穴样内陷）诱发。上述两种渗漏途径均由复杂、常重叠的蛋白磷酸化和鸟苷三磷酸酶（GTPase）网络调节，这为通过特定信号拮抗剂以限制 BBB 和血视网膜屏障渗漏的工作提供了证据，最终还可利用这些渗漏途径促进药物向大脑内的递送。

# 一、概  述

在心血管系统中，渗漏是毛细血管内皮细胞通透性过高的结果，可能是癌症、炎症和糖尿病等疾病的病因或并发症。在 CNS 中，毛细血管则已高度特化，其内皮细胞具有独特的难以渗透性。正是由于这种限制交换的特性，BBB 的功能主要是控制神经系统的离子和分子微环境的稳态。神经毒性组分通常被排除在 CNS 之外，但 BBB 部位也会在血液和脑实质之间进行一些细胞和分子交换或串扰（crosstalk）。BBB 在疾病中经常受损，其特征是白细胞和大分子不受控制地通过，导致水肿和难以逆转的 CNS 损伤。卒中或脑创伤的病理特征可见 BBB 功能失调，其也是多发性硬化（multiple sclerosis，MS）等神经炎症性疾病的病理特征。PD、AD 和肌萎缩侧索硬化（amyotrophic lateral sclerosis，ALS）等疾病其病因最初被认为是单纯性神经损伤，目前发现其均伴随着 BBB 的障碍，甚至可能是由 BBB 功能障碍引起的。同样，年龄相关性黄斑变性、糖尿病视网膜病变等神经视网膜疾病也与血-视网膜屏障功能障碍有关。因此，通过靶向渗透途径中的相关分子来阻止血管渗漏已经成为许多此类疾病的重要治疗策略。

# 二、血管通透性的测量

血管内连续排列的内皮细胞构成了一个可调节大小的选择性半透膜，其可调节血液和组织间进行的液体及溶质转运。通常血管系统具有足够的渗透性，以允许血液和底层组织之间的气体、营养物质和代谢产物小分子进行交换。这种基础通透性在不同血管床之间存在显著差异，与相关组织的生理需要相适应，如滤过率在肾脏肾小球毛细血管中较高，而在脑毛细血管中就极低。

用方程与公式描述、分析血管渗透性可提供与内皮结构和相关大分子匹配的功能参数，可以对一些包括血管渗透在内的生理过程进行简化。在每种组织中存在的毛细血管网络如果平展开来，其面积非常大，是组织与血液进行分子交换的位点。为了将实验数据与数学方程进行拟合，可将内皮细胞当作一层薄的半透膜，其间镶嵌有孔径约4.7nm的大量小孔和孔径约30nm的相对较少的大孔。大孔允许大分子的有限运动，小孔介导水和其他一些小分子物质的相对不受阻碍的跨膜流动。目前，对最初的模型进行了不少改进，血管上的空隙原来用微孔（pore），现在重新建模改用窄缝（narrow slit），同时内皮细胞之间加入了细胞旁裂缝（paracellular cleft）。与复杂的可能存在的相关生物结构相比，这些模型是基于简化的假设，允许高精度观察描述单一血管片段中的液体传输情况。如果不受阻碍，溶质跨内皮细胞膜的运动，可以用菲克扩散定律（Fick law of diffusion）进行大致描述，即在单位时间内通过垂直于扩散方向的单位截面积的物质扩散流量（称为扩散通量 diffusion flux，用$J$表示）与该截面处的浓度梯度（concentration gradient）成正比，浓度梯度越大，扩散通量越大。公式如下：

$$J = -D\frac{dC}{dx}$$

式中，$D$为扩散系数（$m^2/s$），$C$为扩散物质的体积浓度（原子数$/m^3$ 或 $kg/m^3$），$dC/dx$为浓度梯度，"$-$"表示逆浓度梯度方向，即物质由高浓度侧向低浓度侧扩散，扩散通量$J$的单位为$kg/(m^2 \cdot s)$。

实际上，活体生物中，溶质跨内皮层的流动还受分子大小、电荷多少和渗透力的影响。考虑这些影响因素，可以用更精密和复杂的斯塔林方程（Starling equation）描述跨内皮细胞膜的流体通量，其等于发生交换的相关表面积、水导率和净滤过压三者的乘积。水导率（hydraulic conductivity）是一个描述内皮屏障对水的渗漏情况的系数，可以通过实验测量；净滤过压（net filtration pressure）是跨越血管壁交换的静水压和渗透压的总和，是一个结合了血管内相对于血管外组织间隙的静水压、膨胀压差和反馈系数（reflection coefficient）的定义，反馈系数描述其对相关溶质的相对筛选（选择）特性。此外，独立的微血管中的测量也会受到对流（convection）中溶剂阻力、流过微孔或缝隙附近溶质浓度的局部变化的显著影响。

总之，可观察到的渗透性的变化受到下列因素的影响：①有效交换表面（如灌注毛细血管的数量）；②静水压（受血压和血管顺应性的影响）；③血液中的大分子组分；④内皮屏障的过滤特性（调节开放或改变跨细胞转运的情况）。

血管渗漏情况常用迈尔斯法（Miles-type assay）进行测定，原理是先将伊文思蓝等染料注射到循环血液中，然后在组织中测量其净蓄积量，从而评价组织部位血管的通透性。其测量的是组织间质和血管内染料的结合情况，未考虑到通过血管重吸收或淋巴清除消除的染料，同时，在染料进入组织的流量改变的情况下，迈尔斯法不能区分真实渗透性（即影响导水率或反馈系数）和静水压（通过血压变化或血管舒张）的变化。迈尔斯法虽然不能提供血管通透性的任何参数，但是对人们了解水肿和VEGF、组胺等渗透诱导因子有较大帮助。

为了了解血管内皮屏障系统渗漏的潜在信号和内皮"开放"机制，常选择能与壁细胞结合的内皮细胞进行培养，在原代内皮细胞或已建立的细胞系中测量染料或离子的扩散通量。

# 三、血-神经屏障基底部水和溶质的转运

血-神经屏障基底部血管在生理情况下通透性较低，其水力传导率显著低于肌肉组织，蛋白反馈系数最大。实际上，BBB中血管内皮细胞的连续性良好，无开窗，因此水和小分子只

能通过细胞旁途径（细胞之间）或跨细胞途径。脑毛细血管内皮细胞之间存在 TJ 等复杂连接，其将细胞旁空间封闭后作用相当于分子筛，可限制各种大小分子的运动；当未发生炎症时，BBB 中几乎不存在液相物质的胞吞（胞饮）转运。

神经系统中 BBB 对渗漏的强大屏障功能可限制水肿形成，保护神经细胞的精密内环境。脑内一旦形成水肿，则可因其坚硬的包裹物压迫神经细胞和毛细血管，所以在脑组织中危害性较大。然而，脑组织新陈代谢非常旺盛，营养物质需求量大，需要快速摄取营养成分，同时排出代谢废物。因此，BBB 进化出了复杂、特异性的及选择性的营养物质、免疫细胞和废物转运机制。脂溶性、非极性分子及氧和二氧化碳可以顺浓度梯度自由扩散进入脑内；葡萄糖和氨基酸等许多必需的极性营养物质则通过特定的 SLC 进行转运到脑内；分子量较大的蛋白质和肽通常通过受体介导或直接接触吸附性的胞吞转运进入 CNS。ABC 转运体如 P-gp 和其他 MRP，作为主动外排泵，可阻止脂溶性化合物进入 CNS。ABC 转运体系统的存在是目前使脂溶性治疗药物有效进入脑内发挥作用需要克服的最重要因素。白细胞通过 BBB 中毛细血管的转运以跨细胞的膜管系统进行。在前述位于腔（顶）膜-基膜上的转运系统的作用下，BBB 内皮细胞具有将相应物质即使逆浓度梯度也可进行优先转运进入或离开大脑的特性。

对于基线的通透性，细胞间连接的组成及其分子结构形成了一个与相应生理测量相符合的分子当量，细胞间连接的这一作用就像构成了一个筛分栅栏。内皮细胞间的连接由 AJ 和 TJ 蛋白组成，这些蛋白相互交织在一起，功能上相互依托。AJ 在 BBB 和 BRB 的形成与维持中的重要作用主要是通过构成稳定的 TJ 发挥的，AJ 与 TJ 的具体结构和相应功能请参阅第一章。

影响 BBB 和 BRB 过滤作用的因素尚有糖萼（glycocalyx），以及主要由内皮细胞和周细胞形成的基板。总之，对于健康正常的 BBB 而言，虽然缺乏液相物质的胞吞转运及开窗，但是由于复杂的内皮细胞间连接的出现，大脑的基本通透性需求可以得到充分满足，因为几乎不可渗漏的内皮细胞可由特定和选择性的转运机制充分开放。

# 四、病理生理学渗漏

病理性的血-神经屏障减弱和开放可为白细胞及免疫反应的发生提供更好途径，血-神经屏障的开放也有助于减轻脑水肿。不过人们普遍认为破坏 BBB 对 CNS 有不良影响，可引起神经元损伤和退化。在外伤性和缺血性脑损伤、神经炎症和神经退行性疾病中也确实观察到了 BBB 损坏，可影响视力的视网膜缺血性疾病也常伴有 BRB 渗漏和功能的障碍。诸如 MS 及其动物模型实验性自身免疫性脑脊髓炎（experimental autoimmune encephalomyelitis，EAE）等一些神经病理情况下的 BBB 已被广泛研究，对这些病理情况下的相关屏障破坏的性质和机制有了较为细致的了解；而在其他一些疾病，特别是伴有长期发病机制的神经退行性疾病，由于缺乏相关动物模型，屏障破坏的细节尚未完全清楚。例如，在 AD 啮齿类动物模型中，其脑组织对治疗性抗体的摄取量较少，该抗体在脑内分布并不广泛；其他较重要的不确定性因素涉及 BBB 功能障碍是否是特定疾病发生的原因或后果。虽然每一种神经系统疾病都可能有一个完全不同的潜在发病机制，但越来越多的流行病学和实验研究证据表明，在许多情况下，BBB 功能障碍可能是触发这些疾病的共同因素，慢性血管破裂会明显增加这些疾病的发病率，因此通过抗渗漏治疗神经和视网膜疾病的疗法开发研究是合理的。

不管是否发生在脑内，与基底通透性相同，病理性渗漏局限于微血管床，但其不仅影响毛细血管，还延伸到微血管的其他区域，特别是毛细血管后微静脉。这与这些血管顺应炎症性白细胞迁移相关，说明屏障功能与分子和细胞之间关系紧密。在视网膜中，血管的变化比大脑更容易成像，巴伯（Barber）和安东内蒂（Antonetti）报道糖尿病期间的病理生理性渗漏延伸到了小动脉及毛细血管后微静脉。

生理情况下，渗漏和水肿可能是血管有效交换表面（毛细血管数量）、静水压或渗透压差和（或）屏障尺寸截止值变化的结果。因此，病变 BBB 内皮细胞的主要参数变化是导水率增加和反馈系数降低，从而增加了水和较大溶质的转运通量，受损的 BBB 细胞旁途径和跨细胞途径畸变。在培养的细胞中，两种途径的渗漏相对容易区分：细胞旁途径渗漏导致离子电导改变，而跨细胞途径渗漏不会影响经过内皮细胞的电阻。但在体内是否会发生跨细胞途径渗漏仍未明确。

内皮细胞外在不同病理状态下差异很大的各种因素可引起 BBB 的分解，组胺和激肽等经典的血管活性药物在实验中和神经系统疾病期间被观察到可致 BBB 渗漏，缓激肽（bradykinin）类似物目前已被用作探索开放 BBB 的药物。VEGF-A、胸苷磷酸化酶（thymidine phosphorylase，TYMP，曾被称为 ECGF1）、TGF-β 等生长因子在神经炎性疾病中发挥着重要作用。细胞因子 IL1β、肿瘤坏死因子-α（tumour necrosis factor-α，TNF-α）和干扰素-γ（INF-γ）及趋化因子（chemokines）CCL2 和 CXCL8 等炎性介质也是 BBB 或 BRB 破坏的主要原因，特别是在血-神经屏障处伴有某种形式炎症的大多数渗漏情况下。

在邻近渗漏加强部位的神经炎性病变中可见细胞外蛋白酶（extracellular proteases），特别是 MMP 家族成员 MMP2 和 MMP9，可直接作用于细胞连接处。因此，如果抑制 MMP，则可以减轻病理模型中的渗漏。就像自由基和 PG、鞘氨醇-1-磷酸或溶血磷脂酸等某些脂质化合物一样，触发内皮细胞渗漏信号的凝血酶（thrombin）也可作为管腔渗漏因子。AD 患者 BBB 功能失调可由淀粉样蛋白与内皮细胞结合而触发。感染因子与 BBB 内皮细胞的直接结合也会导致屏障破坏，在细菌性和病毒性脑膜炎及脑炎的发病机制中可能起关键作用。HIV、麻疹病毒等病毒及其组分或大肠杆菌、链球菌、霍乱弧菌等细菌及其组分可与 BBB 内皮细胞结合，通过直接传导信号或通过下调屏障的 TJ 蛋白等关键组成而触发屏障破坏。转移细胞（metastatic cells）分泌的 MicroRNA 也可调节脑内皮脑细胞的屏障特性，可能有助于随后进行的跨内皮迁移。

# 五、细胞旁途径渗漏

AJ 和 TJ 的分子结构及其组合形式，为正常生理条件下 BBB 和 BRB 的内皮细胞以不发生渗透及进行溶质筛分为主的屏障功能提供了结构基础，但是病理性渗漏时发生在细胞旁空间的动态重排情况目前尚未在分子水平上，特别是在结构水平上加以明确。过度跨膜转运常伴随 TJ 和 AJ 复合物的磷酸化与黏附特性异常，导致 claudin 相互作用和定位改变。同时，组成细胞骨架的肌动蛋白其收缩力使细胞旁空间更易于修饰，发生重组也有助于通透性增加。这些变化引起了蛋白的细胞外黏附部位重排，如 AJ 的钙黏着蛋白二聚体的顺反作用的不同结构已通过单晶 X 射线衍射法得到阐明。但是这种二聚体的重排对于整个条带链状结构（strand）和细胞旁通道或孔隙的可能结果仍然仅为理论上的推测，对于 TJ 的条带链状结构的调节资料，目前可获得的超微结构信息较少。在细胞间隙处的细胞膜上 claudin（特别是 TJ 蛋白）表达减少，伴随连接条带结构的减少而预期的筛分和密封性功能消失。例如，在大脑中动脉阻塞症等外伤性或脑脊髓炎等神经炎症性疾病模型中，TJ 蛋白、occludin、CLDN3、CLDN5 和 LSR 在渗漏灶附近的血管中表达下调。在 MS 中，脑部病理检查 TJ 和 AJ 蛋白的免疫反应显著减少；糖尿病视网膜病变时，微血管中 occludin 丢失。

TJ 蛋白可通过一种或几种机制丢失：转录下调可直接降低 TJ 蛋白的表达；翻译后修饰，

尤其是磷酸化可诱导 claudin 的内吞作用增加；蛋白酶的水解作用，如 MMP，尤其是 MMP9，在许多 CNS 疾病中被活性氧（ROS）、VEGF 和炎性细胞因子激活，而活化的 MMP 可降解 EC 的基膜，进而促进 TJ 蛋白的磷酸化和裂解。内皮细胞间连接的降解会导致 TJ 条带链接结构减弱，在极端情况下导致细胞间连接的完全消失。

但目前尚无明确证据证明细胞间连接的病理改变与内皮细胞的高渗性直接相关，如果能建立低 TJ 表达区与高渗区的相关图谱，则有助于说明它们之间的关系。视网膜血管具有其固有的可接近（获得）性，特别适合在活体和原位进行高分辨率成像。

通过调节渗透压开放 BBB 是为了寻找向大脑输送化疗药物的策略而进行的探索，涉及连接条带蛋白的断裂和内皮细胞之间缝隙的开放，目前没有确凿证据表明在病理过程中发生了同样的情况。尽管在卒中、MS、AD 和糖尿病视网膜病变等疾病或其实验模型中，连接蛋白明显减少，但用电镜（electron microscope，EM）很少看到连接中断。在发病机制研究中也发现，通常在测量到渗漏和水肿较长时间以后，才发生连接的超微结构改变，这表明细胞间的改变可能是 BBB 和 BRB 功能慢性衰竭的基础。

# 六、跨细胞途径渗漏

脑和视网膜疾病中的血管渗漏可以通过细胞旁途径或跨细胞途径发生，或同时通过两者发生。在 BBB 内皮中不存在被称为囊泡细胞器（vesiculo-vascular organelle）的孔隙通道，健康正常的 BBB 也大多缺乏液相胞吞转运（fluid-phase transcytosis）所需的囊泡结构。但是在发生病变的 BBB 中，可以发生液相胞吞转运，这与糖尿病等病理条件下，BBB 和 BRB 中小窝囊泡（caveola vesicle）数量增加有关。

美国细胞生物学家乔治·埃米尔·帕拉德（George Emil Palade）于 1953 年在观察细胞内吞过程时发现了存在于内皮细胞上的质膜瓶形内陷小窝，将其命名为 caveolae，中文翻译为细胞窝或小窝，小窝在内皮细胞跨细胞转运中发挥着重要作用。小窝由鞘糖脂（glycosylsphingolipid，GSL）、胆固醇（cholesterol）、鞘磷脂（sphingomyelin，SPH）和糖基锚定膜蛋白组成，大量存在于内皮细胞、肌细胞、脂肪细胞、肺上皮等细胞的质膜上。小窝的蛋白组分主要为小窝蛋白（caveolin），包括小窝蛋白-1、小窝蛋白-2、小窝蛋白-3，小窝蛋白-1 含量最高。生理学家认为，囊泡转运并不能满足大分子流动对静水压和对流的要求；也有人认为，电镜观察到的内皮内，示踪物填充的小窝囊泡可以利用渗漏入间质间隙的材料进行回填。Caveolin-1 基因敲除小鼠完全缺乏小窝蛋白，其总渗漏量并没有预测的那样降低，相反却显著升高，这似乎表明小窝蛋白跨膜胞吞转运可能并不存在或并未发生。不过应强调，小窝可以感受机械压力，还能形成重要的内皮信号平台，如内皮型一氧化氮合酶（endothelial nitric oxide synthase，eNOS），其缺失无疑会改变总体信号行为和细胞旁间隙的结构。结构性小窝蛋白 Caveolin-1 基因敲除可以将 AJ 和 TJ 介导的具有完整门控功能的内皮细胞表型转变为门控功能缺陷的内皮细胞表型。Caveolin-1 基因敲除小鼠中，VEGF-A 诱导的渗漏减弱，表明基础渗透性不依赖于小窝，但病理性渗漏则与小窝有关。此外，小窝有助于脂质转运到细胞中；体内研究还发现，Caveolin-1 表达阳性的内皮细胞可将特异性靶向小窝的抗体快速、大量地泵入胞内，而阴性内皮细胞则无法泵入。然而，关于小窝胞吞转运对大分子物质跨内皮细胞转运的定量，特别是大脑中的定量问题仍然有待深入研究。

在早期脑水肿 TJ 损伤出现之前，质膜囊泡和小窝蛋白-1 关联的过程常可被观察到。可见，早期脑水肿与小窝蛋白-1 表达增加有一定关联。VEGF 是引起急性 BBB 功能障碍的一种介质，可诱导 BRB 和血-肿瘤屏障内皮细胞中的胞饮囊泡，同时增加连接中的小窝蛋白-1 和小窝蛋白-2 的表达。缓激肽（bradykinin）也可诱导血-肿瘤屏障内皮细胞中的跨细胞转运，同时伴有小窝蛋白-1 和小窝蛋白-2 的表达增加。尚有研究人员在脑毛细血管内皮细胞中发现了甲基苯丙胺诱导（methamphetamine-induced）的渗漏，其仅限于跨细胞途径，可能由小窝介导。在啮齿类动物脑卒中模型中，早期 BBB 渗漏与增加的小窝和跨细胞胞吞关联，在 Caveolin-1 基因敲除小鼠则不发生此类渗漏。在大约 2 天后可出现与 TJ 重组关联的 BBB 的二次破坏。

综上所述，在正常健康的 BBB 中，跨细胞转运很少出现，可忽略不计；但在疾病状态下其成为潜在的重要渗漏途径，甚至可能是最重要的途径。小窝作为介导转运和信号传递的多功能单元，其是否直接参与跨膜渗漏尚未明确，但以下情况值得关注：小窝蛋白-1 可以介导 TJ 成分 occludin 的内化；一氧化氮信号可在细胞旁途径渗漏和跨细胞途径渗漏之间构成分子交叉点（molecular crossroad），即小窝贯穿小窝蛋白-1 分布（Caveolae-through-Caveolin-1）可能是跨细胞途径渗漏和细胞旁途径渗漏的分子交汇点。

# 七、血脑屏障渗漏时的内皮信号

一个相互作用而又复杂的信号网络系统控制着 BBB 的特性及其通透性，细胞内、外刺激可影响其调控作用的精确性程度。在质膜信号水平上，特异性的受体-蛋白酪氨酸激酶（receptor-protein tyrosine kinase，RPTK）复合物或 G 蛋白偶联受体（G protein-coupled receptor，GPCR）的膜蛋白被激活可触发细胞内变化，如 $Ca^{2+}$ 瞬变；各种蛋白激酶激活，包括肉瘤（sarcoma，SRC）家族激酶、Akt（又称 PKB，是一种丝氨酸/苏氨酸蛋白激酶）、PKC 等。随后肌动蛋白网络的组装和收缩性的基本改变会对细胞间 claudin 的变化产生重要影响。内皮细胞高渗期间细胞骨架动态重排的关键环节是 RhoA（RhoA-GTPAse，Rho 蛋白是一组 GTP 结合蛋白，具有 GTP 酶活性，故习称 Rho GTP 酶，在细胞骨架重组调控中起重要作用）及其下游蛋白激酶，如 ROCK 或 MLCK。此外，主要通过可逆性磷酸化作用对 AJ 和 TJ 蛋白的直接修饰，与细胞骨架承力作用的变化一致。因此上述信号通路主要通过调节细胞间连接而控制细胞旁途径渗漏；细胞间连接的调节通常也涉及蛋白表达层面的调节，因此转录激活和抑制的经典细胞核通路在渗漏反应中也非常重要。

对于跨细胞渗漏，除了上述信号通路外，尚涉及 eNOS 和 SNARES、Rab-GTPase 内吞调节因子（endocytic regulators）等分子对小窝进行组装、分割和融合。此外，细胞胞吞转运依赖于微管系统运输而非肌动蛋白收缩。

一般认为调节外周通透性的信号通路在 BBB 中也发挥着关键作用，只是由于脑和视网膜中内皮细胞的特性，所以其通透性信号调节通路显示出显著差异。一方面，外周和 BBB 中相当数量的泄漏调节上游信号组件相同，如两者均具有 SRC 家族蛋白激酶、PKC（或其不同亚型）、各种肌动蛋白（actin）调节因子（RhoA、一氧化氮、ROS 等），通过 eNOS 和还原型烟酰胺腺嘌呤二核苷酸磷酸（nicotinamide adenine dinucleotide phosphate，NADPH，别称还原型辅酶 II）氧化酶等分子加入整合，都在各种神经系统疾病中介导 BBB 渗漏环节发挥了重要作用。此外，cAMP 在维持各种血管床内皮屏障功能方面有明显作用，因此星形胶质细胞介导的内皮 cAMP 升高是确定 BBB 抗渗性的重要决定因素。另一方面，BBB 和 BRB 的渗漏信号可能使用某些特定的分子产生完全不同的效应，如蛋白激酶 Akt（即 PKB）在外周内皮细胞的通透性诱导（尤其是 VEGF 诱导的通透性）中具有重要作用，但对 BBB 的渗漏其在体内、外均无参与；对血管生成素（angiopoietin，Ang）-1 的反应中，Akt 的作用是调节 BBB 的稳定。血管内皮细胞钙黏着蛋白（VE-cadherin）的磷酸化在外周血管渗漏过程中频繁发生，在脑内也可发生，是由 $Ca^{2+}$、一磷酸腺苷活化的蛋白激酶（adenosine monophosphate-activated protein kinase，AMPK）和 eNOS 等组成的通路介导的。同时，AMPK 的活性增强对 LPS 诱导的 BBB 渗漏时的屏障可产生保护作用。同样，PKC 的某些亚型既与依赖于神经血管环境的通透性相关，也与屏障功能增强有关。因此，在试图了解血-神经屏障渗漏和开发抗渗漏疗法时，对神经微环境和渗透诱导因子的准确表征极为必要。但应注意，在实验研究信号通路时主要利用体外培养的内皮细胞进行探索，其中某些培养条件和使细胞永生化（immortalisation）的程序可能显著影响信号通路，结果导致研究结论与体内的信号调节完全不符。

Wnt/$\beta$-catenin 信号通路通常激活核内靶基因的表达，在 BBB 的发育过程中（特别是在成熟 BBB 的 TJ 复合体的建立过程中）起着关键作用。同时，Wnt 信号通路可维持 BBB 的动态平衡（稳态），Wnt 信号通路缺陷可能导致 BBB 的病理性破坏。

# 第三节　调节血脑屏障特性的信号通路

调节 BBB 的细胞信号机制较为复杂，其既调节 CNS 在初始血管生成过程中屏障特性的诱导，也调节成人 BBB 特性的维持。神经干细胞是内皮细胞早期分化为 BBB 中内皮细胞的关键细胞类型，而周细胞和星形胶质细胞为调节这些 CNS 中内皮细胞的不同屏障特性提供了进一步的线索。Wnt、Hh、Sox18、NRF2、ERG、Nkx2-1 和 SP3/YY1 等信号通路和转录因子对 BBB 具有重要的屏障特性促进作用；而 NF-κB、Snail、FOXO1、PKC 和 eNOS 信号通路和转录因子则具有屏障破坏效应。

在促进 BBB 功能的信号转导通路中，Wnt 和 Hh 信号通路有主导作用，主要是两者协同促进形成了 BBB 表型。与 Frizzled/LRP5/6 结合的 Wnt 配体可激活 $\beta$-联蛋白（$\beta$-catenin），激活的 $\beta$-联蛋白引起 Claudin-3 和 P120 在细胞膜上表达并成为靶标；激活的 $\beta$-联蛋白还可下调转录因子 Snail 的活性，抑制 P120/VE-cadherin 复合物的稳定性，减少 TJ 分子 occludin 和 Claudin-5 蛋白表达。Wnt 共同受体 Lrp5 缺失会下调 Claudin-5 蛋白表达。

Hh（Hedgehog）信号通路具有负责调节胚胎发育、组织分化、维持组织稳态等多种功能，其驱动了调节 BBB 的各种信号分子基因的转录和表达，表明影响 BBB 形成和稳定的分子信号具有冗余性，但这些信号如何调节 BBB 的不同方面目前尚未完全阐明。Hh 信号通路的活化是一个级联反应过程，将信号传递给转录因子 Ci/Gli，最终 Ci/Gli 激活下游相关基因的表达。Hh 配体或 wnt 信号均可激活 GLI1，GLI1 再激活 Sox18 调控 Claudin-5 蛋白表达。Wnt 和 Hh 的激活也可诱导转录因子 NR2F2 表达，NR2F2 又促进 ANG1 表达，最后 ANG1 通过 TIE2 诱导 claudin 表达；NR2F2 也下调具有降低 claudin 表达的因子 Ang-2 的表达。同样，氧化应激激活 NRF2 信号通路，NRF2 信号通路激活抗氧化反应元件（antioxidant response elements，ARE），而 ARE 又可稳定地促进 ZO1，occludin 和 Claudin-5 的表达。此外，NRF2 在损伤进程中可通过抑制炎症基因表达而保护 EC。从上述几个环节看，支持屏障功能的信号通路和转录因子也具有促进抗炎症反应的作用（图 2-3）。

综上所述，BBB 并非单一孤立的实体组织，其具有 CNS 的内皮细胞所具有的系列不同特性，受不同神经、血管和免疫细胞相互作用的调节。目前尚需开展更多研究明确上述信号通路是否调节了 BBB 的所有方面；或者确定 BBB 的不同特性是否由不同的信号通路所诱导和调节，这些信号通路又是如何共同调节 BBB，从而体现出神经元的相应功能；另外，还需明确 BBB 的信号通路在发育期、成年期或在疾病期间的差异。

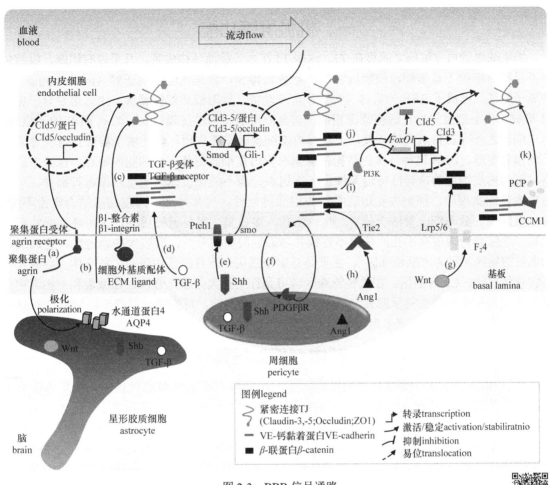

图 2-3 BBB 信号通路

图 2-3 彩图

# 第四节 血脑屏障的屏障功能

　　CNS 是机体的控制中心，通过产生控制程序协调感觉输入和运动输出，进而整合周围器官和组织的功能活动。神经元以细胞膜上精确的离子运动为基础产生电、化学信号进行通信，尤其在中央突触产生分级突触电位时更为重要。如果 CNS 微环境的稳态（精确控制）无法实现，则难以产生可靠的神经信号和信号整合。保障 CNS 微环境稳态的关键由 CNS 与血液的界面所决定。BBB 作为维持 CNS 内环境稳定的选择性血管屏障，是脑和脊髓神经组织与毛细血管内血浆之间的一个动态调节界面，动态反映脑毛细血管内皮细胞的各种功能活动，为脑组织所必需的营养物质提供运输通道，调节脑内代谢产物流出，限制离子和液体在血液与脑之间的转运。其中相邻内皮细胞间的 TJ 作为物理屏障可阻止物质分子经细胞间隙通过 BBB；内皮细胞质膜内、外的特殊转运系统，能够允许和促进所需的营养通过屏障，同时可外排有害及过剩物质，阻止有潜在危害的物质通过；屏障中细胞内、外表达的乙酰胆碱酯酶、碱性磷酸酶、谷氨酰转肽酶、单胺氧化酶等代谢酶，可灭活神经刺激性及毒性物质，并促进肽类及 ATP 代谢，成为物质通过 BBB 的重要代谢屏障。

# 一、机械屏障功能

脑毛细血管内皮细胞之间存在 TJ，这些 TJ 在血管腔面环绕成带，几乎没有间隙，收缩蛋白不足因而细胞不易皱缩，细胞内吞饮小泡数量稀少，存在高阻抗离子障（ion trapping）限制离子通过，形成了 BBB 的机械（物理）屏障功能，同时胶质细胞能够产生可溶性分子促进 TJ 形成，使毛细血管内皮细胞紧密相连，与血液形成完整的屏障界面，限制 BBB 的通透性；内皮细胞之外存在带负电的基板，主要对内皮细胞起支撑作用，防止由于静脉压改变导致的毛细血管变形。BBB 这种特殊的结构使脑微血管内皮细胞更具上皮细胞的特点，血液中的溶质只能由内皮细胞的特异性转运系统进入脑组织，而不能像机体其他组织微血管那样，可以经由内皮细胞裂隙、细胞内孔道或吞饮作用通过血管。与其他部位内皮细胞结合紧密不同，有少数区域的脑毛细血管结合疏松，呈网络状，多血窦，窦外无胶质突，仅由嗜银网状纤维包裹，毛细血管内皮有小孔，基膜不连续并与邻近胶质突分开，有较大的通透性。含此类毛细血管的脑区被称为"脑特殊区"，主要是延脑极后区、下丘脑正中隆起、松果体、后联合下器官垂体后叶、CP 等脑区。在这些特殊区域可允许某些大分子化合物，如激素和一些毒物少量进入，具有特殊的生物学意义，如血中毒物浓度增高时，可影响延脑极后区附近的呕吐中枢和催吐化学感受区，在必要时能够以呕吐的方式排出毒物。

# 二、载体、受体屏障功能

对于 BBB 中载体、受体介导的屏障功能，在"第一节 血脑屏障的转运系统"中已有所介绍，主要由脑-血外排转运系统的组成成员发挥此屏障功能，如有机阴离子转运体（organic anion transporters，OAT），作为一类重要载体，其有 OAT1、OAT2、OAT3 三种异构体成员，脑毛细血管内皮细胞上表达的是 OAT3，位于毛细血管腔侧细胞膜，具有将脑内神经递质代谢产物硫酸吲哚酚及某些药物从内皮细胞转运到血液循环，从而维持脑内环境稳定的作用，当发生尿毒症时，因 OAT3 活性可被尿毒症毒素抑制，因此可出现 CNS 功能紊乱。再如跨膜糖蛋白 P-gp，在 BBB 毛细血管内皮细胞腔侧质膜上高水平表达，是一个能量依赖性脑-血主动外排泵，对底物有选择性，可将许多疏水性毒性化合物外排到血液循环中，从而保护脑组织。

此外，转铁蛋白受体（transferrin receptor，TfR）在脑毛细血管内皮细胞腔侧质膜上也有表达，可与血浆中的转铁蛋白（transferrin，Tf）和金属离子铁的复合物结合，激活胞吞转运而使铁离子转运到脑内，而 Tf 与 TfR 解离后又回到血液循环中。因此 TfR 可使铁离子被选择性摄取入脑，而对其他离子则可发挥屏障作用。目前脑毛细血管内皮细胞上表达的 TfR 被用来向脑内转运某些物质，方法是先制备 TfR 的单克隆抗体，让抗体与蛋白质等生物大分子药物结合，抗体-药物复合物可结合到脑毛细血管内皮细胞膜上的 TfR 上，通过受体介导的胞吞转运，单抗和接在单抗上的药物（包括蛋白质等生物大分子）一起被转运到细胞内。利用这一递送体已构建了将神经生长因子等物质克服 BBB 输送入脑的方法。同样还根据 Tf 进入细胞内的原理，成功地用"Tf-多聚阳离子"共轭物转移 DNA 到细胞内，转移核苷酸到脑内进行基因治疗。

# 三、酶屏障功能

脑毛细胞内皮细胞中具有单胺氧化酶（A 与 B）、儿茶酚-O-甲基转移酶、多巴脱羧酶、乳酸脱氢酶、三磷酸腺苷酶、二磷酸吡啶核苷酸酶、二磷酸肌苷酶、羧基酯酶、芳香胺酸脱羧酶、γ-谷胱甘肽转肽酶、乙酰胆碱酯酶等催化酶，构成血-脑之间的酶屏障，作用于相应底物，阻止这些物质入脑，对 BBB 的通透性产生重要影响。例如，脑毛细血管内皮细胞中的单胺氧化酶，其作用的底物是循环血液中进入内皮细胞胞质内的儿茶酚胺、5-羟色胺、组胺等物质，这些物质也是脑内的神经递质，经单胺氧化酶介导的生物化学转化作用，加强了 BBB 的功能，可使脑组织内环境保持稳定，减少一般循环血液中有强烈生理作用的物质含量剧烈变动的干扰。单胺氧化酶和芳香氨酸脱羧酶系统使正常血液循环中的单胺类神经递质及其前体不能通过 BBB 进入脑内干扰 CNS 的神经信号，而脑微血管内皮细胞膜表面的 $Na^+$，$K^+$-ATP 酶活性约为外周毛细血管内皮细胞膜上同类酶的 500 倍，有利于将脑内过量的谷氨酸外排转运到血液中。此外，脑血管内皮细胞中的 ATP 酶活性明显高于其他部位血管内皮细胞，线粒体含量是其他部位血管内皮 5～6 倍，表明脑微血管内皮细胞中代谢活跃。

（何晓山　李孟云　陈秀红）

# 参 考 文 献

Capaldo CT, Powell DN, Kalman D. 2017. Layered defense: how mucus and tight junctions seal the intestinal barrier. J Mol Med, 95(9): 927-934.

Das P, Kang SG, Temple S, et al. 2014. Interaction of amyloid inhibitor proteins with amyloid beta peptides: insight from molecular dynamics simulations. PLoS one, 9(11): e113041.

Iwamoto N, Higashi T, Furuse M. 2014. Localization of angulin-1/LSR and tricellulin at tricellular contacts of brain and retinal endothelial cells in vivo. Cell Struct Funct, 39(1): 1-8.

Jiang XY, Andjeckovic AV, Zhu L, et al. 2018. Blood-brain barrier dysfunction and recovery after ischemic stroke. Prog Neurobiol, 163-164: 144-171.

Li YS, Zhao DS, Liu XY, et al. 2018. Synthesis and biological evaluation of 2, 5-disubstituted furan derivatives as P-glycoprotein inhibitors for Doxorubicin resistance in MCF-7/ADR cell. Eur J Med Chem, 151: 546-556.

Liebner S, Reiss Y, Dlate KH, et al. 2018. Functional morphology of the blood-brain barrier in health and disease. Acta Neuropathol, 135(3): 311-336.

Matsuzaki T, Matsumoto S, Kasai T, et al. 2018. Defining lineage-specific membrane fluidity signatures that regulate adhesion kinetics. Stem Cell Rep, 11(4): 852-860.

Morris AWJ, Carare RO, Schreiber S, et al. 2014. The cerebrovascular basement membrane: role in the clearance of β -amyloid and cerebral amyloid angiopathy. Front Aging Neurosci, 6: 251.

Müller K, Courtois G, Ursini MV, et al. 2017. New Insight into the pathogenesis of cerebral small-vessel diseases. Stroke, 48(2): 520-527.

O'Brown NM, Pfau SJ, Gu CH. 2018. Bridging barriers: a comparative look at the blood-brain barrier across organisms. Genes Dev, 32(7-8): 466-478.

Sun L, Zeng X, Yan C, et al. 2012. Crystal structure of a bacterial homologue of glucose transporters GLUT1-4. Nature, 490(7420): 361-366.

Toth AE, Niecsen SSE, Tomaka W, et al. 2019. The endo-lysosomal system of bEnd.3 and hCMEC/D3 brain endothelial cells. Fluids Barriers CNS, 16(1): 14.

Ueno M, Chiba Y, Mastumoto K, et al. 2016. Blood-brain barrier damage in vascular dementia. Neuropathology, 36(2): 115-124.

Vasilevko V, Passos GF, Quiring D, et al. 2010. Aging and cerebrovascular dysfunction: contribution of hypertension, cerebral amyloid angiopathy, and immunotherapy. Ann N Y Acad Sci, 1207: 58-70.

Vorbrodt AW, Dobrogowska DH. 2003. Molecular anatomy of intercellular junctions in brain endothelial and epithelial barriers: electron microscopist's view. Brain Res Brain Res Rev, 42(3): 221-242.

Wolburg H, Noell S, Mack A, et al. 2009. Brain endothelial cells and the glio-vascular complex. Cell Tissue Res, 335(1): 75-96.

Xu YW, Yang L, Liang K, et al. 2020. Pharmacokinetic effects of ginsenoside Rg1 on aconitine, benzoylaconine and aconine by UHPLC–MS/MS. Biomed Chromatogr, 34(4): e4793.

Zhou YQ, Zhou JJ, Li P, et al. 2019. Increase in P-glycoprotein levels in the blood-brain barrier of partial portal vein ligation/chronic hyperammonemia rats is medicated by ammonia/reactive oxygen species/ERK1/2 activation: in vitro and in vivo studies. Eur J Pharmacol, 846: 119-127.

Zihni C, Mills C, Matter K, et al. 2016. Tight junctions: from simple barriers to multifunctional molecular gates. Nat Rev Mol Cell Bio, 17(9): 564-580.

# 第三章　血脑屏障与中枢神经系统疾病

CNS 稳态主要由高度特化的 BBB 维持，星形胶质细胞、神经元、周细胞和小胶质细胞与内皮细胞相互通信，构成 NVU。BBB 严格控制血液与 CNS 之间的细胞和分子交换。BBB 破坏与多种影响 CNS 的病理状况有关，如在卒中、脑外伤、感染、癫痫、肿瘤和 AD 等神经退行性疾病中，BBB 和 NVU 均会受到不同程度损伤。本章介绍 BBB 在 CNS 疾病中的改变及其与疾病发生、发展的关系。

## 第一节　缺血性卒中

缺血性卒中（ischemic stroke，IS）是因为血液供应中断引起的以细胞凋亡和功能障碍为主要特征的 CNS 疾病，具有高致病率、致残率和致死率。由神经元、星形胶质细胞、周细胞、内皮细胞、基板和小胶质细胞组成的 NVU 基于细胞-细胞和细胞-基质相互作用，决定了大脑缺血性损伤是多组分多种因素从多个环节迅速导致的复杂而严重的病理生理结果。

## 一、缺血性卒中后血脑屏障的结构和功能变化

BBB 的破坏是缺血性卒中过程中的一个重要病理标志，它受脑缺血不同阶段不同因素的作用调控，包括 MMP、炎症调节剂、囊泡转运、氧化途径和连接细胞骨架等。这些成分进一步相互作用，扰乱 CNS 的细胞外屏障和转运屏障的维持，加重缺血性脑损伤和（或）组织型纤溶酶原激活物（tissue-type plasminogen activator，tPA）溶栓治疗相关的出血转化（hemorrhagic transformation，HT）倾向。

缺血性卒中发生后 BBB 的破坏可分为早期（可逆，0～24h）和后期（不可逆，24～72h）。缺血后 24h 内 BBB 的破坏主要是由 MMP 引起 TJ 蛋白的可逆性降解，在 24～72h 后则由于发生炎症反应（如炎症因子、炎症介质、COX 等诱导的炎症）导致延迟性 BBB 二次开放（图 3-1）。BBB 的破坏在结构上主要表现为脑微血管内皮细胞的 TJ、星形胶质细胞终足和基板等结构破坏；功能上表现为 BBB 渗透性增加，血液中的大分子成分如凝血酶等进入脑组织间隙，细胞间隙内水分增加，引起血管源性脑水肿，并导致出血转化风险。由于组成 BBB 的细胞结构和功能变化，引起 NVC 降低，CBF 调节严重受损，并随着缺血性卒中严重程度的增加而进一步受损。

### （一）血管内皮细胞

**1. 缺血性卒中血管内皮细胞的结构和功能改变**　卒中使高度动态且受调节的细胞之间的通信瓦解，包括构成 BBB 的脑血管内皮细胞、环绕血管的星形胶质细胞终足、周细胞和基板/ECM，从而诱导和扩散损伤。限制 BBB 通透性的内皮细胞的特征包括存在支持高电阻的结构 AJ 和 TJ。TJ 是限制 BEC 之间细胞旁扩散的主要结构成分。TJ 蛋白的正确定位和组装取决于多种因素，包括 TJ 蛋白合成与降解、磷酸化和细胞内对接之间的平衡。缺血性卒中发生后 5～25h 内 TJ 的改变较小，随着蛋白酶激活，内皮细胞 TJ 蛋白降解、TJ 被迅速破坏，导致内皮细胞出现肿胀、空泡，部分细胞线粒体肿胀或空泡化，自噬体增多，核糖体脱落，甚至出现细胞核染色质固缩。缺血性卒中发生后 1～2 周，内皮细胞肿胀，部分细胞核突入管

腔，致管腔极度狭窄；内皮细胞膜蛋白及细胞间 TJ 被破坏，BBB 渗透性增加。卒中后跨膜蛋白 occludin 和 claudin-5 及细胞内锚蛋白 ZO1 的降解增加，部分原因是 MMP（MMP9、MMP2 等）的激活和（或）从头合成。脑缺血后，TJ 整合蛋白也可内化到胞质内或重新分布到其他膜域，如 claudin-5 通过 caveolin-1 介导的内吞作用内化，与缺血后 BBB 早期开放有关。AJ 支持 BBB 特性，而卒中后 AJ 蛋白组成的改变，可通过改变 TJ 稳定性直接或间接影响 BBB 的通透性。例如，在 Src 激活后，VE-cadherin 的降解或磷酸化导致该蛋白从质膜上消失。

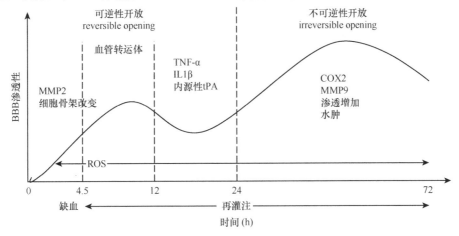

图 3-1　缺血性卒中后 BBB 的双相损伤

BBB 渗透性的变化和不同因素对缺血性卒中初期（可逆，0～24h）和后期（不可逆，24～72h）BBB 开放的影响

　　随着超微结构的改变，内皮细胞功能也发生明显变化。作为 NVU 的第一道防线，内皮细胞首先对缺血缺氧及血管系统释放的有害化学物质做出反应。内皮细胞对氧化应激非常敏感，缺血再灌注可使受影响脑区复氧，在缺血时间较短时可为内皮细胞和实质细胞提供需求，但在缺血时间较长时可因大量 ROS 爆发损伤内皮细胞。在脑缺血再灌注过程中 ROS 的过度积累，内源性抗氧化机制无法代谢过多的 ROS，导致 TJ 等内皮细胞成分受损，激活细胞死亡途径。同时，缺血缺氧早期，内皮细胞内皮 NO 合成增加，促使血管扩张，抑制血小板聚集，以增加缺血性半暗带的 CBF，发挥神经保护性作用；缺血亚急性，内皮细胞合成并释放的内皮素（endothelin，ET）1 增加，则可使血管收缩、局部 CBF 减少、血小板活化、血栓形成，从而加重脑梗死。与 BBB 功能直接相关的几组基因，包括 TJ 成分、黏附分子、ECM 成分、血管生成调节因子、转运体和 Wnt 信号转导的表达在脑缺血后均发生显著改变。不同的胶原蛋白、椎板蛋白和其他结构屏障成分及 MMP9 的基因表达上调；P-选择素、E-选择素和 ICAM1 等白细胞黏附分子上调；血管内皮生长因子受体 VEGFR2 和 ANG2 增加。

　　**2. 血管内皮细胞与血管生成**（angiogenesis）　当脑缺血时，血管腔内血流动力学发生改变，闭塞近端和远端的压力梯度形成、管壁应力增加等因素促使大脑动脉环（又称威利斯环，Willis circle）、软脑膜动脉等增粗、开放，血流通过脑侧支循环逐级开放，到达狭窄或闭塞之处的血管，使缺血组织得到不同程度的灌注代偿，从而减轻组织损伤：一级侧支循环代偿包括大脑动脉环的血流代偿，可提供较大血流量，在急性缺血早期发挥作用；二级侧支循环代偿主要包括眼动脉和一系列软脑膜侧支，是在一级侧支循环发育缺陷或无法实现代偿时才出现，此时脑血管自动调节能力已受损，脑灌注也明显下降；当机体通过一级和二级侧支循环进行代偿后，供血仍不能得到满足时，则启动三级侧支循环代偿。

　　脑侧支循环的三级侧支循环代偿包括血管重塑（remodeling）和新血管形成（new vessel

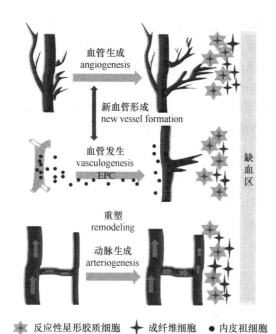

血管生成
angiogenesis

新血管形成
new vessel formation

血管发生
vasculogenesis
EPC

重塑
remodeling

动脉生成
arteriogenesis

缺血区

✦ 反应性星形胶质细胞　✚ 成纤维细胞　● 内皮祖细胞

图 3-2　缺血性脑卒中后的血管生成

图 3-2 彩图

formation）两种途径（图 3-2）。血管重塑主要以动脉生成（arteriogenesis）的形式，新血管形成则以血管发生（vasculogenesis）及血管生成（angiogenesis）两种形式产生新的毛细血管网，改善缺血区的供血、减轻大脑的损伤。在三种血管生成形式中，动脉生成发生较早，是在缺血刺激下，原来与堵塞动脉相交通的小动脉代偿性扩张生成较以前更为粗大的动脉过程，对缺血的响应速度快但代偿能力有限。血管发生是三种代偿形式中较为缓慢的一种代偿，由骨髓来源的特异性血管内皮祖细胞（endothelial progenitor cell，EPC）经过增殖、分化为成熟的内皮细胞，再经过有序排列生成新的血管。该过程血管形成速度慢，对于急性脑缺血损伤的代偿作用较为有限。与血管发生类似，同样以生成新生血管为代偿的血管生成是指从原有的后毛细微血管网（postcapillary microvascular networks）上芽生（sprouting）及套叠（intussusception）分化出新生的、不具有完整中膜结构的毛细血管网的过程。芽生主要包括内皮细胞的迁移、增殖和管状结构形成；套叠指通过形成或插入组织褶皱和柱状的间质组织将已有的血管分隔开，形成独立的毛细血管。

脑缺血发生时，星形胶质细胞肿胀，压迫微血管，导致毛细血管收缩、管腔变窄，红细胞、白细胞和纤维蛋白-血小板沉积在狭窄的管腔内；BBB 渗透性增加，血浆成分暴露于组织因子，促进纤维蛋白沉积阻塞微血管；毛细血管后微静脉管腔被黏附的白细胞及纤维蛋白、血小板和白细胞聚集物等包围导致脑缺血后微循环障碍，因而即便缺血动脉通过一、二级侧支循环开放及动脉生成的三级侧支开放，在缺血动脉下游的微血管仍然存在闭塞，形成局部无复流现象（focal no-reflow），导致缺血局部的微循环障碍，进一步使得神经元的损伤难以恢复。而在缺血发生后几天之内就能形成新生毛细血管，新生血管所形成的微血管网络可延伸至缺血局部，能够在更短的时间内更为高效地建立新的微血管网络实现对缺血组织的供血，以扭转"不完全微循环灌注"（incomplete microcirculatory reperfusion，IMR）状态，对改善缺血区微循环灌注具有重要意义。缺血性损伤的神经生长常发生于血管生成之后，并且损伤后的神经组织往往沿新生血管路径生长，临床上新生血管密度高的缺血性卒中患者预后明显优于密度低者，提示脑缺血后新血管形成是神经修复的重要机制。由于血管发生形成新血管的速度缓慢，因而促进血管生成是脑缺血后神经修复的重要途径。

血管生成是以血管内皮细胞为基础，由多种信号通路调控平衡、NVU 多种细胞间相互作用所整合的神经系统内源性自我修复机制，其过程包括了血管通透性增加、原有血管基板的降解，内皮细胞的增殖、迁移、出芽、有序排列，以及新生血管的重塑和成熟等多个环节。血管生成过程中的基膜、ECM 的降解和内皮细胞管腔样结构的形成均取决于蛋白酶和蛋白酶抑制剂之间的平衡。

在缺血性卒中发生时，血管生成始于脑缺血-再灌注损伤（cerebral ischemia-reperfusion injury，CIRI）后 6～24h，其后 2～7 日梗死灶周边可见毛细血管重建，并通过发芽和套叠的方式延伸到缺血中心区，这个过程持续 28 日，是多种正、负性信号分子直接或间接作用的结果，这些信号分子的表达有一定的时间顺序和空间联系，它们的动态平衡调节着内皮细胞的增生、凋亡，影响着新生血管的发育、成熟。在这些信号分子中，VEGF 介导的各信号级联直接控制着血管生成的发生发展。VEGF/VEGFR 和 Ang/Tie2 在表达上具有时间、空间的不同步性特点，通过一定的时间顺序动态调节着血管生成。①急性期（第 1～3 日）：正常情况下，VEGF 储存于 ECM，ANG2 则储存于怀布尔-帕拉德小体。脑缺血急性期，缺血、缺氧诱导 eNOS 和 ANG2 转录、过表达，eNOS 促进生成 NO 使血管舒张；VEGF 诱导 ANG2 从怀布尔-帕拉德小体释放，促进周细胞从血管分离。②过渡期（第 3～7 日）：VEGF 从 ECM 释放，选择性作用于内皮细胞膜上酪氨酸激酶受体 VEGFR1 和 VEGFR2，促进内皮细胞增殖、黏附、迁移和出芽，启动血管生成。③亚急性期（第 7～28 日），ANG1 可诱导 Tie2 受体磷酸化，与 ANG2 及 VEGF、VEGFR 共同作用，通过干预内皮细胞、平滑肌细胞及周细胞的相互作用诱导微血管的稳定和成熟。调节 VEGF/VEGFR 和 ANG/Tie2 的动态平衡可能是促进血管生成的重要途径。例如，柠条（caragana）总黄酮、维生素 $D_3$ 可能过调节 VEGF，ANG1 促进大鼠脑梗死后脑血管生成。

## （二）周细胞

正常情况下，周细胞与内皮细胞有密切的物理接触，其胞体和突触包绕着内皮细胞。周细胞和内皮细胞之间的紧密联系发生在嵌合连接（peg-and-socket）的特殊膜域，其中神经性钙黏着蛋白（N-cadherin）和间隙连接蛋白 43（x43）是两个主要成分。周细胞也可向星形胶质细胞、神经元或其他周细胞发出信号，是调节 BBB 特性的基础。缺血引起的周细胞功能改变导致卒中后 BBB 结构和功能异常。周细胞对缺血性卒中的反应迅速，表现出有害或保护的双重特征。在血流阻断后 1h，周细胞即从基板脱离并迁移，这与内皮细胞吞噬作用增强有关；损伤后 3h，周细胞与基板的间隙加大。周细胞是脑缺血后 MMP 的重要来源，MMP 使 ECM 分解及血管腔表面整合素分布变化，导致周细胞自身的脱离。这些形态学改变可能是 BBB 功能障碍的第一步。周细胞是调控大脑 CBF 的主要因素。周细胞中具有大量 α-平滑肌肌动蛋白（α-SMA），周细胞通过收缩和松弛，调节血管直径及血流。当周细胞表达高浓度的收缩蛋白时，周细胞缩紧，毛细血管收缩；周细胞松开，则毛细血管舒张，从而控制大脑血液供应。周细胞收缩力取决于细胞内 $Ca^{2+}$ 增加的模式。脑缺血再灌注后，局部产生的 ROS 改变细胞内 $Ca^{2+}$ 水平，激活周细胞收缩蛋白的磷酸化，α-平滑肌肌动蛋白收缩，使得毛细血管管径持续缩小，影响血流通过，加重大脑的缺血缺氧，数小时后毛细血管周围的周细胞发生凋亡，长期影响 CBF，对脑细胞造成持久的破坏。缺血后周细胞的形态变化持续存在，并且不能通过再灌注得到逆转。缺血引起的炎症和氧化应激可诱导周细胞内白介素（IL）、趋化因子和细胞黏附分子（cell adhesion molecule，CAM）的基因表达发生广泛变化，进一步加剧周细胞介导的 BBB 破坏。周细胞减少还可导致驻留细胞的 PDGFRβ 大量增殖，从而对瘢痕形成产生影响。

另外，周细胞在卒中后血管生成中有重要作用。卒中后新生血管的周细胞覆盖是血管成熟、血流恢复和屏障形成的必要步骤。缺血性卒中发生后梗死区周围可见周细胞快速聚集，这些细胞主要来源于骨髓周细胞的祖细胞和邻近的未成熟周细胞，参与缺血性卒中后血管生成和 BBB 的修复。此外，作为一种多能血管干细胞，周细胞在缺血后能够分化为神经和血管谱系细胞，从缺血区分离的 PDGFRβ$^+$血管周细胞可表达干细胞标志物（如 nestin，SOX2）和小胶质细胞标志物（如 Iba1，CD11b），提示周细胞可能作为小胶质细胞来源的干细胞，具有潜在的吞噬能力。这种转化的机制及其对损伤后修复的影响尚不清楚，但可能成为卒中治疗的新靶点。

## （三）星形胶质细胞

星形胶质细胞通常处于静息状态，与神经元通过 GJ 相互作用，释放脑源性神经营养因子（brain-derived neurotrophic factor，BDNF）等多种营养因子，维持内环境稳态，对神经元发挥营养和支持作用。脑缺血后，缺血中心区的星形胶质细胞受损严重，甚至出现凋亡。大鼠大脑中动脉闭塞（middle cerebral artery occlusion，MCAO）模型中，微血管表面星形胶质细胞终足覆盖率于实验后 4h、16h 分别由 94% 下降至 74% 和 16%，并在 48h 后完全消失；同时由于缺血导致基板降解，可能引起星形胶质细胞与微血管解偶，CBF 调节障碍并增加神经元变性及对缺血缺氧的易感性。在缺血性半暗带存活下来的星形胶质细胞，则发生活化反应，形成反应性星形胶质细胞（reactive astrocyte，RA），主要表现为细胞增殖和形态学的变化，包括胞体肥大、肿胀，突起增多、延长及相关蛋白如胶质纤维酸性蛋白（glial fibrillary acidic protein，GFAP）和波形纤维蛋白（vimentin）的增加。缺血早期至亚急性期 RA 可在缺血中心区周围形成胶质瘢痕（glial scar），具有化学屏障作用，可限制损伤扩散、保护神经元，对缺血脑组织具有保护作用；缺血后期，RA 形成的胶质瘢痕与成纤维细胞相互作用形成胶质限制（glial limitation），在缺血中心区周围形成物理屏障，阻碍缺血性卒中后的神经修复。

**1. RA 对缺血性卒中后神经元的保护作用**　缺血数小时后星形胶质细胞被激活为 RA，向损伤处迁移，在损伤区聚集，3 ~ 5 日后 RA 数量在损伤区周围明显增加。随着 RA 在损伤区域周围的大量聚集，缺血 7 日后 RA 细胞与细胞之间的生长相互叠加和覆盖，在缺血中心区周围形成胶质瘢痕。脑缺血后神经元处于含有大量有毒因子的环境中，如离子超载、兴奋性氨基酸、自由基和大量的炎症因子，导致神经元丢失。RA 向缺血中心区迁移形成的胶质瘢痕，将缺血中心区与周围正常区隔离，防止细胞损伤的扩散，保持细胞外离子和液体的平衡，抑制自由基的过量释放，并刺激毛细血管的新生为损伤区胶质瘢痕周围神经元提供营养支持，维持神经元的存活。此外，RA 还能够维持体内免疫反应平衡，在损伤早期 RA 可以限制炎症细胞向周围组织扩散；RA 也可以直接分泌免疫调节相关分子如 TGF-β、TNF-α、蛋白聚糖如硫酸软骨素类蛋白分子（chondroitin sulfate proteoglycan，CSPG）等直接作用于免疫细胞，如 CSPG 可以调节树突细胞、巨噬细胞和其他免疫细胞的迁移和活化。消融、抑制 RA 或限制 RA 迁移，都会导致炎症细胞的大量浸润、扩散，进一步加重损伤。总之，脑缺血早期 RA 可通过摄取兴奋性毒性、抗氧化、调节离子通道等作用维持细胞内环境稳态，对保护神经元发挥着至关重要的作用。

**2. RA 对缺血性卒中后期神经修复的阻碍作用**　成纤维细胞通常处于静息状态，细胞外基质分子（extracellular matrix molecules，ECMM）表达水平低。脑缺血后成纤维细胞被激活，发生迁移。缺血 3 天后，成纤维细胞入侵缺血中心区，大量增殖并且分泌 ECMM 如胶原蛋白、纤维连接蛋白和层粘连蛋白，在缺血约 7 天后形成纤维瘢痕。在纤维瘢痕边界处神经轴突被切断，并且成纤维细胞表达多种轴突生长抑制因子如 NG2 蛋白聚糖、磷酸酶蛋白聚糖等，阻碍轴突再生。缺血 14 天，瘢痕组织成熟，使神经元与星形胶质细胞之间的连接受损。同时，胶质瘢痕分泌的 CSPG 也可抑制神经元轴突生长，导致神经元轴突收缩，生长椎萎缩，严重阻碍了损伤后神经元的修复。入侵的成纤维细胞与 RA 共同作用在外围的星形胶质细胞表层形成连续的基膜，重建胶质软膜屏障，即胶质限制。纤维瘢痕处于缺血中心区，而胶质瘢痕位于纤维瘢痕外围，形成物理屏障阻碍了轴突再生，妨碍恢复期 CNS 功能的恢复。

**3. 星形胶质细胞与神经发生（*De novo* neurogenesis）**　缺血亚急性期（3 ~ 7 天）大脑内

源性神经修复机制开始被激活，其通过神经可塑性（neuroplasticity）促进脑组织结构和功能的重塑，这种可塑性机制包括受损神经的修复（轴突再生，axonal regeneration）及神经发生。内源性神经修复机制从亚急性期开始启动并在慢性期（缺血后 4 周至数月/数年）持续发生，可维持数月甚至数年，是神经修复的关键环节，对缺血性卒出患者预后具有积极的影响。但在 CNS，这种内源性修复机制所发挥的作用非常有限。

通过神经祖细胞（neural progenitor cell，NPC）的增殖、迁移分化补充损失的神经元的神经发生途径，代偿作用常有限。成人脑内 NPC 局限于侧脑室的室管膜下层（subventricular zone，SVZ）及海马齿状回的颗粒下层（subgranular zone，SGZ）两处狭小部位。新生时期 NPC 可持续增殖分化参与神经系统发育。NPC 从 SVZ 增殖，并通过星形胶质细胞与血管支架形成的喙侧迁移流（rostral migratory stream，RMS）向嗅球迁移，进而分化为嗅球的颗粒神经元和球旁神经元，并整合入嗅球环路；SGZ 的 NPC 增殖后迁移很短的一段距离到达齿状回（DG）颗粒细胞层，分化为齿状回颗粒神经元。NPC 的增殖在出生后 18 个月左右即停止，因此在成年脑内几乎观察不到神经元新生，但 NPC 保留了多谱系能力和有丝分裂能力。脑缺血后由于炎性因子、兴奋性氨基酸等因素的刺激，SVZ/SGZ 区 NPC 被激活，NPC 可增殖分化为神经元。但 NPC 多属于神经胶质祖细胞，由于谱系偏向，只有其中少部分细胞可分化为神经元，更多的 NPC 在迁移到受损区域后分化成胶质细胞并最终参与损伤区域胶质瘢痕的形成，因此 NPC 能形成功能性神经元的数量很少，只能补充大约 0.2% 的缺失神经元。

2014 年研究者首次利用转录因子 NeuroD1 将胶质瘢痕内 RA 重编程（reprogramming）为功能性神经元，可提高脑损伤后的神经修复能力。脑缺血后星形胶质细胞的活化增殖模式从轻度至中度至重度（胶质化）渐变（图 3-3）。轻中度反应的 RA 分布在离损伤区相对较远的位置，无细胞增殖和组织结构重组，当损伤因素控制后可恢复至健康状态；严重弥漫性及重度反应的 RA 沿着损伤组织的边界分布，出现实质性的细胞增殖，显示出神经干细胞特性。RA 的这种增殖和分布模式，意味着诱导损伤区的 RA 重编程为神经元并不会改变大脑的神经结构。与干细胞移植相比，RA 重编程为神经元是利用损伤区邻近细胞，而邻近细胞间具有相似的细胞谱系，可避免由外源细胞移植引起的免疫反应，并且 RA 是靶向增殖细胞，在重编

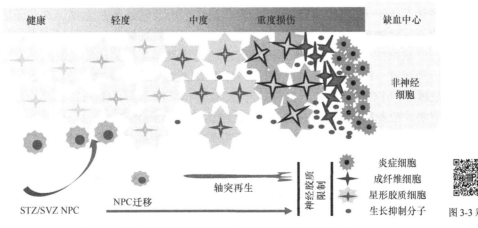

图 3-3　缺血梗死区周围皮质内星形胶质细胞的活化模式

脑缺血后 RA 的活化增殖模式从轻度至中度至重度（胶质化）渐变。轻中度反应的 RA 分布在离损伤区域相对较远的位置，无细胞增殖和组织结构重组；严重弥漫性及重度反应的 RA 沿着损伤组织的边界分布，出现实质性的细胞增殖，显示出神经干细胞特性。但 RA 形成的胶质限制含有大量生长抑制分子（如硫酸软骨素蛋白多糖，CSPG），可阻碍存活神经元的轴突再生，同时也阻碍 NPC 分化的神经元进入梗死区内

程后，原始的源细胞仍然可以分裂、自我更新，因此具备明显优势。如何在体内将 RA 靶向性重编程为神经元，可能是促进缺血性卒中神经修复的重要途径。

## （四）基板和 ECM

BBB 的"表型"是内皮细胞与周细胞和星形胶质细胞相互作用的结果。基板（BL）成分将内皮细胞和星形胶质细胞紧密结合，调节 BBB 的渗透性和稳定性。基板是位于内皮细胞近上侧或上皮细胞基底侧的无定形结构，由多种高度组织的 ECM 蛋白组成，包括Ⅳ型胶原蛋白（collagen Ⅳ）、层粘连蛋白（laminin）、巢蛋白（nidogen）和硫酸乙酰肝素蛋白聚糖（heparan sulfate proteoglycan，HSPG）四种主要类型的 ECM 蛋白。ECM 蛋白及其在内皮细胞和星形胶质细胞上的相应受体提供了胶质-血管界面的物理和生化"支架"，能够很好地调节 BBB 的完整性。此外，基板成分层粘连蛋白、Ⅳ型胶原蛋白、纤连蛋白和串珠蛋白聚粒通过与整合素和肌养蛋白聚糖（dystroglycan）受体结合传递信号，在 BBB 中充当信号平台。缺血性卒中后基板不断重构以调节疾病进展。缺血发生后 10min 基板就可发生降解，缺血后 1 ~ 3h 出现基板丢失。超微结构上可见电子致密的基板在缺血后变得弥散和模糊；在生物化学上，许多基板成分被降解、减少。缺血性卒中发生后 MMP 表达及活性明显上调、降解 HSPG2 等细胞成分的组织蛋白酶的表达水平和酶活性显著增强，提示基板的损失主要是由于蛋白降解增强，而非蛋白合成减少。

目前基板成分在缺血性卒中的变化还存在争议。大多数研究支持缺血性卒中后Ⅳ型胶原蛋白减少。例如，MCAO 大鼠中发现Ⅳ型胶原蛋白水平降低，在缺血再灌注损伤后的狒狒脑组织中也检测到大量Ⅳ型胶原蛋白损失，表明Ⅳ型胶原蛋白可能是参与缺血性卒中的发病机制之一；与这些结果相反，一项研究发现缺血再灌注损伤后 24h 脊髓中的Ⅳ型胶原蛋白表达增加。这类差异可能是由于检测的器官（脑与脊髓）不同。与Ⅳ型胶原蛋白一样，缺血性卒中后层粘连蛋白的变化也存在争议。一方面研究表明，缺血性卒中后层粘连蛋白的表达显著降低、MMP9 的活性增加，从而降低基板中层粘连蛋白的活性，并可见层粘连蛋白阳性血管数量逐渐持续减少。局灶性卒中后层粘连蛋白降解，通过削弱和扭曲基板结构，以及干扰 NVU 各个成分之间的信号转导，导致急慢性损伤。另一方面也有证据表明，缺血性卒中后层粘连蛋白表达及水平无变化，损伤后 24h 内在缺血区内层粘连蛋白上调。这些矛盾的结果可能与使用的不同动物模型和检测时间点有关。体外实验发现氧化应激可增强内皮细胞中的巢蛋白表达，但缺血性卒中是否增加体内巢蛋白的表达及巢蛋白如何影响缺血性卒中的发病机制需要进一步研究。缺血损伤后数小时内，HSPG2 减少 43% ~ 63%，提示 HSPG2 是缺血后蛋白水解最敏感的 ECM 蛋白之一。与其他 ECM 蛋白降解不同，HSPG2 在卒中后分裂成数个小片段。例如，在多种缺血性卒中模型的啮齿类动物中检测到高水平的 HSPG2 结构域 V 和 C 端片段，这些 HSPG2 片段具有生物活性，能够减少缺血梗死体积和神经元死亡、调节星形胶质细胞胶质化、促进血管生成、改善运动功能，在缺血性卒中中发挥有益作用。

生理状态下 MMP 在成人大脑中的表达较低，但卒中后 MMP 表达上调。MMP 家族的几个成员与卒中后急性脑损伤的病理生理学有关。每个 MMP 具有不同的底物和共同的底物，并且可以通过降解 TJ 和基板蛋白（包括胶原蛋白、层粘连蛋白和纤连蛋白）破坏 BBB，从而导致脑水肿、BBB 渗漏和白细胞浸润。MMP2 和 MMP9 是卒中中研究最多的两个 MMP，在 BBB 破坏中起不同的作用。例如，MMP9 基因缺失可显著减轻损伤，而 MMP2 的基因缺失在瞬时或永久 MCAO 中无保护作用。但是，敲除 MMP2 和（或）MMP9 可以减少卒中后的出血性转化。MMP3（stromelysin-1）不会裂解 Ⅰ 型胶原蛋白，但作用于其他 ECM 成分，如层粘连蛋白和蛋白多糖，并通过炎症介质介导 BBB 的开放。在损伤后早期，局部活化的小胶质细胞/巨噬细胞和浸润性白细胞，特别是嗜中性粒细胞，是 MMP 的主要来源。但是产生 MMP 的细胞类型可随着时间的推移而改变。在损伤后期，活化的星形胶质细胞和神经元也可产生 MMP。但应注意 MMP9 对大脑后期修复至关重要，因此，长时间的抑制 MMP9 会阻碍大脑的恢复过程。

# 二、卒中后血脑屏障障碍的相关病理

## （一）神经炎症

卒中后神经炎症介导的 BBB 渗漏是一个渐进的、相互作用的过程，在很大程度上取决于脑和周围细胞促炎介质（如细胞因子）的激活、表达和分泌。实质细胞、血管周围细胞和外周循环细胞分别并共同促进卒中诱导的炎症介质和神经炎症的产生、激活内皮细胞。位于脑血管周围的巨噬细胞、小胶质细胞通过诱导和释放信号分子及蛋白酶促进血管通透性，从而进一步破坏 BBB。小胶质细胞、白细胞和大脑常驻细胞产生炎性细胞因子和蛋白酶分泌的刺激因子引起氧化应激。神经炎症介导的 ECM 蛋白水解功能障碍是卒中后 BBB 破坏的关键病理机制。最后，黏附于内皮细胞的外周白细胞也具有高效的酶促机制以打开 BBB 的渗透途径。白细胞进入循环黏附于受损的脑血管，渗出并释放和激活蛋白酶。白细胞与微血管的相互作用，从而使白细胞侵入缺血脑组织中发挥作用。白细胞与微血管的相互作用，通过分泌的自由基、细胞因子/趋化因子、脂质衍生的介质和蛋白酶等，介导继发性损害的发展，导致水肿、微血管通透性和出血。活化的白细胞分泌蛋白酶是缺血性卒中 BBB 漏血和出血性转化的关键病因，活化的细胞外蛋白酶如 MMP 也通过触发细胞因子表达而充当炎症介质。

## （二）脑水肿

在病理生理状态下，BBB 转运体和通道功能的改变往往是导致脑损伤的重要因素。水肿是卒中发病和死亡的一个主要原因，但治疗方法非常有限，BBB-$Na^+$转运体对缺血性卒中时脑水肿的形成有重要作用。在缺血性卒中早期，通过刺激 BBB 离子转运体和通过完整的 BBB 从血液进入大脑的 $Na^+$、$Cl^-$ 及水分泌增加的过程形成水肿。缺血性卒中会刺激血管周围星形胶质细胞离子转运体，导致细胞吸收 BBB 分泌的离子和水，在这一过程中管腔 BBB-$Na^+$转运体起限速作用，但研究者对相关转运体了解甚少。最近的研究主要集中在识别可能参与缺血诱导水肿形成的 BBB-$Na^+$转运体，并确定它们是否为减轻水肿及其导致的脑损伤提供有效的治疗靶点。两种 BBB-$Na^+$转运体，$Na^+$-$K^+$-$Cl^-$共转运体（$Na^+$-$K^+$-$Cl^-$ co-transporter，NKCC）和 $Na^+$/$H^+$交换体（$Na^+$/$H^+$ exchanger，NHE），可能是缺血诱导脑水肿的主要因素，在卒中期间阻止、抑制这些转运体可以显著减少水肿。

此外，星形胶质细胞的终足构成 BBB 的最外层，参与几种蛋白质的特定极化模式。AQP4 和钾转运体 $K_{IR}1.4$ 选择性地在星形胶质细胞终足中对接，并组织成正交颗粒阵列（OAP），其定位取决于它们与 α-突触核蛋白、β-肌萎缩蛋白等细胞骨架相关蛋白的结合。AQP4 可调节水在星形胶质细胞膜之间的循环流通，参与了多种损伤类型脑水肿的形成。脑缺血后早期，ATP 依赖性离子渗透泵能量衰竭，导致脑细胞胞质大量水分蓄积。AQP4 介导水进入星形胶质细胞，导致星形胶质细胞肿胀，产生细胞毒性水肿。随后，细胞肿胀导致星形胶质细胞终足从内皮细胞表面回缩，与毛细血管周围的实质基板失去接触，OAP 的极化和结构改变，导致 AQP4 在更接近星形胶质细胞胞体的膜结构域中重定位，进一步干扰 BBB 的水转运，水通过 BBB 的破坏进入脑实质，导致卒中后血管源性水肿的形成。星形胶质细胞通过多种基质黏附受体附着在 ECM 上。在灵长类动物卒中模型中，局灶性缺血后，微血管中的整合素 α1β1、α6β4 和 αβ-肌养蛋白聚糖的表达迅速降低。β-肌养蛋白聚糖与凝集素的结合决定了 AQP4 在星形胶质细胞终足中的定位，ECM 蛋白凝集素表达不足的小鼠，缺乏 AQP4 极化对细胞毒性水肿形成的影响。星形胶质细胞中间隙连接蛋白 30、间隙连接蛋白 43 的缺失与αβ-肌养蛋白聚糖的表达降低及对高血管压力的微血管通透性增加有关。但应注意的是，缺乏 AQP4 的卒中小鼠在脑损伤早期细胞毒性水肿减轻，但后期缺乏 AQP4 却使血管性水肿恶化，表明尽管卒中后星形胶质细胞中 AQP4 的位置发生了改变，但该蛋白仍可以部分抑制水从血液流入大脑。

# 三、缺血性卒中的治疗窗

缺血性卒中在空间结构上对 NVU 各细胞组成成分的影响是基于其一系列时间依赖性的病理生理分子事件，具有时-空性。急性期（缺血后 0 ～ 24h）迅速启动的兴奋性毒性、炎症反应、氧化应激、BBB 破坏等缺血级联反应，可导致每分钟约 200 万个神经细胞死亡。缺血后 8 ～ 10min，缺血中心区神经元即发生不可逆性坏死，在缺血区周边形成尚可挽救的缺血性半暗带（ischemic penumbra，IP）；缺血后约 5h，缺血性半暗带内神经元亦开始发生迟发性凋亡，随着时间的推移，坏死病灶不断向外蔓延。亚急性期（缺血后 2 ～ 21 天），细胞凋亡持续发生直至缺血后约 3 天，缺血性半暗带基本消失。近年来，及早（缺血后 4.5h 内）使用溶栓剂如 tPA 恢复血流灌流，并在缺血性半暗带消失前使用抗炎性损伤、抗凋亡等神经保护剂阻断缺血级联反应，阻止细胞凋亡或死亡、挽救缺血性半暗带内濒死神经元等措施，使临床上缺血性卒中的实际死亡人数减少 18.2%、相对死亡率降低 33.7%。但由于溶栓和神经保护剂主要针对急性期细胞凋亡事件，其治疗效果受狭窄时间窗限制，并且对梗死区神经元丢失的环节无效，最终不能改善存活卒中患者的临床症状和生存质量，患者因脑组织永久性损伤而出现不同程度的肢体、语言等功能障碍。2018 年 1 月美国心脏协会/美国卒中协会（AHA/ASA）急性脑卒中治疗指南中指出，神经保护剂（包括药物或非药物措施）在临床上均未能证实具有改善卒中结果的疗效，因此不推荐用于治疗急性缺血性卒中患者。但从缺血后第 3 天开始，构成 NVU 的多种细胞间通过相互作用启动内源性自我修复机制：内皮细胞通过增加血管生成、改善脑部血流、对神经元修复提供营养；星形胶质细胞表达 GFAP 生成胶质瘢痕，限制损伤扩散过程，同时为血管生成、神经发生提供营养因子；受损神经元通过轴突芽生、树突向外生长，神经脊形态发生等完成再生过程。大脑的自我修复机制可持续数周、数月甚至数年，为缺血性卒中药物干预提供了第二个有效时间窗，具有更强的可行性。

缺血性卒中的病理生理改变是一个动态发展过程，总的来说，其病理变化早期以 BBB 破坏、神经炎症、细胞凋亡的损伤为主；后期则以血管生成、神经发生和再生的修复为主。因此，美国国立神经病与卒中研究所（National Institute of Neurological Disease and Stroke，NINDS）在 2008 年研究进展报告中指出，缺血性卒中治疗策略的研究应分别锁定 NVU 的每个组成元件的结构和功能，即神经细胞之间（包括星形胶质细胞、小胶质细胞和神经元）和非神经细胞之间（周细胞和血管内皮细胞）的相互作用和动态平衡，以动态观点研究脑缺血后病理生理过程，考虑病程时间窗的病理特点（如炎症反应、氧化反应、兴奋性毒性等）以指导临床恰当选择相应抗炎、抗氧化和促进神经、血管修复的治疗策略（图 3-4）。

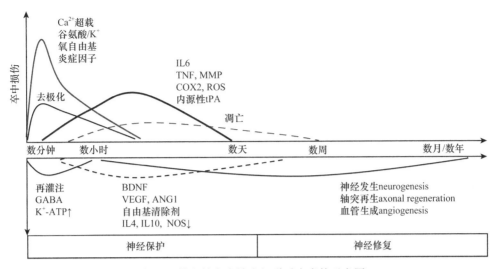

图 3-4　缺血性卒中缺血级联反应事件示意图

缺血性卒中发生后数分钟至数小时，以缺血中心区炎症和坏死为主。数小时至数天，则以缺血性半暗带细胞迟发性凋亡、BBB 破坏为主要特征。有多种因子的释放可增加 BBB 的渗透性，如 MMP、ROS、炎症介质和促血管生成因子如 VEGF 等；而血管生成素-1（ANG1）、BDNF、自由基清除剂等则有助于恢复/稳定 BBB 渗透性。缺血后期脑组织通过神经及血管生成、神经再生等途径自我修复

　　缺血性卒中后急性/亚急性期（1～7 天）BBB 渗透率达到峰值，随后逐渐降低。但缺血 3～4 周后仍有 BBB 高渗，屏障功能可能存在长期紊乱。这种长期的功能障碍可导致神经炎症，进而增加缺血性卒中复发的可能性。NVU 的成分如星形胶质细胞和周细胞在缺血性卒中损伤的不同阶段对 BBB 的稳定性产生重要影响。周细胞可通过分化为神经细胞参与缺血性卒中后受损 BBB 的修复。星形胶质细胞在缺血性卒中损伤后通过其端足包裹脑毛细血管防止血浆成分渗入脑中，调节缺血性卒中损伤期间累积的不同细胞外组分的摄取和转运，特异性地靶向提供缺血性卒中神经保护和神经修复。例如，肌醇在细胞信号转导和囊泡运输中起重要作用，脑缺血后星形胶质细胞介导的肌醇摄取和（或）释放发生改变，提供神经保护作用。NVU 的其他组分也可能通过参与串扰（crosstalk）和分泌相应因子来影响 BBB 的完整性，包括小胶质细胞和少突胶质细胞前体细胞。血管内皮细胞损伤后，巨噬细胞迁移至损伤部位，延伸附着于内皮的丝状伪足/片状伪足，将内皮细胞末端连接在一起，从而修复 BBB 损伤。参与修复的巨噬细胞以固有小胶质细胞为主，但外周巨噬细胞也可通过 P2RY12（purinergic receptor P2Y12，G-protein coupled 12）活性参与修复过程。此外，卒中后屏障修复过程中，祖细胞可直接（整合）或间接（介质释放）参与，使用祖细胞促进卒中后血管生成和屏障修复也是研究热点之一：祖细胞可以定位到损伤部位，直接与内皮细胞和周围组织结合，分泌促进血管生成和屏障修复的因子。NVU 的不同细胞类型可在缺血性损伤的不同阶段经历独特的变化（图 3-5）。由于 NVU 的所有细胞组分的动态关联和相互依赖，以适应特定的脑血管损伤过程，因此针对 NVU 的任何细胞组分的保护、修复有助于脑缺血再灌注期间维持适当的屏障性质，利用细胞特异性基因靶向技术探索不同细胞类型在 BBB 破坏的各个阶段中的作用，可能为缺血性卒中的治疗提供更多的机会。

　　尽管长期以来对中枢神经细胞死亡后很难再生已达成共识，但临床观察及基础研究均证明，在缺血性卒中发生后的不同阶段，受损的神经功能可得到一定程度恢复，证明 CNS 存在一定的自我修复能力。成年大脑是一个高度抑制神经再生的环境，但缺血后脑组织对卒中的

反应是动态的，缺血性卒中的治疗应全面考虑其病理生理学的时空事件。由于急性期缺血中心区的级联反应非常迅速，时间窗极度狭窄，因此针对缺血中心区的保护或挽救措施均很难实施。但此时在缺血区周边形成的半暗带内的神经元尚可挽救，尽早使用兴奋性毒性清除剂、抗炎剂、抗氧化剂等可能有利于挽救半暗带内神经元。24h 后缺血性损伤进入亚急性期，半暗带内细胞凋亡持续发生直至缺血第 3 天，此后半暗带基本消失，此时的保护措施基本失去意义。但此时期炎症因素、自由基等攻击因子开始逐渐减少，梗死区周围皮质内的自我修复机制开始启动，包括星形胶质细胞的激活，形成屏障作用限制损伤事件的扩散；VEGF、MMP 介导的 TJ 和 ECM 降解使得血管内皮细胞得以迁移，以芽生的方式启动血管生成，以恢复缺血区的血供，促进梗死区周围皮质内神经轴突再生和神经发生。因此在亚急性缺血期（缺血后 2 ～ 3 天），特定的细胞和分子事件形成一个关键的时间窗，创造了一个独特的再生微环境，以诱导大脑组织结构和功能的重塑，并促进神经系统的恢复。损伤后 3 ～ 7 天是决定 RA "细胞命运"的关键时期：RA 或形成胶质限制阻碍神经修复，或在诱导因素下发生重编程转化为神经元。此阶段也是内源性修复机制最活跃时期：受损神经元轴突再生进入起始阶段，伴随大量生长促进因子表达上调；NPC 增殖达高峰时期。已有研究报道延迟给药（脑缺血后第 3 ～ 9 天）可促进神经修复，因此缺血性卒中后 3 ～ 7 天可能是对内源性神经修复机制进行干预的最佳时期。缺血性卒中后期的脑组织的修复涉及 NVU 各组成成分之间的相互依存关系，在神经元血管内皮细胞、星形胶质细胞、周细胞及小胶质细胞等各组分之间重新建立连接，恢复大脑稳态并修复神经环路。这种自我修复机制可持续数月甚至数年，是利用外源性因素（化合物、生物工程产物等）促进神经修复的有效时间窗。

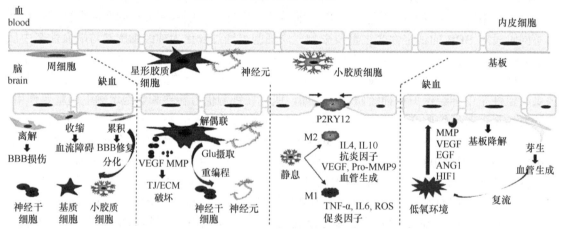

图 3-5 缺血性卒中后 NVU 各细胞组分参与修复环节示意图

图 3-5 彩图

脑缺血后，NVU 各细胞组分启动自我修复机制。周细胞通过分化为神经细胞参与受损 BBB 的修复；星形胶质细胞在缺血损伤后通过其足端包裹脑毛细血管防止血浆成分渗入脑中，调节损伤期间累积的不同细胞外组分的摄取和转运，特异性地靶向提供神经保护和神经修复，并通过重编程实现神经发生，以补充丢失的神经元；巨噬细胞迁移至损伤部位，延伸附着于内皮的丝状伪足/片状伪足，将内皮细胞末端连接在一起，修复损伤的 BBB；血管内皮细胞通过降解的 ECM 迁移，以芽生的方式形成新的毛细血管网，恢复对缺血区的供血

在药物干预时应充分考虑级联反应的各类分子事件在不同时期所发挥的作用，可能具有双向性。例如，在急性期 MMP、VEGF 的增加会导致 TJ 蛋白的破坏，使 BBB 的渗透性增加，加重脑水肿；而在亚急性期，两者的上调可帮助血管松解，为血管内皮细胞的迁移和芽生做好准备，是血管生成的一个必要条件。缺血性卒中的病理级联反应异常复杂，对缺血性卒中的治疗应根据不同时间发生的分子事件，针对性地进行干预，不应一概论之。此外，还需注

意的是，目前大多数卒中后 NVU 功能障碍的临床前研究主要是以雄性动物为主的卒中模型中进行的，这与临床的情况尚存在较大差异。因此，针对 NVU 以改善卒中预后为目标的转化医学的发展仍然需要更多深入的研究来实现。

# 四、tPA 溶栓治疗与出血转化

迄今为止，唯一获得 FDA 批准的可实现血管再灌注和临床获益的疗法，是基于静脉给予 tPA 的溶栓治疗，但仅约 5% 的卒中患者可在时间窗内（< 4.5h）使用该药，因此 tPA 治疗时间窗有限。这可能部分与症状性颅内出血的风险升高有关。临床研究表明，卒中后高血糖是导致脑出血并恶化神经功能的最重要危险因素之一。多种致病因素（包括高血糖介导的血管氧化应激和炎症、缺血性损伤和 tPA 神经血管毒性）的相互作用共同促进了脑缺血后 BBB 损伤-脑内出血转化过程。tPA 溶栓治疗是基于"再通假说"，即在急性缺血性卒中，通过血栓溶解重新开放闭塞的血管，可以通过局部再灌注和挽救受损组织从而改善临床结果。然而，出血转化风险、治疗时间窗短、溶栓灌注率低和 tPA 神经毒性是 tPA 应用的主要限制。tPA 与颅内出血转化增加有关，是卒中溶栓治疗中最危险的并发症。

## （一）tPA 溶栓治疗增加出血转化

与 tPA 治疗介导的出血转化相关的危险因素包括卒中后高血糖、老年、梗死灶扩大和高血压等。约 37% 的糖尿病性卒中患者和 50% 的非糖尿病性卒中患者均存在卒中后高血糖，其严重程度和糖尿病病史与卒中及溶栓后不良的临床预后相关。NINDS 在阿替普酶（rtPA）治疗卒中试验中，发病 3h 内使用 rtPA 治疗，只有血清葡萄糖是症状性出血转化的独立预测因子。这在 PROACT Ⅱ 试验中得到了验证，血糖值大于 200mg/dl 的患者中，35% 出现了症状性出血转化。前瞻性数据研究发现，接受静脉注射（intravenous injection，IV）-tPA 治疗的卒中患者中，入院时高血糖与 90 天内死亡风险增加、出血转化和功能状态不佳独立相关。tPA 增加高血糖患者出血风险的机制仍不清楚。多种致病因素的相互作用，包括高血糖介导的血管氧化应激和炎症、缺血性损伤和 tPA 神经血管毒性，可能共同导致细胞外蛋白水解功能障碍-BBB 损伤-脑内出血转化过程。

## （二）tPA 和细胞外蛋白水解失调介导血脑屏障的破坏

除溶解血块外，tPA 可能在大脑中具有多效性。tPA 具有穿过渗漏性 BBB 和完整 BBB 的能力，在 NVU 水平上，tPA 可直接引起血管活性，并与 NMDA 受体的 NR1 亚基结合，导致 NR1 亚基的裂解和细胞内 $Ca^{2+}$ 电导的扩增。tPA 还可以通过激活其他细胞外蛋白酶来靶向大脑 ECM 的非纤维蛋白底物。细胞外蛋白酶通过细胞外蛋白水解具有许多重要的生物学功能，但在卒中过程中，细胞外蛋白水解作用的干扰主要针对 NVU 内的多个脑细胞、细胞间通信和基质降解。tPA 通过结合内皮细胞表面的 LRP，介导 MMP9 上调。此外，tPA 还可能介导神经炎症反应，也可卒中后 BBB 渗漏和出血转化。虽然 tPA 在卒中的主要作用发生在靶血管内，但 tPA 的血管外作用可能使其在血栓溶解中的预期作用复杂化。细胞外蛋白水解失调可能是缺血性卒中和 tPA 溶栓后 BBB 破坏及出血转化的关键病理级联。

## （三）多种病理因素和相互作用

对于接受 tPA 治疗的糖尿病/卒中后高血糖患者，其 BBB 完整性相关的出血转化损伤增加、针对严重并发症的有效治疗方法，目前还存在认识上的空白。ECM 蛋白水解在卒中病理和 tPA 溶栓并发症中具有重要作用。在多种病理因素和级联反应中，高血糖、氧化应激、神经炎症和白细胞募集是蛋白酶表达、分泌和激活失调的主要触发因素，在这一刺激过程中，这些不同的通路之间存在多种相互作用和反馈点。

高血糖可引起血管氧化应激，而氧化应激发生在缺血再灌注损伤后早期，由于 ROS 的过量产生而发生。卒中过程中产生的氧化应激是导致脑 BBB 破坏、继发性血管源性水肿和梗死脑组织出血转化的关键事件，限制了溶栓再灌注的益处。ROS 可直接氧化损伤组织 BBB 结构。此外，ROS 是再灌注损伤病理生理机制的主要上游事件，将蛋白酶激活与血管渗漏联系起来。氧化应激在卒中和 tPA 溶栓相关血管系统破坏中的重要性已经从抗氧化剂和 tPA 联合治疗栓塞性卒中模型的动物研究中得到了很好的证明。在人类卒中早期，氧化应激的增加及与 MMP9 表达的关系支持了实验研究的发现。

上述各种途径和级联之间存在许多相互作用和反馈点，蛋白酶-蛋白酶和刺激蛋白酶的激活物之间也发生相互作用。细胞外蛋白酶可以被其他细胞外蛋白酶激活，从而使这些酶相互连接。在 tPA 卒中溶栓相关出血并发症中，细胞外蛋白水解失调的关键代表是 tPA-MMP 的相互作用。tPA 在一定程度上增强了 MMP9（可能与氧化应激非特异性相关），也可能通过刺激神经炎症或 tPA 与 LRP 结合发挥作用。ECM 蛋白水解可能针对神经血管界面的多种细胞类型，是 tPA 对再灌注后 BBB 破坏的多重级联基础。因此，糖尿病/卒中后高血糖患者联合使用 tPA，靶向这些上游机制甚至多种组合可能最终改善卒中溶栓治疗的安全性和有效性。

# 第二节　阿尔茨海默病

阿尔茨海默病（Alzheimer's disease，AD）典型的临床特征是隐匿起病、缓慢进展，脑血管和神经元功能障碍引起认知功能逐渐下降。AD 的病理特征是慢性神经炎症和神经血管功能障碍，最初以海马和新皮质区为靶标。与 AD 相关的神经变性可导致进行性认知障碍（痴呆），最终全身器官衰竭。大脑中与 AD 疾病进程相关的三个主要特征如下。① Aβ 沉积为核心的老年斑。AD 是一种蛋白质折叠错误的疾病，由异常折叠的 Aβ 肽积累引起。Aβ 是来自 APP 的片段，长度为 39 ~ 43 个氨基酸。APP 是神经元上的一种跨膜蛋白，对神经元的生长、存活和损伤后修复至关重要。在 AD 中，未知过程导致 APP 通过蛋白水解酶被分成更小的片段。其中由 42 个氨基酸形成有毒的 Aβ（Aβ1-42）产生纤维，该纤维形成老年斑的核心。斑块核心含有营养不良的 tau 免疫反应性神经突起和活化的小胶质细胞。Aβ 在大脑小动脉的积累称为脑淀粉样血管病（cerebral amyloid angiopathy，CAA）。Aβ42 寡聚物的过量生成是 AD 细胞损伤的关键启动因子，其中寡聚 Aβ（其中最小的二聚体）是最具突触毒性的形式。在啮齿类动物海马中，寡聚 Aβ 可减少高频刺激后神经元的长时程增强，并通过 mGluR 增加长时程抑制，降低神经元树突棘密度。②以神经微管蛋白 tau 蛋白过度磷酸化为特征的神经原纤维缠结（neurofibrillary tangle，NFT）形成，NFT 由神经元胞质原纤维组成。正常的 tau 为健康神经元所必需，tau 结合并稳定微管，支持整个神经元的糖蛋白、细胞器和神经递质的轴突运输。但 tau 蛋白过度磷酸化使其不能与微管正确地结合，并从轴突重新分布到整个神经元胞质和远端树突，损害神经功能。此外，tau 的异常构象导致原生 tau（未折叠的）错误折叠成为病理构象，这种类似朊病毒的模板化过程是 tau 扩散的原因。③脑萎缩。由神经元细胞的死亡及大脑皮质和其他皮质下区域树突减少引起。这种情况发生在整个 AD 大脑中，具体特征为大脑皮质和某些皮质下区域的神经元和突触缺失，导致累及区域严重萎缩，包括颞叶、顶叶、额叶皮质和扣带回的部分退化。另外，淀粉样斑块和 NFT 也与脑萎缩相关。

除了经典的神经病理学特征外，AD 脑中还表现出活化免疫细胞的积累，神经微血管分泌神经炎症介质，如 NO、细胞因子（TNF-α，TGF-β1，IL1β 和 IL6 等）、趋化因子（CCL2 和 IL8）、PG、MMP 和白细胞黏附分子均升高，因此神经炎症可能是其发病机制之一。除此之外，临床上 60%～90% 的 AD 患者出现脑血管病，包括 CAA、脑梗死和缺血性病变、BBB 破坏和微血管变性，提示高血压、高胆固醇血症和 2 型糖尿病等一系列慢性血管疾病在 AD 的发病机制中起着重要作用。这些发现为 AD 的治疗提供了更多的药物靶点。

迄今为止，AD 的病因和发病机制尚未明确，AD 病理涉及遗传学、蛋白质折叠错误、氧化应激、线粒体动力学和功能缺陷、胆固醇和脂肪酸代谢及大脑中的葡萄糖能量通路受损、自噬失败等，本节重点讨论 Aβ 沉积、血管相关因素和神经炎症等与 BBB 相关的因素。

# 一、脑内 Aβ 清除

## （一）脑内 Aβ 清除

控制脑 ISF 内 Aβ 水平的交叉机制很多，包括：① Aβ 产生；② BBB 受体介导游离 Aβ 的内流和外排；③螯合和（或）通过 BBB 转运与蛋白结合的 Aβ（如 ApoE）；④ Aβ 降解；⑤ CNS 通过 ISF-CSF 整体流清除 Aβ；⑥ CNS 中的 Aβ 寡聚物的聚集。

**1. BBB 与 Aβ 清除**　正常状态下，脑内过多的 Aβ 分子经由 BBB 转运出脑外，BBB 的动态转运保持脑内不致发生 Aβ 沉积。AD 患者脑内 Aβ 从大脑的清除失误或 Aβ 分子的产生远超出 BBB 的清除能力，导致 AD 患者脑血管壁和脑内 Aβ 沉积。

（1）转运体及受体：Aβ 在脑的内流和外排主要途径分别由 BBB 定位的 RAGE 和 LRP1 受体介导。RAGE 以及糖蛋白 330（GP330）/巨蛋白（LRP2）介导的胞吞作用主要将循环血液中 Aβ 转运进入脑内；而 LRP1 和 P-gp（MDR1，ABCB1）可将脑源性 Aβ 从 BBB 外排进入血液。CNS 中 Aβ 的积累是 LRP1 的下调和（或）RAGE 的上调及随着年龄和 Aβ 暴露而增加的可溶性 LRP1（sLRP1）脱落效应的协同作用（图 3-6）。

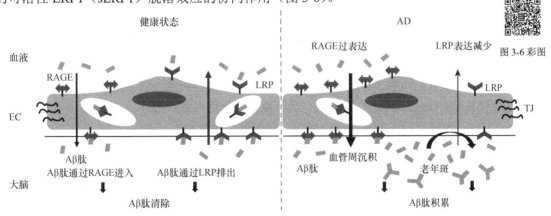

图 3-6　Aβ 在脑内的清除和蓄积

在健康状况下，Aβ 肽通过 RAGE 转运到大脑，并被 LDL-受体蛋白（LRP）从大脑清除到血液。在 AD 中，该转运系统受损，RAGE 过度表达，而 LRP 表达降低，导致 Aβ 在大脑中积累。EC 为血管内皮细胞

1）LRP1 和 P-gp：LRP1 和 P-gp 将脑内 Aβ 直接排入血液，是 Aβ 清除的最主要途径。LRP1 和 P-gp 外排系统表达的变化，导致脑内流增加、外排减少和神经元产生的 Aβ 增加。LRP1 在小脑、皮质、海马和脑干中高表达。在 BBB 毛细血管内皮细胞中，LRP1 在腔外侧发挥 Aβ 外排转运体的作用。AD 的 BBB 中 LRP1 下调，导致 Aβ 的排出减少，从而促进了 Aβ 的积累和发病机制。在转基因模型小鼠，选择性脑毛细血管内皮细胞上 LRP1 缺失可导致脑

内可溶性 Aβ 增加和血浆 Aβ 水平降低，同时导致模型小鼠空间学习及记忆障碍加重。向小鼠脑内注射 Aβ40 后，LRP1 介导的 Aβ40 跨 BBB 向脑外转运增加，而老龄鼠 LRP1 蛋白基因表达下调。Aβ 可能通过氧化 LRP1 破坏其自身的 LRP1 转运。

P-gp 是高度表达于 BBB 血管内皮细胞的一种糖蛋白。胞内 Aβ 的转运具有 ATP 依赖和 P-gp 依赖性，结合 ATP 的 P-gp 组成主动转运泵，将 Aβ 从胞内转运至胞外。当应用药物阻滞 P-gp 时，可导致 Aβ 转运至胞外的水平下降。AD 患者与健康人相比，其 BBB 的 P-gp 功能显著下降，提示其可能参与了 AD 的发病进程。用 Aβ1-42 处理的小鼠，其 P-gp、LRP1 和 RAGE mRNA 的表达显著降低，而乳腺癌耐药蛋白转运体（BCRP，ABCG2）的表达未受影响；在用 Aβ1-40 或反向序列肽治疗的小鼠中，这 4 种蛋白的表达没有变化。这表明，除与年龄相关的 P-gp 表达下降外，Aβ1-42 还下调了 P-gp 和其他 Aβ 转运体的表达，可能加剧 Aβ 的脑内蓄积，从而加速 AD 的神经变性和脑 β 淀粉样血管病变。LPS 引起的全身性炎症可导致 LRP1 和 P-gp 介导的 Aβ 从大脑的清除发生缺陷，导致 Aβ 在大脑中的积累增加，提示炎症可以诱发和促进 AD。体外细胞模型研究也证实了脑毛细血管内或周围的 Aβ 沉积，可能是通过影响 P-gp 的表达而加重 AD 疾病进程。P-gp 有望成为探索 AD 疾病状态下 BBB 功能的一个全新标志物及干预 AD 病理进程的一个潜在靶点。

2）RAGE：是介导外周 Aβ 跨过 BBB 从血液主动转运到大脑的关键受体，其转运速率是大分子中性氨基酸的 1/6 ～ 1/5。RAGE 表达增加，可导致外周 Aβ 大量转运进入脑内。尸检发现，AD 患者血管内皮细胞 RAGE 受体表达明显上调。阻断 Aβ 与 RAGE 受体的结合，可以显著减少 AD 模型小鼠脑内的 Aβ 斑块。LRP2 是细胞表面一种主要的 Aβ 清除受体，通过 BBB 向脑内转运 Aβ，促进 Aβ 在血管平滑肌细胞上的清除。转运进入脑内的 Aβ 可作为可溶性肽从 ISF 中清除，也可通过其在 ISF 中的伴侣蛋白 ApoE、ApoJ 和 $\alpha_2$-巨球蛋白进行清除。

3）APOE：是 Aβ 伴侣蛋白。APOE 与 Aβ 在 BBB 上的转运受损有关。APOE 在人类中有 3 种亚型（APOE2、APOE3 和 APOE4）。游离的 Aβ 主要通过 LRP 从脑中迅速清除，Aβ-APOE 复合物则被 VLDLR 以较慢的速度清除。APOE2-Aβ 和 APOE3-Aβ 复合物在 BBB 上的清除速度比 APOE4-Aβ 复合物快。有 40% ～ 65% 的 AD 患者携带至少一个 *APOE4* 等位基因，*APOE4* 纯合性使罹患 AD 的概率从 20% 增加到 90%，而携带 APOE2 等位基因则可能降低罹患 AD 的风险。脑血管淀粉样蛋白在 AD 中的分布随 *APOE* 基因型的不同而异，特别是 *APOE4* 等位基因的增加与 CAA 的增加有关。研究 *APOE* 基因型影响 AD 患者疾病过程的细胞和分子机制，可能有助于开发 AD 诊断工具和新的治疗机会。

此外，NVU 的细胞可以直接降解 Aβ。Aβ 降解酶如胰岛素降解酶和脑啡肽酶（neprilysin）在清除 Aβ 中具有重要作用。ABC 转运体，如 CERP 和磷酸化 P-gp，也会影响 Aβ 水平（参见第 4 章）。Aβ 脑清除率降低导致 Aβ 斑块沉积在血管上，并伴有 CAA。

脑内多种不同细胞类型可产生 Aβ，而外周产生的 Aβ 通过 RMT 作用也可穿过 BBB 进入脑内。以上如果任何清除途径被破坏，可溶性 Aβ 就会积累和促进毒素 Aβ 寡聚物及聚集物的形成，对 NVU 产生毁灭性的影响。

（2）小胶质细胞和血管周围巨噬细胞：小胶质细胞和血管周围巨噬细胞可能在清除脑内 Aβ 及增强 AD 相关炎症方面发挥作用。小胶质细胞在 AD 大脑中被显著激活，并定位于 Aβ 沉积部位。早期激活小胶质细胞在 AD 发病机制中具有清除脑组织中毒性 Aβ 的作用。CC-趋化因子受体缺失的 TG-2576 AD 转基因小鼠，其小胶质细胞特别是在血管周围的小胶质细胞减少，导致 Aβ 积累和死亡率增加。然而，随着疾病的进展，小胶质细胞的激活可能导致炎症，降低 Aβ 清除率和严重的神经变性。

血管周围巨噬细胞为 CD 163（血红蛋白-触珠蛋白清道夫受体）和 CD 206（甘露糖受体）阳性免疫细胞，位于脑血管的腔外侧，是抗原提呈的吞噬细胞，对 CNS 炎症产生应答。Aβ可通过 RAGE 和 PECAM-1 诱导单核细胞在 BBB 上迁移。AD 患者的血源巨噬细胞吞噬 Aβ的作用低于正常对照组。在 *Tgcrnd8ad* 转基因小鼠体内，氯膦酸介导的血管周围巨噬细胞耗竭可显著增加 CAA，而甲壳素可刺激血管周围巨噬细胞的循环，促进 Aβ 清除。这些研究提示小胶质细胞和血管周围巨噬细胞在 Aβ 清除中的重要作用，进一步证明 Aβ 沿 PVS 被清除。

**2. 类淋巴系统与 Aβ 清除**　除了 BBB 对 Aβ 的清除作用外，人类大脑还存在一条清除 Aβ的血管周围通路（即类淋巴系统，参见第 1 章）。CP 作为 CSF 的产生者，是脑部引流途径的驱动力之一；引流的第二个驱动力是脑动脉的搏动。这两种作用共同在整个大脑中产生 CSF和 ISF 流动，是 Aβ 清除的关键途径。脑血管搏动是沿 PVS 的 Aβ 引流途径的动力，血管收缩和（或）加强可能通过减少动脉流来减少沿 PVS 的 Aβ 引流，从而增加 AD 患者动脉壁的 Aβ沉积。CSF 通过 PVS 的动脉途径进入大脑，最终沿大静脉从大脑清除。这种类淋巴系统大部分由脑毛细血管组成。随着 PVS 引流沿着毛细血管床排出，肽和蛋白质通过特异性转运过程进行主动交换。CSF 不仅由 CP 产生，也可在 BBB 产生。随着年龄的增长，毛细血管基板的重组优先发生在易患 CAA 的脑区，阻碍肽类的清除，而且毛细血管基板增厚可能类似于 CP分泌功能降低的过程。因此，ISF 和 CSF 的交换速度减慢，多肽浓度持续上升，并且易于聚集的肽类开始形成大集簇，这些集簇在某种意义上是黏滞的、不可转运的。老龄 *App23* 转基因小鼠有明显的血流量改变，与血管结构改变相关。在幼龄时，典型的实质淀粉样蛋白斑块还未出现，*App23* 转基因小鼠就出现一种与毛细血管相关的 Aβ "晶体"，这些沉积物附着在血管上，通过破坏毛细血管而扰乱血管周围的流动，导致较高段血管中的 CAA，并产生 Aβ斑块。代谢综合征、高血压、高脂血症、糖尿病或衰老引起的动脉血管硬化会降低类淋巴液流动，也可能对 CSF 中 Aβ 的清除产生影响。

### （二）血浆内 Aβ 的 sLRP 清除途径

β-分泌酶可在细胞表面切割 LRP 的 N 端，其胞外结构域以 sLRP 的形式存在于血浆中，是内源性外周 Aβ 的主要转运体。血浆中 70% 的 Aβ 与 sLRP 结合，维持血浆对 Aβ 的"沉降"活性，从而抑制血浆中游离 Aβ 再次进入大脑，并携带到肝脏进行降解。AD 患者血浆中sLRP1 明显氧化，不能有效地与 Aβ 结合；BBB 中 LRP1 的表达降低，导致 Aβ 清除障碍，加剧 Aβ 的脑内蓄积，从而加速 AD 神经变性和 CAA 病变。了解特定的 Aβ-LRP 相互作用将极大地促进对 Aβ 清除机制的理解。

## 二、阿尔茨海默病的 Aβ 瀑布学说——脑内 Aβ 沉积

遗传、生活方式、卒中等病理状况或衰老等风险因素引起的氧化应激可触发 AD。基于细胞外神经毒性 Aβ 寡聚物以可溶形式（AβO）和老年斑的形式在脑血管及实质上积累的病理特征，人们普遍认为 Aβ 代谢异常是 AD 发病机制的核心，认为 Aβ 代谢异常处于 AD 所有病理改变的最上游，β-分泌酶切割跨膜蛋白 APP 形成的初始产物，进一步被 γ-分泌酶复合物切割成 Aβ40 和 Aβ42，由此产生 Aβ 肽。初期 Aβ 产生增加和 tau 过度磷酸化分别导致淀粉样斑块及 NFT 形成可能是对氧化应激的保护性反应。许多基因（早老蛋白 1、早老蛋白 2、APP、ApoE）的突变会增加 Aβ 的产生和（或）积累，与罹患 AD 的风险增加相关。目前已知超过25 种有害的 APP 突变，其中大多数突变增加了脑 Aβ 负荷并导致常染色体显性遗传、早发性 AD。最近发现 APP 编码突变（A673T）可将 Aβ 产生降低约 40%。APP A673T 突变可预

防 AD 及与年龄有关的认知能力下降，支持减少 Aβ 负荷具有神经保护作用的理论。但是，对于 AD 的晚期发作，Aβ 的产生并没有增加，因此，人们认为 Aβ 的积累主要是由于 BBB 上的 Aβ 清除缺陷，或者是沿血管周隙的整体流缺陷所致。由于 Aβ 瀑布学说长期占据着 AD 病理机制的主流地位，一直以来，漫长的 AD 病理过程被认为是仅发生于 BBB 脑侧的局灶性事件，Aβ 和 tau 蛋白虽然与 AD 密切相关，但以它们为靶点的药物效果却并不理想。关于 Aβ 主动或被动免疫等很多治疗均是围绕 Aβ 在 BBB 两侧间的转运、加速清除脑内 Aβ 进行研究。近年来关于 Aβ 疫苗的研究均未成功，但 Aβ 瀑布学说的主流地位并未改变。目前对 AD 的治疗可改善症状，尚不能减缓疾病进程。

## 三、阿尔茨海默病的双打击学说——BBB 受损

BBB 在 Aβ 通过脑-外周血之间、细胞内-细胞外之间的转运发挥着重要作用。大分子只有在 BEC 中有特定的载体和（或）受体辅助转运时才能穿越 BBB。脑内的 Aβ 可以通过 BBB、BCSFB、蛛网膜绒毛或类淋巴系统-淋巴系统等途径输送到外周；外周循环的 Aβ 可与 RAGE 结合跨过 BBB，从血液转运到脑内，形成 Aβ 病理。因此 BBB 在 AD 发病机制中起着举足轻重的作用。目前 AD 的"双打击"（two hits thoery）血管假说认为，血管危险因素可导致大脑中的脑微循环受损，形成"第一次打击"，从而引发一系列的致病事件，一方面导致 BBB 功能发生变化，BBB 破坏和渗透性增加；另一方面，促使脑灌注发生改变，如 CBF 失调和减少。血管破坏促成了"第二次打击"，脑实质中 Aβ 沉积增加、清除减少，导致神经炎症和神经损伤，患者出现认知障碍的临床症状（图 3-7）。

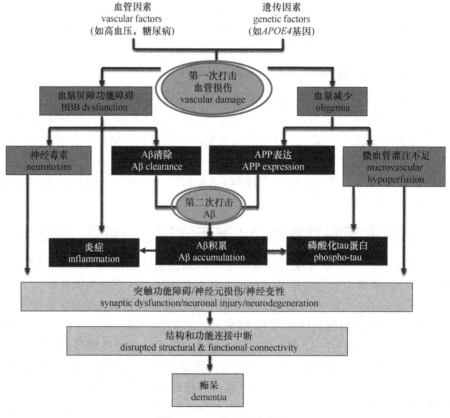

图 3-7　AD 的双打击学说

## （一）阿尔茨海默病与血管病变

**1. CBF 减少** 根据双打击学说，血管的改变导致 BBB 功能障碍和大脑低灌注，从而引发一系列的事件，最终导致痴呆。脑血管改变包括血流量变化、葡萄糖转运减少、内皮细胞和周细胞损伤、活化细胞促炎性分子表达增加和微血管变性，如脑内血管胆碱能神经通路的丢失或异常可能导致脑灌注不足。AD 脑血管平滑肌中两种转录因子心肌素（myocardin，MYOCD）和血清反应因子（serum response factor，SRF）的上调可导致动脉过度收缩及 CBF 失调。临床影像学、流行病学和药物治疗研究表明血管改变在 AD 发病早期起着重要作用。磁共振成像（MRI）、经颅多普勒测量和单光子激发计算机断层显像（SPECT）证实 AD 患者静息 CBF 明显减少，楔前叶、后扣带回、顶上小叶/顶下小叶及前额叶皮质灌注不足，颞叶海马和海马旁回灌注明显减低。MRI 扫描显示 CBF 较高的老年患者海马和杏仁核萎缩较少；在认知能力下降和脑萎缩之前，CBF 降低可能促进痴呆的早期发展。SPECT 显像检查轻度认知损伤（mild cognitive impairment，MCI）向 AD 转换的纵向研究显示，MCI 患者顶叶小叶、角回和前缘的 CBF 明显减少，其发展为 AD 的预测值较高。功能性 MRI（fMRI）研究使用血氧水平依赖（BOLD）对比来测量在评估情景记忆过程中 CBF 的增加，证实 MCI 患者存在 CBF 反应延迟，而 fMRI 的这种延迟在 AD 患者中更加明显。MCI 是介于正常衰老和痴呆之间的一种潜在的过渡状态，因此 CBF 减少存在于 AD 发病的早期阶段。脑血管功能障碍和随后的低灌注可能造成以下结果：① β-分泌酶蛋白表达增强，导致 Aβ 的过度生产，改变磷酸化的 tau 蛋白；② Aβ 肽清除错误，造成脑内 Aβ 积聚；③减少代谢底物的供应和神经代谢功能障碍。MCI 患者在发展为 AD 之前大脑葡萄糖摄取减少。脑葡萄糖摄取减少并不是脑萎缩的结果，相反，它可能先于神经变性。正常衰老时海马葡萄糖摄取减少可能是认知下降的一个预测因素。此外，流行病学和病理研究表明脑血管疾病如动脉粥样硬化和 AD 之间有积极的联系和重叠。在严重动脉粥样硬化的患者中发生 AD 或血管性痴呆的风险增加三倍。

**2. 血管缺陷** AD 所观察到的血管解剖缺陷进一步证实了血管紊乱在 AD 发病机制中的重要性，包括小动脉和毛细血管的萎缩和不规则、内皮细胞的肿胀和小泡数目增加、Ⅳ型胶原蛋白增加、基板硫酸乙酰肝素蛋白多糖和层粘连蛋白沉积、基板破裂，总微血管密度降低、α-平滑肌肌动蛋白表达增加、星形胶质细胞终足肿胀等。BEC 基因组图谱研究发现，AD 患者血管限制间质同源框 2 基因的表达极低，导致血管生成异常和毛细血管网络过早修剪、脑微循环减少。因此，AD 所见的 BEC 形态学改变不一定是由直接缺血性血管损伤引起的，而可能是在大量血管生成刺激和内皮反应迟钝的情况下血管重塑失败的结果。

Aβ 沉积在大脑小动脉血管平滑肌层的 CAA 是 AD NVU 的主要病理损害。Aβ 斑块也聚集在脑毛细血管及其周围。通过 BBB 和 NVU 清除的 Aβ 减少可能促进 CAA 和实质 Aβ 沉积，非 AD 老年人群 CAA 患病率为 10% ~ 40%，而 AD 患者 CAA 患病率＞80%，CAA 与认知障碍之间有较强相关性。CAA 也是老年人脑出血的重要原因，大约 30% 的 AD 患者存在脑微出血；7% ~ 18% 的 AD 患者发生脑叶出血，可能与血管平滑肌细胞层的大量丢失导致血管破裂有关。

**3. 血管内皮细胞炎症** AD 脑内皮发生退化，导致 Aβ 在毛细血管基膜外侧积累，从而促进局部神经炎症性血管反应。大量的 AD 患者表现出血管病变，并发展为 CAA 和脑梗死。在以毛细血管 CAA 为主的患者中，BBB TJ 蛋白的丢失伴随着大量炎症反应。AD 患者脑血管内皮细胞上的 ICAM1 和微血管相关单核细胞趋化蛋白（monocyte chemoattractant protein，MCP1）的免疫反应性增加。与非 AD 微血管相比，AD 微血管释放的炎症因子水平明显更高，包括 TNF-α、TGF-β、NO、凝血酶、细胞因子（如 IL1β、IL6、IL8 和 MMP）。TGF-β1 是一种多功能细胞因子，对血管生成、血管生成和维持血管壁完整性具有重要作用。TGF-β1 是形成 AD 老年斑和 NFT 的一部分。与无痴呆的老年对照组相比，AD 患者的血清和 CSF 中的 TGF-β1 水平也显著升高。TGF-β1 的长期过度表达触发基板蛋白的积累，并导致 Tg 小鼠模型中 CAA 和微血管变性。

各种 Aβ 物质对大脑或其他器官的内皮细胞具有毒性。用 Aβ 处理内皮细胞可诱导丝裂原激活蛋白激酶的活化，并增加促炎性细胞因子和 ROS 的产生。Aβ 与 RAGE 相互作用后，内皮细胞上调 5 型 CC 趋化因子受体和 MMP2 的表达，从而促进 T 细胞穿过 BBB；向小鼠注射 LPS 引起全身性炎症可下调转运体 LRP1 和 P-gp 的表达，与 Aβ 外排受损有关。目前对 BBB 和 tau 之间的相互作用了解较少。BEC 暴露于 tau 不会引起任何明显的反应；当存在神经胶质细胞时，这些细胞产生的炎性介质，如 NO、细胞因子和趋化因子，可显著改变内皮特性，如 TEER 和小分子的渗透性。外周免疫细胞浸润在调节大脑 Aβ 沉积中起重要作用，但对 AD 发病确切机制尚不完全清楚。

**4. 神经血管解偶联**　大脑的正常功能在很大程度上取决于稳定和可调节的血液供应。神经兴奋时，局部代谢率可能比基础值增加 50%，取决于刺激强度。但神经元内能量储备极小，为了确保适当的平衡，血液供应的变化必须以高度的时间和区域精确度与神经活动所带来的生理需求相协调。这种相互作用的完成取决于神经元、星形胶质细胞、周细胞、小胶质细胞和血管细胞之间复杂和协调的通信。活跃的神经元产生在血管上传递的信号，以局部调节血流，并保证生物能量基质的有效传递，即 NVC（或"功能性充血"）的过程来完成，该过程由神经元和星形胶质细胞组成的细胞间信号网络及脑血管的平滑肌细胞与内皮细胞组成。此外，神经元活动的状态也与葡萄糖和氧的代谢，即 NMC 密切相关。

虽然脑血管对大脑健康的重要性早已得到认可，但神经科学家曾认为脑细胞和大脑血管是不同的实体。这种二分法导致了一种默认的假设，即除非向大脑输送的血液严重受损，否则神经元与血管系统几乎没有关系，反之亦然。因此，在"神经退行性疾病"（neurodegenerative diseases）如 AD 和"脑血管疾病"（cerebrovascular diseases）如卒中之间也作了严格的区分，认为这些疾病的发病机制是无关的。而 NVU 的概念挑战了这种假设，强调了脑细胞和大脑血管之间的共生关系，以及健康或疾病状态下脑细胞和脑血管在结构及功能上的相互依赖，神经元与血管间的相互协调作用是维持大脑正常功能的重要机制。NVU 通过调控 CBF 和 BBB 渗透性，维持大脑正常运作所必需的微环境。局部神经元活动的强度不断地决定着 CBF 的动态调节（即 NVC）和不同细胞类型对葡萄糖及 $O_2$ 的利用（即 NMC）。当 CBF 调节障碍时，可影响 BBB 的完整性，使血浆内物质渗出，加速神经炎性反应，引起神经元损伤，脑细胞活动受限。NVU 调节机制的功能退化是多种 CNS 疾病重要的病理生理学机制之一，如卒中、小血管病变、神经退行性病变等，在早期就存在一定程度的 NVC 障碍。衰老和慢性高血压可使脑自动调节丧失，脑毛细血管压力增加、BBB 渗漏，引起脑水肿、炎症和神经元变性，导致卒中、血管性认知损害（vascular cognitive impairment）和血管性痴呆（vascular dementia）的发展。慢性高血压可促使毛细血管数量减少，尤其是深部半球白质和基底神经节的毛细血管。这与血管周围巨噬细胞的浸润、氧化应激增加、内皮功能障碍和功能性充血受损有关。这些病理变化促进了小腔隙性梗死，白质高信号，微小梗死和微出血的形成，导致血管性痴呆和 AD 患者的认知功能下降。反之，在 AD 等病理条件下，平滑肌细胞、内皮细胞和 NVC 功能障碍，导致血管肌源性反应和大脑自我调节功能受损，CBF 不能满足组织的代谢需求，神经微环境稳态被破坏，进一步加重病理反应。除了上述神经退行性疾病，血管源性疾病如缺血性卒中也可导致 NVC 受损，甚至发生解偶联（uncoupling），CBF 对神经活化和脑血管对 $CO_2$ 反应的反应性降低，CBF 自动调节失败，引起 BBB 渗漏，使循环炎症因子渗入大脑激活胶质细胞。BBB 功能障碍与脑实质内血管毒性和神经毒性分子的积累、脑血流减少和缺氧有关，这些血管来源的损伤引发和（或）促成神经元变性，甚至引起神经元细胞死亡和突触功能障碍。BBB 损伤与 NVC 能障碍在 CNS 疾病的发生、发展过程中相互影响、互为因果，导致并加重 NVU 功能紊乱，是血管源性疾病和神经退行性疾病共同的病理机制之一。BBB 损伤相关的神经系统疾病通常伴有 NVC 缺陷，反之亦然。BBB 的短暂或慢性功能障碍，是 NVU 功能失调、大脑稳态失衡的重要病理环节。原发性血管病变或神经退行性病变均可导致 BBB 的开放，导致神经功能障碍和损伤及特定的临床综合征，包括卒中、癫痫、血管性痴呆和 AD 等。AD 患者表现出明显的 NVC 反应受损。在 AD 小鼠模型中，由于氧化应激增强，NVC 也受到损害。改善 NVC 反应的治疗与 AD 小鼠的认知功能改善有关。

（1）氧化应激与内皮功能障碍：衰老会显著削弱 NVC 反应。微血管病理生理改变在 AD 的发展及相关认知衰退中都有因果关系。导致神经血管解偶联的年龄相关机制可能是多方面的，氧化应激和相应的内皮功能障碍在与年龄相关的微血管损伤和神经血管解偶联中起着关键作用。内皮细胞 NADPH 衍生的 ROS 产生和（或）线粒体氧化应激增加可能是 AD 神经血管解偶联的原因之一。内皮细胞 NO 的产生有助于 NVC，而形成过氧亚硝酸盐会降低内皮源性 NO 的生物利用度。通过改善内皮功能和脑微血管反应性的干预措施，衰老过程中的神经血管解偶联是可逆的。例如，在老龄小鼠中快速抑制 NADPH 氧化酶和（或）线粒体产生 ROS，能够显著改善微血管内皮功能和 NVC 反应。饮食和生活方式干预、抗炎和抗氧化治疗等在年龄相关性内皮功能障碍中具有内皮保护作用。这些干预措施很可能被用于改善衰老过程中 NVC 的内皮成分，从而保护老年人脑功能。

（2）星形胶质细胞功能障碍：星形胶质细胞处于神经元和脑微血管之间的重要位置，可以将神经元的活动水平和能量需求的信息传递给血管内皮细胞。利用脑切片建立的 NVC 模型研究证明，星形胶质细胞首先对神经元激活过程中突触释放的细胞外谷氨酸的升高作出反应。谷氨酸激活星形胶质细胞上的 mGluR，通过 IP3 信号途径引起胞内 $Ca^{2+}$ 的升高。星形胶质细胞终足钙信号触发多种平行的作用通路，导致血管活性介质释放，调节邻近血管平滑肌细胞的张力。钙敏感 PLA2 激活可释放花生四烯酸（AA），由环氧合酶转化为 PGE2 或 PGI2、EET。这些类二十烷（eicosane like）胶质递质通过 EP 受体激活、$K_{Ca}1.1$ 通道和（或）TRPV 4 通道开放等机制松弛血管平滑肌细胞。在病理条件下，AA 也可转化为 20-羟基-二十碳四烯酸（20-HETE），引起血管收缩，抑制 NO、EET 和 PG 介导的舒张刺激。血管扩张剂和血管收缩素、类二十烷胶质递质产生之间的平衡是由小动脉张力决定的，涉及组织 $O_2$、乳酸和腺苷水平及 NO 的生物利用度等因素。

目前，星形胶质细胞在 NVC 中的确切作用尚有争论，因为在感觉诱发血流量增加期间很难观察到相关的星形胶质细胞钙信号。*IP3R2* 基因敲除可消除诱发星形胶质细胞 $Ca^{2+}$ 升高，但不影响 NVC。而其他研究检测到在血管扩张开始之前 $Ca^{2+}$ 的迅速瞬变，这种超快信号可能对 NVC 具有重要作用。星形胶质细胞可能参与血流控制，但在时间上要比 NVC 慢得多，星形胶质细胞可能以一种强迫性、稳定状态的方式为大脑设定基线血流量。基于这种情况，上述的星形胶质细胞途径可能仍然参与进来，但可能并非由 IP3R2 介导的瞬变，而是依赖于细胞中游离钙浓度较小、较慢的变化来促进释放血管扩张剂或血管收缩剂。例如，PLA2 和 COX1 通过 PG 的不断释放而介导新皮质的紧张性血管舒张。新的脑细胞衍生通路涉及小动脉张力控制，大脑静息血液供应随着年龄的减少，这些途径可能是预防老年人痴呆的重要治疗目标。

另一种非常重要的信号分子是 ATP 及其代谢物腺苷和 ADP。当神经元激活后，星形胶质细胞释放 ATP，通过触发内皮细胞 NO 的产生而促进微血管扩张。星形胶质细胞衍生的 ATP 也可以水解成腺苷，腺苷可以通过作用于 A2A 和 A2B 受体松弛血管平滑肌。但是目前对年龄相关的胶质细胞耦合机制的改变及年龄相关的星形胶质细胞功能障碍对内皮依赖性血管收缩反应受损的作用知之甚少。此外，人类和实验动物循环中 IGF1 水平表现出与年龄相关的进行性下降，IGF1 缺乏显著促进心血管衰老及与老年相关的脑血管改变。参与 NVC 的每一种细胞类型都是已知的 IGF1 的靶点。在内皮细胞中，IGF1 可调节 ROS 的产生、线粒体氧化应激和抗氧化反应途径。在循环 IGF1 缺乏的小鼠模型中，NVC 功能受损，部分原因是内皮功能障碍及星形胶质细胞功能障碍，星形胶质细胞源性 EET 的产生减少，而 20-HETE 的产生增加。目前仍需进一步研究 IGF1 缺乏对星形胶质细胞钙信号机制的影响及其与老年人 NVC 的关系。

细胞衰老理论认为，由多种细胞类型逐步产生衰老表型是衰老的主要驱动因素。除细胞增殖丧失外，衰老细胞的特征还包括代谢改变、功能损害、促炎衰老相关分泌表型、DNA 损伤反应途径的激活、ECM 成分分泌的改变、ECM 的降解及细胞形态和细胞结构的改变。例如，星形胶质细胞在衰老过程中衰老特异性分子标记 p16INK4a 上调，也会出现衰老表型。虽然在衰老的星形胶质细胞中可能存在多种与功能性充血有关的途径，但星形胶质细胞衰老在神经血管解偶联中的作用仍未探讨。例如，线粒体/细胞氧化应激在衰老的星形胶质细胞功能障碍中的作用、衰老如何影响钾离子通道或 mGluR 在胶质血管偶联中的表达和活性及谷氨酸的作用，以及代谢、衰老对星形胶质细胞-周细胞的通信有何影响等。以星形胶质细胞代谢为靶点，防止/逆转衰老胶质细胞调节失调的治疗方法也需要研究。

（3）年龄相关性神经血管解偶联的病理生理学后果：在老年患者中，神经元激活过程中血流增加不足，可能导致功能脑组织中氧和代谢底物的供需不匹配。这种稳态失衡可能与受损的神经元和脑功能有关。NVC 反应的相关缺陷与较高的认知功能受损和步态异常有关。年龄相关的血管和微血管病变（包括脑微出血、脑梗死、BBB 破坏和白质疏松）对老年患者的认知功能损害有影响，叠加在这些血管病变上的 NVC 很可能会显著加剧认知功能下降。与老年痴呆症模型相关的高血压血管病变和淀粉样病变与神经血管功能障碍有关。与年龄相关的 NVC 反应失调与皮质扩散去极化（cortical spreading depolarization，CSD）相关的血流动力学改变有关。CSD 是大脑皮质内强烈的自传播去极化波，引起血管快速收缩，继而发生充血反应，此后是长时间的后扩散去极化低极化血症。CSD 通常发生在脑出血、缺血性卒中、SAS 出血或创伤性脑损伤之后，可能加剧缺血性神经元损伤，使临床结果恶化。衰老引起 NVC 通路的改变可加剧 CSD 引起的有害后果。多酚白藜芦醇治疗可改善老年啮齿动物的认知功能；线粒体靶向抗氧化肽 SS-31 可显著改善老年小鼠的 NVC 反应，与空间工作记忆和运动技能学习显著改善有关。挽救老化中的 NVC、如何影响与 CSD 相关的血管运动反应和神经元损伤后的功能恢复是未来的研究方向之一。

## （二）阿尔茨海默病与血脑屏障变化

**1. BBB 结构变化**　CAA 患者脑内神经炎症反应（包括小胶质细胞和星形胶质细胞激活）主要发生在 Aβ 沉积的毛细血管周围，导致患者认知功能下降，在 AD 发病过程中起着重要作用。在 Aβ 沉积的毛细血管周围神经炎症反应严重，神经元损伤严重，该区域 BBB TJ 蛋白（claudin-5、occludin 及 ZQ1）减少 30% ~ 40%，同时胶质细胞聚集并呈激活状态，纤维蛋白原渗漏至脑实质内，这些变化与 CAA 患者毛细血管病理严重程度有关。与健康大脑相比，AD 患者大脑海马及皮质的周细胞数量和覆盖率均显著降低，同时血源性 IgG 和纤维蛋白渗漏到血管外并在脑内沉积，这些发现不仅是 AD 状态下 BBB 结构改变的直接证据，也提示作为 NVU 主要组成部分的 BBB 在 AD 发病机制中的重要作用。

星形胶质细胞覆盖了超过 95% 的微血管表面，其终足参与形成 BBB。BEC 负责脑微血管系统的屏障功能，星形胶质细胞影响 BEC 的许多特征，增强 BBB 的完整性。在星形胶质细胞的影响下，TJ 的表达和 TJ 复合物的形成与成熟、BEC 转运体的表达和定位，以及特异性酶系统均被上调。星形胶质细胞可以通过分泌因子诱导和维持 BEC 中 BBB 特性，其中可溶性 BBB 促进因子包括 TGF-β、胶质细胞源性神经营养因子（GDNF）、成纤维细胞生长因子（FGF 和 ANG1）。SHH 由成年大脑中血管周围星形胶质细胞产生和分泌，并且微血管 BEC 可通过表达受体和细胞内机制来响应 Hh 配体。另外，星形胶质细胞也可以通过物理作用维持 BEC 中 BBB 特性。星形胶质细胞突起向 CNS 微血管延伸，终止于 BEC 周围基板的特殊终足结构。与 BEC 相连的星形胶质细胞终足具有高密度的 OAP，以及由冷冻断裂鉴别的离子和容量调节膜颗粒有序阵列，其中包含水通道 AQP4 和钾离子通道 $K_{IR}4.1$。OAP 中的膜蛋白代表血管周围星形胶质细胞功能的强烈极化，与基板分子聚蛋白突触蛋白聚糖（agrin）的表达相关。突触蛋白聚糖是维持 BBB 完整性的重要蛋白聚糖，负责 AQP4 的正确定位。这些通道在 OAP 中的分布很可能在调节 BBB 的稳态中发挥重要作用，这种分布的破坏与 AD 等其他病理学中的微血管损伤有关。

**2. BBB 的生物学标志物变化** CSF 白蛋白/血白蛋白值（cerebrospinal fluid/serum albumin ratio，c/sAR）是目前评估 BBB 完整性的常用生物学标志物之一。一项大样本、多中心、几乎涵盖所有痴呆亚型的横断面研究探讨了 c/sAR 变化，研究对象包括早发型 AD（early onset AD，EAD）、晚发型 AD（late onset AD，LAD）、血管性痴呆（vascular dementia，VaD）、血管性痴呆与 AD 混合型（mixed AD and VaD，MIX）、路易体痴呆（Lewy body dementia，DLB）、额颞叶痴呆（fronto temporal dementia，FTD）、帕金森病痴呆（Parkinson's disease dementia，PDD）、其他痴呆及不明痴呆（dementia not otherwise specified，NOS），结果发现 DLB 组、LAD 组、VaD 组、MIX 组、其他痴呆组和 NOS 组的 c/sAR 显著高于正常对照组，且 LAD 组的 c/sAR 高于 EAD 组；但只有 LAD 组、VaD 组、MIX 组、其他痴呆组的 c/sAR 增高与神经丝轻蛋白（neurofilament light）呈正相关，而与 AD CSF 生物学标志物无关。因此，BBB 受损并非 AD 专属，可能是伴随脑血管病变进展的一种病理变化。

**3. BBB 的分子神经影像学变化** 随着分子影像和功能影像学技术的发展，可实现对 BBB 进行活体的动态研究。动态增强 MRI 灌注成像技术可及时、准确地反映检测区内动脉血流的变化，是活体观察 BBB 通透性的客观指标。通过该成像技术测量并绘制 MCI 患者和正常人脑灌注参数（$K^{trans}$ 值，参见第六章），海马及齿状回 $K^{trans}$ 值呈现与年龄相关的线性增长趋势，而 MCI 可加剧这一增长趋势。

## （三）神经炎症

小胶质细胞是大脑免疫系统的关键参与者。AD 病灶内，细胞分支的丧失、形态的转变及许多细胞表面受体的修饰表达是活化小胶质细胞的特征。活化小胶质细胞的多种炎性细胞因子（IL1β，IL6 和 TNF-α）表达上调通常与淀粉样斑块有关，老年斑中淀粉样蛋白沉积附近的 II 类组织相容性抗原表达增加。AD 中小胶质细胞还表达高水平的主要组织相容性复合体（major histocompatibility complex，MHC）I 类受体，C3 和 C1q，IL1 或铁蛋白。此外，AD 中星形胶质细胞也被激活，位于老年斑附近，其 S100 钙结合蛋白 B 阳性细胞数量与 NFT 数量相关。但 GFAP 表达上调或 EAAT2 表达下调与淀粉样蛋白或 tau 蛋白病理学无明显相关性。

转基因（Tg）动物模型反映了人类神经炎症变化的多个过程。*App23* 小鼠的活化小胶质细胞密集成簇，数百个基因上调，与 Aβ 的胞外沉积有关，其中 *Trem2* 的突变与痴呆的发生有关。在 *P301 tau* 转基因小鼠中，小胶质细胞的激活先于 NFT 的形成，fk506 的免疫抑制可减弱 tau 病理、延长动物寿命。tau 诱导的炎症反应的表达表现为免疫分子的上调，如 CD11a、CD11b、CD18、CD4、CD45 和 CD68，随着 NFT 负荷的增加，免疫反应性小胶质细胞和星形胶质细胞数量逐渐增多。在转基因小鼠的脑实质中发现 RA，过度表达 APP 的伦敦突变体 APP [V717I]，产生大量促炎分子，并上调一氧化氮合酶（nitric oxide synthase，NOS）的表达。

## 四、未来研究方向

AD 是导致老年人残疾和生活质量下降的主要原因之一，尽管该领域已经进行了大量的研究，但是关于该疾病的分子机制仍然存在许多基本问题。将 AD 与 Aβ 形成和 tau 过度磷酸化直接相关的基因联系起来的理论不能解释 AD 的复杂性，也不能给出明确的治疗目标。实际上，基于 Aβ 假说的常规治疗未能治疗或预防 AD。约有 99.6% 的针对淀粉样蛋白途径的候选药物，包括 β 分泌酶抑制剂、γ 分泌酶抑制剂，对 AD 受试者无明显的治疗作用。AD 的发生和发展有多种因素及多个病理环节，必须考虑更广泛的方法，包括不同途径之间的复杂相互作用。进一步加深 AD 研究的关键是要了解这些过程如何相互影响。因此，针对不同病理阶段、病理过程，着重于多种途径或功能级联可能有助于查明 AD 治疗的潜在新靶标。除了生活方式、饮食等调节外，未来的研究方向可能包括以下几个方面：①促进 Aβ 的清除，如靶向细胞表面 LRP1 和循环中 sLRP1 及 BBB 上 P-gp；②保护 BBB，包括抗氧化应激、抗炎、降低 BBB 渗透性；③恢复 NVC；④消除神经炎症。

## 第三节　癫　痫

癫痫（epilepsy）是由于脑组织局部病灶神经元异常高频放电，并向周围正常脑组织扩散，导致大脑功能短暂失调的综合征。

癫痫的发生可归因于多种因素，但基础和临床研究结果均强调与癫痫相关的不同血管或神经血管的异常（图 3-8），血管健康不仅对癫痫，而且对多种神经精神疾病都具有重要意义。认识癫痫和癫痫发作后脑及 BBB 结构和功能的复杂变化，有助于预防和治疗癫痫及脑损伤的其他有害神经精神后遗症。

本节重点从神经元组织、BBB 完整性（中枢炎症）和全身炎症性疾病（外周炎症）讨论可能导致癫痫的关键炎症事件，以及可能成为癫痫治疗方法的分子生物标志物和靶点。

## 一、大脑血管发育与癫痫发生

### （一）发育过程中血管-神经的相互作用

大脑中血管和神经发育非常相似，不同类型细胞的产生都始于干细胞的增殖，常见的机制是在细胞周期水平上调控成血管细胞和神经元前体细胞的增殖。在这两种情况下，细胞生成时期都会导致最初细胞元素的过度产生，然后通过凋亡或修剪消除多余元素。在发育过程中，血管和神经元都经历了显著的活动依赖性重塑。在血管系统中，这种活动由血流的剪切力产生；而在神经系统中，这种活动则由神经元网络中的电脉冲产生。神经网络对变化的电活动表现出可塑性，同样，血管内皮细胞对变化的组织氧合水平或血流也表现出显著的可塑性。神经系统突起的生长和引导包括轴突生长锥的引导、寻址、轴突分枝。在血管系统中相应的事件则包括尖端细胞（导向血管生长的特殊内皮细胞）的丝状扩展、内皮细胞的迁移、血管的伸长和芽生。因此，内皮细胞和神经元发生具有共同的调节机制，不仅是信号分子指令库有重叠，特异性转录因子的内在调节都控制着胚胎脑内血管生成、神经发生和神经元迁移。重要的是，一个系统中产生的分子会影响另一个系统，从而促进两个系统的增殖、分化、迁移或生长。这一发育阶段非常关键，不恰当的神经-血管相互作用可能导致一系列神经系统疾病，包括癫痫。癫痫患者大脑中常见的一种病理是大脑区域出现广泛的结构改变，如海马、丘脑或新皮质，其特征是皮质-皮质下大脑网络的共同紊乱。在年轻患者中，常伴有血管畸形。血管或脉管系统在定义脑部结构和环路中发挥着重要作用，在大脑"连线"（wiring up）的发育阶段，任何异常的血管-神经元相互作用都可以使大脑在出生后早期阶段或成年期更容易发生癫痫。

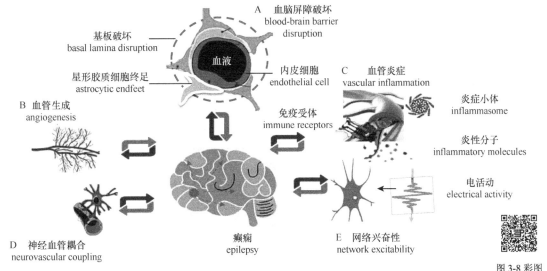

图 3-8　癫痫患者的血管结构

癫痫形成的病因学机制涉及多条途径，并存在神经-血管网络的交叉。黑色箭头表示导致癫痫形成的事件序列，浅灰（黄）色箭头表示影响癫痫脑内神经元或血管界面的事件序列

## （二）异常血管生成和癫痫发生

血管生成是一个时空事件，由原有的血管形成，以灌注组织、建立循环并在发育及出生后提供指导性线索。癫痫伴有异常血管生成，如慢性顽固性颞叶癫痫患者手术切除的海马中血管生成过程增加；西罗莫司（mTOR）依赖性皮质发育畸形的患者表现出过度灌注和畸形皮质组织的血管密度增加。VEGF 家族可调节发育性和病理性血管生成，在耐药性癫痫患者中 VEGF 上调，其 A、B 亚型及 VEGFR1、2 在发育不良的神经元中高度表达。VEGF 在神经细胞和内皮细胞中均表达，其介导的信号转导可通过自分泌或旁分泌机制发挥作用，导致星形胶质细胞活化并引发与癫痫相关的事件。在早期发育过程中从内皮细胞中选择性敲除 VEGF，GABA A 受体亚基 $\beta_3$（GABA-R$\beta_3$）或囊泡 GABA 转运体（VGAT）会影响前脑的血管网络，导致脑部形态缺陷，并使皮质回路发生持久变化。在毛果芸香碱诱发的癫痫大鼠模型中，海马 CA3 区的血管生成增加，同时还伴随着 CBF 的增加；血管芽生增加伴随着神经变性、异位神经发生、海马苔藓纤维发芽及 BBB 渗漏。在颞中叶癫痫大鼠模型中，化学抑

制剂舒尼替尼可抑制血管生成和癫痫发作，癫痫灶的形态变化与血管生成过程增加一致。在颞叶癫痫（temporal lobe epilepsy, TLE）小鼠模型中，介导齿状回中神经发生和血管生成的 Ephrin 受体 A4 诱导海马 CA1 和 CA2 区的血管生成增加。在海藻酸（kainic acid）诱导的小鼠癫痫模型中，星形胶质细胞通过 Jagged/Notch1 信号通路活性来调节血管生成。

### （三）发育性血管生成异常与癫痫起源

发育性血管生成异常可能直接与癫痫的病理生理相关。在发育过程中，已形成的血管网络作为细胞基质，用于 GABA 能中间神经元的长距离迁移。在大脑皮质发育过程中，投射神经元前体细胞也与血管密切相互作用。由迁移和神经元定位缺陷引起的皮质异常是癫痫大脑中常见的现象。在川崎震颤大鼠（shaking rat Kawasaki, SRK）和摇晃（reeler）突变体中，尽管皮质分层反转，但在神经元群分层位置正确的皮质，总血管模式影响很小，提示血管组件在神经发生和神经元迁移中的自主作用。此外，与脑膜内皮细胞或中脑、后脑的内皮细胞相比，胚胎前脑的室周内皮细胞具有独特的基因表达特征。基因表达谱显示"癫痫"这一疾病类别在脑室周围内皮细胞表达的基因中显著富集，而脑膜内皮细胞中的基因在炎症和病理过程类别中显著富集，提示一种新的细胞类型，即"室周内皮细胞"，可能是导致癫痫的原因。

GABA 受体调节缺陷或 GABA A 受体亚基突变和多态性也与遗传性癫痫有关，可导致癫痫的主要症状之一——癫痫发作。胚胎的室周内皮细胞中一种新的 GABA 受体-GABA 信号通路，与神经元的 GABA 信号通路不同。从内皮细胞中选择性删除 GABA A 受体 $\beta_3$ 亚基导致 15% 的小鼠出现癫痫样症状。另外，从内皮细胞中删除囊泡 GABA 转运体（Vgat）可诱导小鼠癫痫模型。Vgat 是内皮细胞在胚胎早期释放 GABA 的主要转运通路。因此，当 Vgat 被特异性地从内皮细胞中删除时，在胚胎脑发育过程中内皮细胞的 GABA 分泌被关闭。在无内皮细胞释放 GABA 的情况下，前脑发育过程中的所有关键细胞事件——血管生成、神经发生、投射神经元的径向迁移和 GABA 中间神经元的切向迁移，都在一定程度上受到影响，提示内皮细胞衍生的 GABA 信号具有自分泌和旁分泌作用。在胚胎时期 Vgat 内皮细胞条件敲除胚胎端脑的基因表达谱的小鼠在出生后 7～14 天内出现严重癫痫发作，其大脑皮质中血管密度降低，与 GABA 能中间神经元的特定层丢失及 GABA 能和谷氨酸能神经元的异常分布有关，皮质回路高度不同步。因此，从最早的发育时间点开始，血管内的固有缺陷可直接导致癫痫。

虽然激活的血管系统会导致血管生成改变，但与此相关的常见表型是屏障通透性增加或 AJ 蛋白的改变，最终导致 BBB 系统的破坏。BBB 的破坏可诱发多方面的病理过程，并可能导致继发性事件，包括但不限于脑环境的变化、NVC 的改变、神经血管网络形态的改变、神经胶质相互作用的改变、适应不良的血管生成、大脑不同区域血流动力学的改变及系统性血管炎症等。

# 二、血脑屏障受损与癫痫发生

癫痫发生（epileptogenesis）是癫痫发展的过程，即以癫痫为特征的慢性神经系统疾病。在该过程中，正常运作的大脑逐渐发展成慢性易感性大脑，产生间歇性或复发性癫痫。癫痫发生的宏观或微观分子事件尚未得到充分阐明，导致人类大脑中癫痫发生的原始事件之间的"缺失环节"（missing link）仍然存在。癫痫的血管性因素一直是重点研究方向，在经历几次失声和意识丧失的发作后，表现出由卒中导致的完全偏瘫症状，称为血管先兆性癫痫

（vascular precursor epilepsy）。19世纪即提出了"血脑屏障假说"，以解释癫痫的一些表型后果，即血管功能障碍与癫痫发作有关。第一个表明癫痫发作可能损害BBB功能的迹象源于20世纪50年代的实验，用戊四氮（PTZ）诱发癫痫后，在大脑神经纤维中发现了与蛋白质结合的染料伊文思蓝（Evans Blue）或Geigy-Blau 536（CAS号），但在正常大脑中没有发现该现象。随后使用亲水性、小分子和大分子示踪剂（如辣根过氧化物酶或荧光素钠）的研究表明，PTZ、双胞嘧啶、吡哆醇或热休克引起的急性癫痫发作后5～30min内，动物的几个脑区（主要是边缘系统）均出现BBB的破坏。越来越多的证据表明，在人类和实验动物的致痫性损伤后，BBB通透性增加是普遍规律。脑外伤、卒中、脑部感染、癫痫和癫痫持续状态中都有脑屏障损伤，因此产生了致痫性脑损伤（epileptogenic brain injury）的概念，包括癫痫发作导致BBB的非特异性"开放"。

BBB微血管与神经元毗邻，BBB破坏可能导致神经元或神经元网络的异常兴奋性。完整的BBB阻止了许多大分子和免疫细胞进入大脑，但在致痫性脑损伤后BBB性质改变，白蛋白和白细胞渗出进入脑实质，诱导或促进癫痫的发生。此外，癫痫发作本身可能调节BBB功能，允许白蛋白外渗，导致星形胶质细胞和先天免疫系统的激活，并最终改变神经元网络。脑损伤（包括癫痫发作）后微血管通透性的变化代表了屏障功能的一种相对特异性的调节，导致高分子量蛋白质（如白蛋白）的转运通透性增高，但不一定是BBB对小离子（如$K^+$和质子）的自由通透性变化。此外，癫痫发作后BBB的改变并不一定与药物对大脑的渗透增强有关。多药外排转运体如p-gp的表达增加可能作为保护大脑免受毒素侵害的"二线防御"机制，限制了抗癫痫药进入大脑达到治疗浓度。

## （一）癫痫脑内血脑屏障的结构改变

CNS的细胞成分对多种病理和流变信号作出反应，诱导血管生成，导致新生微血管的形成和血管重塑。在耐药性TLE患者的癫痫灶和TLE实验模型中发现了异常的脑血管生成，与TJ的丧失和IgG通透性的增加有关。癫痫脑内胞饮作用活性增加，TJ畸变，基板增厚。除了胞饮作用外，在癫痫脑内还观察到周细胞-小胶质细胞的聚集，这可能是导致BBB功能障碍的原因。此外，星形胶质细胞在受到损伤和癫痫发作后发生形态及功能的改变，细胞外谷氨酸和钾的清除能力降低，细胞外$K^+$清除的减少是频率依赖性神经元超兴奋性和网络同步的基础。

癫痫发作过程中，BBB通透性的相对快速增加（30min内开始）及持久作用（持续数小时），提示多种机制共同作用改变BBB的性质。例如，癫痫发作过程中释放的谷氨酸可增加BBB中MMP2和MMP9的表达和活性水平，MMP可能通过降解和重塑大脑毛细血管周围的ECM及降解TJ蛋白从而影响屏障的完整性。癫痫发作可以诱导周细胞的内向电流，从而在体内外改变周细胞的功能和性质。谷氨酸释放增多，ROS系统激活，白细胞黏附，免疫细胞外渗，以及MMP、血管生成因子、炎性细胞因子、自身抗体分泌增多等都可能参与BBB的渗漏过程（图3-9）。渗漏的屏障通过一个正反馈回路促进癫痫的发生，在该回路中，癫痫驱动屏障渗漏导致癫痫发作频率增加，从而促进癫痫的发展。因此，屏障渗漏既是惊厥和癫痫发作的后果，也是诱发因素。由于内皮细胞间TJ的存在，许多分子、毒素和细胞均不能通过BBB，CNS通常可以抵抗免疫系统中存在的许多常规反应。这一精细的结构由周细胞、血管周小胶质细胞、星形胶质细胞和基板的正常功能共同维持，BBB的损伤可涉及以上所有的组成成分。

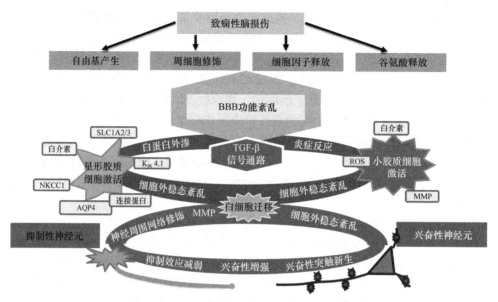

图 3-9 致痫性脑损伤（创伤性脑损伤、卒中或脑炎）后潜在的神经系统并发症

最初脑损伤之后，促炎介质（细胞因子）释放、自由基产生、谷氨酸释放和周细胞修饰，继而导致 BBB 通透性失调并伴随血清成分渗出（如白蛋白）。驻留的神经胶质细胞被激活（涉及 TGF-β 信号转导），血源性白细胞迁移进入脑实质，从而导致脑血管炎症和细胞外稳态紊乱（如 BBB 中离子的运动增加或星形胶质细胞通过 $K_{IR}$4.1 通道改变 $K^+$ 缓冲）。最终，扩散去极化的阈值降低，神经元过度兴奋可能产生癫痫发作。胶质细胞功能和神经元兴奋性的改变与突触发生及神经可塑性进一步相关，最终导致癫痫、认知能力下降和行为异常。另外，脑水肿和出血性转化是 BBB 通透性急性增加的直接后果。$K_{IR}$4.1 为内向整流钾离子通道；MMP 为基质金属蛋白酶；NKCC1 为 $Na^+$-$K^+$-2$Cl^-$ 共转运体；ROS 为活性氧；SLC1 为溶质载体家族 1

**1. 内皮细胞与星形胶质细胞** BBB 破坏导致癫痫发生涉及多种机制。BBB 受损可能严重影响葡萄糖或药物利用的有效性；内皮细胞 TJ 的急、慢性破坏导致超同步癫痫样活动。渗漏的 BBB 可引起血清蛋白如白蛋白外渗，可能是神经血管细胞尤其是星形胶质细胞内特定信号级联反应启动的关键因素。白蛋白与星形胶质细胞 TGF-β 受体结合，激活信号通路产生 TGF-β，进而星形胶质细胞激活，$K^+$ 空间缓冲受损，星形胶质细胞摄取谷氨酸减少，对谷氨酸缓冲作用介导的兴奋性调节功能丧失，从而增加神经元兴奋性。TGF-$β_1$ 型受体激酶（ALK5）/TGF-β 途径诱导兴奋性突触发生，而特异性的 ALK5/TGF-β 抑制剂 SJN2511 可阻止兴奋性突触发生和癫痫发作。抑制 TGF-β 通路可阻止癫痫发生过程中星形胶质细胞的活化，从而减少自发性癫痫发作活动和脑部炎症，因此，TGF-β 通路可能作为预防脑损伤患者癫痫发作的治疗靶点。除了使神经元去极化外，更高水平的谷氨酸盐还可能影响内皮细胞。神经元细胞、内皮细胞均可表达响应谷氨酸的 NMDA 受体。谷氨酸可以作用于内皮 NMDA 受体，导致 BBB 渗漏。但是，由于 NMDA 受体是在大脑中广泛表达的受体，因此内皮细胞的独特作用可能不是屏障破坏的核心，而是由于血管和神经元 NMDA 受体活动的相互作用所致。BBB 的破坏可导致神经胶质细胞增生。在诱导癫痫持续状态（status eptlepticus，SE）的 24 ～ 48h 内，GFAP 阳性星形胶质细胞被激活，神经胶质增生可持续 3 ～ 4 个月。RA 还可进一步释放促炎性细胞因子，并通过分泌 CCL 2、3 和 5，募集更多的炎性细胞，导致神经元兴奋性增加、癫痫发作、细胞死亡及随后的神经炎症的发展。

**2. 周细胞** 除内皮细胞外，周细胞也是 BBB 系统不可或缺的组成部分，周细胞与血管平滑肌细胞在癫痫发作诱导的神经血管重塑中起着核心作用。BBB 在小鼠出生时尚未发育成熟。小鼠胚胎形成约 15 天，通过招募周细胞到血管，内皮细胞与星形胶质细胞终足相互作

用，进一步修饰细胞间连接，从而建立原始的 BBB 系统。BBB 在小鼠出生后继续成熟，此期间异常的建立可能会对大脑产生长期的影响，并导致癫痫的发生。癫痫发作后，周细胞在静脉、小动脉和毛细血管周围减少或者增加，可对血管生理产生严重后果。在与海马硬化相关的小鼠 TLE 模型中，周细胞、星形胶质细胞和小胶质细胞在癫痫发生及自发性复发性癫痫发作时，在海马区 CA 汇聚形成毛细血管周围多细胞瘢痕，导致毛细血管渗漏。在局部瘢痕内，PDGFRβ 转录和蛋白质水平显著增加，毛细血管周围形成纤维化的 PDGFRβ 网状物，在癫痫持续状态后 1 周达到峰值并开始消退。PDGFRβ 细胞在毛细血管界面与受损的周细胞直接接触或相邻。PDGFRβ 抑制剂伊马替尼可消除这种的作用。多细胞活化和瘢痕形成是实验性癫痫发作中血管周围炎症和海马硬化的特征，提示神经血管功能障碍，可以利用调节 PDGFRβ 来靶向炎症过程。

**3. 基板功能障碍和癫痫** 在整个大脑的大、小血管之间，基板的组成有明显的差异，基板成分的靶向缺失可导致广泛的皮质异位和发育不良。*Nidogen1* 是首个报道导致癫痫的基板基因，干扰 *Nidogen1* 可改变神经元兴奋性和突触可塑性，但没有明显的潜在结构损伤。*Nidogen1* 消融可诱发体内癫痫活动和体外自发癫痫样活动，因此在细胞相互作用的经典过程外可能潜在突触可塑性和兴奋性的调节机制。非整合素 67kDa 层粘连蛋白受体（67kDa laminin receptor，67LR）参与细胞黏附到基板层粘连蛋白，并参与层粘连蛋白介导的信号转导途径，包括 p38 促分裂原活化蛋白激酶（p38 MAPK）。大鼠癫痫持续状态可减少内皮细胞及星形胶质细胞的 67LR 表达，但层粘连蛋白表达增加，BBB 屏障标志物 SMI71 表达降低。67LR 功能障碍可能会破坏肌萎缩蛋白-AQP4 复合物，从而引起血管性水肿形成，并随后通过激活 p38 MAPK/VEGF 通路引起层粘连蛋白过表达。此外，缺乏层粘连蛋白 α2 患儿中有 8%～20% 在早期出现癫痫发作；层粘连蛋白 α2 突变患者有 8% 出现癫痫发作，很大一部分癫痫患者可能存在原发性层粘连蛋白 α2 突变。在难治性复杂部分性癫痫发作患者中，血管调节改变，包括周细胞变性，并伴有脑微血管基板异常增厚。

## （二）血脑屏障功能障碍与癫痫发作

在 TJ 功能受损的情况下，BBB 功能障碍会导致神经纤维内离子、氨基酸递质、蛋白质和代谢产物的水平发生显著变化，导致神经元活动异常。BBB 紊乱与异常的神经元活动之间存在相关性，在毛果芸香碱诱导的 TLE 大鼠模型中，癫痫发生的相关大脑区域中 BBB 快速渗漏，在癫痫持续状态后 1～2 天达到峰值，此后迅速下降，并伴有相同时间进程的脑水肿。脑外伤后 77% 的癫痫患者 BBB 通透性增加，而 33% 的非癫痫患者的 BBB 通透性增加。但 BBB 功能障碍不一定导致癫痫发作。例如，内皮细胞中表达的 claudin-5 是 BBB 功能的关键蛋白，在 22q11 缺失综合征（22q11DS）患者中，有 1/3 的人患有精神分裂症，该人群的 claudin-5 基因存在单倍剂量不足（haploinsufficiency）。抑制 claudin-5 可导致小鼠局部 BBB 渗漏和神经表型，出现学习和记忆能力下降、焦虑样行为和感觉运动损伤；但在 claudin-5 抑制后几周，小鼠才出现癫痫。因此 BBB 通透性增加并非一定立即导致癫痫发作，BBB 功能障碍也是其他神经系统疾病（如 MS、AD 和脑缺血）的特征，但通常没有明确的癫痫发作。在这些条件下未出现癫痫发作的原因可能与通透性增加的程度和具体性质、受影响的大脑网络有关。此外，癫痫并非单一病因的疾病，除了 BBB 功能障碍外，还有多种其他的大脑改变导致癫痫和癫痫发作。

**1. BBB 受损与炎症细胞入侵** BBB 损伤导致癫痫发生的机制之一是全身血管内炎症，炎症过程参与了几种类型癫痫的病理生理机制。然而，脑驻留和脑入侵（血源性）免疫细胞对癫痫形成各自的机制尚不完全清楚。由于 BBB 的存在,生理状态下外周免疫细胞受到 CNS 的限制;当 BBB 完整性受损时,包括单核细胞、中性粒细胞、不同类型的 T 细胞和 B 细胞在内的外周适应性和先天免疫细胞可进入 CNS,发挥独特的细胞介导作用,可能具有神经保护作用和(或)神经毒性作用。血源性免疫细胞通过 BBB 进入 CNS 是神经炎症的一个关键过程,该过程由多步骤级联反应组成。炎症反应在血管腔外侧促进 BBB 功能的改变,如星形胶质细胞和小胶质细胞产生的 IL1α 和 VEGF 可以促进 BBB 通透性的增加。芬戈莫德(fingolimod,FTY720)可破坏 T 细胞向 CNS 的迁移,在实验性 TLE 中具有抗癫痫和抗致痫作用,提示 T 细胞及其释放的细胞因子参与了致痫发作和癫痫发生。致痫发作是从发作间期状态转变为癫痫发作的过程,包括具有特定临床体征和独特电生理学的发作前状态,这可能为预测甚至预防癫痫发作提供机会。除了 T 细胞和中性粒细胞外,外周血单核细胞在脑外伤和其他致痫性脑损伤后进入大脑,并导致神经元损伤,与癫痫发生有关。诱导小鼠 SE 后,浸润的单核细胞可促进脑部炎症,加重神经元损伤,而阻止单核细胞募集可减少白蛋白外渗并防止海马神经变性。

BBB 内皮与白细胞的相互作用介导了炎症细胞向海马的渗漏和浸润。癫痫发作通常伴随着白细胞(如嗜中性粒细胞)进入海马区增加,导致更高水平的神经变性。自发性反复发作导致 VCAM1(VLA4 整合素的配体)的慢性表达,VCAM1 上调促进 BBB 通透性、神经炎症和随后的癫痫发作。CD44 与整合素途径共同介导白细胞黏附并在细胞因子激活的内皮细胞上滚动。CD44、VCAM1 和 ICAM1 诱导内皮膜形成突起,称为"传递杯"(transmigratory cup),有助于白细胞跨内皮迁移穿过 BBB。$Cd44^{-/-}$ 小鼠的嗜中性白细胞黏附性降低 65%,提示嗜中性白细胞募集必须有 CD44 参与,白细胞黏附分子靶点可能成为癫痫治疗的研究方向。

但白细胞也可能不进入大脑,在血管腔内侧促进癫痫发作和癫痫形成。毛果芸香碱诱发癫痫小鼠模型中,BBB 内皮细胞出现活化表型,ICAM1、VCAM1、E-选择素和 P-选择素表达增加,促进白细胞在血管腔内表面的滚动和捕获。当白细胞-内皮相互作用被抑制时,复发性癫痫发作的次数和 BBB 功能障碍的程度降低,并可阻止癫痫的发展。因此,可能开发抑制外周白细胞-内皮细胞相互作用的药物,从而防止疾病在脑内的发生或发展,而不需要通过 BBB 输送药物。

中枢和外周炎症通过炎症介质的上调促进 BBB 的分解。癫痫持续状态、感染及外伤和缺血性损伤会导致 BBB 成分与通透性的短暂变化。白细胞浸润导致炎症介质如 IL、肿瘤坏死因子、COX2、补体和黏附分子的上调,促进 BBB 通透性并促进外周促炎性细胞因子进入脑室周围区域,细胞因子与位于脑血管系统中的受体结合可产生内皮细胞黏附分子、趋化因子、NO 和 PG 等,进一步破坏 BBB 的完整性,与癫痫发作的发生和严重程度有关。例如,T 细胞的激活导致趋化因子的释放,CCL2 介导中性粒细胞的趋化并增强大脑中的局部炎症反应。渗入脑内的白细胞也会分泌 MMP9,通过分解 BBB TJ 的重要组分 ZO1 蛋白,从而破坏 BBB,允许更多的白细胞渗出,并使炎症持续存在。MMP9 还能裂解将星形细胞终足固定在基板上的肌养蛋白聚糖,进一步使白细胞浸润到脑实质。此外,CD40 配体(CD40-L)主要在活化的 $CD4^{+}$ T 细胞上表达,并在持续性癫痫后升高。CD40-L 是 TNF 家族的跨膜糖蛋白,CD40-L 的可溶性三聚体形式通过细胞表面受体 CD40 的寡聚作用具有生物活性。IL1β 也是 BBB 分解的病因触发因素,在星形胶质细胞活化中起关键作用,而 IL1Ra(一种 IL1 拮抗剂)可抑制这些细胞因子的作用。

**2. 炎症和神经网络兴奋性** 除了免疫细胞外,白蛋白外渗也在癫痫形成中发挥作用。脑瘤患者 BBB 被短暂打开,导致与白蛋白外渗相关的局灶性运动性发作。在几次脑外伤、卒中和持续性癫痫等致痫性脑损伤后白蛋白外渗进入脑实质，但也可被神经元、星形胶质细胞和小胶质细胞吸收或结合。炎症受体 TGF-β 介导的信号级联反应是介导癫痫发生的关键事件之一。星形胶质细胞中 TGF-β 受体可以摄取白蛋白，随后细胞内 $K_{IR}4.1$ 和 AQP4 及谷氨酸转运体下调，使细胞外 $K^+$ 和谷氨酸的缓冲减少，从而促进 NMDA 受体介导的神经元超兴奋性，最终诱导癫痫样活动。TGF-β 信号转导进一步与炎症转录变化、ECM 改变、兴奋性突触发生与病理可塑性相关，是导致癫痫发生过程中癫痫发作阈值降低的重要机制。在不同的癫痫发生模型中，血管紧张素 II 1 型受体（$AT_1$-R）拮抗剂氯沙坦可阻断脑 TGF-β 信号转导并预防癫痫发作。

IgG 渗漏也与神经元损伤有关。大鼠癫痫点燃实验中，癫痫发作伴随 IgG 渗漏和神经元对 IgG 的摄取，IgG 阳性神经元表现出神经变性的迹象，如萎缩和嗜酸性粒细胞增多，可能是癫痫发生和慢性癫痫的致病机制。癫痫还与免疫系统的激活有重要联系。在海藻酸盐样病变的小鼠海马中，BBB 的破坏和神经退行性变伴随着持续的 ICAM1 上调、小胶质细胞活化及 $CD3^+$ T 细胞的浸润。在海马齿状回内可见明显的颗粒细胞弥散。通过 $Gr-1^+$ 中性粒细胞的延迟入侵，缺乏 T 细胞和 B 细胞（*Rag1* 基因敲除）的海藻酸盐病变小鼠神经变性加剧，表现出自发性复发性癫痫的早期发作，强调了免疫介导反应在网络兴奋性中所起的重要作用。

在 BBB 渗漏高峰，血清白蛋白与 NVU 成分如血管成分、神经元和神经胶质细胞共定位，在功能失调的 BBB 区域，星形胶质细胞介导的 NVU 严重紊乱，AQP4 明显降低。白蛋白存在的部位，NVU 血管系统发生重组，内皮细胞标志物免疫反应活性降低及血管基板标志物改变。NVU 水平的退行性事件对血管、星形胶质细胞和神经元的影响并不止重组过程，鉴于快速发生的 BBB 渗漏和随后的 NVU 损伤，快速恢复 BBB 的治疗可能作为预防癫痫发生和其他致痫性脑损伤后遗症合理治疗的干预措施。

**3. NVU 与癫痫发生**　成熟的血管和神经系统可以通过激活包括炎症在内的防御机制来应对感染或损伤。癫痫发生的发展过程中大脑炎症是大脑过度兴奋区域或组织的一个基本特征。内皮细胞处于炎性级联反应的最上游，由于脑血管的异质性，病理反应会直接影响神经元放电事件。因此，触发大脑癫痫发作或癫痫活动的事件将直接或间接影响血管系统。NVC 是癫痫病因学中一个新兴的研究领域。NVC 机制广泛涉及神经元活动、组织水平的氧合和受影响区域的血流之间的关系。新皮质中 NVC 的细胞成分包括不同类型的神经元、内皮细胞、周细胞、血管平滑肌细胞和星形胶质细胞。癫痫患者脑内这一机制被破坏或解偶联，癫痫发作引起的微血管损伤与 NVC 受损有关，最终导致 BBB 功能障碍。在大鼠猝发模型中使用电压敏感染料（voltage-sensitive dye，VSD）进行 CBF 成像并记录膜电位变化，可以观察实际的耦合和解偶联事件、监测 NVC 和解偶联的动力学过程，以及导致猝发传播终止的起始事件。使用 3D 光声断层成像和脑电图（EEG），也在癫痫动物模型中验证了 NVC 事件。在 SAS 出血患者的病例研究中，发现 NVC 受损导致发作性癫痫活动和去极化扩散等事件，可能与 BBB 功能障碍有关。

在癫痫发生过程中，与血管反应平行，神经元反应也介导血管功能，如在反应区域调节血流量或诱导血管生成活性。含有 NOS 的神经元参与局部皮质血流和突触信号之间的耦合，这是一种不依赖代谢需求的 NVC 形式，NMDA 或谷氨酸激活皮质神经元上的 NMDA 受体，从而触发 $Ca^{2+}$ 内流、膜去极化、nNOS 的激活及随后 NO 释放。NO 扩散到脑动脉和小动脉，松弛血管平滑肌，调节血流量。GABA 能中间神经元还可以为局部微血管提供丰富的神经支配，并将传入的神经元信号转化为适当的血管反应，从而充当 NVC 的局部整合器，通过调控神经活动和调节皮质回路的兴奋性，血流变化可提供空间和时间信息。因此，对血流动力学和神经活动的更深入了解可用于阐明癫痫的血管功能障碍。

在星形胶质细胞信号转导中，癫痫发作期间病灶的星形细胞终足 $Ca^{2+}$ 浓度升高与血管舒张相关；而在较远区域，$Ca^{2+}$ 浓度的增加与癫痫发作时血管收缩和癫痫后期血管舒张相关。此外，在多次癫痫发作后，绝对 $Ca^{2+}$ 浓度随时间缓慢增加，与癫痫病灶和较远区域的小动脉收缩趋势相关，但机制尚不清楚，其中之一可能是基于 $K^+$ 的机制。$K^+$ 在局部脑血流的动态调节中起着强大的血管扩张作用。星形胶质细胞可能通过终足内钙激活钾通道在 $K^+$ 外流中发挥核心作用，响应细胞内 $Ca^{2+}$ 浓度的升高，反映了局部神经元的活动。星形胶质细胞终足/血管平滑肌间隙 $K^+$ 轻度升高，可激活血管平滑肌细胞 $Na^+$，$K^+$-ATP 酶，并伴有血管平滑肌 $K_{IR}$ 激活，导致血管平滑肌超极化，血管松弛。钾通道控制血管舒张的快速开始，而 NO 通道有延迟反应，在神经元刺激后维持较长时间的扩张。通过钙信号通路和（或）TRPV4 通道，钙浓度增加并不足以诱导血管舒张或收缩，星形胶质细胞须去极化，才能通过 $Ca^{2+}$ 敏感大电导钾通道（$Ca^{2+}$-sensitive large-conductance potassium channel，BK 通道）产生显著的 $K^+$ 流。星形胶质细胞 $Ca^{2+}$ 通过进一步打开 BK 通道增强 $K^+$ 诱导的 NVC，从而允许更多的 $K^+$ 进入 PVS，使血管扩张、血管半径增加。但较高的 $K^+$ 可能发生在病理生理学上，如扩散性抑制或卒中，反而可触发血管平滑肌细胞去极化和血管收缩。

# 三、血脑屏障与药物耐受性癫痫

大约 70% 的癫痫患者可以通过药物和（或）手术控制癫痫发作但无法治愈，部分药物对特定类型的癫痫发作更有效，如治疗部分性发作的卡马西平、治疗无全身性强直阵挛性发作的失神性小发作的乙琥胺、治疗原发性全身性发作及部分性发作的丙戊酸钠，苯妥英钠用于控制大发作及与神经外科相关的癫痫发作。较新的抗癫痫药包括拉莫三嗪、奥卡西平、托吡酯、加巴喷丁和左乙拉西坦。尽管有多种治疗癫痫的药物，但约 30% 的癫痫发作仍然无法控制。这种癫痫状态被称为耐药性癫痫（drug-resistant epilepsy），也称为顽固性癫痫（intractable epilepsy）或难治性癫痫（refractory epilepsy），是指以两种可接受的、适当选择和使用的抗癫痫药方案（单药治疗或联合治疗）控制持续性癫痫发作，多次尝试无效的现象，是临床抗癫痫药治疗只是部分有效的另一个主要原因。耐药性癫痫患者中癫痫持续状态更为常见且持续，而不受控制的癫痫活动可能导致脑损伤和神经退行性变，尤其是在幼儿当中。TLE 发作是最常见的耐药性癫痫，其潜在机制仍不清楚。癫痫耐药的原因有如下两个主要假设。①靶标假设：抗癫痫药功效因靶标敏感性降低（如 GABAA 受体结合变化）而降低。②转运体假说：由于癫痫性脑组织中药物外排转运体（主要是 P-gp）的局部过度表达导致大脑中抗癫痫药水平降低、疗效减弱。此外，对癫痫相关的脑损伤做出反应的网络改变也可能导致抗癫痫药效率的改变。

## （一）血脑屏障功能障碍对药物摄取的影响

早期使用亲水染料如伊文思蓝对癫痫发作引起的 BBB 功能损害的研究表明，BBB "开放"可能允许各种药物进入大脑。然而，事实可能并非如此，因为"渗漏"是对 BBB 特性的特定调节，BBB 渗漏部位涉及微胞饮现象增多而 TJ 保持完整，TJ 只有在非常严重的脑损伤时才会被破坏。事实上，脑实质中大多数染料的增加很可能是由于染料与血浆白蛋白高度结合，癫痫持续发作通过跨细胞途径诱导白蛋白外渗，因此与白蛋白结合的染料也随之外渗进入脑实质。相反，未与血浆蛋白结合的小分子物质，其脑/血浆值通常不会改变甚至会降低。TLE 患者和 TLE 动物模型及耐药性癫痫相关的局灶性脑损伤，如局灶性皮质发育不良、结节性硬化症、神经节胶质瘤和血管畸形，均出现白蛋白外渗。目前只有较少的研究是关于长期的、严重的癫痫发作是否会改变 BBB 对常用抗癫痫药的通透性。与血浆蛋白结合的药物可穿过功能障碍的 BBB，但抗癫痫药的蛋白结合率差异很大，如苯妥英钠、丙戊酸盐、苯并二氮杂䓬类药物可与血浆蛋白高度结合（＞90%）；而乙琥胺、加巴喷丁、左乙拉西坦则几乎不与血浆蛋白结合。

药物与蛋白的结合是控制脑药物总蓄积量的关键因素。BBB 功能障碍对亲水性和亲脂性药物的分布有不同的影响，亲脂性药物总透过率高于亲水性药物。癫痫导致 BBB 功能障碍，血清蛋白外渗增加，蛋白结合型抗癫痫药的浓度降低。BBB 对白蛋白等大分子"开放"并不一定意味着小分子或离子的自由扩散。与亲水性染料相比，抗癫痫药具有很高的脂溶性，几乎不受 BBB 损伤的影响，耐药性癫痫患者的脑细胞外液、脑组织、CSF 和血清中的游离抗癫痫药水平并未因 BBB 渗漏而增加。

### （二）耐药癫痫的血脑屏障转运体假说

作用于大脑的药物通常都是亲脂性的，因此能够通过脂质生物膜穿过大脑内皮。但这些亲脂性药物可能是 BBB 外排转运体的潜在底物，尤其是主要位于 BBB 内皮腔内膜的 P-gp，约 50% 的候选药物可能是 P-gp 的底物，如托吡酯。大量研究表明 P-gp 与癫痫治疗效率低下及癫痫发作有关。癫痫发作可能会诱发 BBB 转运变化，脑毛细血管内皮细胞和血管周围胶质细胞的"第二道防线"机制可能被上调：在正常脑组织中，MDR1/P-gp 几乎仅由 BBB 表达；而在癫痫皮质中，BEC 和血管周围星形胶质细胞均表达 MDR1/P-gp。非癫痫性脑内，抗癫痫药由于体积小、亲脂性强、非离子化，且 P-gp 底物相对较弱，容易通过扩散穿透 BBB。癫痫发作后，P-gp 在内皮细胞中过表达，可能影响抗癫痫药的药动学特性及其达到神经元靶点的能力，与 P-gp 结合的抗癫痫药片段在内皮细胞中增加，药物被运输回血液中，从而降低受影响的大脑区域药物水平，导致癫痫患者对抗癫痫药的耐受性，约 30% 的患者受此影响，是癫痫治疗的主要问题之一。Tishler 等在耐药性癫痫患者大脑样本中发现 MDR1 的表达增加，提出这一表达增强可能会限制苯妥英等抗癫痫药在脑内积蓄，从而导致耐药性癫痫的"转运体假说"。目前有大量证据表明，耐药性癫痫患者手术切除的癫痫组织中，多药转运体如 P-gp、BCRP 和多药耐药蛋白（MRP、ABCC，如 MRP1、MRP2、MRP5）及其基因在毛细血管内皮细胞和星形胶质细胞中过表达。

但应引起重视的是，因为 P-gp 仅在癫痫病灶或局灶性脑组织中过表达，因此增加剂量可能导致其他脑区的药物浓度过高而导致毒性。通过抑制 P-gp 可以逆转抗癫痫药外排增加和相关的耐药性。使用维拉帕米直接抑制大鼠大脑皮质 P-gp 的作用，可使苯巴比妥、苯妥英、拉莫三嗪、非氨酯（felbamate）、卡马西平或奥卡西平的脑细胞外液-血浆浓度比率升高 2 倍。动物实验已经证明：①啮齿动物 P-gp 转运各种抗癫痫药；②对抗癫痫药无反应的自发性复发性癫痫大鼠的 BBB 上 P-gp 的表达高于对抗癫痫药有反应者；③ P-gp 过表达与脑内抗癫痫药低水平相关；④选择性 P-gp P 糖蛋白抑制剂（tariquidar）可消除 TLE 大鼠抗抗癫痫药的作用。因此，通过药理学抑制 P-gp 过表达可能提供一种潜在的治疗策略。但是这种策略可能存在个体差异，如非选择性 P-gp 抑制剂维拉帕米在临床试验中辅助治疗耐药性癫痫的结果不同。未来可能需要使用选择性 P-gp 抑制剂（如 tariquidar 或依克立达）进行临床试验。除个体差异外，同样还应考虑这些辅助治疗可能带来的风险，包括 P-gp 抑制剂会增加正常组织中细胞毒性化疗药物如抗癌药物的渗透和积累，可能具有潜在毒性。

频繁发作引起的 P-gp 表达增加是复杂的信号级联反应的结果，包括癫痫引起的谷氨酸释放，与 NMDA 受体结合后诱导 COX2，通过 NF-κB 增加 P-gp 的表达；NMDA 受体拮抗剂或 COX2 抑制剂可抑制该过程引起的 P-gp 上调。COX2 抑制剂塞来昔布可逆转抗癫痫药耐受性，增强 P-gp 抑制剂 tariqidar 的结果。在癫痫持续状态下给予 NMDA 受体非竞争性拮抗剂地佐西平（MK-801），可同时抵消 P-gp 过表达的效应和神经元损伤，可能为耐药性癫痫持续状态的患者提供临床上的治疗选择。靶向这一途径可能是控制 P-gp 在癫痫脑内表达和增强抗癫痫药脑内传递的新方法。

除 P-gp 外，某些抗癫痫药（如拉莫三嗪）也通过 BCRP 转运。人和实验动物的抗癫痫药转运体存在差异，在人类 BBB 中 BCRP 的表达水平高于 P-gp，而在啮齿动物 BBB 中则相反；对某些抗癫痫药的底物识别或转运效能也存在差异。例如，苯妥英钠和左乙拉西坦由小鼠而非人类 P-gp 转运，而卡马西平不由任何类型的 P-gp 转运。常见的抗癫痫药卡马西平、丙戊酸盐、左乙拉西坦、苯妥英钠、拉莫三嗪、苯巴比妥均不通过人 MRP1、MRP2 或 MRP5 转运，而丙戊酸盐通过一种未知的转运体转运，可被 MK571 和丙磺舒抑制。但在癫痫大鼠，应用 MRP 转运体抑制剂丙磺舒可增加脑微透析中苯妥英钠的浓度。毛果芸香碱诱发的惊厥性癫痫持续状态后，大鼠脑毛细血管内皮细胞表达 MRP2，而正常大鼠的大脑中未发现 MRP2 表达。与正常大鼠相比，缺乏 MRP2 的转基因大鼠脑微透析液中苯妥英钠的浓度显著升高，具有明显的抗惊厥活性；在癫痫的点燃模型中，丙磺舒显著增加苯妥英钠的抗惊厥活性，提示苯妥英钠可能是 MRP2 的底物。

除了转运限制和多药外排转运体的变化外，P450 代谢酶也可能在耐药性癫痫中发挥作用，降低 CNS 治疗药物脑内浓度。在耐药性癫痫患者颞叶切除分离的 BEC 中，细胞色素 P450 酶（CYP3A4、CYP2C9、CYP2C19、CYP2A6 和 CYP2E1）表达升高，在 BBB 水平上抗癫痫药代谢的增加可能增加了耐受性。此外，脑血管血流动力学状况的变化也会影响酶和多药转运体的表达。

# 四、癫痫的血管治疗策略

目前，大多数用于癫痫治疗的药物只是部分有效。对于临床药物无效性，一个逐渐形成的共识是，大多数药物是以靶向神经细胞特异性分子和受体设计的，而靶向非神经元细胞群体（如内皮细胞）的化合物或生物制剂可能是另一治疗途径。这需要更好地了解癫痫起源中细胞类型的特异性作用，并要认识到癫痫主要起源并非神经元功能障碍。大量研究提示血管治疗在癫痫中的重要性，修复 BBB 可能是预防或分流癫痫发生的潜在选择。例如，糖皮质激素等影响 BBB 的药物已被用于耐药性癫痫患儿，可减少癫痫发作并恢复 BBB 功能。此外，影响 BBB 的药物如那他珠单抗和 IL1RA 可作用于促炎介质，在耐药性癫痫最初可抑制癫痫发作，但从长远来看，存在严重不良反应的风险。因此，仍然有必要寻找干扰较小的药物。

有如下其他可能的干预。①西罗莫司（mTOR）靶蛋白。在 PTEN 耗竭的小鼠中，通过抑制 mTOR 信号可以阻止癫痫发生的发展。在癫痫患者中，异常的 mTOR 信号伴随着血管密度的增加，因此，研究靶向内皮 mTOR 的药物可能缓解癫痫症状。②靶向血管激素受体。内皮细胞表达雌激素或孕激素受体，两种激素均可在啮齿类动物模型中保护血管损伤/BBB 功能障碍。因此，靶向血管激素受体可能是修复 BBB 障碍的另一种途径，并可改善癫痫发生时的血管生成后果。③ECM-整合素信号。可溶性基质蛋白和整合素配体的血管活性作用可调节 $Ca^{2+}$ 内流和调节动脉血流。例如，识别 ECM-整合素信号的改变和使用整合素阻滞剂治疗癫痫小鼠，可显著减少点燃癫痫的发生。④靶向壁细胞。例如，周细胞和血管平滑肌细胞的丢失与癫痫发作的严重程度及血管病理学改变成正比。用血小板衍生生长因子亚基 BB（PDGF-

BB）静脉内治疗可激活壁细胞中的 PDGFRβ，改善壁细胞对血管的覆盖、改善血管功能并降低自发性 EEG 癫痫样活动。⑤饮食调节。对于耐药性癫痫可引入生酮饮食（ketogenic diet，KD），KD 可能对星形胶质细胞的单羧酸盐转运体产生积极影响，与癫痫发作的减少有关。KD 的分子机制尚不清楚，了解 KD 对血管的影响有助于设计基于饮食的干预癫痫发生的有效措施。⑥实验性治疗的干细胞疗法。人类多能干细胞（human pluripotent stem cell，hPSC）衍生的 GABA 能中间神经元可以作为潜在的癫痫细胞疗法，该治疗策略具有多样性：移植细胞分泌 GABA 以提高癫痫发作阈值、直接替换功能失常或丢失的 GABA 能中间神经元，或调节兴奋性活动过度的神经系统。但是，需要改进的一个问题是移植细胞的迁移效率。人类中间神经元在移植后 2 周迁移和分布，在移植后 4～7 个月才观察到其迁移和整合到宿主脑内。因此，中间神经元移植模型对疾病的有益作用会延迟到移植后几个月；另一个问题是移植后 GABA 水平降低。解决这些问题是将这种有前途的治疗方法向临床转化的关键，如血管疗法可能改善这种治疗策略。由于脑室周围血管网络是胚胎前脑中 GABA 能神经元迁移的天然基质，因此可用于改善 hPSC 衍生的 GABA 能神经元迁移；使用 hPSC 技术诱导产生人类脑室周样内皮细胞，可显著提高移植后人 GABA 能神经元迁移的速率，GABA 释放水平增高。这种内皮-神经元共移植策略可能有益于癫痫的脑修复。⑦ApoE 基因型。ApoE 亚型在癫痫病中可能发挥重要作用。与野生型和 ApoE2 或 ApoE3 转基因小鼠相比，ApoE4 过表达可通过增强小胶质细胞的活化来加重 C57BL/6 小鼠中海人藻酸诱导的海马神经变性。

# 五、未来研究方向

BBB 功能障碍是癫痫发作的一个重要特征。更好地了解癫痫发作和癫痫症中复杂的 BBB 变化可以带来新的治疗策略。快速修复 BBB 疗法将是合理的治疗干预措施之一，以治疗耐药性癫痫发作并预防癫痫发生及其他有害的脑损伤后遗症。但血管健康在癫痫发生中的作用还有一些尚待解决的问题：①血管的哪些参数可以帮助识别在卒发事件后可能导致大脑的癫痫倾向？②能否利用胚胎前脑血管的基因表达来更好地了解癫痫？③如何有效地利用从发育和血管系统研究中信息来设计临床的有效干预措施？微调血管作用或其在癫痫发生中的作用，可能找到癫痫发生中的"缺失环节"，并有可能在未来几年中作为诊断或预后的标志。

# 第四节　脑　瘤

肿瘤通常是由于上皮细胞基因组突变和表观遗传变化的逐步累积而引发的一种系统性疾病。由于脑的组织学和功能特异性，CNS 肿瘤及其微环境呈现多种不同于其他实体瘤的特征，包括 BBB 完整性受损、基质细胞浸润等。

## 一、脑瘤与血脑屏障改变

在脑瘤中，无论是神经胶质瘤（原发性）还是转移性（继发性）恶性肿瘤，BBB 的功能至少部分受损。BBB 完整性的破坏是高度可变和异质性的，取决于肿瘤的类型和大小。此外，由于转运系统受影响，系统性给药的药物常分布不均，在脑瘤的坏死核心中优先积累，而在肿瘤边缘的药物渗透率则可以忽略不计。P-gp 外排蛋白和其他 ABC 转运体在脑毛细血管腔内膜（及肿瘤细胞表面）的存在进一步限制了治疗药物的进入。同时，治疗 CNS 肿瘤时，从 PVS 向脑室弥散性持续流动的 CSF 也会减少肿瘤细胞接受化疗的实际浓度和时间。由于恶性脑瘤中 BBB 的完整性受到不同程度的破坏，但对药物递送仍存在明显障碍，因此还应考虑优化药物输送策略。

## （一）原发性神经胶质瘤

星状细胞瘤（astrocytoma）是 CNS 最常见的原发性神经胶质瘤（primary glial tumors）。2016 年，世界卫生组织（WHO）修订了 2007 年 CNS 肿瘤分类，根据组织学和分子参数将星状细胞瘤分为局限型（WHO Ⅰ 级）和弥漫型（WHO Ⅱ - Ⅳ级）两种亚型。第一种亚型包括良性星状细胞瘤，如毛细胞型星状细胞瘤（pilocytic astrocytomas），通常可以通过手术完全切除来治疗。第二种亚型是由于异质性和侵袭性生长而较难治疗的神经胶质瘤，包括弥漫性星状细胞瘤（diffuse astrocytoma，Ⅱ级）、间变性星状细胞瘤（anaplastic astrocytoma，AA；Ⅲ级）和胶质母细胞瘤（glioblastoma，GBM；Ⅳ级）。AA 和 GBM 是两种高级别恶性肿瘤，预后差，中位生存期分别为 2 ～ 3 年和 12 ～ 15 个月，主要表现为神经变性、侵袭性、细胞学多形性和有丝分裂活性增加。GBM 还伴有微血管增生、坏死及浸润性生长。受肿瘤影响的大脑区域不同，患者表现出各种各样的症状，主要有癫痫、疲劳、头痛、认知和运动障碍。

与其他实体瘤类似，胶质瘤进展受到肿瘤微环境（tumor microenvironment，TME）中肿瘤细胞与免疫细胞之间复杂的相互作用的影响。免疫系统对肿瘤的反应会影响胶质瘤的存活、增殖和侵袭性。胶质瘤的显著特征包括血管化增强、缺氧 TME 的刺激、氧化应激增加和免疫抑制环境。这些过程促进了神经炎症性 TME，可能导致 BBB 完整性的丧失。对缺氧条件的反应由缺氧诱导因子-α（HIF-α）介导，调节血管生成和炎症因子如 VEGF 的表达，破坏现有血管周围的细胞屏障，将内皮细胞拉开以形成具有开孔和较少 TJ 的新毛细血管，导致细胞和血浆成分向大脑的渗透增强，将大脑暴露于来自外周循环的潜在有害物质浓度，对神经元信号产生不利影响，以及异常的免疫细胞浸润，导致大脑稳态被破坏。神经胶质瘤中 BBB 完整性的破坏取决于肿瘤的类型、等级和大小。大多数低度及 30% 的高度神经胶质瘤在 MRI 上均未表现出造影增强作用，因此大部分此类肿瘤可能不会对 BBB 的通透性产生很大影响。目前 AA 和 GBM 的治疗包括最大限度的肿瘤手术切除，再进行化疗（如替莫唑胺，TMZ）和局部放疗。化疗方案可能在一开始获得成功，但这些类型的肿瘤具有高度耐药性，部分原因即是由于 BBB 的存在，化疗药物对脑肿瘤组织的穿透性差，而且复发率极高。虽然高级别的脑肿瘤会破坏 BBB 的完整性，但这种破坏具有非均一性，导致药物分布不均匀，在高级别肿瘤坏死区域优先积累，而在神经胶质瘤增殖边缘的药物渗透极低，提示该部位具有良好的屏障性能，因此无法在受肿瘤影响的区域达到有效的药物浓度。同时，即便肿瘤组织的通透性增加，但 BBB 上外排泵如 P-gp 的作用可能阻止药物的进入，与肿瘤内药物水平相比，药物在肝脏中的浓度升高了 6 ～ 11 倍；与正常大脑水平相比，药物在肝脏中的浓度升高了 15 ～ 37 倍。此外，肿瘤本身被异常的 ECM 所构成的病理屏障所包围，阻碍了药物从脉管系统到肿瘤实质的通路。弥漫型胶质瘤的治疗失败和高复发率也可归因于其高度的细胞异质性。例如，在肿瘤内存在的被称为神经胶质瘤样干细胞（glioma-stem-like cell，GSC）或神经胶质瘤启动细胞（glioma-initiating cell，GIC）的细胞亚群，它们负责肿瘤的产生、进展、侵袭、血管生成和复发。GIC 具有自我更新、无限增殖和化疗/放疗耐药性等特点。开发能够克服 BBB 和肿瘤屏障并通过选择性靶向 GIC 抑制肿瘤生长的新型治疗方法成为迫切需要。根据 GIC 的遗传和谱系分类，设计针对性和个性化的治疗方法，可使抗癌药物的治疗效果最大化，减少其不良反应。

## （二）脑转移瘤

脑转移瘤（brain metastases，BM）在日常生活中比原发性胶质瘤更为常见，约 20% 的恶性肿瘤患者发生脑转移，包括黑色素瘤、肺癌和乳腺癌肿瘤。肿瘤转移过程涉及植入的癌细胞与大脑微环境之间的不同相互作用。每个癌细胞都必须表达几种蛋白酶才能穿过 BBB 到达大脑，BBB 连接蛋白可能因癌细胞表达的各种因子而不稳定，如 ANG2 与 BBB 早期的不稳定有关。转移瘤细胞利用不同的方式穿过构成 BBB 的多个细胞层，与进入其他转移灶相比，癌细胞进入脑组织需要更多的时间，被捕获的肿瘤细胞必须在脑血管内存活更长的时间。星形胶质细胞和小胶质细胞等常驻 CNS 细胞在转移性肿瘤细胞在大脑中的植入、形成和增殖中起着积极的作用。这种活跃的过程需要通过不同的机制募集血管，无论是血管生成、血管发生、血管征用（vessel co-option，是一种非血管生成过程，肿瘤细胞利用现有的组织血管来支持肿瘤的生长、存活和转移）、套叠（intussusception）或血管拟态。这些血管及其相关的血-瘤屏障（blood-tumor barrier，BTB）属性具有某些形态特征：与周围的正常脑实质相比，血管的扩张直径更大，基板更厚，并且微血管密度更低。更重要的是，TJ 结构受损，PVS 增加，甚至具有孔窗及胞质空泡。脑肿瘤血管还表现出外排转运体的不同表达特征，目前尚不能很好地表征这种差异，这些蛋白除了脑血管外，还可由肿瘤细胞直接表达，导致结果产生干扰。相对于周围脑血管的水平，大多数研究发现脑转移背景下 BTB 中 P-gp 和（或）其他 ABC 转运体表达减少或不变；相反，相对于正常神经胶质细胞，转移瘤细胞通常显示出这些转运体的表达谱增加。因此，即使 BBB 和 BTB 在恶性脑肿瘤中的通透性异常，但仍能阻碍药物的递送。在这种局部性和非均质性突破性屏障的保护下，大脑区域内的治疗药物水平远低于全身循环。

虽然 BBB 在原发性和转移性脑瘤中被破坏，但其他因素也可能限制抗肿瘤药的传递，如肿瘤组织内及肿瘤周围大脑间质压力的增加。下沉（吸收）效应（sink effect）可急剧降低肿瘤周围静脉内化疗药物的浓度，是导致 CNS 肿瘤化疗失败的另一种机制。此外，矛盾的是，在治疗脑瘤时，一些医源性因素可能会重建 BBB 的完整性，从而进一步阻碍药物的递送，如抗血管生成疗法（贝伐单抗）和地塞米松。

# 二、肿瘤微环境

TME 由细胞和非细胞成分组成。TME 的细胞成分包括癌细胞和非癌细胞、免疫细胞、间充质干细胞、内皮细胞、生态位细胞、癌症相关的成纤维细胞和可促进肿瘤生长的脂肪细胞；非细胞成分包括细胞因子、趋化因子、介质、生长因子及 ECM，可以影响并受癌细胞生长的影响。肿瘤及其周围的微环境需要启动一系列的步骤来侵袭、定植并在远端组织中生长，以诱导转移过程。TME 是参与癌症多个发展阶段的关键因素，特别是局部耐药、免疫逃逸和远端转移。深入了解 TME 的机制及其对肿瘤侵袭和进展的影响，将促进候选药物的评估和选择，有利于开发靶向神经胶质瘤的潜在药理学干预。

## （一）原发性神经胶质瘤微环境

**1. 神经胶质瘤血管** 根据犹大福克曼（Judah Folkman）的假设，一旦肿瘤的大小超过 $1 \sim 2mm^3$，其发展就需要形成和（或）募集血管。血管生成、血管发生、血管征用及血管拟态和神经胶质瘤细胞-内皮细胞转分化等多种过程在肿瘤血管形成中发挥作用。神经胶质瘤血管的形态和功能与健康脑组织中的血管不同。

首先，肿瘤血管表现出异质性形态，呈曲折状，尤其在瘤体中心扩张，内皮细胞 TJ 缺失和孔窗增加，claudin-1 和-5 发生自身调节。当内皮细胞受到影响时，基板和 ECM 厚度增加或减小。随着血管形态和 ECM 改变，周细胞覆盖范围受损，内皮细胞转运体表达也发生改变。

这些修饰导致肿瘤血管的表型不成熟，很大程度上缺乏 BBB 特性。然而，与癫痫类似，肿瘤血管壁的这种"开放"并不一定意味着胶质瘤中的药物递送增强。由于形态问题导致这些血管功能异常，某些区域的血液流动混乱，有时甚至无血流。脑肿瘤内药物异质性扩散，与外周器官转移瘤相比总体上药物递送减少。在 GBM 的晚期，当肿瘤块内形成坏死区域时，内皮细胞的广泛活化一方面导致肿瘤血管生成；另一方面导致炎症细胞募集。神经胶质瘤血管系统形成的 GSC，通过血管支架渗入脑实质，进一步促进肿瘤进展。肿瘤血管的内皮细胞，可以作为信号枢纽，在肿瘤发展早期阶段作为胶质瘤细胞增生、生长的共同支架。

血管异常形成 TME，该环境通过氧化应激、代谢变化和炎症反应使肿瘤持续生长，导致临床上相关的水肿形成和全身化疗药物的递送不良，因而目前靶向血管生成和血管正常化疗法的临床试验基本失败。研究肿瘤血管系统的发育和 BBB 功能的调节不仅对改善 GBM 的药物输送具有重要意义，而且对解决 CNS 的其他疾病也同样重要。由于肿瘤血管生成和肿瘤炎症的状态有助于肿瘤的形成、发展和转移，肿瘤基质已成为治疗目标。

**2. 神经胶质瘤的 ECM**  脑肿瘤特别是 GBM 的 ECM，除了 I 型胶原蛋白、玻连蛋白和透明质酸外，还包括基板成分 IV 型胶原蛋白、层粘连蛋白、纤连蛋白和生腱蛋白 C（tenascin-C，TN-C），包绕在血管外。肿瘤细胞产生 TN-C，可能为肿瘤生长允许的微环境奠定基础。TN-C 可诱导 GBM 细胞和内皮细胞增殖。随着 TN-C 的上调，肿瘤血管失去星形胶质细胞衍生的 ECM 成分——凝集素（一种 HSPG，是 AQP4 在星形胶质细胞终足定位的重要因素）。GBM 血管中 TN-C 和凝集素的这种反向调节伴随着 TJ 蛋白 claudin-5 和 occludin 的下调，提示凝集素对 BEC 可能具有促进屏障特性的作用，而 TN-C 则有阻碍屏障特性作用。除了在神经胶质瘤血管中高表达 TN-C 外，在神经胶质瘤组织中骨膜素旁的 TN-C 受体整合素 αV 水平升高。骨膜素（αV/β3 和 αV/β5 整合素的配体）由 GSC 分泌，是 TN-C 进入 ECM 并促进其结构的启动子。此外，骨膜素也参与 $M_2$ 极化巨噬细胞的募集。

与正常大脑相比，神经胶质瘤细胞可表达低水平 I 型胶原蛋白和 IV 型胶原蛋白，但 XVI 型胶原蛋白高度上调。IV 型胶原蛋白的分布和定位可能受到 NVU 细胞结构破坏的影响，在内皮细胞周围显示出不规则的、粗糙的分布。NVU 组织的缺陷也可能与缺乏星形胶质细胞衍生的层粘连蛋白有关，层粘连蛋白对周细胞分化为支持 BBB 的表型具有重要作用。相反，神经胶质瘤细胞分泌 α2-、α4- 和 α5-层粘连蛋白，神经胶质瘤血管系统表达 α3- 和 α5-层粘连蛋白，它们通过层粘连蛋白受体 α3β1 整合素选择性促进神经胶质瘤细胞迁移。

ECM 蛋白可通过整合素家族成员被细胞识别，如 αVβ3、αVβ5、αVβ6、α2β1、α5β1、α6β1 和 α6β4。GBM 中表达最多的整合素是 αVβ3 和 αVβ5，它们在肿瘤星形胶质细胞和新生血管内皮细胞上表达。抑制 αVβ3 可产生抗血管生成和抗肿瘤作用，但使用对 αV 整合素具有选择性的环肽（西仑吉肽）在 III 期临床试验中未显示生存获益。αVβ3 配体玻连蛋白及肌腱蛋白与肿瘤细胞和内皮细胞上的 αVβ3 表达共定位，而纤连蛋白（β1 整合素的配体）则在整个 GBM 中弥散性表达。除了对 GBM 血管生成的重要性外，宿主细胞中 αVβ3 的表达还支持巨噬细胞的浸润，进而影响大多数迁移的 GBM 炎症。整合素可以通过踝蛋白（talin）、整合系相互作用蛋白（kindlin）、黏着斑激酶（focal adhesion kinase，FAK）、Src 和桩蛋白（paxillin）等产生下游信号传导。

GBM 通过 ECM 组件表达变化和 ECM 降解，使 ECM 发生广泛的重构，从而促进肿瘤细胞的侵袭、血管生成和免疫细胞浸润。ECM 降解由 MMP 介导，MMP 以原型形式释放，必须通过膜型 MMP（membrane-type MMP，MT-MMP）的蛋白水解作用在细胞外被激活，金属蛋白酶组织抑制剂（TIMP）进一步调节 MMP 蛋白的活性功能。在 GBM 中，MMP2 和 MMP9

上调，MMP9 血浆浓度与恶性肿瘤密切相关，与预后呈负相关。ECM 降解也由解聚素和金属蛋白酶家族（a disintegrin and metalloproteinase，ADAM）成员介导。例如，ADAM10 在几种癌症中上调，可裂解 VE-cadherin，从而促进血管渗透性。

ECM 可以结合多种生长因子，如 latent TGF-β，由 latent TGF-β 结合蛋白（latent-TGF-β-binding protein，LTBP）和无活性结合蛋白（latency-associated peptide，LAP）组成，latent TGF-β 通过其配体血小板反应蛋白 1（thrombospondin 1，TSP1）与 CD36 结合。炎性条件下，活化的巨噬细胞通过促进纤溶酶活化，激活 latent TGF-β 催化复合物中活性 TGF-β 释放。TGF-β 由神经胶质瘤细胞和调节性 T 细胞（Treg）表达，在神经胶质瘤微环境中，TGF-β 抑制 T 细胞和小胶质细胞的促炎反应，并通过作用于 CSC 促进肿瘤的生长。αVβ8 是 GBM 中诱导血管生成和肿瘤细胞侵袭性的重要调节因子。高血管生成性和低侵袭性肿瘤表达低水平 αVβ8，而高侵袭性和低血管生成性肿瘤表达高水平 αVβ8。αVβ8 通过驱动 TGF-β1 诱导的 DNA 复制和有丝分裂检查点进程来调节肿瘤的发展。控制 αVβ8 蛋白水平可改变 GBM 的血管生成和侵袭性生长特性，其机制之一是减少 latent TGF-β 的激活。αVβ8 整合素-TGFβ1 信号转导轴对于利用血管周围小生境至关重要，是抑制 GBM 患者肿瘤生长和进展的潜在治疗靶标。此外，通过纤溶酶原和 XVIII 型胶原蛋白的蛋白水解切割，ECM 还是产生促血管生成因子和抗血管生成因子的来源，可产生血管生成抑制因子和内皮抑制素的片段，是血管生成的有效抑制剂。随着促血管生成因子的释放和 MMP（MMP2/9）的诱导，CSC 不仅维持肿瘤生长，还可以扩散到远端大脑区域。CSC 微环境进一步受到细胞因子（如 INF-γ，IL10）和 TGF-β 的支持，从而促进巨噬细胞的 M₂ 极化和 Th₂ 炎症状态。

**3. 神经胶质瘤炎症**　由于脑实质中缺乏淋巴管，并且微血管具有 BBB 特性，因此 CNS 组织被认为是免疫豁免的器官，移植的外来组织在脑实质受到排斥。进一步的研究表明，CNS 的这种免疫豁免状态是相对于其他组织和器官，取决于神经炎症的存在。GBM 伴有高度炎症反应，肿瘤的发生和发展可能与慢性炎症反应有关。因此临床试验开展了旨在开发针对胶质瘤的免疫疗法。然而，由于胶质瘤 TME 的免疫抑制特性阻碍了有效的抗胶质瘤免疫反应，大多数临床试验未能显示胶质瘤患者从中获益。除了浸润性免疫细胞外，胶质瘤细胞还表达免疫抑制分子［如 IL6、IL10、TGF-β、LDH5、半乳凝素（galectin-1）和 PGE］，将浸润性免疫细胞重新编码为促肿瘤表型。IL10 不仅抑制树突状细胞和巨噬细胞的功能，还对 T 细胞的活化和增殖具有促炎及抑制作用；galectin-1 增强肿瘤细胞的迁移，诱导 T 细胞凋亡和肿瘤浸润巨噬细胞向免疫抑制 M₂ 型倾斜。

GBM 炎症过程可导致免疫细胞的募集。在 CNS 炎症中，首先被募集的细胞是常驻小胶质细胞。这些细胞被激活并开始获得巨噬细胞的特性，如活性表型并表达促炎性细胞因子。在神经胶质瘤中，常驻小胶质细胞表达 MHC I 类激活细胞毒性 T 细胞，但不能上调 MHC II 类及促炎性细胞因子，如 TNF-α、IL6 和 IL1β。相反，小胶质细胞转换为 M2 极化，表达替代性炎性细胞因子，如 IL10、EGF 和 VEGF，并开始表达 TIE2，促进肿瘤的血管生成和发展，从而促进肿瘤的进一步生长。小胶质细胞并非 GBM 中唯一检测到的炎症细胞。GBM 的特征是肿瘤相关巨噬细胞（tumor-associated macrophage，TAM）、髓样抑制细胞和 Treg 的积累。TAM 是 GBM 中的主要炎性细胞，高达 30% 的 GBM 可以由小胶质细胞和巨噬细胞组成，两者不仅参与肿瘤细胞作用，还可以通过释放促增殖细胞因子提供 Th2 炎症状态来支持肿瘤的生长。从外周趋化因子 CCL2、CSF1、CX3CL1 和巨噬细胞集落刺激因子（macrophage colony-stimulating factor，M-CSF）等募集的巨噬细胞，在胶质瘤微环境中通过激活免疫抑制途径，促进胶质瘤进展。在经典的极化状态（M1 极化）下，巨噬细胞/TAM 分泌促炎性细胞因子（IL1β、IL6、TNF-α 等）及 ROS 和 NO，诱导组织和肿瘤细胞的破坏。相反，M2 极化的 TAM 通过分泌 VEGF、抗炎细胞因子（IL10、IFNβ/γ、TGF-β 等），阻断 CD8+ T 细胞浸润、促进血管生成，具有促进肿瘤生长的作用。在 GBM 中，M1/M2 的比例更有利于 M2，而且 M2 极化的 TAM 可能上调 Wnt 信号通路，进一步促进肿瘤的进展（图 3-10）。

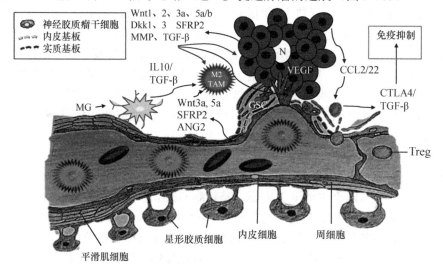

图 3-10 彩图

图 3-10　脑血管作为脑肿瘤炎症中的信号传递枢纽

GBM 肿瘤生长过程中在坏死区周围形成缺氧状态，导致 VEGF 过度表达，随后血管生成激活。驻留的小胶质细胞与发芽的血管一起被激活，进一步募集 GSC 和炎症细胞。巨噬细胞和活化的小胶质细胞通过刺激神经胶质瘤衍生因子获得 M2 极化。之后肿瘤细胞释放 Wnt 生长因子，靶向 M2 TAM。M2 TAM 也释放 Wnt 和其他因子，如 TGF-β 和 IL10，通过 Treg 募集抑制 T 细胞介导的免疫反应，还可能通过作用于 GSC 进一步导致血管生成和 GBM 进展。最终，胶质瘤血管系统严重阻碍 BBB，从而支持肿瘤允许的微环境。MG. 小胶质细胞；M2 TAM. M2 极化的肿瘤相关巨噬细胞；Treg. 调节性 T 细胞；GSC. 神经胶质瘤干细胞；N. 坏死；VEGF. 血管内皮生长因子

目前对 GBM 中髓样抑制细胞（myeloid derived suppressor cell，MDSC）、树突状细胞、NK 细胞和 B 细胞的存在及作用的研究相对较少。GBM 中 CD4+ 和 CD8+ T 细胞之间的比例与患者的生存率相关，CD8+ T 细胞的数量较高，与预后较好相关。CD4+/FoxP3+/CD25high/CD127low Treg 在高级别神经胶质瘤中普遍存在，但在 CNS 良性肿瘤中几乎不存在，与 GBM 的侵袭性表型相关。Treg 紧密定位于 GBM 血管，可能与 GSC 相互作用，GSC 可表达程序性死亡配体 1（PD-L1），与抑制性受体 PD-1 存在于活化的淋巴细胞上。

## （二）脑转移瘤

TME 在肿瘤行为中起着重要的作用。转移性肿瘤细胞必须黏附并穿透 BBB 后，产生各种细胞因子、趋化因子和介质修饰其新的 TME 得以生存。虽然在转移性肿瘤细胞中存在与原发肿瘤相似的组织学和细胞标志物，但转移性微环境是不同的，可能是抗肿瘤治疗对转移性肿瘤效果差的原因之一。在数百万的循环肿瘤细胞（circulating tumor cells，CTC）中，只有少数能够侵入另一组织生存，这些细胞具有不同的生物学特性，使它们更具抵抗能力。脑转移瘤基因组分析发现，原发性和转移性肿瘤间存在瘤内基因异质性。例如，临床上脑转移瘤显著突变，细胞周期蛋白依赖性激酶（CDK）N2A 缺失和 CDK4/6 扩增，使脑转移瘤对 CDK 抑制剂更为敏感。

肿瘤转移的早期研究可以追溯到 1889 年斯蒂芬佩吉特（Stephen Paget）的"种子和土壤"理论，其中种子（肿瘤细胞）更倾向于生长在不同土壤（器官）上。这一理论是针对肿瘤抗血

管生成和免疫治疗的基石。转移发生必需以下几个步骤。①通过促进细胞运动，诱导上皮-间质型转变（epithelial-mesenchymal transition，EMT）并分泌调节 TME 的分子完成从基板入侵；②肿瘤细胞内渗进入局部血液和淋巴管；③肿瘤细胞生存并向循环/淋巴管的转移，即 CTC；④在继发或异体组织的阻滞和外渗；⑤在继发位点定植。在另一个细胞小生境建立肿瘤细胞的这些步骤不是固有程序。转移是一个复杂而多方面的过程，它影响肿瘤细胞（突变、表观遗传变化和特征）及生长因子的可用性、与其他肿瘤细胞的相互作用及周围新的 TME。

　　CTC 需跨 BBB 转移，外渗侵入中枢实质。CNS 缺乏标准的淋巴引流系统，肿瘤细胞进入大脑的唯一途径是通过血液，目前尚不清楚类淋巴系统在脑转移瘤中的确切作用。BBB 的特性之一是 TJ 和外排转运体的存在，这些 TJ 由 claudin、occludin 和 ZO 蛋白，以及具有高电阻的 JAM 组成。每个 CTC 都必须表达几种蛋白酶才能穿过 BBB 到达大脑，如促进 MMP9 的产生和细胞间黏附蛋白的降解来促进脑转移。ANG2 与 BBB 的早期破坏和转移的乳腺癌细胞在脑内定植增加有关。BBB claudin 也可能因癌细胞表达的各种因子而不稳定，如细胞因子、趋化因子和炎症介质（包括 VEGF，bFGF，TGF-α，IL1β，TNF-α，IFN-γ）、CCL2、CXCL8 和 COX2。CTC 黏附到内皮上时，BBB 中表达的分子及 CTC 受体，如选择素、整合素、钙黏附素、CD44、免疫球蛋白超家族（ICAM1，VCAM1）的功能至关重要。转移瘤细胞利用不同的方式穿过构成 BBB 的多个细胞层。例如，发生乳腺-脑转移时，免疫细胞表达的组织蛋白酶-S 在转移瘤细胞中上调，通过 JAM-B 的蛋白水解过程介导乳腺癌细胞 BBB 的转位。这可能是一种"白细胞拟态"现象，转移瘤细胞可通过该模式执行促进细胞迁移和侵袭的免疫表达程序。

　　进入大脑后，肿瘤细胞需要在大脑微环境中存活并定植。在外渗进入脑组织后，癌细胞仍与血管保持接触，直到 VEGF-A 诱导血管生成或血管系统发生重塑并发生血管征用。

# 三、未来研究方向

　　ECM 是抵抗肿瘤发生的物理屏障，但是肿瘤细胞引发的各种变化也会将相邻 TME 转化为病理实体，特别是由某些 TME 谱系细胞介导的免疫调节及由 TME 成分诱导的远端转移，都可以加速肿瘤的进展。肿瘤生存微环境中的酸性和缺氧区域差异对肿瘤的发展有很大影响，不同的环境因素会诱导肿瘤细胞发生不同的分化及基因突变，最终造成肿瘤的异质性并增加治疗的困难。

　　在胶质瘤的形成和进展过程中，BBB 不仅发生结构和功能的变化，同时还会影响药物递送等其他临床过程。GBM 具有独特的机制避免免疫系统的清除作用，它通过分泌免疫调节因子，导致小胶质细胞和巨噬细胞从促炎性经典 M1 状态转变为抗炎性 M2 替代激活状态。尽管与小胶质细胞衍生的免疫反应相比，淋巴免疫系统细胞的作用较小，但 Treg 和其他免疫抑制细胞向肿瘤基质的募集可进一步支持 GBM 的抗炎环境。在这种情况下，具有高度血管生成活性的血管腔是主要的参与者，内皮细胞除了平滑肌细胞/PC 外，还接收来自肿瘤细胞如 VEGF、TGF 抑制剂和 Shh 的信号，通过为 CSC、Treg 和 M2 极化巨噬细胞提供一个允许的小生境，积极促进胶质瘤进展。Wnt 生长因子和 Wnt 通路与炎性途径如 TGF-β，NF-κB，Notch 等相互作用，与神经胶质瘤血管生成和炎症相关。研究神经胶质瘤细胞与血管、免疫细胞和基质细胞之间的通信，在 GBM 形成的早期阶段尤其重要，这是恶化的决定性时期。

　　在脑转移瘤过程中，虽然 BBB 限制了多种分子和细胞的进入，但它并不是转移性癌细胞迁移难以逾越的障碍。转移性癌细胞能有效地破坏 BBB，将大脑作为"避难所"，以免受化疗和其他无法穿透 BBB 的药物影响。BBB 完整性在不同的脑瘤类型中呈现差异变化。在脑转移中，周细胞亚群的组成变化与渗透差异性相关。TME 对于癌症发展为转移性疾病至关重要。建立在神经元生态位中的肿瘤细胞上调 PD1、EGFR、TOP2A、TOPO1 GABAR、GLUTR、TrkB 和 P75NTK，以及 miRNA 表达、突变和特定的表观遗传变化，与新的大脑微环境相互作用使癌细胞更具攻击性，并且对全身治疗具有抵抗性。脑转移是一种途径，而不是最终过程，脑内 TME 的不同成分可以从根本上调节 BBB 的特性，因此未来有必要对这些细胞和细胞外介质进行综合分析，了解其复杂性对发现新的治疗方法至关重要，以提高脑部靶向治疗的疗效。

# 第五节　精神疾病

神经血管内皮功能障碍和 BBB 高通透性是神经系统疾病合并精神症状的机制。精神疾病可与外周血管内皮功能障碍相关的疾病并发，如代谢综合征、心血管疾病和糖尿病，可能涉及大脑灌注减少和大脑微环境内稳态平衡过程受损等机制，从而导致认知和行为症状。此外，BBB 的破坏可以促进大脑先天免疫和外周适应性免疫之间的相互作用，从而使有害的神经免疫信号和神经炎症反应持续存在，也可导致精神疾病的症状。针对这些发现提出了精神疾病的"轻度脑炎"假说，靶向这些机制可能是潜在的治疗策略。抑郁障碍是最常见的精神疾病，焦虑症位居第二，焦虑症往往会增加患抑郁障碍等其他精神疾病的可能性。由于焦虑症和抑郁障碍在表型上的重叠，两者往往出现共病现象，BBB 蛋白在抑郁障碍和焦虑症的发展中发挥重要作用，可能是两者共病的机制之一。

# 一、血脑屏障与抑郁障碍

## （一）TJ 蛋白与抑郁障碍

BBB 破坏和免疫细胞进入大脑之间存在协同关系，介导神经炎症和精神疾病，BBB TJ claudin-5 在多种抑郁模型中下调。慢性应激可破坏大脑稳态，对脑血管系统产生不利影响。无论血管类型和分支顺序如何，慢性应激都会降低血管直径和重建血管的体积，血管完整性减弱，引起脑血管容量持续下降导致缺氧状态，VEGFA mRNA 表达明显升高，而 claudin-5 表达降低，最终损害 BBB 的功能。大鼠束缚应激后 1 天，额叶皮质和海马中的 BEC 中 GLUT1 显著增加，星形胶质细胞标志物 GFAP 显著降低，两个脑区中毛细血管内皮细胞均受损；束缚应激后 21 天，海马出现较厚且不规则的毛细血管基板和星形胶质细胞肿胀。应激导致脑毛细血管水平及 BEC 和星形胶质细胞的超微结构中 TJ 蛋白 occludin、claudin-5 和 GLUT1 产生时间依赖性改变，这种改变可能导致神经退行性过程、认知和行为功能障碍。应激易感小鼠的伏隔核（nucleus accumbens，NAc）中内皮细胞 claudin-5 表达减少，血管形态异常。注射 claudin-5 shRNA 小鼠的 NAc 中 BBB 完整性降低，外周 IL6 渗入脑实质，随后表现出抑郁样行为。同样，抑郁障碍患者 NAc 中 claudin-5 表达也降低。claudin-5 蛋白下调，可诱发阈值下应激诱导的抑郁样行为，加上应激诱导的外周免疫信号的募集，导致 BBB 通透性增加，进一步诱导抑郁样行为的发生。慢性抗抑郁药治疗可减少 claudin-5 的丢失并增强对应激的适应力。

## （二）血管炎症与抑郁障碍

抑郁障碍是 CNS 疾病，但许多外周炎症性疾病均伴有抑郁症状，如糖尿病、肥胖、动脉粥样硬化和心肌梗死通常与重度抑郁障碍并存。血管炎症是这些疾病共有的因素，BBB 内皮功能障碍可能与抑郁症状的诱发有关。血管炎症引起的内皮细胞功能障碍是抑郁和心血管疾病同时发生的潜在因素。内皮细胞功能障碍，包括 BBB 功能障碍，与白细胞黏附增加、血小板活化、凝血级联的刺激、炎症环境的诱导和动脉粥样硬化斑块的形成有关。重度抑郁障碍的患者血液中促炎性细胞因子水平升高。因此，大脑外的炎症过程可以促进抑郁障碍的发病，尤其是心血管疾病，如动脉粥样硬化、糖尿病、冠心病、心肌梗死或充血性心力衰竭及其危险因素（如吸烟、肥胖、高半胱氨酸血症）等。探索血管炎症和抑郁之间的因果关系可以提供有关特定生物标志物信息及靶向治疗的可能性。

糖尿病高血糖期间内皮细胞中的葡萄糖代谢可诱导细胞内二酰基甘油缓慢升高，从而引起 PKC 依赖性超氧化物产生。ROS 通过激活 NF-κB 介导的黏附分子 VCAM1、ICAM1、趋化因子 MCP1 和 IL8 的转录介导血管炎症。高血糖症还促进糖的醛基和氨基酸的氨基之间的化学反应，产生 AGE。AGE 激活其受体 RAGE，RAGE 在内皮细胞上的激活导致 NF-κB 活性增强、黏附分子转录。脂肪细胞中的胰岛素抵抗导致游离脂肪酸释放到血液循环中，游离脂肪酸作为 toll 样受体 4（TLR4）激动剂，触发 NF-κB 介导的促炎性细胞因子 TNF-α 和 IL6 的产生。在肝细胞中，这些细胞因子刺激急性期 C 反应蛋白（C-reactive protein，CRP）的释放。TNF-α、IL6 和 CRP 可以在靶细胞（如内皮细胞）中引起胰岛素抵抗。肝细胞过滤循环中的游离脂肪酸并将其包装成极低密度脂蛋白（VLDL）颗粒。VLDL 颗粒，尤其是氧化的 VLDL，可导致内皮细胞功能障碍。因此，糖尿病导致白细胞渗出增加、血小板反应、有丝分裂、凝血和血管收缩，内皮依赖性血管舒张受阻。这些有害的血管效应也发生在 BBB。例如，糖尿病与 CBF 减少或腔隙性脑梗死之间存在显著的相关性。因此，糖尿病增加了与血管炎症相关的几种因素，糖尿病和抑郁障碍具有较高的共病率。

老年人往往出现心血管疾病和抑郁障碍共病，并由此产生了"血管性抑郁障碍"假说。该假说提出心血管疾病可能诱发、促进或延续某些老年性抑郁障碍。40 岁以上的患者白质高信号和脑微梗死的存在与抑郁症状相关，白质负担过高在晚期抑郁障碍患者中尤为明显。MRI 脑部扫描发现白质高信号反映了脑内血管或缺血性起源的隐性损伤。这种高强度信号也可能发生在年轻患者中，如动脉粥样硬化疾病的高风险患者。

## （三）先天性免疫与抑郁障碍

先天性免疫通过诱导和非诱导两种机制发挥作用。人体有天然的解剖和生理屏障，BBB 可非特异性地防止感染。如果病原体克服了这些屏障，由细胞外空间分泌的可溶性分子或先天性白细胞表面表达的受体介导的识别模式将触发可诱导的先天机制。BBB 并非严格的先天性免疫系统的解剖屏障，但它与先天性免疫细胞（如巨噬细胞、肥大细胞和多形核白细胞）的串扰是调节 CNS 免疫状态的基础（详见第四章）。

先天性免疫作用在宿主防御中通常发挥有益的作用，但有时也会产生负面影响。在易感条件下，先天性免疫可能导致人类疾病，其特征是不受控制的炎症增加，甚至维持神经炎症周期。免疫失调不仅在神经自身免疫性脑病（如 MS）和神经退行性疾病中起作用，在许多精神疾病中也发挥作用。小胶质细胞是脑内驻留吞噬细胞，在炎症或感染事件中可以被激活，执行先天免疫的复杂功能。在胚胎和成年期，小胶质细胞也可以与神经细胞接触，调节神经细胞的活动，从而调节突触连接的数量和质量。这些事件可能是影响精神疾病发展的大脑微形态-功能改变的基础。小胶质细胞还参与 CNS 的生理发育过程：它们不仅通过自身特定的突起控制局部环境，而且在大脑发育过程中利用 C1q 和 C3 补体蛋白介导补体标记突触的吞噬，发挥突触修剪的作用。在成人大脑中，小胶质细胞在突触回路的稳态中起着关键作用。嘌呤受体和兴奋性毒性神经递质的表达使小胶质细胞能够感知局部神经活动，通过突起生长直接接触神经元，也可以通过信号分子（如 TNF-α）或释放细胞外囊泡来调节神经元的放电速率，从而间接地对各种刺激做出反应。神经精神疾病综合征常见于神经退行性疾病，大多数 AD 患者伴有精神症状。抑郁障碍等精神病与 AD 认知功能快速下降有关。早期抑郁障碍可能是痴呆症的危险因素，而晚期抑郁障碍是痴呆症的前兆。通过低分子量、可溶性蛋白或活化小胶质细胞产生的神经炎症可能代表抑郁障碍和 AD 之间的主要联系，抑郁障碍中循环促炎性细胞因子增加的模式与 AD 相同。AD 中小胶质细胞被激活并紧挨着淀粉样斑块的核心部位。尸检发现抑郁障碍患者脑内小胶质细胞激活和神经炎症，进一步支持了炎症在抑郁障碍发生中的作用。因此，非甾体抗炎药可能用于治疗重度抑郁障碍。

# 二、血脑屏障障碍与精神分裂症

精神分裂症（schizophrenia）是一种病理病因学异质性的精神病，其特征在于妄想、幻觉等阳性症状，以及情感淡漠、兴趣缺乏等阴性症状，并伴有行为和认知功能障碍的精神障碍。精神分裂症涉及复杂的相互关联机制，影响免疫、炎症、氧化反应、神经递质和遗传途径等。精神分裂症患者血管内皮功能障碍和 BBB 通透性升高，但是否与精神分裂症的神经生物学有关，导致行为和认知症状，目前尚未完全清楚。

## （一）血脑屏障通透性与精神分裂症

通过限制先天免疫和适应性免疫之间的相互作用，BBB 完整性对维持脑内平衡和免疫保护至关重要。通过独立作用或与其周围星形胶质终足和其他细胞的复杂相互作用，神经血管内皮细胞在大脑微环境的稳态调节中发挥着关键作用。它们不仅调节有毒物质的排出、必需营养素的摄入和脑离子稳态，还限制外周炎性介质、神经活性物质和水溶性分子进入大脑。精神分裂症患者的 BBB 功能破坏，BBB 高通透性可能参与了精神分裂症的发病机制。这与 BBB 障碍相关的神经系统疾病（如系统性红斑狼疮、癫痫和自身免疫性脑炎）中精神错乱增加的临床观察结果一致。claudin 是形成屏障 TJ 的主要成分，TJ 在响应生理和病理状况中起关键作用，其与精神分裂症的关联可能是寻找遗传学和环境因素交汇点的重要线索。*Claudin-5* 基因位于精神分裂症相关的 22q11.2 缺失区域，其单核苷酸多态性（SNP）也与精神分裂症有关，如 *Claudin-5* 基因 3′ 非翻译区中的 rs10314 与精神分裂症相关。在精神分裂症患者的尸检标本中，额叶皮质的 Claudin-5 蛋白水平降低，前额叶皮质的微血管和血管周围区域蛋白激酶 A（protein kinase A，PKA）被激活为磷酸化蛋白激酶 A（pPKA），少数 pPKA 阳性的微血管内皮细胞 Claudin-5 蛋白水平降低。

精神分裂症和情感障碍患者存在 CSF 异常，两者的 CSF 总蛋白增加，CSF/血清白蛋白值升高，表明 BBB 和 BCSFB 的通透性增加。41% 精神分裂症患者 CSF 异常，IgG 值升高，而 IgG 与白蛋白比值降低，SAS 中 IgG、IgM 和（或）IgA 合成增加，以及 CSF 内细胞轻度增多，反映了屏障的高通透性。精神分裂症患者的血液、CSF 和脑中 S100B 水平升高是神经胶质激活和（或）BBB 和 BCSFB 高通透性的神经生物学结果。但是，目前对 CSF 的研究极少包含混杂因素，只有很少的研究调查了与健康对照者的相同参数，并且缺乏高质量的纵向 CSF 研究，包括精神药物的影响、生活方式因素及抗感染治疗对 CSF 炎症亚组的潜在益处，因此现有证据尚无定论。

此外，精神分裂症大脑区域细胞能量代谢和血流发生改变。在调节血流的不同分子中，VEGF 是参与血管生成过程的主要因子。精神分裂症的血清中 VEGF 水平升高，而前额叶皮质中 VEGFR2 的表达显著降低,反映 VEGF 的水平和活性增加导致 VEGFR 的破坏。VEGF 激活可通过内皮细胞内吞作用促进 BBB 破坏,因此,VEGF 的上调可能导致精神分裂症患者 BBB 的高通透性和脑灌注不足。尸检超微结构研究发现精神分裂症患者的神经血管内皮细胞和星形胶质终足的空泡变性,以及大脑前额叶和视觉皮质基板的增厚和不规则。

**1. 血管内皮功能障碍**　大约 2/3 的精神分裂症患者同时患有心血管疾病。代谢综合征(腹部肥胖、糖代谢异常、血脂异常和高血压)通过代谢、炎症和氧化途径加速动脉粥样硬化相关的血管内皮功能障碍。与健康对照组相比,未经治疗的急性精神分裂症患者的血管内皮黏附分子,如可溶性 P(sP)-选择素和可溶性 L(sL)-选择素的血清水平升高,血小板整合素 αⅡbβⅢa 受体的数量增加。此外,非典型抗精神病药物,如利培酮通过激活血管内皮黏附分子 ICAM1、VCAM1 和 sL-选择素,进一步损害糖尿病大鼠血管内皮功能。内皮黏附分子和整合素的激活可能导致淋巴细胞和单核细胞跨内皮迁移增加,这与全身炎症引起的认知和行为变化有关。

此外,精神分裂症患者出现原发性外周血管内皮功能障碍。遗传因素也可能导致精神分裂症的原发性血管内皮功能障碍。例如,N-去乙酰化酶和 N-磺基转移酶(N-deacetylase and N-sulfotransferase 3,NDST3)多态性与精神分裂症风险增加有关。NDST3 在脑内表达,编码硫酸乙酰肝素(heparan sulphate,HS)的代谢酶。HS 是基板 ECM 的成分,对 BBB 的完整性至关重要。因此,遗传既定的 HS 异常可能会增加某些精神分裂症患者的 BBB 通透性,并促进白细胞跨内皮迁移。非侵入性外周动脉张力测压值(peripheral arterial tonometry,PAT)的降低在临床上可用于预测外周小动脉内皮依赖性血管舒张受损,并可能反映内皮 NO 合成酶(eNOS)介导的 NO 合成减少。50% 精神分裂症患者符合内皮功能障碍的标准,即 RH-PAT 指数 < 1.67。例如,eNOS 基因变异与内皮功能之间存在强相关性,不管是否存在代谢综合征,eNOS T-786C 基因型均与较低的 RH-PAT 指数相关,而 CC 基因型仅在无代谢综合征的个体中与较高的 RH-PAT 指数相关。NO 的生物效应取决于其来源。非内皮型 NO 由诱导型 NO 合酶(iNOS)介导产生,iNOS 由 $Ca^{2+}$ 内流调节的神经元 NO 合酶(nNOS)及 NF-κB 信号通路和促炎性细胞因子正向调节。非内皮产生的 NO 是有害的,可通过氧化应激和炎症诱导血管内皮损伤。当与 $O_2$ 结合时,NO 产生高反应性的氧化剂 $ONOO^-$,破坏血管内皮并破坏 BBB 的完整性。相反,内皮型 NO 则对血管内皮细胞有保护作用,可以通过增强内皮依赖性血管舒张作用增加 CBF,通过增加内皮 cGMP 水平抑制血小板聚集,并下调血管收缩剂如 20-羟基二十碳四烯酸的合成。内皮型 NO 还可以通过清除细胞自由基来改善血管内皮的氧化损伤。eNOS 通过 L-精氨酸氧化转化为 L-瓜氨酸来调节内皮细胞 NO 的生成。内皮细胞 $Ca^{2+}$ 水平、底物精氨酸、辅因子四氢生物蝶呤(BH4)等因素对 eNOS 活性均有影响。精神分裂症患者的尸检研究显示,精氨酸代谢增加、精氨酸酶Ⅱ活性增加和大脑额叶区域 eNOS 表达减少之间存在关联。eNOS 活性降低可降低内皮 NO 水平,导致脑血流减少、血小板聚集增加,增加心血管疾病的风险及血管内皮氧化损伤,血管反应性降低。精神分裂症患者的 PAT 值降低是 eNOS 依赖性内皮 NO 合成减少的间接临床指标。

eNOS 相关的内皮功能障碍可能由于以下原因引起:①通过 NAD(P)H 氧化酶依赖性机制增加 $O_2^-$ 的产生;② $ONOO^-$ 合成的增加;③内皮 BH4 的生物利用度降低;④与代谢综合征相关的促炎状态。内皮 eNOS 的解偶联和活性降低可能会导致精神分裂症的心血管疾病和神经血管内皮功能障碍的风险增加。ROS 促进 eNOS 辅因子 BH4 氧化为二氢生物蝶呤(BH2),从而降低内皮 BH4 的生物利用度,进而抑制 eNOS 活性。内皮 BH4 降低和 BH2 增加使 L-精氨酸的氧化从质子偶联的电子转移反应中解离或解偶联,从而将 eNOS 的底物从 L-精氨酸转变为分子氧，促进有害 $O_2^-$ 合成，同时降低有益 NO 的内皮生物利用度。$O_2^-$ 与残留的 NO 结合形成 ONOO⁻，可能引起血管内皮氧化损伤。ONOO⁻ 继而促进 BH4 向 BH2 的氧化转化，进一步降低正反馈循环中的 eNOS 活性。精神分裂症中内皮 eNOS 活性异常对神经血管内皮功能障碍潜在作用的直接证据较少。精神分裂症大脑区域选择性低灌注异常，包括静息 CBF 减少，一方面归因于神经元活动降低；另一方面与血管舒张受损有关。血管舒张功能受损与 eNOS 依赖性 NO 生物合成减少有关。持续的脑灌注不足会进一步损害内皮线粒体的氧化功能，增加内皮 ROS 的形成，进而促进 eNOS 的解偶联并降低内皮 NO 的水平，进一步减少正反馈回路中的脑灌注。与代谢综合征相关的促炎状态也会损害内皮 eNOS 功能。与无代谢综合征的患者相比，有代谢综合征的精神分裂症患者的脑灌注不足，额叶执行功能明显降低。这表明精神分裂症的神经血管内皮功能障碍与认知缺陷之间存在机制联系（图 3-11）。

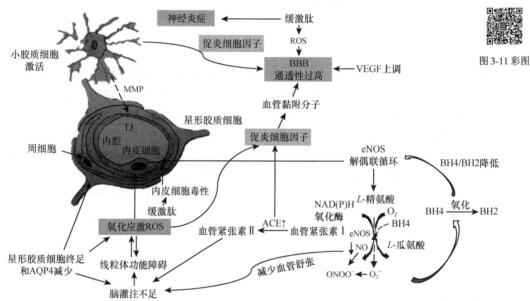

图 3-11 彩图

图 3-11　精神疾病神经炎症、氧化应激和遗传因素与神经血管单元功能障碍、BBB 高通透性之间的联系

ACE. 血管紧张素转换酶；AQP4. 水通道蛋白-4；BH2. 二氢蝶呤；BH4. 四氢生物蝶呤；eNOS. 内皮型一氧化氮合酶；MMP. 基质金属蛋白酶；NAD（P）H. 烟酰胺腺苷二核苷酸磷酸（还原型辅酶Ⅱ）；NO. 一氧化氮；ONOO⁻. 过氧亚硝酸盐；$O_2^-$. 超氧化物；ROS. 活性氧；VEGF. 血管内皮生长因子

此外，不依赖 eNOS 的直接氧化内皮损伤可损害血管舒张功能。在动物模型中，神经血管内皮的直接氧化损伤通过几种独立于 eNOS 活性的机制导致 BBB 破坏和脑灌注不足：①通过上调促炎性细胞因子来上调 MMP；②降低内皮-钙黏着蛋白的表达；③通过有毒分子如磷脂酰肌醇 3-激酶 γ 破坏 BBB TJ 蛋白；④改变内皮细胞骨架蛋白；⑤通过上调内皮 NMDA 受体亚基 1 的表达来诱导内皮兴奋性毒性；⑥破坏内皮线粒体氧化代谢。抗氧化剂 S-亚硝基谷胱甘肽通过减少内皮 ONOO⁻ 的合成来改善神经血管单位功能。

**2. 星形胶质细胞**　星形胶质细胞调节脑血流和血容量及 BBB 的通透性，精神分裂症中功能相关区域（如扣带下侧、前侧、背外侧和前额叶皮质，以及海马体和胼胝体）的星形胶质细胞丢失，可能会导致 CBF 减少和 BBB 通透性增加。AQP4 是一种双向水通道，主要表达于血管周围星形胶质细胞终足，对 BBB 的发育和完整性及脑水稳态至关重要。AQP4 表达的降低与精神疾病风险的增加有关，在精神分裂症患者前扣带回深层 AQP4 的表达显著降低，损害星形胶质细胞-内皮细胞的相互作用，而这种相互作用对维持脑稳态和调节 BBB 通透性至关重要。TLE 与精神病共病时，海马体内星形胶质细胞和小胶质细胞增生、血管周围 AQP4 减少，与单纯型精神分裂症和重性抑郁障碍类似。

**3. 小胶质细胞** 精神疾病中小胶质细胞和外周单核细胞均被激活，考虑到小胶质细胞的起源及其在精神疾病病理生理学背景下的神经-心理-免疫相互作用，推测小胶质细胞与周围单核细胞相互作用，与精神疾病的发病机制有关。小胶质细胞和单核细胞对全身刺激表现出相似的反应，两者的基因表达之间有紧密联系，并显示出相似的细胞因子生成特征，如 IL1β、IL6、IL8 或 TNF-α。脑内局部刺激可促进循环单核细胞衍生的巨噬细胞/树突状细胞向 CNS 募集。与小胶质细胞相比，迁移的单核细胞寿命短，主要位于大脑的外边界，在先天免疫反应中可能与小胶质细胞协同作用。小胶质细胞和循环单核细胞通过 BBB 进行信号转导，甚至相对较大的分子（如细胞因子），也可能包含通过脑室周围器官、脑部淋巴途径、BBB 相关转运体/受体或 BBB 异常通透性的信号转导载体。小胶质细胞和外周单核细胞也可能通过神经元信号转导而发生相关的生物学反应。例如，LPS 的外周给药引起的外周炎症，在外周单核细胞中诱导反应，可触发脑内促炎性细胞因子的产生。由于 LPS 很少穿透 BBB，因此 CNS 的此类反应是由神经兴奋性从外周神经传导到 CNS 而引起的。

小胶质细胞在大脑中提供免疫监视和调节突触修剪。虽然小胶质细胞的瞬态激活和增殖可以限制神经元损伤并促进恢复，但持续性小胶质细胞的激活和增殖可能是有害的，导致神经元损伤永久存在。精神分裂症患者的尸检研究发现，在多个脑区人类白细胞 DR 抗原（HLA-DR）免疫反应活性增加，特别是在前额叶背外侧、上颞叶和前扣带皮质。首次发作精神分裂症患者灰质和白质细胞外游离水体积显著增加，存在广泛的神经炎症，导致白质在结构和功能上的连接中断。新发精神分裂症患者的白质炎症与血清 S100B 水平升高相关，表明白质炎症、神经胶质激活和（或）损伤及 BBB 高通透性发生在精神分裂症早期。在卒中和创伤等神经系统疾病的动物模型中，小胶质细胞的激活和增殖通过激活 iNOS、促进 ROS 合成、诱导 NVU 内 COX2 表达、提高促炎性细胞因子和 MMP 的表达等多种机制破坏 BBB 内皮 TJ 蛋白，从而增加 BBB 通透性。BBB 通透性的增加反过来又可能促进大脑先天免疫和外周适应性免疫之间的相互作用，从而在正反馈回路中使小胶质细胞的激活和增殖得以维持并合成促炎性细胞因子。

## （二）炎症介质与精神分裂症

与精神分裂症相关的神经炎症可破坏神经血管功能。即使在首发性精神病期间，精神分裂症的神经生物学中也涉及神经炎症。炎症介质的上调导致神经炎症，可能会引起白质的结构和功能分离，从而导致精神分裂症症状。

**1. MMP** 主要切割 ECM 成分、CAM 及细胞因子和生长因子，在大脑的多种生理和病理过程中发挥重要作用，影响学习和记忆过程，以及主要的神经精神疾病，如精神分裂症、成瘾性、癫痫和抑郁障碍。生理或异常突触可塑性是连接这些以上条件的枢纽之一，如 MMP9 可促进树突棘上兴奋性突触的结构和功能重组。精神分裂症患者谷氨酸信号的改变导致突触可塑性异常，MMP9 可以调节谷氨酸受体，受兴奋性突触谷氨酸的调节，并调节生理和形态突触可塑性。通过功能基因多态性，基因对抗精神病药物的反应性和血浆水平 MMP9 与精神分裂症有关。MMP9 可能通过将前脑源性神经营养因子（pro-BDNF）转化为 BDNF，BDNF 的基因与抗精神病药物的耐药性有关，其单核苷酸多态性之间处于高度连锁不平衡状态；在校正了性别和年龄可能的影响后，BDNF Val66Met 多态性与患者对奥氮平的治疗反应之间存在显著相关性。与上述病理状态相关的另一个枢纽是神经炎症，MMP 也已被证明是免疫反应的重要介质。MMP 的上调可能促进精神分裂症的病理。精神分裂症患者的血清 MMP9 水平和活性均升高。MMP9 也通过非突触机制发挥作用，包括组织重塑、血管生成、炎症、氧化损伤和 BBB 的破坏。

**2. 促炎性细胞因子** 促炎性细胞因子促进包括精神分裂症在内的原发性精神疾病的病理生理。慢性精神分裂症患者的特征标记血清 IFN-γ、TNF-α、IL12 和 sIL-2R 水平持续升高，急性精神病状态标记血清 IL6、IL1β 和 TGF-β 水平升高与疾病活动性之间存在正相关；CD4$^+$ T 细胞计数增加也与急性精神病呈正相关。与健康者相比，精神分裂症患者的幼稚 B 细胞、自然杀伤细胞、CXCR5$^+$记忆 T 细胞和单核细胞计数相对增加；树突状细胞（DC）、人类白细胞抗原（human leukocyte antigen，HLA）-DR$^+$Ttreg 和 CD4$^+$记忆 T 细胞数量减少，与神经认知功能缺陷和阴性症状的严重程度相关。此外，源自精神分裂症患者的外周血单核细胞培养可自发地或响应 LPS 刺激产生更高水平的 IL8 和 IL1β，提示经典外周血单核细胞的激活可能促进精神分裂症的病理生理。因此，免疫表型可作为精神分裂症特异性的生物标志物。

促炎性细胞因子可以破坏 BBB 并增加其通透性，如 TNF-α、IL1β、IFN-γ 剂量依赖性诱导 BBB 通透性增加。炎症诱导精神分裂症患者 BBB 的高通透性，还与患者血清 IL6 和 VEGF 水平升高存在关联。细胞因子可诱导人和动物 BBB 内皮细胞腔内膜上黏附分子如 ICAM1 和 VCAM1 的表达，促进淋巴细胞和单核细胞的跨内皮迁移，通过损害血管内皮线粒体的氧化代谢而引起血管内皮氧化损伤，也可直接破坏内皮 TJ。

**3. 缓激肽** 缓激肽可介导炎症、PG 合成、血管舒张和毛细血管通透性增加。寡肽酶核分布 E 样-1（nuclear distribution E like-1，NDEL1）调节精神分裂症病理生理学中涉及的几个神经发育过程，如细胞信号转导、神经突生长、神经元迁移和细胞骨架组织。NDEL1 还能介导包括缓激肽在内的几种神经肽的分解，与精神分裂症的神经生物学有关。精神分裂症尤其是难治性精神分裂症患者血浆中 NDEL1 活性低于健康对照组，可能限制缓激肽分解代谢，从而增加精神分裂症患者脑内缓激肽水平。缓激肽水平升高及其内皮诱导型 B1 受体及构成型 B2 受体的激活可引起炎症。内皮构成型 B$_2$ 受体的激活增加了内皮 Ca$^{2+}$ 内流，从而激活参与 ROS 合成的促氧化酶，促进氧化损伤，导致神经血管内皮功能障碍和 BBB 通透性升高。缓激肽升高还可以增加星形胶质细胞 NF-κB 途径介导的 IL6 的产生；刺激 PLA2 的活性增强，AA 的释放和代谢，导致丙二醛和胞外 NO 的产生，从而增加 BBB 的通透性。

**4. 血管紧张素转换酶** 血管紧张素转换酶（angiotensin converting enzyme，ACE）可将血管紧张素 Ⅰ（Ang Ⅰ）转化为血管紧张素 Ⅱ（Ang Ⅱ），后者具有收缩血管和促炎特性。精神分裂症患者血浆、CSF 和脑内 ACE 活性显著增加，与血清促炎性细胞因子（如 IL17 和 IFN-γ）水平升高、思维过程混乱的认知缺陷呈正相关。Ang Ⅱ 介导其 AT1 受体激活，增加 ACE 活性对大脑的病理影响，包括认知能力下降、神经退行性变和 BBB 通透性增加。在动物模型中激活 Ang Ⅱ 可以通过炎症和氧化机制诱导有害的脑血管重塑。Ang Ⅱ 通过其受体调节多巴胺能、谷氨酸能和 GABA 能的神经传递，这些神经传递负责运动控制、认知、情绪和应激反应。目前对精神分裂症和 RAS 的认识还较少，但 Ang Ⅱ 与多巴胺和谷氨酸通路密切相关，这两种通路在精神分裂症病理中均发生改变，提示 Ang Ⅱ 与精神分裂症之间可能存在关联。

# 三、未来研究方向

精神分裂症患者可发生神经血管内皮病，以及其 BBB 具有高通透性。神经炎症和氧化应激可能是导致精神分裂症患者大脑微血管异常的基础。这些异常可能通过多种机制导致精神分裂症的行为和认知症状，包括破坏 BBB 完整性、大脑灌注减少和大脑微环境稳态过程受损。BBB 的破坏还可以促进大脑先天免疫和外周适应性免疫之间的相互作用，从而使有害的神经免疫信号和有毒的神经炎症反应持续存在。以上研究结果支持精神分裂症的"轻度脑炎"假说。原发性神经血管内皮功能障碍和 BBB 通透性在精神分裂症神经生物学中的作用基于以下假设和推断：①外周炎症始终与神经炎症相关；②外周内皮功能障碍始终与神经血管内皮功能障碍相关，或是其良好的替代标志物。精神分裂症中的神经血管内皮功能障碍可能是一个主要过程，但许多其他研究支持混杂血管危险因素对血管内皮病的作用，如年龄、BMI、吸烟、代谢综合征、抗精神病药等。因此，神经血管内皮功能障碍和 BBB 通透性增加对精神分裂症神经生物学的潜在作用需要通过更多动物和临床研究来证实。目前相关的尸检研究主要集中在精神分裂症中星形胶质细胞丢失和小胶质细胞激活增殖的神经解剖区域，如扣带下回、前额叶、背外侧和前额叶皮质及胼胝体。未来的研究应同时关注未经治疗的新发精神分裂症与慢性精神分裂症之间潜在机制联系，如氧化应激、神经炎症、异常表达和内皮 eNOS 的激活减少、白质分离、神经血管内皮功能障碍及 BBB 渗透性过高。基于体素的形态学分析（voxel-based morphometry）可以与游离水扩散张量成像共同评估白质炎症。RH-PAT 值可用于预测内皮细胞 eNOS 活性异常和内皮 NO 有效性降低。这些研究的结果需要与炎症的血清生物标志物（如 IL6、MMP9）、氧化应激（如丙二醛、总抗氧化状态）、内皮-星形胶质细胞相互作用受损（如 AQP4、S100B）和内皮功能改变（如 VCAM1、ICAM1、sP-选择素、sL-选择素、整合素、VEGF）相关联。此外，使用 TSPO C11-PK11195 将平均动脉压的体内正电子发射断层显像与血管内皮功能障碍和 BBB 破坏的血清生物标志物相关联，可能进一步揭示神经炎症相关的脑微血管内皮病和 BBB 高渗透性在精神分裂症病理生理中作用。

# 第六节　代谢综合征

代谢综合征（metabolic syndrome）包括肥胖、血脂异常、高血糖和高血压等症状，这些症状通常同时发生，导致机体对瘦素、脂联素和胰岛素等激素的敏感性降低，其中胰岛素抵抗是 2 型糖尿病（type 2 diabetes mellitus，T2DM）的基础。代谢综合征引起的炎症、血压改变和动脉硬化，损伤 BBB，使其通透性增加、废物清除减少和免疫细胞浸润增加，导致神经胶质细胞和神经细胞的破坏、激素失调、免疫敏感性增强或认知障碍等神经退行性疾病，具体取决于受影响的大脑区域。

# 一、糖　尿　病

糖尿病（diabetes mellitus，DM）是一种由于葡萄糖不能正常代谢而导致的疾病，与脂质和蛋白质代谢途径的失调有关，导致各种器官系统的结构和功能发生改变。糖尿病对血管系统有不利影响，糖尿病患者有多种血管疾病并发症，包括大血管和微血管病变，可导致各种心脑血管疾病的发生。糖尿病的神经认知和神经并发症包括血管性痴呆、卒中、焦虑/抑郁和认知障碍。此外，糖尿病可加重癫痫和卒中，导致死亡率升高。糖尿病脑病是糖尿病的一个重要并发症，可增加认知能力下降、AD 和其他形式痴呆的可能性。这些糖尿病的临床结局是多因素的，与内皮功能障碍引起的大血管改变和微血管损伤导致终末器官病理变化有关。长时间的高血糖状态，特别是 2 型糖尿病，可导致大脑神经元功能的进行性损害，并与血管性痴呆相关的 NVC 的破坏有关。BBB/NVU 的损伤是导致糖尿病脑病发展的关键因素之一，脑内皮结构完整性和运输功能受损与糖尿病中高血糖、氧化应激和慢性炎症相关的 BBB 损害有关（图 3-12）。

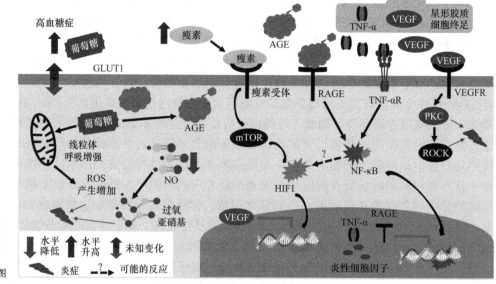

图 3-12　高血糖诱导神经炎症的信号通路

细胞中葡萄糖浓度增加导致氧化呼吸和 ROS 的产生增加，ROS 与 NO 反应生成过氧亚硝酸盐。增加的葡萄糖也会导致晚期糖基化终末产物（AGE）的形成，AGE 作用于其受体 RAGE，增加 NF-κB 的激活。活化的 NF-κB 增加促炎基因的表达，包括 RAGE 本身和细胞因子。瘦素增加导致 mTOR 和 HIF1 通路激活，增加 VEGF 的生成。星形胶质细胞释放的 VEGF 激活 PKC 和 Rhor 相关激酶（ROCK），进一步促进炎症反应

## （一）血脑屏障破坏与神经功能障碍

　　海马 BBB 的年龄依赖性破坏和 BBB 相关周细胞的损伤与轻度认知损伤相关。高脂饲料（high fat diet，HFD）可诱导啮齿类动物 BBB 完整性降低、小胶质细胞活化和氧化应激增加及海马依赖性认知功能障碍；自发性肥胖 2 型糖尿病啮齿动物模型由于神经退行性过程而表现出明显的记忆损伤和突触功能障碍。HFD 诱导的行为改变与 Aβ 含量和 α-突触核蛋白变化、神经炎症、BBB 功能障碍及最终受累的大脑区域内神经元死亡有关。与 HFD 不同，仅胰岛素抵抗的 Goto-Kakizaki（GK）大鼠虽没有明显的 Aβ 沉积斑块或 tau 病理，但其大脑更容易受到氧化应激或衰老等应激源的损害，并且神经元对葡萄糖的利用减少，同时星形胶质细胞线粒体代谢加剧，谷氨酸能神经传递和记忆的功能受损。

　　糖尿病由于其微血管/大血管并发症而对大脑的微结构环境和认知功能产生影响。糖尿病患者的大脑体积缩小，糖化血红蛋白水平越高，认知功能得分越低，糖尿病使认知能力下降的概率增加 1.2 ～ 1.7 倍。即使是急性高血糖也会影响患者的认知功能和情绪状态。血糖控制的变化，甚至血糖控制的轨迹都与认知能力相关。然而，积极的血糖管理在老年人并不现实。由于低血糖事件的并发症，美国老年医学会建议空腹血糖不能低于 8%。因此，血糖控制作为一种预防认知功能下降的干预策略需要在早期就开始实施。

　　2 型糖尿病和一般认知缺陷之间存在关联，在工作记忆、注意力、信息加工速度和执行功能等认知领域均有显著下降。认知异常可能发生在糖尿病早期，伴有认知障碍的 2 型糖尿病患者在扣带、辐射冠、额颞区、内外囊、皮质脊髓束、丘脑辐射等部位有更多的微结构变化。记忆缺陷患者海马和颞叶之间的白质连接较少；工作记忆性能较低与海马和颞叶网络呈正相

关。弥散张量成像（diffusion tensor imaging, DTI）是一种定量方法，可用于揭示大脑结构（主要是在脑白质区）的微结构改变。各向异性分数（fractiona anisotropy, FA）是一个主要参数，它随纤维束和髓鞘的相关性增加，随细胞外水的扩散而减少；平均扩散率（mean diffusivity, MD）也是计算水分子总扩散率并报告白质中扩散率变化的平均影响的主要指标。与健康者相比，2 型糖尿病患者的执行功能障碍与网络紊乱和外囊完整性降低有关，前额叶白质的 MD 增加和 FA 减少之间存在显著的相关性；下纵束和胼胝体的 MD 和 FA 之间具有关联性，患者灰质体积中的 FA 与信息处理速度呈负相关，提示患者的信息处理速度受损。

1 型糖尿病引起的大脑变化与注意力缺陷、信息处理、精神运动速度和执行功能有关。1 型糖尿病青少年患者用威斯康星卡片分类测验的得分与中脑区 FA 呈正相关，这种相关性在注意力、信息处理速度、执行功能等测试中表现较差。患者辐射冠、扣带、压部和视辐射的损伤与改变呈正相关；而中脑、丘脑和内囊语言点后部的 FA 与智商水平呈负相关。1 型糖尿病青年患者中后灰质区的表现与皮质厚度之间存在显著的关系，表明这些区域参与了执行功能和精神运动速度；而白质中 FA 的降低与认知表现不佳相关；双侧上纵束较低的 FA 与较低的工作记忆性能相关。在 1 型糖尿病患儿中，较低的 FA 与双侧顶叶和右侧颞上回的全智商（full-scale intelligence quotient, FSIQ）之间具有明显相关性，导致了认知能力（如视觉空间能力、注意力、一般智力能力、记忆、处理速度和执行功能）的轻微改变。韦氏儿童智力量表和 FSIQ 与 FA 和信息处理速度之间呈正相关。

糖尿病脑病与 AD 早期事件有一些相似的途径。①胰岛素抵抗导致 Akt 的活化降低，该蛋白在多种细胞过程中起着关键作用，如葡萄糖代谢和 GSK3β 的抑制作用。因此，在胰岛素抵抗期间，GSK3β 激活增加可能会导致 tau 过度磷酸化。②胰岛素降解酶（insulin-degrading enzyme, IDE）降解胰岛素及 Aβ 肽。高胰岛素血症使 IDE 不能有效地降解 Aβ，从而促进其积累。③蛋白质折叠错误、氧化应激和炎症反应均存在于 AD 和糖尿病患者脑组织中。④ AGE 是糖尿病并发症的重要原因，在 AD 和糖尿病患者脑内大量积累。

### （二）高血糖与血脑屏障炎症

当 BBB 完整性受损时，肥胖和糖尿病患者出现的慢性轻度炎症和氧化应激可导致中枢炎症，两者对血管的损害是糖尿病的病理学核心。高血糖可导致内皮细胞、周细胞和星形胶质细胞的线粒体呼吸增加，促进 ROS 产生和氧化应激。

**1. 糖酵解产物代谢途径**　高血糖可加速胰岛素非依赖性细胞内的葡萄糖代谢，导致电子传递链产生过多 ROS，其对糖酵解的破坏和随后糖酵解中间产物的积累可进一步促进 BBB 功能障碍，这些糖酵解中间产物可分为四种不同的代谢途径：多元醇、己糖胺生物合成、PKC 和晚期糖基化终产物（AGE）途径。

PKC 激活导致 NADPH 氧化酶和 MMP2 增加，同时降低闭合蛋白的表达，NADPH 氧化酶活性和超氧阴离子的产生与 BBB 通透性的增加成正比，其中 PKC-β 和 PKC-β Ⅱ 亚型影响最大。抑制 PKC 可减轻由高糖引起的通透性增加；AMP 激活性蛋白激酶的激活能够阻止 NADPH 氧化酶衍生的超氧阴离子的诱导和高糖驱动的 TJ 蛋白降解。

AGE 介导的 BBB 损伤包括以下几条途径。① RAGE 途径：AGE 可诱导脑血管内皮细胞 claudin-5 下调，伴随着通透性增加，该效应依赖于 RAGE，并且需要 VEGF 自分泌作用。即使在实现血糖控制后，AGE 及其受体 RAGE 在增强血管病理方面仍起着关键作用。长期的高血糖症加速 AGE 的形成，并作为多种蛋白质的加合物和交联剂持续存在。除了广泛的蛋白质修饰外，AGE 通过 RAGE 进一步放大由氧化应激和慢性炎症反应驱动的细胞功能障碍。RAGE 激活 NF-κB 和 p21ras，诱导血管炎症、血栓形成和 RAGE 表达增强。该循环通过炎症信号产生 ROS 促进氧化应激，导致细胞抗氧化防御和组织损伤的失衡。此外，ROS 的过量产生导致内皮黏附分子（如 VCAM1）活化，从而进一步增加血管通透性和单核细胞黏附；而 eNOS 和前列环素的表达降低则导致内皮依赖性血管舒张功能受损。这些现象被称为"代谢记忆"，并与糖尿病早期控制血糖对患者长期预后的临床结果相关。② VEGF 自分泌作用：VEGF 的血管生成信号可介导高糖的影响。高糖使小鼠脑微血管内皮细胞中上游转录因子 HIF1 的转录和表达上调，并与闭合蛋白和 ZO1 的下调相关。阻滞这些细胞的 VEGF 可改善对下游 TJ 的影响，提示 VEGF 是由脑微血管内皮细胞响应 HIF1 而产生，并以自分泌/旁分泌的方式增加 BBB 的通透性。CNS 常见炎症中，星形胶质细胞能通过旁分泌释放 VEGF 调节脑微血管内皮细胞。血清 VEGF 水平与 BBB 局部组织表达 VEGF 存在显著差异，并且在关键条件下对葡萄糖转运也可能起重要作用。与脑微血管内皮细胞效应不同，高血糖降低血浆 VEGF 水平，而低血糖增加血浆 VEGF 水平。VEGF 的增加会导致更多的葡萄糖通过 BBB 转运，并可能充当神经保护剂以维持恒定的大脑葡萄糖供应。因此，全身性 VEGF 是独立于局部 VEGF 的血管通透性因子。两者都可能在高血糖和低血糖引起的 BBB 功能障碍中起作用。BBB 通透性增加与 CSF 中血管生成及内皮功能障碍的生物标志物的比值正相关，如 VEGF、可溶性 VEGF 受体（sVEGFR1）、ICAM1 和 VCAM1。VEGF 或 VEGF/sVEGFR1 值在所有痴呆和轻度认知损伤患者中均升高，糖尿病患者 CSF 中 VEGF、ICAM1 和 VCAM1 水平升高。③ MMP：糖尿病中 occludin 和 ZO1 表达下降与 MMP 的增加有关，抑制 MMP9 可以阻止链脲佐菌素（STZ）诱导的糖尿病小鼠 BBB 通透性增加，并可减轻体外 AGE 介导的 claudin-5 减少，提示 AGE 介导的损伤必须有 MMP 的参与。

**2. 高糖对 NVU 的影响** BBB 通透性是基于底物的大小和生化特性及 BBB 成员生理状态的一个主动的、动态的过程。NVU 细胞成分星形胶质细胞、周细胞和血管周巨噬细胞及非细胞成分共同调节 BBB 功能。糖尿病条件下 BBB 的完整性受损，脑微血管和大血管的形态学改变包括胶原沉积使基板增厚、脂质过氧化副产物积累、周细胞和内皮细胞变性等。糖尿病还可导致大脑新生血管形成异常，增加 CNS 毛细血管密度。这种重塑可扩大血管损伤和神经退行性过程相关的渗漏风险。

（1）内皮细胞：内皮细胞功能障碍导致糖尿病脑病的形态学改变包括 TJ 蛋白下调，BBB 紧密性降低、直径依赖性通透性升高，并伴随认知障碍的发生。慢性 2 型糖尿病导致大鼠海马中 BBB 的 occludin、claudin-5 表达减少和通透性增加；给予这些动物高脂肪/高糖饲料，可导致海马 BBB 通透性进一步增加，与记忆障碍（尤其是海马依赖性学习）有关。1 型糖尿病患者酮症酸中毒与血清高水平 IL6 及脑组织中大量的 CCL2、NF-κB 和亚硝基酪氨酸有关。此类患者脑组织的特征是缺乏 TJ 蛋白，包括 ZO1、occludin、JAM1 和 claudin-5，并伴有水肿发生。

细胞旁途径在 BBB 功能障碍中有重要作用，跨细胞的外排机制也可能受到损害。P-gp 是具有广泛特异性的外排泵，主要在脑毛细血管内皮细胞的腔内膜和 CPE 中表达，在保护 CNS 免受外源性毒素的侵袭具有重要作用，其功能下降导致 CNS 更易受到循环毒素的攻击。P-gp 在糖尿病中的表达不确定，小鼠模型显示出减少、增加或缺乏等变化。STZ 诱发的糖尿病动物经胰岛素治疗后 P-gp 水平恢复正常。

糖尿病小鼠线粒体 DNA 通过 $Ca^{2+}$ 内流和线粒体 ROS 生成的机制激活内皮细胞 NLRP3 炎性小体，而 NLRP3 缺乏可减轻糖尿病相关的血管炎症损伤和内皮功能障碍。RhoA 是小 GTPase 同源家族的成员，与其下游效应蛋白——Rho 相关卷曲螺旋蛋白激酶 1（Rho-associated coiled-coil containing protein kinase 1，ROCK1）在脑微血管内皮细胞调控中发挥作用，包括控制细胞黏附、迁移、增殖、渗透和凋亡。该途径的激活可抑制 TJ 蛋白表达及 claudin-5 和 occludin 的磷酸化,损伤微血管,与炎性条件下 BBB 的破坏及糖尿病视网膜病变有关。siRNA 或药理抑制剂的抑制作用可以阻止这种变化。例如,在糖尿病性神经病的早期,利用辛伐他汀抑制 RhoA/ROCK1 可以显著降低高糖和 AGE 介导的血管损伤。因此 ROCK 抑制剂可能具有治疗胰岛素抵抗型糖尿病的潜力。

(2)星形胶质细胞:葡萄糖稳态和胰岛素敏感性具有昼夜调节节律。最近的研究结果表明星形胶质细胞生物钟(astrocyte circadian clock)在控制下丘脑视交叉上核(SCN)功能和昼夜节律行为中的关键作用,对于行为和全身能量及葡萄糖稳态的昼夜节律调节至关重要,为治疗由昼夜节律功能失调引起的脑部疾病提供了全新的研究方向。这种神经胶质细胞类型在其形态学外观、功能特性及不同大脑区域之间和内部的分布方面高度多样化,具有三个解剖特征,对于理解其对生物钟系统的功能至关重要。①星形胶质细胞通过控制谷氨酸和 GABA 水平在 SCN 神经元的耦合中发挥重要作用;SCN 星形胶质细胞有节律性结构重排,GFAP 表达也有节律性,对代谢信号的反应也会发生结构和形态上的变化,从而影响下丘脑黑皮质素系统内的突触输入,最终可能影响进食行为。②星形胶质细胞通过 GJ 形成合胞体,允许小信号分子通过神经胶质网络传播。③通过 BBB 代谢产物和激素的交换依赖于星形胶质细胞,同时依赖于睡眠/清醒状态和昼夜节律。下丘脑葡萄糖感知需要星形胶质细胞和神经元之间完整的代谢偶联。禁食期间神经元使用的能量有一半以上来自星形胶质细胞合成的酮体。葡萄糖稳态改变和昼夜节律中断之间的密切联系可能源于星形细胞-神经元代谢偶联的共同缺陷。反过来,这可能会影响控制能量和葡萄糖稳态的神经回路,或改变糖尿病大脑中对低血糖的代谢适应。在人类中,几个时钟基因的突变与肥胖、INS 抗性和 2 型糖尿病密切相关。ARNT 和 2 型糖尿病中的单核苷酸多态性、CLOCK 的特定单倍型和肥胖之间,以及 CRY2 多态性和空腹血糖升高之间存在关联。与人类时钟基因突变研究一致,核心时钟基因缺失的啮齿动物模型(全身或组织特异性)也表现出 INS 抗性、肥胖和 2 型糖尿病。小鼠星形胶质细胞中 Bmal1 基因的缺失可导致肥胖、INS 抗性和葡萄糖耐受不良。因此,稳健的星形胶质细胞昼夜节律可以保持全身内环境稳定和代谢健康。

高糖可刺激星形胶质细胞形态改变,并上调 TNF-α、IL6、IL1β、IL4、VEGF,诱导 ROS 的产生增加,活化 NF-κB 及信号传感器和激活因子转录 3(signal transducer and activator transcription 3,STAT3)。用 ROS 清除剂及 NF-κB 和 STAT3 特异性抑制剂治疗可抑制高糖诱导的炎症因子和 VEGF 过表达。ROS 还通过抑制 GJ 蛋白的折叠来干扰星形胶质细胞的通信,最终导致周细胞丢失、星形胶质细胞终足退变,与 BBB 渗透率增加有关。使用抗氧化剂和伴侣蛋白可以减轻星形胶质细胞损伤。长时间的高血糖症也可能对星形胶质细胞的血流调节产生负面影响。在高糖条件下培养细胞及糖尿病大鼠的脑切片中,星形胶质细胞之间通过 GJ 的通信减少。体外用 15mmol/L 葡萄糖处理人星形胶质细胞可提高细胞活力,而 30mmol/L 葡萄糖则对星形胶质细胞有不利影响,导致形态改变,并伴有细胞骨架蛋白的表达发生改变,包括 GFAP 和波形蛋白(vimentin);TNF-α、IL6、IL1、IL4 和 VEGF 增加。

目前,由昼夜节律紊乱导致的代谢紊乱所涉及的确切机制尚不完全清楚。星形胶质细胞对行为和全身能量及葡萄糖稳态的昼夜节律调节,可能提供了一个新的细胞靶标,根据代谢状态调整在不同时间尺度上运行的生理反应。一个仍有待研究的关键问题是星形胶质细胞生物钟如何影响 SCN 生物钟昼夜节律的周期精确度,理解这些机制对于设计更好的糖尿病疗法是一个关键环节。

(3)周细胞:由于周细胞与脑毛细血管内皮细胞的距离很近,对 BBB 的完整性起着重要作用。在糖尿病中，与脑毛细血管内皮细胞腔外膜紧密并列的周细胞受到明显影响。周细胞对代谢变化高度敏感，糖尿病性视网膜病变中周细胞丧失可能导致微血管不稳定、微动脉瘤、微出血，导致"非细胞"（acellular）毛细血管形成及毛细血管灌注减少。在 STZ 诱导的糖尿病小鼠 12 周后脑周细胞覆盖率下降。体内外暴露于高糖条件下，脑周细胞的减少与氧化应激和 ROS 产生有关，并发生凋亡。周细胞功能障碍可通过多种机制引起 BBB 损伤，包括基板成分合成改变、屏障支持分子减少及促炎因子和 MMP 的分泌。间断性高糖通过增加周细胞分泌 MCP1 及激活转录因子 4 和 C/EBP 同源蛋白（C/EBP homologous protein，CHOP）的表达，是内质网应激相关的炎症和细胞死亡的关键介质。

AGE 介导的部分作用与周细胞有关。周细胞是糖尿病中 TGF-β 的来源，TGF-β 对脑毛细血管内皮细胞的作用与周细胞分泌的 VEGF 和 MMP2 共同改变 TJ 完整性。TGF-β 具有自分泌作用，可促进周细胞产生纤连蛋白。TFG-1β 抗体预处理可阻止 claudin-5 和 TEER 的改变。周细胞 RAGE 的激活导致受体的进一步表达，AGE 增加周细胞分泌的纤连蛋白，并通过 RAGE 信号直接诱导 BBB 的基板增厚。RAGE siRNA 可抑制 AGE 相关的周细胞功能改变。由于 AGE 的积累，即使在高血糖得到控制后，微血管系统的损伤仍在持续存在，对大脑有不利影响。维生素 C、自由基清除剂和抗氧化酶拟似物等抗氧化剂均可能减轻高糖的有害作用。

除了结构和自分泌/旁分泌作用外，周细胞还与脑毛细血管内皮细胞通过 GJ 相互作用。Cx43 在调节 BBB 中 TJ 蛋白 occludin 发挥重要作用。Cx43 siRNA 可诱导视网膜上血管细胞凋亡和通透性增强。在糖尿病视网膜病变中，Cx43 下调可能通过血管通透性导致血-视网膜屏障功能障碍。

（4）基板：2 型糖尿病诱导的炎症对 BBB 的影响在分子水平表现为 TJ 蛋白 claudin-5、ZO1、occludin 和小窝蛋白下调，使得更多的血液成分流入 PVS，包括 ICAM1 和 VCAM1 在内的 CAM 被上调，基板变厚，这是一种与血管病变相关的效应，导致血管通透性增加。PKC、AGE 和生长因子（如 TGF-β 和结缔组织生长因子）激活可促进基板增厚，导致 ECM 的成分变化，纤连蛋白、Ⅳ 型胶原蛋白和层粘连蛋白的上调会损害细胞对基板的附着和 BBB 的通透性，而硫酸肝素蛋白多糖的下调则会去除阴离子蛋白结合位点，破坏基板的稳定性。MMP 活性增加，虽然其蛋白酶活性不能抵消基板合成的增加，但对白细胞外渗过程具有重要作用。

## （三）NVC 功能受损

除了上述对 NVU 不同成分的损害外，糖尿病还与 NVU 内细胞间串扰的解偶联有关。神经元、神经胶质和血管成分之间的血流动力学耦合将血流与大脑活动进行动态连接，许多神经退行性疾病的早期阶段神经血管解偶联和功能连接中断。糖尿病可诱发 NVU 功能障碍，损害 NVU 的不同组成部分。2 型糖尿病可能导致大脑微环境稳态的丧失，血管及星形胶质细胞功能障碍。因此，糖尿病状态下依赖于 NVU 的正常 CBF 可能会出现失调，CBF 减少可引起 NVC，导致神经元损伤和死亡。星形胶质细胞在局部脑血流的调节中起着重要作用。在高糖条件下培养的星形胶质细胞氧化应激增加，长期高糖干扰星形胶质细胞 GJ 通信。星形胶质细胞代谢产物和信号分子的运输中断可能改变 NVC，改变 2 型糖尿病患者的脑功能，导致糖尿病诱导的认知功能下降。对 2 型糖尿病大鼠的研究表明，离体大脑中动脉的肌源性张力和脑内功能性充血受损，与糖尿病患者的低基线 CBF 一致；糖尿病患者脑灌注分析显示，后扣带回、楔前叶和双侧枕叶的 CBF 降低，2 型糖尿病低灌注模式与早期痴呆相似。在老年糖尿病患者中，与 AD 病理密切相关的脑区 CBF 降低，表明较低 CBF 与较差的记忆和处理能力有关。

## （四）结论

糖尿病氧化应激和促炎作用显著促进脑微血管的损伤及病理通透性的增加。所有的 NVU 元素，包括内皮细胞、周细胞、基膜、星形胶质细胞和血管周围巨噬细胞，都是保证 BBB 正常功能和完整性的重要元素。高血糖诱导基板增厚、内皮细胞增殖，导致通透性增加。这些变化与脑病和神经退行性疾病的发病率增加及卒中与癫痫等合并症的预后恶化有关。关于 BBB 参与糖尿病的机制性质及针对 BBB 保护的神经功能改善的治疗方法的潜力，仍需进一步探讨。

# 二、肥　胖

肥胖（obesity）是指体内多余的脂肪积聚到可能对健康造成不利影响的状况。肥胖是由食物摄入和能量消耗的不平衡引起的，涉及获取或存储营养物质的外周组织与具有特化神经核团调节摄食和新陈代谢的 CNS 之间的能量平衡信号交流。外周组织和 CNS 之间的诸多信号由血液传播，因此，脑屏障，如 BBB、BCSFB 和脑室周围器官的伸长细胞屏障（tanycytic barriers）是此类通信中的关键调控界面。

激素信号对于维持正常的 CNS 功能至关重要。调节进食并在肥胖症中发生变化的激素，包括胰岛素、瘦素、脂联素和胃饥饿素。这些蛋白质在 CNS 中发挥其功能必须通过 BBB 的转运。因此，BBB 转运是代谢调节的一个重要方面，它能对来自血液和 CNS 的信号做出动态反应，这对满足大脑的新陈代谢需求具有重要作用。但是，肥胖期间会发生 BBB 的病理变化，最终可能加剧疾病，肥胖的一个重要后果是 2 型糖尿病。由于脂肪细胞、肌肉和其他胰岛素依赖性细胞失去对胰岛素的敏感性而导致胰岛素抵抗型 2 型糖尿病，丧失有效的葡萄糖控制，容易引起高血糖症，导致炎症增加、代谢途径紊乱，以及一系列并发症，并可能导致 CNS 发生其他病理变化，如神经炎症和认知障碍。

## （一）肥胖、血脑屏障和神经炎症

**1. 肥胖与 BBB 破坏**　肥胖可导致 NVU 的多种细胞类型发生变化，从而改变 BBB 的完整性。HFD 含有 40% ～ 45% 的脂肪，长期使用 HFD 导致弓状核和下丘脑外侧神经元的丢失，这些变化不仅在饲喂 HFD 的成年小鼠中发生，而且可以遗传到子代。由 HFD 喂养小鼠的子代 BBB 破坏增加，主要由伸长细胞的细胞数量和转运体表达变化引起。星形胶质细胞和小胶质细胞对于维持 BBB 的完整性、支持神经元的新陈代谢及预防/应对局部组织损伤非常重要，在使用 HFD 的啮齿动物和人类的下丘脑中两者的活化增强。

肥胖和长期食用 HFD，尤其是富含饱和脂肪的饮食，与认知功能下降有关。海马是学习和记忆重要的大脑区域，海马内神经元群对代谢的需求特别高，使其容易受到各种环境和生物因素的影响。HFD 对中年大鼠的损害涉及空间环境学习和刺激性海马依赖记忆过程，可能的机制之一是 HFD 通过影响 BBB 的完整性从而影响认知功能。超重或肥胖的老年人（70 ～ 84 岁）BBB 被破坏，CSF/血清白蛋白增加。HFD 喂养的大鼠 BBB 通透性的增加伴随着毛细血管内皮细胞 claudin-5、claudin-12 和 occludin 表达降低；CP 中 TJ 蛋白 claudin-5 和 claudin-12 表达降低。细胞骨架蛋白在 TJ 的形成和功能中起重要作用。肥胖可下调 BBB 的细胞骨架蛋白，包括波形蛋白（vimentin）和微管蛋白（tubulin）。波形蛋白通过控制低密度脂蛋白衍生的胆固醇从溶酶体到酯化部位的转运，参与营养物质的转运和能量代谢。BBB 波形蛋白水平的降低可以改变饮食诱导肥胖小鼠的细胞膜流动性，阻碍紧密连接对齐。微管蛋白参与 BBB 的转运和 TJ 的复杂功能。肥胖者微血管中微管蛋白水平的降低，表明 BBB 功能受损，可能是肽转运变化的潜在机制。

位于 BBB 的转运体维持脑功能所需的水和葡萄糖平衡，如 AQP4 和 GLUT1。肥胖型 Zucker 大鼠不仅是肥胖的模型，也是糖尿病的动物模型，表现为高血糖、高胰岛素血症和高脂血症。与同龄瘦型 Zucker 大鼠相比，老龄肥胖型 Zucker 大鼠神经元明显减少、神经丝免疫反应和神经胶质细胞减少，BBB 上 AQP4 表达增加，可能与水肿的发展有关。12 周龄肥胖型 Zucker 大鼠 GLUT1 下调，随着年龄增加，AQP4 和 GLUT1 的表达增加，20 周龄时出现认知改变，提示衰老可加重肥胖对 BBB 的不利影响。肥胖还可增加氧化应激水平，导致糖尿病和全身性炎症中 BBB 的破坏。但应注意，对肥胖患者进行高强度运动可能带来不良后果。与非肥胖运动对照组相比，高强度运动导致肥胖者血清 ROS、超氧化物歧化酶（superoxide dismutase, SOD）水平、S100β 水平升高，是 BBB 破坏的标志。

**2. 肥胖与神经炎症**

（1）免疫细胞跨 BBB 迁移：肥胖的影响在很大程度上是通过炎症介导的。肥胖会增加大脑多个区域的炎性细胞因子表达，但肥胖中最初触发神经炎症的细胞因子的主要来源尚不完全清楚。脂肪细胞可以产生炎性细胞因子 IL6、TNF-α，两者在肥胖中均增加，并可以通过饱和转运机制穿越 BBB。连接 CNS 免疫和外周免疫系统的免疫调节细胞通过 BBB 发出可控信号。由于 BEC 的极化特性，BBB 一侧的免疫激活因子可导致另一侧的免疫物质释放。另外，免疫细胞在正常条件下以较低的速率穿过 BBB，该速率随免疫系统的刺激加大而增加。

免疫细胞跨 BBB 迁移是一个高度调控的多步骤过程，涉及细胞间通信及免疫细胞和内皮细胞糖蛋白受体的结合。由于细胞代谢增加和随后的炎症反应，免疫细胞在肥胖状态下被激活。给予 15 周 HFD 后，小鼠外周骨髓源性单核细胞浸润到 CNS，且大脑中单核细胞源性巨噬细胞数量与体重和脂肪量相关。诱导 BBB 破坏的细胞因子也可以激活 BBB 内皮细胞上黏附分子的表达，免疫细胞与黏附分子结合可引发改变 TJ 的信号事件，ICAM1 交联可诱导钙信号，通过 PKC 介导肌动蛋白相关蛋白的磷酸化和内皮细胞骨架重排。这种钙介导的细胞内事件对淋巴细胞通过 BBB 迁移至关重要。因此，肥胖引起炎症可能是 BBB 破坏和白细胞渗出增强的原因，是免疫细胞渗入 CNS 的机制之一。

肥胖型啮齿动物模型中，在渗漏和（或）免疫细胞迁移的情况下，伴有 BBB 破坏与全身炎症和神经炎症。HFD 诱导的肥胖小鼠模型中，神经炎症甚至在体重显著增加之前出现。棕榈酸盐、饱和脂肪酸在激活早期炎症通路中起着重要作用。饱和脂肪酸与 TLR4 相互作用，激活髓样分化基因 88（myeloid differentiation gene 88, MyD88），从而激活 NF-κB。NF-κB 上调 IL1、TNF-α 和 IL6 等促炎性细胞因子，导致 TJ 蛋白表达下降和 BBB 完整性下降。饮食诱导的肥胖小鼠体内的代谢基因、管家基因和结构基因被下调。线粒体呼吸增加、NADPH 氧化酶表达上调及炎性细胞因子的作用导致 ROS 产生增加，进一步促进细胞因子表达和氧化应激。此外，小胶质细胞被激活并上调其 Fcγ 受体，对 IgG 产生反应；免疫细胞也被激活，巨噬细胞浸润到脑实质。PKCβ 是 BBB 的分子靶标，抑制其作用可减轻对促炎性细胞因子 IL6 及 TNF-α 的诱导，并减轻肥胖引起 BBB 破坏后白细胞对 CNS 的浸润（图 3-13）。

（2）神经炎症：HFD 诱导炎症最早出现的区域之一是下丘脑。作为能量和体重平衡的主要控制中心，丘脑受损会导致肥胖的发展。在 HFD 小鼠中，下丘脑炎症的发生早于体重增加。饱和脂肪酸通过 NF-κB 途径促进瘦素和胰岛素抵抗，削弱下丘脑降低饥饿感和调节血糖的能力，并引起下丘脑神经元突触数量减少、神经细胞凋亡增加。

HFD 也会影响海马导致认知障碍。食物奖励是一种依赖于海马的活动。与正常饮食的对照组相比，HFD 小鼠建立这种关联的能力较弱，在海马依赖性辨别试验中表现较差。认知障碍发生在肥胖之前，甚至发生在显著的 BBB 渗漏之前。这涉及 BBB 病理学发展和时间进程的问题。认知障碍和相应的 BBB 功能障碍最早可在 HFD 后 24 天出现。然而，早期血浆甘油三酯和游离脂肪酸水平并没有明显改变。有多种因素参与认知障碍的发生：①高血糖，肥胖大鼠的 GLUT1 水平下降，与认知能力受损有关；②胰岛素抵抗，BEC 的胰岛素抵抗被称为"3型糖尿病"，与 AD 密切相关；③ Aβ 水平升高，这是由循环脂肪水平升高引起的，与 BBB 破坏后对 Aβ 清除能力下降有关。

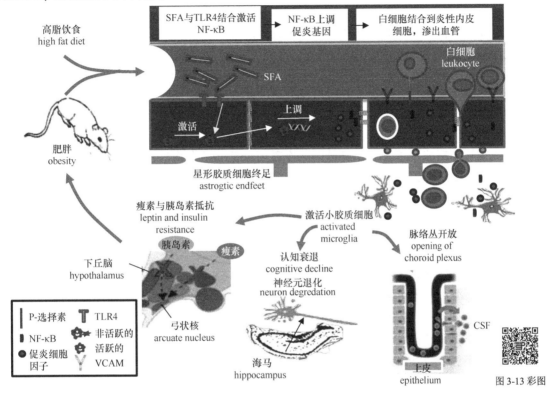

图 3-13　肥胖对 BBB 和大脑的影响

HFD 或肥胖引起饱和脂肪酸（SFA）浓度升高，通过 TLR4 受体增强 BBB 上 NF-κB 介导的炎症，导致白细胞外渗增加，促炎性细胞因子释放和小胶质细胞活化，下丘脑被破坏，导致瘦素和胰岛素不敏感性，并进一步加重肥胖。海马的破坏导致认知障碍；CP的开放导致白细胞向 CSF 的流入增加，抗原采样更多，免疫反应的风险升高

　　目前，大多数关于 BBB 完整性的研究着眼于调节区域（如下丘脑）或学习记忆区域（如海马），少数研究是关于 CP 的。虽然 CP 并不具有紧密的屏障，但它在很大程度上控制着免疫细胞向 CSF 的流动，因此在脑免疫监视中起着重要作用。IGF1 是一种与各种神经退行性疾病相关的神经保护因子，CP 是 IGF1 通过 CSF 进入大脑的主要部位。快餐饮食使血液中甘油三酯增加，通过改变 IGF1 与 megalin 的相互作用，从而减少 IGF1 跨 CP 上皮的转运。megalin 是一种参与 IGF1 从循环到大脑胞吞转运的 CP 转运体。快餐饮食引起循环 IGF1 转运入脑减少，脑疾病发生率较高，部分原因是神经营养支持减少。

## （二）脂肪因子与肥胖和大脑炎症

　　许多与肥胖相关的疾病都是由于脂肪细胞增多引起的。脂肪组织作为信号分子的主要来源的发现确立了一种新的生理范式，为代谢器官识别内分泌器官奠定了基础。脂肪细胞是主要的脂肪组织细胞类型，不仅是以甘油三酯形式储存能量的主要部位，还产生多种用于短距离和长距离细胞间通信的分子，称为脂肪因子（adipokines），协调全身反应。迄今为止已鉴定和表征的最典型的脂肪因子是瘦素（leptin）和脂联素（adiponectin）。

**1. 瘦素**　瘦素通过脑室周围器直接转运或通过 BBB 转运并摄取到脑实质和 CP，在下丘脑作用于中枢黑皮质素系统，阿黑皮素原（POMC）表达神经元和产生刺鼠相关蛋白（AgRP）神经元，调节肝脏葡萄糖稳态、食物摄入和能量消耗。瘦素负责发出饱腹信号，当身体的能量需求得到满足时，脂肪组织即产生瘦素，作用于下丘脑以增加饱腹感。脂肪细胞数量的增加导致瘦素分泌的增加，其血清水平在肥胖时显著升高。但如果大脑产生对瘦素的抵抗，阻止瘦素发挥其正常作用，即便肥胖个体的血清瘦素浓度很高，仍然会有饥饿感。除了下丘脑，瘦素受体也在大脑皮质、海马、黑质等区域表达，有助于神经发生、突触发生和神经元功能。

瘦素抵抗的主要原因之一是 BBB 的无效转运。BBB 的瘦素受体负责调节瘦素进入脑实质，这些受体容易发生饱和。例如，肥胖小鼠的血清瘦素水平高于野生型小鼠，但 CSF 中的瘦素水平与野生型小鼠相似，提示瘦素的转运虽然不会因肥胖而减少，但也不会随血浆瘦素浓度的升高而增加；肥胖小鼠静脉注射瘦素并未产生作用，但直接注射到大脑可产生强烈的瘦素反应。血浆甘油三酯水平升高是肥胖的一个重要特征，并在瘦素抵抗中发挥重要作用。在牛奶中添加甘油三酯的小鼠 BBB 中的瘦素转运下降了 44%。

除了发出饱腹信号，瘦素还参与了许多其他的作用，包括调节免疫。例如，内皮瘦素信号在脊髓和其他 CNS 区域的白细胞外渗中发挥作用，敲除瘦素受体可阻止这种外渗，保护 TJ 完整性，并减轻多发性硬化症模型小鼠 EAE 的进展。瘦素也直接作用于免疫细胞群，促进 Th1 白细胞的发育和激活，与 EAE 的发展有关；而在 EAE 中起保护作用的 Th2 免疫反应被瘦素削弱。瘦素的增加还会减少 Treg 数量，Treg 是一种调节性 T 细胞，可以抑制炎症和免疫反应。瘦素对免疫细胞的这些影响部分是由 mTOR 信号通路所介导的。瘦素通过营养/能量敏感的 mTOR 通路和 Bcl-2 的表达来调节自身反应性 $CD4^+$ T 细胞发育及存活。这种向促炎症环境的诱导转变提示瘦素在 EAE 的发展中起着重要的作用。EAE 不会在瘦素缺乏小鼠中发展，但肥胖青少年患 EAE 风险增加。另外，瘦素作用于星形胶质细胞瘦素受体，增强 EAE 有益的免疫反应，降低疾病的严重程度。因此，瘦素在神经炎症中有多方面的作用，其细节仍有待阐明。

**2. 脂联素**　脂联素可改善代谢作用和葡萄糖稳态、脂质分布，并参与细胞因子分布和免疫细胞生成的调节，是一种具有抗炎、免疫调节和胰岛素增敏特性的脂肪因子。脂联素受体在海马和大脑皮质中大量表达，在 CSF 有低分子量脂联素寡聚体。脂联素血清水平随着肥胖而降低，可导致慢性炎症和胰岛素抵抗。在短期 HFD 喂养期间，系统性使用脂联素可抑制小胶质细胞介导的下丘脑炎症；相反，缺乏脂联素的老年小鼠则出现神经炎症、Aβ 沉积、神经元丢失、中枢胰岛素抵抗和记忆缺陷。与 5xFAD 小鼠杂交的脂联素敲除小鼠的淀粉样蛋白沉积加速、胰岛素敏感性降低。此外，脂联素可抑制 Aβ 诱导的炎症激活并促进小胶质细胞的抗炎特征；球状脂联素通过 NF-κB 依赖性机制减少体内外 LPS 诱导的小胶质细胞炎症。脂联素受体激动剂可减少小胶质细胞和星形胶质细胞的活化，并恢复 AD 和脑出血小鼠模型中的小胶质细胞 Aβ 吞噬作用；而脂联素受体抑制会增加淀粉样蛋白生成。但脂联素血清水平降低是否可以解释肥胖相关的神经炎症仍有待澄清。

## （三）未来研究方向

肥胖的影响不仅限于外周，还会强烈影响大脑中的神经元和先天免疫功能。循环免疫细胞、促炎性细胞因子、脂肪因子、血脂异常等产生不利于神经胶质细胞稳态功能的全身环境。

这种免疫、代谢和内分泌紊乱的长期性可能会产生不利影响，引发炎症、降低神经胶质细胞的稳态功能并最终导致细胞耗竭。在下丘脑，这种稳态失调导致全身代谢异常和代谢疾病加速；在海马或其他大脑区域，会导致认知和情绪障碍。

尽管代谢疾病和神经退行性疾病之间的联系已明确，但对其潜在机制知之甚少。小胶质细胞在解决炎症和再生中发挥关键作用，异常的小胶质细胞炎症是几种神经退行性疾病的标志。最近的研究表明，在神经退行性疾病中，小胶质细胞从稳态重新编程为疾病相关状态。耗竭后，小胶质细胞群会通过自我更新来恢复功能失调的生态位，促进脑组织恢复。但是，目前关于如何精确有效地靶向小胶质细胞的知识非常有限。此外，尚不清楚类似的小胶质细胞转换是否也会因肥胖而发生，或者肥胖是否会加速这种小胶质细胞对促炎或神经退行性刺激的反应。

星形胶质细胞在解剖学上和功能上都整合到神经元调节回路中，积极参与代谢控制的生理调节，但也参与将神经元功能障碍和肥胖联系起来的病理过程。在大脑区域之间，下丘脑具有专门的功能回路，可能选择性地对代谢损伤具有易感性，出现早期细胞重排，是饮食引起的肥胖发病机制的核心。下丘脑大脑区域的这种变化包括促炎性细胞因子的增加、星形胶质细胞和小胶质细胞中反应性表型的存在、下丘脑回路的细胞结构和突触的改变及血管生成，而以上现象在大脑的其他地方并未出现。下丘脑星形胶质细胞直接参与了这种早期代谢紊乱，从而将神经胶质细胞的研究推向了肥胖研究的前沿。下丘脑细胞结构复杂，星形胶质细胞控制代谢的研究应专门解决回路的精确解剖位置和它们之间的相互作用。迄今为止，一些研究有助于理解星形胶质细胞在肥胖发展中的功能相关性，但关于这些改变如何影响星形胶质细胞所在的神经网络，仍然存在很大的差距。因此，下丘脑内星形细胞-神经元通信中断可能是一个合理的、但缺乏研究的假说。研究星形胶质细胞-神经元之间的通信是如何通过暴露于致胖因素而改变的，将有助于更好地了解在这种环境下发生的下丘脑改变。

# 三、代谢综合征对神经健康的影响

## （一）衰老

年龄是引起神经退行性疾病的最重要的环境因素之一。在没有共病的情况下，随着年龄的增长，BBB 完整性下降，表现为 IgG 外渗、TJ 蛋白改变和大脑微出血。在海马体的 CA1 和齿状回区域，认知正常的个体（23～91 岁）转运常数（Ktrans）存在年龄依赖性。MCI 患者海马的 BBB 通透性进一步增加。因此，年龄相关的 BBB 的破坏可能导致痴呆的发生。CSF 中周细胞损伤的生物标志物 sPDGFRb 的水平随着年龄的增长而增加。周细胞的丢失和功能障碍与 BBB 的破坏有关，因此老年人海马中 BBB 通透性的增加可能是由于周细胞的损伤引起。

代谢综合征的炎症效应在许多方面与衰老效应类似。衰老是一个非常复杂的过程，其特征主要是细胞衰老和退化引起的炎症反应产物，以及 AGE 和其他有害废物的蓄积。肥胖和糖尿病都可导致神经炎症的增加，从而加速衰老过程。例如，糖尿病产生的 AGE 促进 ROS 的产生，ROS 引起蛋白质和 DNA 损伤、细胞死亡及免疫途径的激活；肥胖诱导的高浓度瘦素导致免疫细胞活化。炎症和 ROS 升高对内皮细胞造成的损害更易于结合血小板并形成血栓；星形胶质细胞受氧化应激和端粒复制衰竭的影响，无法满足其维持离子及神经递质稳态和 BBB 的屏障作用，BBB 开始衰退，occludin 和 ZO1 明显减少，内皮细胞结构减弱；同时，炎症通路越来越活跃，激活的小胶质细胞产生 ROS，导致细胞死亡和局部谷氨酸水平升高，进而导致促炎性细胞因子的分泌增加和小胶质细胞进一步活化，形成一个恶性正反馈回路。在年轻大脑内，这个过程可被星形胶质细胞缓冲过多的谷氨酸而中断。

## （二）阿尔茨海默病

肥胖及其并发症，包括糖尿病、高胆固醇血症和高血压，都是发展为 AD 的危险因素。肥胖和糖尿病均可导致 CNS 胰岛素抵抗，被称为 3 型糖尿病，其所产生的胰岛素和 IGF-1 信号的缺乏与 AD 相同，两者均导致神经元死亡和神经胶质激活，还可导致线粒体功能障碍、氧化应激和 ROS 水平升高，炎性小体导致促炎性细胞因子分泌，caspase-1 和溶蛋白性裂解的蛋白质复合物上调。以上途径导致 BBB 的破坏和白细胞渗入。受损的 BBB 很难清除 Aβ，导致脑实质内 Aβ 积聚，导致 AD 的产生。

从 Aβ 转运和清除率的改变到脂质代谢的改变，肥胖-AD 之间存在多种可能的联系机制。HFD 可增加血浆 Aβ 向大脑的转运。长期 HFD 使小鼠外周血中脂蛋白相关的 Aβ 升高，改变 BBB 的完整性，血管周围出现 IgG 渗漏。瘦素通过阻断 β 分泌酶和增加 Aβ 的摄取来减少 Aβ 的产生，并使糖原合成酶激酶 β 失活，该蛋白主要负责 tau 蛋白的过度磷酸化。虽然瘦素水平在肥胖人群中增加，但缺乏敏感性使其无法发挥正常功能。此外，肥胖人群中具有抗 AD 作用的抗炎分子脂联素减少。同时，肥胖患者 BBB 功能失调可阻碍 Aβ 分解产物的清除。例如，炎症上调 RAGE 和 LRP1，将 Aβ 分解产物运输到大脑，并降低脑-血清除率。肥胖型啮齿类动物子代 BBB 的 LRP1 蛋白水平升高；在肥胖患者脑中的总 RAGE 表达有所增加，但这种增加是否发生在 BBB 有待确定。肥胖与 AD 之间的另一个联系是，与肥胖相关的高血压可能会改变脑穿透性小血管的健康状况，导致血流失调和脑白质缺血。白质病变负担增加与认知能力下降相关。

此外，肥胖可能会影响载脂蛋白的水平和功能。载脂蛋白是神经元脂质代谢和功能的组成部分，大脑中载脂蛋白和 Aβ 肽的脂化状态取决于 APOE 基因型。APOE 的 ε4 等位基因（APOE4）是罹患 AD 的高危风险因素。外周 APOE4 与高脂血症和高胆固醇血症有关，CNS 内 APOE4 的特点是低脂质化和高淀粉样蛋白负荷，低脂质（Lipid-depleted，LD）载脂蛋白结合及清除 Aβ 的效率降低，LD-Aβ 多肽对神经元的毒性更大。轻度认知损伤的成年人 LD-Aβ 基线水平高于正常认知的成年人。饮食可以调节 LD-Aβ 浓度，低饮食可降低 LD-Aβ 水平，而高饮食则会增加其比例。一些载脂蛋白在不同程度上穿过 BBB，如 APOJ 和 APOA-I，而 APOE 不能渗透。了解不同载脂蛋白如何将脂质运输到外周和进入大脑，以及肥胖等危险因素如何影响这些载脂蛋白，可能会阐明 AD 的发病机制及可能的治疗方法。

## （三）卒中

糖尿病的大血管并发症是卒中的严重危险因素，导致死亡率增加和恢复延迟。高血糖症通过增加不可逆糖基化终产物的积累对动脉壁产生直接的毒性影响，并引起内皮功能障碍。糖尿病内皮的 eNOS 和 nNOS mRNA 水平、phospho-eNOS、nNOS 和 phospho-nNOS 蛋白水平均显著降低，可能加重卒中时内皮细胞和平滑肌细胞功能障碍；BBB TJ 蛋白的下调和血管生成因子（如 ANG1 和 ANG2，PDGF-β 和 TGF-β）的表达降低也可能损害血管网络的适应能力。MD 小鼠永久性局灶性缺血后梗死体积增加、神经功能缺损和 BBB 通透性增加，VEGFα 表达受损，血管生成延迟。在中/颈总动脉闭塞大鼠模型合并轻度/短暂性高血糖情况下，缺血再灌注期间高迁移率族 box 1 和 ICAM1 显著增加。与非糖尿病大鼠相比，高血糖大鼠再灌注 3 天后皮质微血管中的 ICAM1、IL1β 明显升高。

迄今为止，尚无证据表明血糖水平的最佳控制与冠心病、卒中风险降低之间存在关联。相比之下，严格控制血糖水平可削减微血管病变。因此，虽然大血管病的发展可能不会受到显著影响，但建议进行严格的血糖水平控制方案。

### （四）代谢综合征与肠道微生物-BBB轴

肠道菌群可以通过自主神经系统、微生物代谢物和（或）全身性炎性细胞因子水平的变化与CNS沟通，改变神经功能和行为。菌群失调常存在于自闭症谱系障碍、PD、MS和慢性疼痛等神经疾病中。微生物群通过与分泌激素和神经调节分子的内分泌细胞及肠嗜铬细胞相互作用，与大脑进行交流，还可通过肽、炎症分子和细菌代谢物直接向大脑发出信号。这些信号通路的异常会导致神经功能障碍，肠道菌群特征与特定的大脑特征有关，包括下丘脑、尾状核和海马等结构的大小。肠道菌群在神经健康、肥胖和2型糖尿病中发挥重要作用。例如，无菌（germ free，GF）小鼠尽管摄入更多的食物，但其体重明显低于无特定病原体（specific-pathogen-free，SPF）小鼠，将细菌重新引入GF小鼠可使体重增加。肠道菌群也会影响BBB。与SPF小鼠相比，GF小鼠的BBB通透性增加，claudin-5和occludin表达下调，这种表型从发育一直持续到成年，表明BBB功能可能依赖于一生中与肠道菌群的持续交流。GF小鼠暴露于SPF菌群后，BBB通透性降低，TJ蛋白上调；GF小鼠暴露于酪丁酸梭菌［（clostridium typrobutyricum），一种产生丁酸盐的菌株］或单独给予丁酸钠，可上调TJ蛋白表达并恢复BBB的紧密性。GF小鼠表现出认知缺陷。健康女性服用益生菌奶制品4周会影响控制情绪和感觉中枢处理的大脑区域的活动；某些营养缺乏和肠道微生物群的改变与神经发育障碍相关。以上研究强调了肠道微生物群对神经健康的重要性，尽管其机制尚不清楚，但阐明肠道菌群调节BBB完整性的因素可能为疾病中恢复BBB渗漏提供新的途径。

# 四、结　　论

代谢综合征及其导致的胰岛素和瘦素抵抗及高血糖具有促炎作用，对BBB产生深远影响。BBB被破坏后免疫细胞浸润到脑实质，导致神经元死亡。根据受影响的大脑区域，可能产生不同后果。例如，对下丘脑的影响导致激素失衡，海马损伤导致认知能力下降，CP损伤导致免疫敏感性增加。这些过程中涉及许多信号通路，包括VEGF、PKC、RhoA/ROCK、HIF、mTOR、eNOS、AGEs和miRNA，这些通路之间也可能发生串扰。抗炎药物以这些途径为靶点，但由于情况的复杂性，很难预测它们可能产生的不良反应。解决代谢记忆可能是一个更相关的治疗方法，因为即使血糖水平恢复正常后，它仍会引起持续的炎症。此外，葡萄糖对人脑中GLUT1表达水平的影响还没有完全解决；微生物群是BBB完整性的关键因素，但人们对其了解尚少，需要做更多的工作来阐明这种联系。

应注意，炎症对维持脑组织功能稳态可能是必要的。由于炎症而激活的免疫细胞可释放神经营养蛋白，从而促进大脑的恢复，包括调节B细胞增殖、免疫球蛋白产生和细胞存活的神经生长因子，以及参与神经元存活的BDNF。CNS特异性T细胞，以及循环的和局部的先天免疫细胞，可以增强CNS的非感染性损伤或内稳态失调（包括慢性病理状况）的愈合过程。CNS反应性T细胞的活跃群体对于适当的神经元发育和抵抗神经退行性疾病（如AD）至关重要。这些细胞必须由Treg精准控制，限制免疫反应。Treg活性降低会导致慢性炎症，而Treg活性增高则会导致神经退行性疾病。考虑到一定程度的炎症对CNS是必要的，选择能够以保护方式调节患者免疫反应的药物靶点至关重要。对MS等疾病的有效治疗不能无选择地抑制免疫系统。相反，它必须抑制免疫系统中具有破坏性的方面，同时促进具有再生性的方面。

# 第七节　衰　老

与年龄相关的认知障碍等神经退行性疾病与大脑微血管系统有关。微血管系统异常，出现缺血、缺氧、氧化应激和相关病理过程，进一步损害血管和神经功能。随着年龄增长，细胞衰老会导致 BBB 的破坏，与年龄相关的神经退行性疾病，BBB 和 NVU 的细胞成分形态改变，发生分子水平的屏障变化，导致 BBB 的破坏，炎症细胞因子渗入大脑，引起神经和神经胶质细胞损伤，最终导致与年龄相关的疾病。

健康个体衰老过程中 BBB（尤其是海马部位的 BBB）的轻度退化是一个生理过程，其本身不会引起病理反应，但这种轻微的功能障碍可能使衰老大脑在面对压力或损伤时更容易发生慢性炎症或长期损伤，从而导致与年龄相关的神经精神疾病和退行性疾病。在成人期和衰老期间出现 BBB 的功能障碍，与炎症和 TJ 的丢失相关，但这一过程尚未发生白细胞的募集，内皮细胞选择性地调节 T 淋巴辅助细胞（TH1 和 TH2）的跨内皮迁移，从而抑制 CNS 自身免疫的启动。同时，内皮细胞上的 TJ 屏障阻止血源性物质的自由进入，从而维持大脑的细胞外环境稳定。衰老的 BBB 对损伤的反应能力下降、潜在的功能丧失，可能导致长期屏障功能障碍。

随着年龄增长，BBB 的衰老表型进一步扩大，包括内皮 occludin、VCAM1 和 ZO1 的表达减少，而星形胶质细胞中 GFAP 的表达增加，以及神经元中应激敏感性热休克伴侣蛋白 GPR78 和 COX2 上调。老龄小鼠内皮细胞 TNF-α 和外周 IL6 升高，循环中促炎性 NF-κB 途径的信号激活因子可能是这种与年龄相关性炎症的关键因素。例如，老龄小鼠创伤性颅脑损伤（traumatic brain injury，TBI）后，可引发丘脑慢性炎症。与成年小鼠相比，TBI 老龄小鼠脑内 IL6、IL1β、CCL5、TNF-α、MCP1 和 iNOS 的表达增加，IFN-γ 减少，提示 TBI 后促炎性 Th1 反应扩增和抗炎性 Th2 反应相应减少。

衰老过程增加了细胞死亡的风险，包括自然细胞衰老引起的凋亡、谷氨酸过度释放引起的兴奋性毒性及氧化应激因子和未折叠蛋白的积累，涉及组成 NVU 的所有细胞及非细胞成分（表 3-1）。认知和记忆力下降通常是神经元或神经胶质细胞死亡的结果。与幼龄动物相比，老龄动物大脑皮质基板更厚，内皮假足数量和体积增加、线粒体数量减少，周细胞线粒体体积更大，周细胞-内皮细胞接触增加，TJ 弯曲度增加，海马基板厚度增加。老年女性 BBB 表现出区域特异性的超微结构改变，可能导致氧化应激、毛细血管血流异常，可能引起脑血管疾病，特别是在绝经后的女性。

表 3-1　生理性衰老过程中 BBB 的主要变化

| BBB 成分 | 特征（人类） |
| --- | --- |
| 血管内皮细胞 | 毛细管壁厚度增加，内皮细胞数量减少，线粒体数减少 |
| 星形胶质细胞 | 细胞增殖及 GFAP 表达增加 |
| 小胶质细胞 | 变形虫样改变，产生神经毒性促炎介质 |
| 周细胞 | 周细胞变性和丢失，出现囊泡和脂褐素样包涵体等超微结构改变，线粒体增大，泡沫转化 |
| 神经元 | 突触可塑性衰退，长时程增强作用障碍，神经发生受损，细胞凋亡增多，神经元损伤，细胞因子释放 |
| TJ | TJ 蛋白表达降低 |
| 基板 | 基板厚度、IV型胶原蛋白和精氨酸浓度增加，层粘连蛋白浓度降低 |

CNS 易受衰老影响的原因之一是其存在广泛的细胞串扰。单个细胞间相互作用机制的失败很难引起衰老的病理效应，但当这些变化的微小影响与衰老的影响叠加时，可能导致疾病的产生。在老化过程中，BBB 的稳定性下降，渗透性增加，涉及 BBB 功能障碍的 CNS 病理

不断增加。BBB 的开放和随后血清成分向大脑的浸润可引发一系列过程，导致进行性突触及神经元功能障碍和有害的神经炎症变化。这些过程涉及不同的疾病，包括 AD、血管性痴呆、卒中、PD、MS、ALS、缺氧、缺血和糖尿病等。

微血管系统的功能障碍是衰老及相关神经血管和神经系统疾病的潜在机制。BBB 破坏存在显著异质性，需要更多的研究了解 BBB 破坏的作用。在衰老及与衰老相关的疾病领域，需要进一步综合研究 BBB、TJ 和渗透性。另一个需要重点研究的是经典的和新的信号途径之间，大脑毛细血管内皮细胞、周细胞、星形胶质细胞、小胶质细胞和神经元的协调活动。随着年龄的增长，星形胶质细胞和周细胞对屏障的支持被破坏；受损胶质细胞的氧化应激可损伤内皮细胞；小胶质细胞更加活跃，引起老年大脑炎症水平升高，破坏 TJ，导致通透性增加；随着药物和外源性毒物的进入，对大脑造成伤害，导致老龄脑内神经元死亡；虽然 NPC 试图补充细胞，但新生神经元整合到神经网络发挥功能仍然是一个挑战。最终，衰老过程对胶质细胞的激活、BBB 的通透性、神经发生和凋亡都有深远的影响。更好的动物模型、针对年龄的治疗方法和对衰老的更多了解将有助于研究年龄相关性 CNS 疾病的治疗策略。此外，衰老也会导致代谢综合征的不良结果，研究这些共病如何改变 BBB 至关重要，谷氨酸兴奋性、氧化应激和内质网应激等损伤级联可能是药物研究的靶标。

# 第八节　小　　结

除了上述与 CNS 疾病外，还有其他与 BBB 破坏相关的 CNS 疾病。例如，在 MS 中，BBB 水平的变化与两个主要过程有关：①屏障的破坏，即 TJ 蛋白的表达水平和功能改变引起 BBB 渗透性增加；② BBB 成分（包括内皮细胞和星形胶质细胞）产生炎性介质，从而影响 BBB 募集免疫细胞进入大脑。BBB 的破坏在初期是暂时性的，但是随着时间的推移，可能会在相同或不同的位置复发。随后 MS 斑块的发展包括 BBB 的进一步渗漏、免疫介导的脱髓鞘和轴突事件。PD 中，过氧化物酶和紧密连接蛋白 ZO1、occludin 表达降低；BBB 破坏区域 P-gp 的表达降低，外源性物质如四氢吡啶（MPTP）或双对氯苯基三氯乙烷（dichloro diphenyl trichloroethane，DDT）在脑内积累，BBBα-syn 转运缺陷，最终促进神经变性。BBB 的功能或结构缺陷与 ALS 有关，在疾病的顺序变化之前，内皮细胞（PCAM1）、occludin 和基板（Ⅳ型胶原蛋白）受损，Ⅳ型胶原蛋白在血管周围异常蓄积，这可能是由于 MMP 和 MMP 组织抑制剂（tissue inhibitor of metalloproteinase，TIMP）之间的失衡所致，这些病理损伤发生在运动神经元退化之前，并伴有 MMP9 上调。

目前 TBI 的急性期治疗已得到实质性改善，但是长期并发症的预防和管理仍然很困难。TBI 引起氧化应激，并增加促炎介质的产生，BBB 表面 CAM 表达上调，TJ 和基板完整性的破坏导致细胞旁通透性增加，促进炎性细胞流入损伤脑实质；BBB 相关的单羧酸转运体 2（monocarboxylate transporter 2，MCT2）的表达和（或）活性改变。在持续性高胆红素血症的情况下，内皮功能障碍和周细胞死亡是新生儿胆红素脑病的关键因素，可能是预防新生儿严重黄疸引起神经功能障碍的新靶点。

NVU 的主要功能包括维持脑组织中代谢和化学稳态，确保活动区域有足够的血流量，调节神经可塑性过程。BBB 是 NVU 的结构和功能元件，目前的 BBB 和 NVU 的静态及动态模型扩展了研究能力，但很难重现 CNS 系统疾病中屏障结构和功能完整性受损的病理生理机制，仍需要进一步了解 BBB 和 NVU 损伤的病理细胞和分子机制。掌握 BBB 通透性的细胞和分子机制、应激和神经退行性疾病中 BBB 破坏的病理生化机制和表现，将为再生医学、神经药理学、神经康复等相关医学领域的进一步发展提供新的机遇。

（赵晓芬　周宁娜　石安华　张　超　靳　航　缪　薇）

# 参 考 文 献

Alexopoulos GS, Meyers BS, Young RC, et al. 1997. Vascular depression' hypothesis. Arch Gen Psychiatry, 54(10): 915-922.

Arvidsson A, Collin T, Kirik D, et al. 2002. Neuronal replacement from endogenous precursors in the adult brain after stroke. Nat Med, 8(9): 963-970.

Attems J, Jellinger KA, Lintner F. 2005. Alzheimer's disease pathology influences severity and topographical distribution of cerebral amyloid angiopathy. Acta Neuropathol, 110(3): 222-231.

Baruah J, Vasudevan A, Kohling R. 2019. Vascular integrity and signaling determining brain development, network excitability, and epileptogenesis. Front Physiol, 10: 1583.

Behl T, Kaur G, Sehgal A, et al. 2021. Multifaceted Role of Matrix Metalloproteinases in Neurodegenerative Diseases: Pathophysiological and Therapeutic Perspectives. Int J Mol Sci, 22(3): 1413.

Benjamin EJ, Blaha MJ, Chiuve SE, et al. 2017. Heart disease and stroke statistics-2017 update: a report from the American heart association. Circulation, 135(10): e146-e603.

Choi J, Koh S. 2008. Role of brain inflammation in epileptogenesis. Yonsei Med J, 49(1): 1-18.

Egeblad M, Werb Z. 2002. New functions for the matrix metalloproteinases in cancer progression. Nat Rev Cancer, 2(3): 161-174.

Folkman J. 1971. Tumor angiogenesis: therapeutic implications. N Engl J Med, 285(21): 1182-1186.

Ghosh C, Puvenna V, Gonzalez-Martinez J, et al. 2011. Blood-brain barrier P450 enzymes and multidrug transporters in drug resistance: a synergistic role in neurological diseases. Curr Drug Metab, 12(8): 742-749.

Greenberg SM, Gurol ME, Rosand J, et al. 2004. Amyloid angiopathy-related vascular cognitive impairment. Stroke, 35(11 Suppl 1): 2616-2619.

Hawkes CA, McLaurin J. 2009. Selective targeting of perivascular macrophages for clearance of beta-amyloid in cerebral amyloid angiopathy. Proc Natl Acad Sci U S A, 106(4): 1261-1266.

Jacobs JF, Idema AJ, Bol KF, et al. 2009. Regulatory T cells and the PD-L1/PD-1 pathway mediate immune suppression in malignant human brain tumors. Neuro Oncol, 11(4): 394-402.

Jiang X, Andjelkovic AV, Zhu L, et al. 2018. Blood-brain barrier dysfunction and recovery after ischemic stroke. Prog Neurobiol, 163-164: 144-171.

Jones KJ, Morgan G, Johnston H, et al. 2001. The expanding phenotype of laminin alpha2 chain(merosin)abnormalities: case series and review. J Med Genet, 38(10): 649-657.

Kwon I, Kim EH, del Zoppo GJ, et al. 2009. Ultrastructural and temporal changes of the microvascular basement membrane and astrocyte interface following focal cerebral ischemia. J Neurosci Res, 87(3): 668-676.

Löscher W, Potschka H. 2005. Role of drug efflux transporters in the brain for drug disposition and treatment of brain diseases. Prog Neurobiol, 76(1): 22-76.

Louis DN, Perry A, Reifenberger G, et al. 2016. The 2016 World Health Organization classification of tumors of the central nervous system: a summary. Acta Neuropathol, 131(6): 803-820.

Meyer EP, Ulmann-Schuler A, Staufenbiel M, et al. 2008. Altered morphology and 3D architecture of brain vasculature in a mouse model for Alzheimer's disease. Proc Natl Acad Sci U S A, 105(9): 3587-3592.

Moisan A, Favre IM, Rome C, et al. 2014. Microvascular plasticity after experimental stroke: a molecular and MRI study. Cerebrovasc Dis, 38(5): 344-353.

Pitsch J, Kuehn JC, Gnatkovsky V, et al. 2019. Anti-epileptogenic and anti-convulsive effects of fingolimod in experimental temporal lobe epilepsy. Mol Neurobiol, 56(3): 1825-1840.

Poppe AY, Majumdar SR, Jeerakathil T, et al. 2009. Admission hyperglycemia predicts a worse outcome in stroke patients treated with intravenous thrombolysis. Diabetes Care, 32(4): 617-622.

Rambeck B, Jürgens UH, May TW, et al. 2006. Comparison of brain extracellular fluid, brain tissue, cerebrospinal fluid, and serum concentrations of antiepileptic drugs measured intraoperatively in patients with intractable epilepsy. Epilepsia, 47(4): 681-694.

Schoknecht K, Shalev H. 2012. Blood-brain barrier dysfunction in brain diseases: clinical experience. Epilepsia, 53 Suppl 6: 7-13.

Selva-O'Callaghan A, Ros J, Gil-Vila A, et al. 2019. Malignancy and myositis, from molecular mimicry to tumor infiltrating lymphocytes. Neuromuscul Disord, 29(11): 819-825.

Shen F, Chu S, Bence AK, et al. 2008. Quantitation of doxorubicin uptake, efflux, and modulation of multidrug resistance(MDR)in MDR human cancer cells. J Pharmacol Exp Ther, 324(1): 95-102.

Tabatabai G, Weller M, Nabors B, et al. 2010. Targeting integrins in malignant glioma. Target Oncol, 5(3): 175-181.

Tomkins O, Shelef I, Kaizerman I, et al. 2008. Blood-brain barrier disruption in post-traumatic epilepsy. J Neurol Neurosurg Psychiatry, 79(7): 774-777.

Weiss N, Miller F, Cazaubon S, et al. 2009. The blood-brain barrier in brain homeostasis and neurological diseases. Biochim Biophys Acta, 1788(4): 842-857.

# 第四章 血脑屏障与中枢神经系统疾病的药物靶点

NVU 的神经元、胶质细胞和血管内皮细胞等细胞成分及非细胞成分之间的信号传递对维持大脑内稳态极其重要（图 4-1）。NVU 核心结构 BBB 功能障碍是 AD 等许多 CNS 疾病，甚至急性全身感染等非 CNS 疾病的主要标志，表现为细胞和细胞旁通透性增加、细胞表面受体和（或）转运体的表达改变及内皮细胞的激活，循环白细胞渗出进入 CNS 实质。BBB 渗漏和水肿的时空演变取决于损伤或疾病的类型，其机制包括 TJ 松解、转运体改变、胞饮功能改变、基板降解等。跨 BBB 的渗透和转运过程呈动态变化，随参与

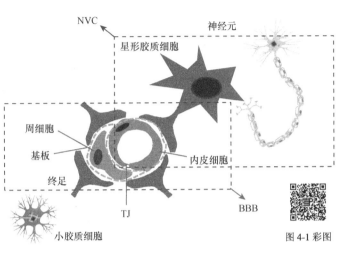

图 4-1 NVU 与 BBB

NVU 由星形胶质细胞（astrocytes）、血管内皮细胞、周细胞（pericytes）、基板组成的 BBB 及小胶质细胞（microglia）和神经元（neurons）共同构成

分子的性质、大小，BBB 的开放和关闭程度各不相同，如急性卒中时 BBB 通透性的双相模式。NVC 失衡则可导致神经功能障碍，继而改变神经元对血管功能的调节，引起 BBB 通透性增加，进一步加重神经元功能障碍，导致 CNS 疾病的发生。更好地了解 NVU 如何调节和维护大脑功能，将促进对 CNS 疾病的预防、诊断和治疗。

NVU 的病理生理学典型特征包括组织缺氧、炎症、血管生成，以及 NVU 细胞与非细胞的基板组分之间的分子相互作用启动、引起 NVU 结构重组，共同导致 BBB 渗透性增加，引起脑水肿、神经血管解偶联、神经功能障碍和损伤。①在缺氧组织中，早期基因以非合成性依赖的方式被迅速诱导产生，从而编码不同功能产物，包括促炎性细胞因子和趋化因子、胞质酶（如 COX2）和诱导转录因子等。例如，缺氧可特异性激活缺氧诱导因子-1（HIF1）。HIF1 是由 HIF1a 和 HIF1b 亚基组成的异二聚体蛋白，其中 HIF1b 仅受氧张力变化的轻微影响，但 HIF1a 蛋白水平则可因缺氧显著增加，进而导致 HIF1 依赖性基因上调，通过增加氧输送（促红细胞生成素、转铁蛋白和血红素氧合酶）、葡萄糖转运（GLUT1）、糖酵解（乳酸脱氢酶 A）和血管生成（VEGF、诱导型一氧化氮合成酶、ANG2、成纤维细胞生长因子）等方式，以适应组织缺氧、促进细胞存活。但这些适应性过程同时伴随 BBB 渗透性增加、水和离子重分布、脑血管氧化应激反应，从而对 NVU 造成继发性损伤。此外，HIF1a 还可触发血管内皮细胞和星形胶质细胞内炎症基因的转录。在缺血性损伤的情况下，内皮细胞和星形胶质细胞分泌的细胞因子通过募集核因子（NF-κB）放大炎症反应。②炎症级联反应是 NVU 病理生理学另一个典型的特征，包括以 NVU 细胞产生促炎性细胞因子、趋化因子、类花生酸等为特征的非细胞炎症；以血管内和实质周围炎症细胞募集为特征的细胞炎症。白细胞通过一系列

与血管内皮黏附分子的相互作用被选择性地招募，通过细胞旁途径渗出，导致内皮细胞 TJ 蛋白 occludin 和 ZO1 重新分布或丢失。活化的白细胞可释放自由基、MMP 和类二十烷酸，导致血管内皮损伤、ECM 破坏和 BBB 的瞬时渗透性增加。③血管生成由 VEGF 分泌启动、炎症环境调控，包括增殖细胞与 ECM 通过特异性黏附分子、整合素、跨膜受体介导的动态相互作用过程。由 HIF1a 激活诱导的 VEGF 是一种多任务细胞因子，其受体包括酪氨酸激酶 FLT1（VEGFR1）、KDR/FLK1（VEGFR2）、FLT4（VEGFR3）和辅助受体神经毡蛋白-1（coreceptor neuropilin-1），可刺激内皮细胞分化、存活、迁移、增殖及成环。血管生成过程还涉及纤溶酶原激活物和 MMP 级联反应水解 ECM 蛋白、整合素介导细胞形态改变及其在特定 ECM 环境中的迁移等。④NVU 的重构在 CNS 疾病始发过程中是限制损伤和促进恢复的适应性反应，但这种适应性过程如果出现病理性延续，最终将导致神经元的损伤，这一系列事件包括星形胶质细胞和周细胞分泌的促血管生成因子如 VEGF 表达、释放及其受体在内皮细胞中的上调，刺激内皮细胞增殖和迁移导致 TJ 的破坏和 BBB 渗透性增加；迁移的内皮细胞和周细胞释放 MMP，导致基板的蛋白水解破坏，ECM 的促血管生成产物进一步释放，随之血清蛋白和水通过破坏的 BBB 进入脑组织导致血管源性水肿，进一步阻断 NVU 内的细胞相互作用；同时有毒血清成分引起星形胶质细胞活化，活化的星形胶质细胞和内皮细胞的炎症介质上调并分泌，刺激内皮细胞中黏附分子的表达和炎性细胞向大脑募集；白细胞及活化的血管周围细胞释放的 ROS 和蛋白酶引起神经元的氧化损伤。神经元的这种继发性损伤最终可导致神经元投射与 NVU 的离解（disassociation）、解偶联（uncoupling）和随后的逆行退化（retrograde degeneration）。这些事件主要发生在微循环的特定位置：小动脉水平的神经血管解偶联，毛细血管水平的 BBB 破坏，毛细血管后微静脉水平的白细胞聚集。这种重构导致 NVU 功能变化，包括 BBB 功能障碍、NVC 受损、出血转化等，最终导致神经元损伤（图 4-2）。

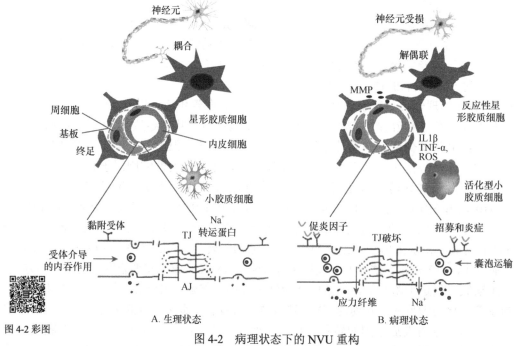

图 4-2 彩图

图 4-2　病理状态下的 NVU 重构

A. 生理状态下，BBB 具有完整的 TJ 和 AJ，脑微血管内皮细胞上存在有限数量的黏附受体。B. 缺血性卒中后 BBB 的 TJ 蛋白显著破坏，MMP 水平随着肌动蛋白细胞骨架应力纤维的聚合而显著增加，BBB 细胞旁途径渗透增加；小胶质细胞活化，炎症分子（IL1β，TNF-α）及 ROS 水平升高，内皮细胞上黏附受体数量增加，允许白细胞和其他分子浸润，使 BBB 细胞渗透性增加，$Na^+$、水渗出增加，导致脑水肿；星形胶质细胞终足肿胀，神经血管解偶联

　　NVU 中 BBB 的破坏不仅会对机体造成灾难性的影响，药物递送到大脑的过程也会发生改变。引起 BBB 通透性改变的因素包括炎症因子、MMP、转运体、信号通路改变等，是潜在的治疗靶点，本章将在以下各节进行讨论。

# 第一节　紧密连接蛋白

　　构成 BBB 的内皮细胞 TJ 相关蛋白，包括 claudin-5（CLN5）、occludin（OCLN）和 ZO1，使相邻内皮细胞严格结合形成致密连接，选择性摄取神经元所需的重要营养成分，并向血循环外排神经毒性物质。TJ 蛋白复合物为高度动态的结构，每个组成蛋白的表达和（或）定位可以响应生理病理应激而变化，涉及新蛋白的从头合成或离散的转运机制，以维持 CNS 的稳态。

　　在 CNS 炎症、感染、肿瘤和退行性疾病中，BBB 功能障碍不仅是一种晚期事件，更与疾病进展的早期阶段有关。BBB 通透性改变通常在明显的临床症状出现之前出现，因此 BBB 损伤可能是各种神经系统疾病发病机制的促成因素之一，主要表现为两种相关但不同类型的 BBB 功能障碍。①屏障的破坏：BBB 通透性增加，即血源性物质通过 TJ 被动扩散，与水肿形成相关。② BBB 出现大量细胞浸润：BBB 成分（包括内皮细胞和星形胶质细胞）产生炎性介质，从而募集免疫细胞进入大脑。CNS 疾病如脑血管损伤性疾病（卒中、糖尿病脑病）、神经退行性疾病（如 AD、PD、亨廷顿病、MS）及精神疾病（如抑郁障碍、精神分裂症）等疾病中，TJ 的表达、定位和功能均可发生改变，BBB 通透性增加，血源性有害物质进行入 CNS，干扰大脑内稳态，导致或促进疾病的发生、发展。

　　BBB 功能的改变可以通过非特异性和特异性转运途径的改变来介导，如细胞旁转运途径（由 TJ 控制）和跨细胞转运途径 [如吸附和（或）受体介导的内吞作用]。此外，在炎症条件下，黏附分子的表达和 BBB 转运体的调节也发生改变。在 CNS 疾病发病机制中 BBB 超微结构连接变化，发生的时间比渗漏和水肿的发生时间晚，提示细胞旁途径的变化可能是 BBB 慢性衰竭的机制。本节重点讨论在 CNS 疾病过程中 TJ 的变化，靶向 TJ 对保护 BBB、减轻 CNS 疾病症状并促进 CNS 的修复具有重要意义。跨细胞途径的改变参见第二节"转运体"。

# 一、中枢神经系统疾病中血脑屏障连接蛋白的变化

## （一）紧密连接蛋白的变化

　　TJ 蛋白丢失是许多神经血管疾病的标志。occludin、ZO1 和 ZO2 在 TJ 形成中起关键作用。神经系统疾病的炎症状态导致细胞因子的产生，破坏 TJ。某些细胞因子对 BEC 有影响，可能导致 BBB 限制性作用的破坏或调节。这些作用包括 TJ 蛋白表达的改变和肌动蛋白的细胞质应激纤维形成。例如，在 AD 脑内血浆蛋白外渗增加，BBB 功能异常。occludin 在 AD 的发病机制中具有重要作用，AD 患者 CAA 的血管中 TJ 蛋白 occludin 显著降低，而神经元、星形胶质细胞和小胶质细胞中 occludin 蓄积。AD 模型 Tg2576 小鼠 occludin 的免疫荧光染色在脑血管系统中显示出点状、不连续或间断性免疫反应性，提示 TJ 完整性受损。MS 的大脑病理检查显示 TJ 和 AJ 蛋白的免疫反应性显著降低，ZO1 表达减少。MS 小鼠模型在 BBB 通透性改变之前，occludin 的去磷酸化先于疾病症状发生。微血管中 occludin 丢失也是糖尿病性视网膜病的标志。因此，occludin 可以调节 BBB 对炎症环境的反应。通过点燃癫痫动物实验发现为了应对异常的神经元同步化而出现 claudin 表达的选择性调节，可能导致 BBB 的破坏和脑水肿。EAE 或 MCAO 中，在渗漏点附近血管的 TJ 蛋白 occludin、claudin-3、claudin-5 表达下调。

occludin 很容易受到 MMP 的攻击，该酶可能在缺血条件下被激活。缺血损伤后，claudin-5 被 MMP2 和 MMP9 降解；而缺血相关的 BBB 破坏后，在周围的星形胶质细胞中发现 claudin-5 的表达。在炎性条件下释放的炎症因子如 TNF-α 和 IFN-γ 共同刺激内皮细胞，通过改变 claudin-5 和 cadherin-5 的分布影响 BBB 通透性。IFN-γ 诱导 TJ 蛋白的内化，从而降低了 BBB 的限制性功能；而消除 IFN-γ 则可使 TJ 蛋白在细胞膜的重定位。occludin、ZO1 和 claudin-5 是 MMP9 的可裂解底物，IL1β 可通过诱导 MMP9 从而破坏 BBB 的稳定性。此外，在炎症疾病期间发生的氧化应激也可致 TJ 表达下调。

TJ 和肌动蛋白细胞骨架之间的动态相互作用对于维持 BBB 至关重要。病理渗漏过程中细胞旁间隙发生的动态重排在分子结构水平上尚未完全明确，表现为过量转运伴随着 TJ 和 AJ 复合物的磷酸化及黏附特性，导致 claudin 的相互作用和定位发生改变。与此同时，肌动蛋白细胞骨架的重组也有助于渗透，而收缩力使细胞旁间隙更易于修饰。这些变化导致了蛋白质胞外黏附部分的重新排列。尽管肌动蛋白细胞骨架和 TJ 蛋白之间存在物理联系，但细胞骨架重组可以在不完全破坏 TJ 蛋白的情况下影响 BBB 的功能。早在 MMP 诱导 BBB 完全破坏之前，大脑微血管内皮细胞的细胞骨架就发生细微的变化。在低氧条件下，肌动蛋白发生聚合，在微血管周围形成线性应力纤维（stress fiber），随着细胞内肌动蛋白活性增加，细胞骨架张力增加，细胞因收缩而相互拉开，内皮细胞结合部位的闭合受损，渗透性增加。肌动蛋白重组可以由中间丝（intermediate filaments，IF）网络组织的紊乱发生，也可以直接由 F-肌动蛋白和微管的结构变化引起。肌动蛋白系统和 IF 网络在细胞中产生内部张力，缺乏健康 IF 网络的细胞由于细胞内张力不足，应力纤维开始变形，F-肌动蛋白重组，皮质肌动蛋白结构被破坏，出现不连续的 AJ 结构和 BBB 功能障碍。

### （二）中间丝的变化

肌动蛋白丝和微管在建立与维持 TJ 及 AJ 中具有重要作用，但 IF 在细胞-细胞连接的形成和功能中也很重要。在调节健康和疾病中的 BBB 通透性方面，IF 长期被忽视。IF 在三种细胞骨架元素中最稳定，它们提供了一个质膜和细胞核之间的网络结构，具有广阔的表面积供细胞器和其他胞质元素使用。IF 大多与质膜上的桥粒和局部粘连有关，提供机械完整性。内皮细胞中最常见的 IF 蛋白是波形蛋白（vimentin）。波形蛋白通过影响肌动蛋白和微管重组及直接与 VE-cadherin 或整合素结合，在 BBB 通透性的细胞-细胞和细胞-基质相互作用中发挥作用。由于应力纤维的形成和各种疾病中两个相邻细胞之间 VE-cadherin 相互作用的破坏，BBB 通透性增加，以不同方式破坏 IF 波形蛋白的纤维网络。肌动蛋白结合的 VE-cadherin 通过网蛋白（plectin）与波形蛋白的网络结构结合，提供了一个连续的 AJ 结构，网蛋白缺乏也与 AJ 和 TJ 的破坏及收缩性增加有关。

IF 构成细胞骨架内的支架，决定细胞组织并稳定细胞-细胞连接以维持 BBB 的完整性。多种神经退行性疾病及创伤性损伤和感染与 CNS 稳态紊乱和血流动力学改变有关，因此 IF 网络和 claudin 在维持细胞和连接稳定性方面的作用尤其重要。IF 在 CNS 疾病中的作用被忽略，将来应研究 IF 在肌动蛋白和微管组织对血流诱导剪切反应中的作用，以阐明它们在 BBB 中的作用及其在健康和疾病中的作用。波形蛋白靶向治疗策略可能在控制甚至改善 CNS 病理方面发挥重要作用。

## 二、中枢神经系统疾病中连接蛋白变化的机制

TJ 蛋白被破坏的机制包括转录下调使 TJ 蛋白表达减少；翻译后修饰，尤其是磷酸化诱导

claudin 内吞增加；蛋白易位和降解。例如，MMP9 在许多 CNS 病理中被 ROS、VEGF 和炎性细胞因子激活，促进 TJ 蛋白的磷酸化和裂解，导致内皮细胞基板的降解。随后内皮细胞间连接的降解导致 TJ 链式结构弱化，或者在极端情况下导致细胞旁连接完全丧失。每个过程的时间进程和程度由疾病损伤的严重程度决定，并且这些过程相互联系（如易位可导致降解），最终导致 BBB 细胞旁渗透性增。

## （一）蛋白质修饰

TJ 蛋白的翻译后修饰可影响 BBB 的渗透性，不同的激酶在同一 TJ 蛋白上可作用于不同的残基，引起蛋白修饰结果的异质性。VEGF，Rho/ROCK，cAMP/PKA 对 occludin、claudin-5 和 ZO1 的磷酸化是导致屏障渗透性增加的主要原因。在缺血性脑损伤期间释放的炎性介质也可诱导 TJ 蛋白的磷酸化，导致 BBB 渗透性过高。

TJ 蛋白的修饰通过调节 TJ 蛋白的表达、相互作用和转运影响 BBB 的完整性。在培养的 BEC 中，细胞因子或趋化因子诱导的炎症，如 TNF-α，IL6 和 MCP1/CCL2，可引起 ZO1 在 Tyr、Thr 和 Ser 位点的磷酸化，occludin/ZO1 的结合减少。同样，在 Caco-2 细胞中，酪氨酸磷酸化的 occludin 也不能与 ZO1，2 和 3 结合。与单核细胞共培养可激活内皮细胞中的 RHO/ROCK，使 Ser 和 Tyr 残基的 occludin 和 claudin-5 磷酸化并促进单核细胞跨 BBB 迁移。VEGF 可诱导 PKCβ 活化，使 occludin 在 Ser490 位点磷酸化，并通过 TJ 转运导致血管损伤。与 occludin 上的 Ser490 磷酸化一致，VEGF 可诱导 TJ 片段化和 occludin 转运；而将 Ser490 突变为 ALA 可抑制 VEGF 诱导的 TJ 蛋白转运并阻止屏障渗透性的增加。抑制 TJ 蛋白质修饰可以保持缺血性卒中 BBB 的完整性。例如，PP2 是 Src 家族酪氨酸激酶的抑制剂，可阻断 MCAO 大鼠脑内 occludin 磷酸化及 BBB 渗漏；PKC 抑制剂白屈菜红碱氯化物可减弱海马血管通透性和 claudin-5 磷酸化。

目前，检测卒中后 TJ 蛋白修饰的研究主要集中在磷酸化方面。TJ 蛋白也可以发生甲基化、糖基化和棕榈酰化，引起屏障功能改变，机制尚未阐明。

## （二）蛋白质易位

脑缺血后内皮细胞中 TJ 蛋白分布发生改变，这种蛋白易位在很大程度上是由内吞作用介导的。内皮细胞在氧糖剥夺（OGD）后，小窝蛋白-1 可介导 claudin-5 与细胞骨架分离，这一过程可能涉及细胞内吞和囊泡转运。趋化因子 CCL2 可使 BEC 的 occludin 和 claudin-5 小窝内化、跨膜电阻（TEER）减少，但在撤除 CCL2 后 occludin 和 claudin-5 可以再循环到细胞表面，这种再循环对于卒中后的 BBB 修复可能是重要的机制之一。JAM-A 是一种独特的 TJ 跨膜蛋白，在基础条件下维持内皮细胞-细胞相互作用，但在炎症条件下充当白细胞黏附分子，参与中性粒细胞和单核细胞的跨内皮细胞迁移。CCL2 诱导 JAM-A 从内皮细胞间区域再循环，使其重新分布到顶膜，这与细胞旁通路开放期间通过胞饮作用的内化有关，RHOA 和 RHO 激酶参与 JAM-A 重定位。在内吞作用后，JAM-A 又可重定位到顶膜充当黏附分子。

促进蛋白易位的另一个机制是内皮细胞肌动蛋白细胞骨架的改变。正常情况下肌动蛋白与 claudin 锚定在一起。缺血再灌注通过信号级联反应快速增强 BEC 中的肌动蛋白聚合，导致富含 F-肌动蛋白的应力纤维的大量形成，增加细胞张力。这些细胞骨架改变诱导 claudin 从细胞外分布到细胞溶质中，从而使细胞旁通路开放。热休克蛋白 HSP27 可抑制缺血再灌注（I/R）诱导的异常肌动蛋白聚合、应力纤维形成和脑微血管内皮细胞中的 claudin 易位，削弱潜在的破坏性中性粒细胞和巨噬细胞对脑实质的浸润。卒中后早期给予 HSP27 附着于细胞穿透转导结构域（TAT-HSP27），可迅速提高脑微血管中的 HSP27 水平，并改善缺血再灌注诱导的

BBB 破坏和随后的神经功能缺损。HSP27 可能是治疗缺血性卒中和其他涉及 BBB 分解的神经系统疾病的候选物。claudin 的快速再分布可导致 TJ 蛋白更容易降解，因此预防或逆转细胞骨架重构，如通过抑制肌动蛋白聚合，可能是保护缺血损伤后 BBB 的破坏的策略之一。

### （三）蛋白质降解

自由基在脑缺血再灌注损伤中起重要作用。ROS 和活性氮（RNS）等有毒自由基的积累不仅会增加脑组织对缺血性损伤的易感性，还会引发众多分子级联反应，导致 BBB 通透性增加、脑水肿、出血和炎症，以及脑死亡。激活 MMP 是 BBB 破坏的关键步骤。MMP 是含锌蛋白水解酶，负责降解脑血管和神经元周围的 ECM。自由基可以激活 MMP 并随后诱导 TJ 的降解，导致缺血再灌注损伤中的 BBB 分解。MMP 降解蛋白底物的保守机制涉及 $Zn^{2+}$ 介导的位点结合水分子活化。缺血性卒中发生后微血管内 $Zn^{2+}$ 大量积累，激活 MMP9 和 MMP2，卒中发生后数小时至数天内 MMP9 和 MMP2 上调，导致 occludin 和 claudin-5 的丢失和严重的 BBB 破坏。使用抑制剂阻断 MMP2 和 MMP9（如 SB-3CT，GM6001）或采用基因消融方法可减少缺血性卒中后 TJ 蛋白损失，保持 BBB 完整性。缺血性卒中还可导致 occludin 泛素化，TJ 蛋白通过胞内蛋白酶和溶酶体降解。利用 γ-分泌酶阻断剂 DAPT 抑制 E3 泛素连接酶 Itch，可显著减弱 occludin 降解并减轻 BBB 的破坏。

最近的研究表明，小窝蛋白-1 是一种位于小窝的膜整合蛋白，可以通过抑制 RNS 产生和 MMP 活性来防止 TJ 蛋白的降解并保护 BBB 的完整性。小窝蛋白-1 和 RNS 的相互作用形成一个正反馈回路，在脑缺血再灌注损伤期间放大 BBB 功能障碍。RNS、小窝蛋白-1 和 MMP 的相互作用是脑缺血再灌注损伤期间 BBB 破坏和梗死扩大的关键信号通路。

# 三、靶向紧密连接的治疗方法

BEC 及其连接是动态结构，因此可能通过靶向诱导 BBB 破坏的因素，恢复 BBB 完整性，限制 CNS 疾病的发生或发展。

### （一）血管内皮生长因子

VEGF（包括 VEGFA、VEGFB、VEGFC 和 VEGFD）是促进血管内皮细胞增殖和迁移的常见血管生成因子，也被称为血管通透性因子，可增强 BBB 的通透性。脑损伤后 VEGF 表达增加，星形胶质细胞产生的 VEGFA 是 BBB 通透性的关键驱动因素，VEGF 诱导的 claudin-5 和 occludin 表达下调诱导 BBB 破坏。

在实验性脑损伤动物中抑制 VEGF 可改善 BBB 破坏。例如，在 MS 小鼠模型中，星形胶质细胞 VEGFA 的失活可降低 BBB 分解、淋巴细胞浸润和炎性损害；在脑缺血动物模型中，抗 VEGF 中和抗体对 VEGF 的抑制作用降低了 BBB 通透性、脑水肿和梗死体积。此外，VEGFR2 抑制剂 SU5416 和 VEGFR2 的抑制作用也减弱了缺血损伤诱导的 BBB 破坏。抗 VEGF 中和抗体对 tPA 诱导的 BBB 破坏和出血也存在有益作用。因此，VEGF 是 BBB 破坏的治疗靶标和其他几种 CNS 疾病的治疗靶标。

### （二）基质金属蛋白酶

MMP 在卒中后 TJ 蛋白丢失和 BBB 破坏中的作用已进行了广泛研究。MMP 是锌内肽酶家族，可降解 ECM 分子，如胶原蛋白、层粘连蛋白和纤连蛋白。MMP 在生理状态下诱导血管生成，而病理状态下几种类型的 MMP 包括 MMP2、MMP3、MMP9 和 MMP10 通过降解脑微血管中的基板，干扰 BBB 完整性，导致 BBB 破坏。MMP 的激活也会降解 TJ 蛋白。例如，

BEC 中 MMP9 的过度表达引起 claudin-5 和 occludin 的降解，导致内皮屏障的破坏。在脑缺血动物中，MMP 诱导的 claudin-5 和 occludin 降解导致脑缺血动物的 BBB 破坏。在 TBI 或脑缺血的患者中，MMP 的上调与脑损伤的严重程度有关。

许多广谱 MMP 抑制剂，包括米诺环素、多西环素、GM6001 和 BB-94 等，均对缺血性卒中具有一定的保护作用。SB-3CT 是 MMP2/9 特异性抑制剂，在缺血性卒中小鼠模型中可抑制层粘连蛋白降解，缩小梗死体积，改善神经功能。通过基因递送给予 MMP 抑制剂 TIMP1 和 TIMP2 也可减少缺血性脑损伤。抗血小板药西洛他唑（cilostazol）通过选择性地抑制磷酸二酯酶Ⅲ增加 cAMP 和 cGMP 水平，引起血管舒张，并抑制 MMP9 活性，具有神经保护作用。依达拉奉也可抑制 MMP9，有助于预防 BBB 的破坏，另一种 MMP 抑制剂 BB-1101 可减轻脑缺血模型大鼠的 BBB 渗透性。磷脂酰肌醇 3-激酶（PI3K）是一组蛋白激酶，PI3Kγ 通过调节 NF-κB 活性和 MMP9 的表达，在脑缺血相关的 BBB 损伤和脑损伤中发挥重要作用，抑制 PI3Kγ 可以减少中性粒细胞的黏附和外渗导致的 MMP9 活性增加。缺血性卒中用 tPA 治疗后，MMP 可介导出血转化，而抑制 MMP 可减少 tPA 诱发的脑缺血动物的出血转化。但是，在缺血后期，MMP 可能通过促进血管生成和神经发生而促进缺血性卒中的修复，在缺血性卒中治疗的后期使用 MMP 抑制剂可能会产生相反的效果。例如，在 MCAO 后 3h 给予 MMP 抑制剂 AHA 可降低脑内出血（intracerebral hemorrhage，ICH）的风险和水肿形成，并改善神经症状；但是在缺血后 6h 给药，AHA 的治疗效果降低，ICH 风险增加。因此，在分析 MMP 抑制剂在缺血性卒中的应用时应慎重考虑治疗介入时间。COX2 选择性抑制剂对急性缺血性卒中模型具有保护作用，可以靶向阻断脑缺血期间 BBB 的继发性破坏，因此 MMP 抑制剂和 COX2 抑制剂结合可能更有效地控制 BBB 破坏。

抑制 MMP 也可减轻出血性卒中的 BBB 损伤。ICH 后 TJ 蛋白 mRNA 水平降低，可能导致 TJ 蛋白水平降低。非特异性 MMP 抑制剂可减少 ICH 诱导的脑水肿和血红蛋白诱导的 BBB 破坏，MMP9 抑制剂 SB-3CT 可减少蛛网膜下腔出血（subarachnoid hemorrhage，SAH）诱导的脑水肿。在皮质挫伤大鼠中，MMP 抑制剂 GM6001 可减少 BBB 的破坏和脑水肿。

此外，MMP 还参与白细胞迁移和 BBB 中黏附分子表达的调节。MMP 抑制剂可减少炎性小鼠模型中炎性细胞迁移的增加及 ICAM1 和 VCAM1 表达的增加。MMP2 和 MMP9 的消融可阻止 MS 模型小鼠的白细胞浸润。AD 患者 BBB 通透性增加，BCSFB 的完整性丧失，与 MMP3 的表达增加有关。MMP 的广谱抑制可改变 Aβ 诱导的 BBB 及 BCSFB 渗漏。除了 MMP 外，还有其他途径导致 TJ 蛋白丢失，伴随溶酶体和蛋白酶体降解的内吞作用可能是原因之一。抑制 MMP 对 BBB 破坏引起的脑水肿、炎性损伤和出血的有益作用目前还在临床观察阶段。有关 MMP 更多内容，请参考本章第三节。

## （三）内皮素

ET（ET1、ET2 和 ET3）是血管收缩肽，除了血管收缩作用以外，还在中枢神经组织发挥多种生理和病理作用。CNS 中 ET1 存在于某些类型的神经元、CPE 和微血管内皮细胞中，通常不在神经胶质细胞中表达。但在不同的病理条件下，适应性反应表型的星形胶质细胞表达高水平的 ET1 及其受体（ET$_A$，ET$_B$）。在实验性缺血动物中，ET1 的过度表达加剧 BBB 分解、脑水肿、神经功能缺损和认知缺陷，还增加缺血后 MMP2 的表达并降低 occludin；ET$_A$ 拮抗剂 S-0139 可降低缺血性损伤后 BBB 的通透性、脑水肿的形成和梗死面积的大小。在出血动物模型中，ET1 过表达导致 BBB 障碍、脑水肿和严重的神经功能障碍。在实验性癫痫动物中，ET$_B$ 拮抗剂 BQ788 通过抑制 MMP9 激活和 ZO1 蛋白降解，减轻 BBB 的破坏和血管性水肿。BQ788 也可改善皮质冷冻损伤引起的 BBB 破坏和血管性水肿，逆转 MMP9 和 VEGFA 表达的增加。因此，$ET_B$ 拮抗剂可能是预防 BBB 破坏的潜在治疗药物。此外，ET1 可调节平滑肌、内皮细胞和周细胞收缩，可能导致脑血管收缩/脑灌注不足，ET1 还与 Aβ 分子相互作用，随着时间的推移，可能导致 AD 病理的神经元损伤。消除星形胶质细胞 ET1 的有害影响可能是减轻各种 CNS 疾病继发性脑损伤的潜在治疗靶点。

但也有报道，$ET_B$ 在反应性星形胶质细胞（RA）中高度表达，并随脑损伤而上调。星形胶质细胞 $ET_B$ 受体的激活促进了对 RA 的诱导。各种星形胶质细胞衍生因子的产生，包括神经营养因子和血管通透性调节剂，受 $ET_B$ 受体调节。在 AD、脑缺血和 TBI 的动物模型中，$ET_B$ 介导的星形胶质细胞激活调节可改善脑部疾病。因此，星形胶质细胞 ET1/$ET_B$ 受体在脑部疾病作用还需在不同病理条件、不同病理阶段进一步研究。

BBB 破坏与 VEGF、MMP 和 ET 等因素之间的关系如图 4-3 所示，阻断这些因素中的部分作用可减弱 BBB 破坏和脑组织损伤。

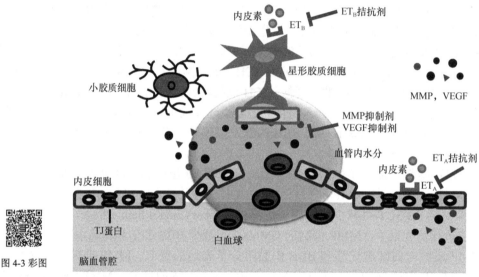

图 4-3 彩图

图 4-3 脑损伤破坏 BBB

脑损伤后，几种类型的脑细胞中 VEGF、MMP 和 ET 的产生均被加速，引起 TJ 蛋白功能障碍，破坏 BBB

## （四）蛋白激酶

在脑出血后，几种激酶（如 RHOA，ROCK，Src，JNK）参与 BBB 结构改变和破坏。ICH 和 SAH 诱导损伤的成分（凝血酶、血红蛋白、炎症和局部缺血）激活 RHOA 和 ROCK；RHOA/ROCK 的药物抑制治疗可以阻断神经退化级联的激活。例如，抑制 ROCK 作用可减少脑缺血动物模型中的 TJ 变化和 BBB 损伤。在脑缺血和谷氨酸诱导的兴奋毒性模型中，神经保护剂（如阿托伐他汀）和 CDK5 沉默可能作用于相同的细胞效应物，恢复 NVU 的完整性。两种 ROCK 抑制剂羟基法舒地尔和 Y27632 可以减少 SAH 诱导的早期脑损伤和水肿形成，羟基法舒地尔还可减少 SAH 诱导的 BBB 破坏及 occludin 和 ZO1 的丢失。但应注意，靶向激酶存在一些潜在的问题。ICH 和 SAH 诱导的 BBB 破坏可能有多种激酶参与，可能有多种具有不同功能磷酸化的靶蛋白；即使单个 claudin，也可能存在多个磷酸化位点，这些位点可能会被不同的激酶磷酸化并产生不同的功能结果。此外，同一激酶在疾病不同时期可能发挥不同作用，如抑制 Src 可能具有有益的作用，但 Src 也可能参与屏障修复，这取决于 ICH 后的不同阶段。

## （五）磷酸酶

目前蛋白激酶在 BBB 破坏中的作用研究较多，但对去磷酸化 claudin 的磷酸酶及其在 BBB 调控中的潜在作用研究较少。组织非特异性碱性磷酸酶（tissue non-specific alkaline phosphatase，TNAP）在脑毛细血管内皮细胞中高表达，但并不在全身毛细血管内皮细胞中表达。用左旋咪唑抑制 TNAP 可引起细胞骨架组织的破坏，增加牛毛细血管内皮细胞模型的通透性，但这些效应在去除左旋咪唑后 24h 逆转，与 TNAP 活性恢复相关；血管内皮细胞特异性磷酸酪氨酸磷酸酶（vascular endothelial cell-specific phosphotyrosine phosphatase，VE-PTP）通过 VE-cadherin 的作用调节内皮通透性，下调 VE-PTP 可使全身内皮细胞的通透性增加。ANG1 可能通过非受体蛋白酪氨酸磷酸酶 N-2（non-receptor protein tyrosine phosphatase N-2，PTPN2）修复 TJ，PTPN2 的缺失可阻断 ANG1 促进 occludin 酪氨酸去磷酸化的能力，导致 occludin 与 ZO1 分离、内皮细胞渗透性过高。

## （六）氧化酶

氧化应激引起大量 ROS 聚集，ROS 通过与脂质反应，产生具有毒性的醛类产物，使蛋白质结构突变或变性，导致细胞能量衰竭；细胞内 DNA 链断裂或 DNA 位点突变，直接引起细胞的死亡。在缺血性卒中损伤动物模型中，过表达糖蛋白 fibulin-5 可抑制 ROS 表达，从而降低缺血再灌注后 BBB 的通透性。重组 SOD 或聚乙二醇化 SOD 可清除超氧自由基 $O_2^-·$，减少缺血性卒中后 BBB 损伤和水肿形成。

不同的氧化酶系统是大脑中 ROS 的重要来源，在缺血再灌注后产生过量的 ROS 可引起氧化性脑损伤。氧化酶包括 NADPH 氧化酶、黄嘌呤氧化酶、线粒体呼吸链等，其中 NADPH 氧化酶是导致缺血性卒中发生时 BBB 氧化损伤的主要原因。超氧自由基 $O_2^-·$ 是参与缺血性卒中导致的 BBB 渗漏和水肿的主要 ROS，自由基还可引起 ProMMP 的活化，进一步加重 BBB 损伤。线粒体 SOD2 也参与缺血性 BBB 损伤。$Sod2^{-/+}$ 小鼠的内皮细胞和微血管中 MMP9 表达明显升高，抑制 MMP 可以防止氧化应激诱导的 BBB 损伤。自由基清除剂依达拉奉通过增加 I-κB 降解来抑制 NF-κB 通路，减少 MMP9 的上调，从而抑制内皮细胞周围的 MMP9 表达，阻止基膜蛋白降解及微血管的解离。降低氧化应激可能是保护 BBB 的重要途径之一。

NF-E2 相关因子（nuclear factor erythroid 2-releated factor 2，NRF2）/ARE 信号通路是内源性抗氧化应答机制中重要的信号通路之一，其调节细胞抗氧化应激主要通过激活 ARE。转录因子 NRF2 是细胞抗氧化应激反应的重要调节因子，生理情况下，NRF2 位于细胞质中，与细胞骨架蛋白 KEAP1（Kelch-like ECH-associated protein 1）结合，细胞处于稳定状态。细胞处于氧化应激状态时，NRF2 与 KEAP1 发生解离而被激活转入细胞核内，与 ARE 结合，启动 NRF2 下游靶基因的表达，如血红素加氧酶 1（heme oxygenase 1，HO1）、醌氧还原酶 1 [NAD(P)H：quinone oxidoreductase 1，NQO1]，增强细胞抗氧化能力。因此，激活 NRF2/ARE 通路是保护 BBB，减轻缺血性卒中过程中神经损伤的重要途径。

## （七）调控脑毛细血管内皮连接

目前已有多种方法可在实验中用于调控 BEC 连接，大部分研究通过增强恢复/稳定 BBB 渗透性蛋白的表达（如 ANG1）或直接修饰 TJ 蛋白的表达来促进 BBB 的修复，如利用慢病毒在内皮细胞过表达 claudin-5 有助于 BBB 的恢复，对 CNS 疾病发挥影响。

**1. 基因操控** 基因调控对 BBB 和脑损伤的影响可能产生有益作用，方法如下。①利用整体敲除或转基因进行遗传水平研究。敲除小鼠 claudin-5 不会导致 TJ 全面分解，但可引起小分子的细胞旁通透性增加，表明可靶向 claudin-5 操纵 BBB 以允许小分子的选择性扩散。靶向 TJ 蛋白 claudin-5 的单克隆抗体和拟肽剂，可在体内外增加 BBB 的通透性，可用于评估 CNS 疾病中 claudin-5 功能改变的影响。拟肽剂也可以抑制特定 claudin 的 GJ 和半通道功能，用以检测它们在 BEC 和脑出血中的作用。②使用内皮特异性或限制性启动子可限制脱靶效应，或使用诱导型转基因小鼠、siRNA 或 shRNA 限制体内其他蛋白潜在的代偿性变化。非编码 RNA（ncRNA）有助于维持 BBB 的完整性和渗透性，从而介导 CNS 稳态。Occludin S490 是 VEGF 诱导的磷酸化位点，可导致 occludin 泛素化和 TJ 转运；阻断 S490 磷酸化可防止 VEGF 诱导的高通透性和新生血管形成。磷酸化 occludin S490 在缺血再灌注损伤中也有类似的作用，使 S490 突变为丙氨酸可阻止该位点的磷酸化。miR-107 的表达增加可通过降低吞蛋白（endophilin）-1 的表达消除 Aβ 诱导的 BBB 内皮细胞功能障碍，endophilin-1 与 ZO1、occludin 和 claudin-5 的调节有关；通过下调 microRNA-33 表达可诱导 Abca1，不仅提高了脑 ApoE 脂化，而且降低了 Aβ 水平；LINC00662 通过 STAU1 介导的 mRNA 衰减途径引起 ELK4 mRNA 的降解，从而增加 TJ 相关蛋白的表达来增加 BBB 通透性，TRA2A/LINC00662/ELK4 轴在 AD 微环境中 BBB 通透性的调节中起着至关重要的作用，可能为 AD 的治疗提供新的靶点；沉默 Linc00094 可降低 BBB 通透性，同时上调 ZO1、occludin 和 claudin-5 表达，增强美金刚对降低 AD 微环境中 BBB 通透性的作用，沉默 LINC00094 为 AD 治疗提供了一个新的靶点。miR-132 抑制 MMP9 的表达，可减少缺血性卒中 TJ 蛋白 VE-cadherin 和 β-catenin 的变性。上调 circDlgap4 可通过与 AUF1 结合抑制氧化应激和神经炎症，从而减少卒中梗死区和 BBB 损伤。缺血再灌注或缺糖缺氧/复氧可诱导 lncRNA Malat1 表达上调，通过增加 unc-51-like autophagy activating kinase 2（ULK2）抑制内皮细胞的自噬和存活，保护内皮细胞对抗卒中损伤并防止 BBB 破坏。

**2. 增加目的蛋白**  通过 BEC 过表达目的蛋白质，加强脑血管功能同样可能为调控 BBB、预防或减轻 CNS 疾病提供治疗策略。例如，HSP27 是肌动蛋白聚合的有效抑制剂，可抑制 OGD 后 BEC 中应力纤维的形成和 TJ 的重定位。HSP27 连接到细胞膜穿透肽转导域（TAT），静脉注射 HSP27-TAT 可增加缺血性卒中后 BEC HSP27 的水平，并减少 BBB 破坏和神经功能缺损。CAA 模型（Tg2576 小鼠）给予米诺环素两个月，可减少出血的发生，与毛细血管 ZO1 表达增加及 MMP9 和 MMP2 水平降低有关。一些饮食如十字花科蔬菜中发现的萝卜硫素，可以减少脑损伤后内皮 TJ 的变化，是否可以预防血管损伤值得进一步研究。

**3. 阻止 TJ 蛋白移位**  另一个潜在的目标是防止 TJ 蛋白从质膜移位，如通过抑制内吞/囊泡运输来实现。调控内吞途径中小窝（caveolae）介导的 TJ 蛋白内化后屏障破坏和屏障恢复的一个关键控制点是细胞早期核内体（endosome）的水平。这些蛋白质可能作为晚期核内体降解，或作为循环核内体回到质膜参与屏障恢复。关于这些过程是如何在 BBB 中被控制的，目前还知之甚少，已知有三种关键的调控类型：①涉及膜运输的蛋白质，特别是小 GTP 酶的 RAB 家族；②细胞信号转导途径；③ TJ 蛋白自身的信号分选。了解这种调控机制并将 TJ 蛋白重定位到质膜可能是促进屏障修复的重要研究方向之一。但这种途径对于体内多种细胞类型至关重要。一种替代方法可能是防止细胞骨架重组和应力纤维形成。在脑缺血时，内皮靶向表达肌动蛋白解聚因子或 HSP27 靶向细胞骨架可防止 BBB 的破坏，减少脑损伤。在小鼠 ICH 模型中，靶向 PDGE-β 信号转导可减少应力纤维，限制 BBB 破坏，改善脑水肿并改善神经功能。ICH 会导致脑血管内皮细胞中膜联蛋白 A1（annexin A1）的丢失，而给予外源性膜联蛋白 A1 有助于维持细胞骨架的完整性，减少 ICH 引起的 BBB 破坏。

**4. 其他途径**  调节血管生成和屏障发生的途径，可能保护 CNS 疾病中 BBB。BBB 的破坏涉及多个信号通路，如血管生成素、PDGF-β、Shh 和 Wnt 信号转导的作用，具体请参见第四节"信号通路"。此外，BBB TJ 的破坏还涉及炎症反应，请参见第五节"炎症因子与炎症反应"。

目前尚无特异性靶向内皮 TJ 结构的药物。靶向 BBB 应解决诱导 TJ 变化途径的数量问题，有可能某些途径占主导地位或存在常见的下游途径。另外，BBB 的破坏可能对脑损伤产生有益和有害的影响。例如，在脑出血过程中，BBB 的高通透性可以促进血凝块神经毒性化合物的清除，并且可以随时间变化。因此，对靶向 BBB 的药物研究，还应根据不同疾病的病理环节和时间窗特定的分子事件进行更为系统及量体裁衣的研究。

# 四、调节血脑屏障通透性增强药物递送

BBB 在 CNS 中起着重要的保护作用，但也是阻碍脑靶向药物进入脑组织的主要障碍，调节 TJ 可能使通过细胞旁通路的脑部药物递送增加。理想状态下，BBB TJ 改变应是短暂的，以增强药物渗透到 CNS 中，而不会由于开放屏障引起副作用或毒性。调节 BBB TJ 的药理学方法也必须表现出全身低毒性。目前已经研究了不同的策略来增加 BBB 通透性，改善体内向大脑的药物递送。

## （一）诱导血脑屏障开放的传统方法

增加药物向脑内递送的策略之一是微泡超声技术，用于短暂和局部开放 BBB，以将治疗剂递送至 CNS，范围从小分子到抗体、质粒和病毒载体等。外部源产生的聚焦超声（focused ultrasound，FUS）脉冲能够利用微泡作为造影剂，充当空化位点，从而物理性破坏 BBB。超声引起的 BBB 通透性增加可能涉及胞吞作用、跨内皮通道开放或 TJ 开放。带有微泡的 FUS 可以增加 BBB 对辣根过氧化物酶和镧的渗透性。这种 BBB 破坏与 claudin-5、occludin 和 ZO1 的超微结构改变有关，FUS 可以通过改变 TJ 蛋白来增加 BBB 细胞旁通透性，目前利用该技术改善 CNS 药物递送正在进行临床试验。

增加药物向脑内递送的策略之二是颈动脉内输注高渗阿拉伯糖或甘露醇，引起血管内皮细胞可逆性舒张和收缩，从而导致 TJ 松弛，细胞旁扩散增加及大量流体流过 BBB。该方法已被用来增强化疗药物向脑肿瘤的递送，但是有限的功效和严重的不良反应（如脑水肿和癫痫发作）阻止了其在临床中的广泛使用。

增加药物向脑内递送的策略之三是通过药理学控制 BBB 渗透性以增加药物向脑内的递送。大鼠颈动脉内注入油酸后 15min，BBB 对伊文思蓝的渗透性可逆地增加；猫服用油酸或亚油酸也会引起 BBB 破坏，但这些影响与脑水肿、坏死和脱髓鞘有关。静脉注射缓激肽 B2 受体激动剂 RMP-7（Cereport®）可通过松解连接复合物增强镧通过 BBB TJ 的渗透，在脑瘤模型中 RMP-7 可增强化疗药物的递送，但在 Ⅱ 期临床试验中用于增强卡铂的脑递送在治疗儿童脑瘤时则无效。烷基甘油可通过调节 TJ 来增加 BBB 细胞旁通透性，颈动脉内输注烷基甘油引起不同药物和示踪剂分子大小依赖性的通透性增加，但颈内动脉输送是一种侵入性过程，烷基甘油用于增加 CNS 药物递送的途径尚未经过临床测试。霍乱弧菌 ZO 毒素（ΔG）的 12kDa 片段可能通过激活 PKC 使（$^{14}$C）-蔗糖能渗透 BBB，但在不添加蛋白酶抑制剂的情况下，该作用不明显，可能是 ΔG 在血流中迅速降解，因此也不是临床上改善 CNS 药物递送的良好方法。

## （二）新型拟肽药物

瞬时增加 BBB 细胞通透性的另一种策略是用 siRNA 或新型拟肽药物靶向 TJ 的特定成分。TJ 有两种类型：双细胞 TJ（bTJ）是两个细胞接触的结构；三细胞 TJ（tTJ）是三个细胞接触的结构。TAMP 家族蛋白 claudin 和 occludin 是形成 bTJ 的重要成分；TAMP 家族蛋白 tricellulin 和 angulin 家族蛋白是 tTJ 形成的关键蛋白。Claudin-5 和 angulin-1 是目前靶向 TJ 调节生物探针使药物能够通过 BBB 递送至大脑的重要成分。结合细胞外域的分子（如抗体）是靶向膜蛋白的药物首选。

**1. claudin 结合剂**

（1）细菌毒素片段：claudin 的胞外域较小（第一个胞外环由大约 50 个氨基酸组成，第二个胞外环由约 25 个氨基酸组成），且在各物种之间的高度蛋白序列同源性，导致研究者很难开发出含有针对胞外域抗体的 claudin 结合剂。因此，最初使用靶向 TJ 的毒素片段进行研究。产气荚膜梭菌肠毒素（*Clostridium perfringens* enterotoxin，CPE）有两个功能区，N 端区域具有细胞毒性，C 端区域（C-CPE184；184～319 个氨基酸，约 15kDa）无细胞毒性，与其受体 claudin-3 和 claudin-4 高亲和力结合，调节上皮 TJ 屏障的功能。但 C-CPE 不能与 claudin-5 结合。C-CPE184 末端 10 个氨基酸的缺失结构（C-CPE194；194～319 个氨基酸）对 claudin 具有高溶解度和亲和力并可调节 TJ 屏障。C-CPE194 突变体 C-CPE m19（S304A/S305P/S307R/N309H/S313H）可以结合 claudin-5，以浓度依赖和可逆方式降低 TEER，对 TJ 的整体结构无明显影响，可增强体外 BBB 模型中羧基荧光素（375Da）的通透性，但对 FITC-右旋糖酐（4kDa）的通透性无影响。在非人类灵长类动物 BBB 模型中，C-CPE 突变体也呈时间依赖性降低 TEER 并增加 FITC-右旋糖酐（4kDa）的渗透性，且无细胞毒性。

（2）claudin-5 抗体：由于 claudin 的胞外域小及物种间的高度同源性，因此很难对小鼠和大鼠进行免疫。Claudin-5 蛋白脂质体或编码 claudin-5 的真核表达质粒（DNA 免疫法）制备的抗 claudin-5 胞外域单克隆抗体，可以特异性结合人和猕猴 claudin-5，但不能特异性结合小鼠 claudin-5。这些抗体可降低人或猕猴表达的 claudin-5，并且不损伤细胞；也可显著降低原代猕猴脑微血管内皮细胞、大鼠周细胞和星形胶质细胞的 TEER，荧光素钠（376Da）和荧光共轭右旋糖酐（4kDa）通过细胞间隙的渗透率增加。

（3）其他 claudin-5 调节剂：除了直接调控 claudin-5 功能的方法外，有可能通过调控 claudin-5 的表达水平来调控 BBB 功能。Poly（I：C）诱导 toll 样受体 3（TLR3）介导 NF-κB 信号通路激活，抑制 claudin-5 启动子的转录活性，以剂量和时间依赖的方式降低 claudin-5 的表达。高剂量贝伐珠单抗（一种抗 VEGFA 的中和抗体）通过上调 TGF-β1 来下调 claudin-5，增加 BBB 的通透性。但是低剂量贝伐珠单抗可通过 PI3K 途径增加 claudin-5 的表达。

在靶向 claudin-5 时表现出分子大小选择性的屏障改变，小鼠尾静脉注射靶向 claudin-5 的 siRNA 后 BBB 的细胞旁通透性可显著增加 48h，使 Gd-DTPA（742Da）向脑内递送增强，但不能增加 FITC-右旋糖酐（4.4kDa）的递送。此外，靶向 claudin-5 的拟肽药物可以提高跨分子量范围内的各种示踪剂的 BBB 细胞旁通透性，如萤光素黄（457Da），FITC-葡聚糖（10kDa，40kDa），FITC-白蛋白（67kDa）和四甲基若丹明-葡聚糖（155kDa）。这些 claudin-5 靶向肽在给药后 4h 也可增加钆在 CNS 的分布，提示 BBB 瞬时和逆向开放的新方法可优化药物递送。

**2. angulin 结合剂** 产气荚膜梭菌 ι 毒素（*Clostridium perfringens* iota-toxin）是一种二元毒素，含二磷酸腺苷（ADP）-核糖基转移酶的酶促成分（Ia）和受体结合成分（Ib），可引起与抗生素相关的毒血症。Ib 由四个结构域组成，其三个 N 端结构域在 Ib 组织中起着重要作用，Ib 的 C 端结构域Ⅳ（Ib421-664；421～664 个氨基酸，约 30kDa），名为 angubindin-1，与其受体 angulin-1 和 angulin-3 结合。angubindin-1 将 angulin-1 和 tricellulin 的定位从 tTJ 改变为 bTJ，从而增加 TJ 的通透性。angubindin-1 可逆性增加小鼠 BBB 的通透性，并能够向大脑递送 16-mer gapmer 反义寡核苷酸（5.3kDa），并且小鼠没有表现出异常行为，肝、肾功能正常。因此

angubindin-1 可以安全地用于体内 CNS 药物递送。

在开发安全的脑部药物输送工具期间，重要的是调节可逆性和分子大小选择性 BBB 通透性，而不会破坏 BBB。靶向的 TJ 成分及其组合对控制通过 BBB 的分子大小方面具有重要作用。用于药物递送的 TJ 调节剂第一代结合剂包括毒素及其片段，第二代结合剂包括抗体。C-CPE 和 angubindin-1 是研究通过细胞旁通路向大脑递送药物的有用工具，但是由于免疫原性，这些分子的临床应用受到限制。因此，重要的是开发第二代 TJ 结合剂，如抗体和大环肽。由于 claudin 的胞外域较小及其物种之间的高度同源性，难以获得针对 claudin 的胞外区域功能性抗体。最近使用时间分辨荧光共振能量转移方法的高通量筛选系统，用于鉴定 claudin-4 结合剂，鉴定了几种具有上皮屏障破坏活性的 claudin-4 结合物，如硫代链霉菌素。这些技术有望在未来加速开发可调节 BBB 功能的新型 claudin 结合剂。

虽然脑微血管内皮 TJ 具有保护 CNS 免受血液中潜在有害物质伤害的功能，但它们的保护作用也代表了它们是有效提供治疗 CNS 疾病药物的主要障碍。BBB 的渗透性开放，为探索向脑内递送化疗药物提供了策略，涉及蛋白连接链的破坏和内皮细胞间隙的打开。但应注意，CNS 疾病本身也会由其他因素改变药物的脑内分布，如 BBB 转运体的改变。在卒中、MS、AD 和糖尿病性视网膜病变等疾病患者或动物模型中，claudin 的染色明显减少，但 ECM 很少见到实际的连接破坏，并且 BBB 病理性渗漏由于转运体的改变，可能改变药物的递送和脑内分布，引起药物耐受。此外，在疾病过程中开放 BBB 以增加药物递送，是否会加重血源性有害物质向脑内的渗透等，仍需进行大量的研究。

# 五、结　束　语

TJ 蛋白复合物是 BBB 细胞旁通透性的主要决定因素，BBB TJ 的病理改变可能加重或引发神经功能障碍。更好地了解疾病状态下 BBB 中 TJ 的表达、定位和功能如何改变，以及引起其改变的诱因，可为保护 CNS 免受 BBB 破坏所造成的不良后果提供途径。相反，了解快速和短暂调节 BBB TJ 开放的机制，可能有助于通过细胞旁途径改善治疗药物向 CNS 的递送。阐明影响 BBB TJ 功能的信号通路，有可能既保护 CNS 免受屏障损害，又通过优化药物输送更有效地治疗 CNS 疾病。

# 第二节　转　运　体

BBB 的内皮细胞在血液与 CNS 组织和 ISF 之间形成界面，负责控制物质分子和细胞进出大脑，将外周状态传递给 CNS，并对外周和 CNS 的刺激做出反应。连续表达的 TJ 赋予大脑毛细血管内皮细胞屏障特性，TJ 密封细胞旁通路，因此大脑毛细血管内皮细胞缺乏孔窗。这些功能有效地减少了溶质扩散及血液与大脑之间的细胞运动。少量水溶性分子可通过 TJ 细胞旁扩散，一些小分子脂溶性物质通过内皮细胞质膜跨细胞扩散。但是，几乎所有其他溶质通常由位于腔内膜与腔外膜上差异定位的主动泵、载体、受体和囊泡转运通过 BBB（图 4-4，表 4-1）。因此，BBB 转运体对 CNS 的稳态和内外刺激的生理反应起着至关重要的调节作用。除了 TJ 诱导的细胞旁路途径改变外，BBB 转运体介导的跨细胞途径在 BBB 功能障碍中也发挥重要作用。虽然在健康的 BBB 中，跨细胞通量可以忽略不计，但它构成了一个潜在的重要渗漏途径，可能是疾病和炎症中最主要的渗漏途径。生理状态下的 BBB 大多缺乏液相胞吞所需的囊泡结构，脑微血管内皮细胞胞吞作用很低；但是在病变的 BBB 中，可发生液相胞吞，BBB 小窝囊泡数量增加。例如，脑缺血后 3 ～ 6h，内皮细胞中囊泡增加，胞吞作用增强，在

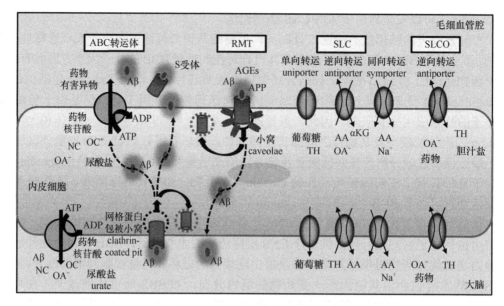

A

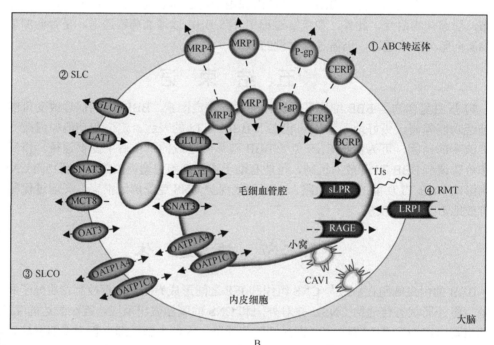

B

图 4-4 彩图

图 4-4 BBB 转运体的机制、底物和内皮膜定位

A. BBB 的 ABC 转运体、溶质载体转运体（SLC）、有机离子转运肽（SLCO）、受体介导的胞吞转运（RMT）及底物示意图。ABC 转运体利用从 ATP 水解释放的能量来催化底物的运动。溶质运载体有三种转运机制：单向、逆向和（或）同向。单向转运体沿其浓度梯度转运底物，逆向转运体要求在膜表面之间交换底物，而同向转运体则要求两种或多种底物［如氨基酸（AA）和 Na⁺］的共同转运。一些 SLC 将逆向转运与底物的转运结合在一起，如 Na⁺ 与 AA 的转运与质子的转运。RMT 通过囊泡（即小窝和网格蛋白包被小窝），如 Aβ 内化和跨内皮运输，内化的受体可再循环至细胞膜。S 受体：可溶性转运体；αKG：α-酮戊二酸；OA⁻：有机阴离子；OC⁺：有机阳离子；NC：非极性化合物；Aβ：β 淀粉样蛋白；TH：甲状腺激素。B. ABC 转运体、SLC、RMT 和 SLCO 在内皮细胞横截面的膜定位示意图。转运体定位于腔内（毛细血管腔）和腔外（脑侧）膜。转运体分为 ABC 转运体、SLC、SLCO 和 RMT。受体包括 LRP1、sLRP1（可溶性 LRP1）、晚期糖基化终末产物受体——RAGE、小窝蛋白-CAV1/caveolin-1。底物传输的净方向由虚线箭头表示

TJ 蛋白和 ECM 降解之前即可导致 BBB 通透性增加，提示跨内皮囊泡转运增强，可能是 BBB 破坏的潜在机制。慢性年龄相关性神经疾病（AD 和 PD）、CNS 机械或物理损伤（颅脑外伤）、感染、致癌性疾病，以及慢性自身免疫性疾病如 MS 和糖尿病，均伴有 BBB 开放、血管渗漏和跨内皮转运失控，ABC、SLC、受体和囊泡等 BBB 内皮转运体在其中发挥至关重要的作用。但应注意，BBB 转运体的上调或下调会引起 CNS 的损伤，但是它也可以通过限制外源性毒物与 CNS 的接触和（或）清除神经毒性物质以辅助适应性反应，以及（或）促进重要修复成分的摄入从而促进修复过程。靶向这些转运体，可能是治疗 CNS 疾病的策略之一。

表 4-1　BBB 内皮转运体、底物、膜定位、转运方向及相关神经炎症疾病

| 转运体基因蛋白 | 底物 | 内皮膜定位 | 转运方向 | 相关神经炎症疾病 |
| --- | --- | --- | --- | --- |
| *ABC 外排转运体（ABC efflux transporter）* | | | | |
| *ABCA1* CERP | 胆固醇 | 腔内、外 | 双向 | AD |
| *ABCB1* MDR1/P-gp | 阳离子 两亲性和亲脂性化合物 | 腔内、外 | 脑-血 | E，BT，IS，AD，MS，PD，ALS，HIV，DM |
| *ABCC1* MRP1 | 中性疏水性化合物 | 腔内、外 | 脑-血 | E，BT，IS，HIV，DM |
| *ABCC4* MRP4 | 核苷，环核苷酸，PG，还原型谷胱甘肽缀合物 | 腔内、外 | 脑-血 | E，DM |
| *ABCG2* BCRP | 药物、外源性物质 | 腔内 | 内皮细胞-血 | E，BT，AD，MS，PD，ALS，HIV，DM |
| 溶质载体转运体（solute carrier transporters） | | | | |
| *SLC2A1* GLUT1 | 葡萄糖 | 腔内、外 | 双向 | AD，E，IS，DM |
| *SLC7A5* LAT1 | 大中性 L-氨基酸、亮氨酸、苯丙氨酸 | 腔内、外 | 双向 | BT，PD，LPS，HE |
| *SLC16A2* MCT8 | $T_3$ | 腔外 | 内皮细胞-血 | LPS |
| *SLC21A5/SLCO1A4* OATP1A4 | 强心苷、胆汁酸、类固醇、偶联物、某些阳离子和肽 | 腔内、外 | 双向 | IS，LPS |
| *SLC21A14/SLCO1C1* OATP1C1 | 甲状腺素 | 腔内、外 | 双向 | LPS |
| *SLC22A8* OAT3 | 两亲性有机离子、有机阴离子、有机阳离子 | 腔外 | 血-内皮细胞 | LPS |
| 受体介导和囊泡相关转运（receptor-mediated and vesicle-associated transport） | | | | |
| *LRP1* LRP1 | 载脂蛋白 Aβ，APOE | 腔外 | 脑-内皮细胞 | AD，PD，LPS |
| *AGER* RAGE | 糖化蛋白，Aβ | 腔内 | 血-内皮细胞 | AD，DM，ALS，LPS |
| *CAV1* CAV1 | 大分子蛋白质 配体结合 受体集簇 | 腔内 | 血-内皮细胞 | IS，MS，TBI，HIV，LPS |

注：AD. 阿尔茨海默病（Alzheimer's disease）；Aβ. β 淀粉样蛋白（amyloid beta protein）；ALS. 肌萎缩侧索硬化（amyotrophic lateral sclerosis）；APOE. 载脂蛋白 E（apolipoprotein E）；BT. 脑瘤（brain tumors）；DM. 糖尿病（diabetes mellitus）；E. 癫痫（epilepsy）；HE. 肝性脑病（hepatic encephalopathy）；HIV. HIV 相关性脑病（HIV related brain disorders）；IS. 缺血性卒中（ischemic stroke）；LPS. 脂多糖（lipopolysaccharide）；MS. 多发性硬化（multiple sclerosis）；PD. 帕金森病（Parkinson's disease）；TBI.颅脑损伤（traumatic brain injury）

# 一、BBB 主动外排转运体——ABC 转运体

ABC 转运体超家族分为七个亚家族（ABC-A 至 ABC-G）。在 BBB 上调控 ABC 转运体表达和活性的信号通路有如下三种。①内源性代谢物、营养素和外源性生物激活核受体，如孕烷 X 受体（pregnane X receptor，PXR）、芳烃受体（arylhydrocarbon receptor，AhR）、组成性雄烷受体（constitutive androstane receptor，CAR）、维生素 D 受体（vitamin D receptor，VDR）和过氧化物酶体增殖物激活受体（peroxisome proliferator-activated receptor，PPAR），可上调 ABC 转运体的表达；②激活信号通路的配体结合受体，从而激活调控 ABC 转运体表达的下游转录因子，如配体-受体结合导致复合物向细胞核移位，与靶基因启动子区结合，促进转录复合物的组装；③信号通路的激活，使 ABC 转运活性迅速、可逆地降低。例如，NF-κB 是 ABC 外排转运体表达的主要调节因子。应激信号通常触发 NF-κB 的激活。炎症、谷氨酸和氧化应激可通过 p53 或 NMDA 受体途径刺激 NF-κB 信号转导。此外，通过肿瘤坏死因子受体 1（tumor necrosis factor receptor 1，TNFR1）发出的信号可激活 NF-κB 和激活蛋白 1（activator protein 1，AP1）介导的转录。

ABC 转运体在脑微血管内皮细胞中高度表达，而在其他 NVU 细胞（星形胶质细胞、周细胞）和免疫细胞（小胶质细胞）中表达较低。ABC 转运体是一种高效外排泵，响应于环境毒素，在外源生物防御中起着关键作用，可利用 ATP 水解产生的能量在大脑和血液之间介导药物、外源性物质和代谢产物的转运，迅速从大脑中清除摄入的有毒亲脂代谢物和许多结构上不相关的两亲性阳离子药物，或阻止其进入大脑，发挥排除大脑毒素、维持正常 CNS 生理功能的作用。此外，ABC 基因的多态性与其表达和功能、药物配置和药物反应的变化有关。ABC 基因中的单核苷酸多态性可以独特地影响基因产物的质量和数量，因此可作为药物不良反应或对复杂疾病易感性的个体风险标记。

在 BBB 中，ABC 转运体在药物的 ADMETox 系统（即药物吸收、分布、代谢、排泄和毒性）中起关键作用，它们既控制和限制了具有高被动渗透性的底物浓度，又促进了具有低被动渗透性的底物（及其共轭物）的排泄。定位于内皮细胞腔内膜的转运体主动将扩散到细胞中的化学物质泵回血液，直接介导 BBB 的屏障功能；定位于腔外膜的转运体介导药物从外周到大脑的净通量，其底物必须首先通过腔内膜转运体，其中许多是外排泵，其底物特异性与腔外膜转运体重叠。因此，腔外膜 ABC 转运体可将治疗药物递送至 CNS 的程度受到底物亲和力、蛋白质表达和外排转运体的活性及底物被动转运水平的影响，是将药物递送到 CNS 的 BBB 瓶颈。多药耐药性（MDR）是癌细胞耐药性的一种严重现象，阻碍了癌症药物治疗的成功。MDR 的常见机制之一是癌细胞中 ABC 外排转运体的过表达，如 P-糖蛋白（P-gp/*ABCB1*）、多药耐药蛋白 2（MRP2/*ABCC2*）和乳腺癌抗癌蛋白（BCRP/*ABCG2*），限制了化疗药物的长期有效使用。开发作为化学增敏剂的 ABC 外排转运体抑制剂可以克服 MDR。但是临床试验表明，大多数化学增敏剂具有毒性，而对癌症患者的作用有限甚至无益。

## （一）亚家族 A 成员：CERP（*ABCA1*）

ABC 转运体亚家族 A 成员 1 基因（ABC transporter sub-family A member 1 gene，*ABCA1*）编码胆固醇外排调节蛋白（cholesterol efflux regulatory protein，CERP/ABCA1）。CERP 具有完整的 ABC 原型结构，主要定位在 BBB 脑毛细血管内皮细胞腔外膜上，在腔内膜上也有少量定位。CERP 参与高密度脂蛋白（HDL）催化的第一步，是脑内胆固醇和磷脂从细胞膜到贫脂载脂蛋白、载脂蛋白 E（APOE）及外周载脂蛋白 A-I（APOA-I）的外排泵。定位于腔外

膜上的 CERP 通过 APOE 的脂化作用支持脑胆固醇稳态，刺激肝脏 X 受体（liver X receptors，LXR）和过氧化物酶核受体（PPARα，PPARγ）的活性可增加 *ABCA1* mRNA 的表达及腔内、外膜 BBB 蛋白的表达。APOE 与 Aβ 转运有关。在刺激 LXR 诱导 ABCA1 过表达的小鼠模型中，循环胆固醇和脑内 APOE 水平增加，Aβ 降低；*Abca1* 敲除（*Abca1*$^{-/-}$）小鼠导致 HDL 完全缺乏，循环胆固醇和脑内 ApoE 降低。CERP 本身并不转运 Aβ，而是引起 APOE 脂化，通过脂蛋白受体相关蛋白 1（LRP1）和 CERP 与 Aβ 更有效地相互作用，同时 CERP 抑制 Aβ 聚集能力，促进 Aβ 随后从大脑中清除。此外 *ABCA1* 的遗传缺陷会导致常染色体共显性丹吉尔病（Tangiers disease），当发生纯合时则会导致 HDL 完全缺失。

## （二）亚家族 B 成员：MDR1/P-gp（*ABCB1*）

在人类中，*ABCB1* 基因编码 170kDa 的蛋白，分别为 P 糖蛋白（P-gp）、MDR1 或分化簇 243（CD243）。它具有原型完整的 ABC 转运体结构，其中两个相关的结构域 N 端跨膜域（N terminal transmembrane domains，TMD）/核苷酸结合域（nucleotide binding domain，NBD）被底物结合结构域隔开。P-gp 在人体的屏障膜中相对普遍表达，在脑微血管内皮细胞腔内膜上表达水平最高，在周细胞和星形胶质细胞中也有表达。P-gp 在亚细胞中沿核膜分布在小窝、胞质囊泡、高尔基复合体和粗内质网中，是 BBB 最重要的外排转运体，调节底物的分布和生物利用度、清除细胞和组织中的有毒代谢物和外源性生物，包括化合物从 CNS 的排出。从血液扩散到内皮细胞内膜的疏水性底物可从脂质双层中被直接排出（称为疏水真空清除器或翻转酶模型，hydrophobic vacuum cleaner or flippase models）。因此，作为 P-gp 底物的亲脂性药物被转运出 BBB，不能进入内皮细胞内。

P-gp 可运输多种阳离子、两亲性和亲脂性化合物，其底物包括多种药物：抗痛风药（如秋水仙碱）、抗心律失常药（如奎尼丁）、化疗药物（如依托泊苷、多柔比星和长春碱）、强心苷（如地高辛）、免疫抑制剂、糖皮质激素、人免疫缺陷病毒（HIV）1 型抗逆转录病毒治疗药（如蛋白酶抑制剂、非核苷逆转录酶抑制剂），以及天然或内源性分子（如脂质、类固醇、Aβ 肽和胆红素）。P-gp 也受到多种拮抗剂的抑制，包括阿托伐他汀、氨氯地平、环孢素 A、右旋尼古地平、双硫仑、硝苯地平、奎尼丁、维拉帕米、GF120918、LY475776、LY335979、MS-209、OC144-093、戊司泊达、R101933、S9788、VX-710、XR-9576、V-104 等。

P-gp 在脑毛细血管内皮细胞的腔内膜上高表达，其异构体也在腔外膜上表达。几种信号通路可调节 P-gp 表达：①由 TNFR1 介导的 TNF-α 诱导 ET1 释放，ET1 信号通过 ET$_B$ 受体介导 NOS 和 PKCβ 发出信号，从而改变 P-gp 的表达；②核受体（PXR、CAR、PPARα、VDR 和 GR）调节的 P-gp 表达，许多药物、饮食成分和保健品、环境污染物均是这些受体的配体；③ NMDA 受体，COX2 和 PGE$_2$ 受体 EP1 介导的谷氨酸信号上调 P-gp 的表达和活性；④星形胶质细胞源性 TGF-β1 上调 P-gp 活性和 mRNA 表达。此外，通过 FLK1 和 Src 激酶介导的 VEGF 信号可以在几分钟之内迅速、可逆、特异性地抑制离体脑毛细血管中的 P-gp 活性。年龄相关的 P-gp 蛋白表达下降可能促进神经退行性疾病的发展。在癌细胞系中，已鉴定出直接控制 P-gp 表达的几种 microRNA（如 miR-451）和长非编码 RNA（lncRNA），如 MRUL。此外，基因多态性可影响 P-gp 表达或活性，从而影响肿瘤细胞的多药耐药性和各种神经病理学的进展。目前已知的单核苷酸多态性有 1630 个，其中 56 个是非同义 SNP（non-synonymous SNP，nsSNP），编码不同的氨基酸。然而，即使是同义 SNP（synonymous SNP，sSNP），如编码 26 号外显子中异亮氨酸的 C3435T，也会影响 P-gp 的表达、底物亲和力和载体耐药性。

P-gp 涉及的疾病包括脑肿瘤、缺血性卒中、AD、MS、PD、淀粉样 ALS 和 HIV 相关神经病变。

## （三）亚家族 C 成员：MRP1（*ABCC1*）和 MRP4（*ABCC4*）

MRP1 由 *ABCC1* 基因编码，除了具有两个 TMD 和两个 NBD 典型的 P-gp 结构外，MRP1 还含有第三个 N 端 TMD，它有 5 个 TM 螺旋、一个胞内环和一个胞外 N 端。MRP1 与 P-gp 只有 15% 的主序列同源性。相比之下，由 *ABCC4* 编码的 MRP4 具有标准的 P-gp 样核结构，没有额外的 N 端区域。虽然在脑微血管内皮细胞腔内、外膜上都有分布，但 MRP1 主要定位于 BBB 腔外膜上，而 MRP4 主要定位于腔内膜。MRP1 能排出许多内源性和外源性有机阴离子，优先排出的内源性底物是与谷胱甘肽（GSH）、葡萄糖醛酸酯或硫酸盐（如胆汁盐）缀合的亲脂性化合物。MRP4 转运核苷单磷酸类似物、环核苷酸、PG、还原型谷胱甘肽结合物及某些有机阴离子。MRP1 需要 GSH 有效地转运某些药物和共轭有机阴离子（organic anion，OA）底物，进入体内的有毒化合物发生一相反应（氧化）和（或）二相反应（GSH、硫、葡萄糖醛酰胺形成水溶性更强的共轭化合物）。共轭化合物有较强的疏水性，需要谷胱甘肽共轭泵（glutathione-X，GS-X）转运体进行转运，而 MRP1 是第一个确认的哺乳动物 GS-X 转运体。因此，与 P-gp 的底物主要是正电性或中性化合物不同，MRP1 介导的天然产物抗癌药物（如长春新碱）外排依赖于 GSH，GSH 在不形成偶联物的情况下发生共转运。其他几个共轭有机阴离子的转运也需要 GSH（如硫酸雌酮），但 GSH 仅起刺激作用，其本身没有发生转运。尽管如此，MRP1 可能调节受 GSH 影响的过程，如氧化应激。此外，通过转运花生四烯酸衍生物，如炎性细胞因子 LTC4，MRP1 在白三烯介导的炎性反应中也发挥作用。

目前发现 23 个 *ABCC1* 的 nsSNP，其中两个可影响底物结合（如 G1299T 导致 Arg433Ser 突变）或蛋白质表达（G128C 导致 Cys43Ser 的替代）。APOE 存在于缺血性微血管上，通过在脑微血管中构成性表达的 APOER2 发出信号，降低 C-JUN N 端激酶 1 和 2 及 C-JUN 活性，调节缺血后 *ABCB1* 和 *ABCC1* 的丰度。LXR 的激活也可增加缺血性脑毛细血管上 *ABCB1* 和 *ABCC1* 的丰度，因此腔外膜 MRP1 的表达可能与腔内膜 P-gp 的表达有一定的协调关系。肿瘤抑制因子 p53 调节 MRP1 的表达，并产生对多柔比星和长春碱的抗性。此外，几个转录因子也可以调控 *ABCC1* 基因的表达，包括蛋白编码基因 *SP1*、原癌基因 *MYCN*、Notch1。

MRP1 涉及癫痫、脑瘤、缺血性脑卒中、HIV 相关帕金森病；MRP4 在癫痫和糖尿病中发生改变。

## （四）亚家族 G 成员：BCRP（*ABCG2*）

*ABCG2* 基因编码乳腺癌耐药蛋白（breast cancer resistance protein，BCRP）转运体，与所有亚家族 G 成员一样，在结构上属于半分子转运体（仅有 1 个 NBD 和 1 个 TMD）。但与其他 ABC 转运体家族不同，G 家族转运体的 NBD 在 TMD 的 N 端。BCRP 是同二聚体或异二聚体，或可能形成更大的寡聚体，寡聚化可能控制 BCRP 活性。人类 BCRP 在脑毛细血管内皮细胞腔内膜上表达，可转运多种底物，包括卟啉和卟啉样化合物、带正电和负电的疏水分子，其底物特异性与 P-gp 底物重叠，如抗病毒药、抗癌药和抗生素。BCRP 与免疫球蛋白超家族受体 CD147 关联，CD147 在 AD 患者的微血管内皮和其他 NVU 细胞中上调。在 *ABCG2* 中发现 17 种 nsSNP，但只有一种（即引起 Q141K 突变的 C625A）对蛋白质活性有影响，是一种功能丧失突变，可将活性降低约 50%。BCRP 外排尿酸盐，C625A nsSNP 增加血浆尿酸，在某些人群中显示 C625A nsSNP 是痛风和心血管疾病（如高血压、卒中、糖尿病、代谢综合征和冠心病）的危险因素。

*ABCG2* 启动子区域包含几个推测的转录结合位点，包括 SP1 和激活蛋白-1（AP1）。与 P-gp 不同，BDRP 的表达受 PXR 或 CAR 活性的影响很小。HIF1 与启动子中的缺氧反应元件（HRE）结合，从而刺激其表达。丝氨酸-苏氨酸激酶、RAC-α 丝氨酸/苏氨酸蛋白激酶（AKT1/PKB）可通过未知的机制调节 BCRP 的内化。

BCRP 在正常组织中表达，并在原始干细胞中高表达，可导致肿瘤细胞的耐药性。低氧条件下可诱导 BCRP 表达，与血红素和其他卟啉相互作用，保护细胞/组织免受缺氧下原卟啉积聚的作用，BCRP 等位基因功能丧失的人可能更容易受到卟啉诱导的光毒性的影响。BCRP 涉及癫痫、脑肿瘤、AD、MS、PD、ALS、HIV 相关神经病变等。

## （五）CNS 疾病与 ABC 转运体靶点

ABC 转运体是 CNS 稳态的重要调节器，在保护机体免受潜在有害外源性物质侵害方面尤为重要。CNS 疾病中 BBB 结构和功能发生改变，包括 TJ 蛋白和外排转运体（如 P-gp）的表达变化。

**1. AD**　P-gp 是 BBB 上主要的 Aβ 外排泵，它通过腔外膜上 LRP1 从脑摄入 Aβ 外排至血，协作清除 Aβ。BBB 上 ABC 转运体超家族生理性促进的 Aβ 外排不足，在 AD 的发生和发展中起着根本性的作用。在散发性 AD 中，Aβ 从大脑清除障碍是其在脑实质和血管壁中积累的最重要因素。Aβ 跨 BBB 的主动转运涉及控制脑内 Aβ 可溶性亚型水平的多种转运体。AD 患者多个皮质脑区中 P-gp 底物（R）-[$^{11}$C] 维拉帕米的转运减少，提示 AD 患者的 P-gp 功能降低。

CAA 首先发生在小动脉，后期扩散到更小的血管和毛细血管。只有小动脉受影响时，未受影响的毛细血管中 P-gp 表达仍然较高，但当 CAA 扩散到小血管时，P-gp 的表达显著降低甚至消失。P-gp 表达呈年龄依赖性下降，与 AD 之间存在病理联系。*ABCB1* 基因敲除小鼠及使用 P-gp 抑制剂处理的小鼠，均出现 Aβ 清除受损；P-gp 表达在斑块出现之前就已减少，而通过诱导 P-gp 可降低脑内 Aβ 负担。AD 患者脑内 P-gp 阳性毛细血管与 NFT 和老年斑呈负相关。缺乏 P-gp 的小鼠（*Abcb1* 基因敲除），其 CNS 对 Aβ 的清除率降低，脑毛细血管中 LRP1 的水平降低。*Abcb2* 缺陷型小鼠与 *APP* 过表达小鼠（Tg2576 小鼠）杂交，Aβ 的蓄积和沉积加速。ABC 功能丧失的变异体在普通人群中的发生率为 1∶500，这种变异与循环中低水平的 APOE 和 AD 及脑血管疾病的高风险有关，因此 P-gp 功能丧失可能通过降低大脑 APOE 水平，从而增加 Aβ 负担，导致 AD 风险增加。

除了年龄依赖性 P-gp 表达下降外，Aβ1-42 也可下调 P-gp 和其他 Aβ 转运体的表达，加剧 Aβ 的脑内蓄积，从而加速 AD 和 CAA 的神经变性。在 Tg2576 小鼠 AD 模型中，Aβ40 肽介导 P-gp 泛素化、内化和蛋白酶体降解，导致 P-gp 的转运活性降低 70%、蛋白表达降低 60%。受累的老年人缺乏外排机制是治疗的新靶标，理想情况下也是预防的新靶标。在疾病发展中尽早限制大脑中 Aβ 蓄积的最有效治疗策略可能是通过抑制 RAGE 和（或）OATP1A4 阻止 Aβ 摄入，或刺激 CERP 和（或）WHITE2（*ABCG4*）在 BBB 的合成和（或）功能。

ABCA7 是一种膜蛋白（也称为 AD9），在氨基酸残基序列上与 *ABCA1* 有 54% 同源性。CERP 介导来自细胞磷脂和胆固醇的血浆 HDL 与细胞外螺旋载脂蛋白如 APOA-I 的生物合成。CERP 表达受细胞胆固醇水平的调节，由肝细胞中的 LXR 正性调节；ABCA7 表达则被固醇调节元件结合蛋白系统负性调节。因此细胞胆固醇的降低可增强 ABCA7 功能，如细胞吞噬反应。*ABCA7* 基因组多样性与晚发性 AD 的风险有关，它参与 Aβ 肽的代谢、吞噬清除。因此，通过操纵胆固醇代谢来调节 ABCA7 活性可能为 AD 的治疗开辟一条新途径。

**2. PD**　在 PD 患者中，P-gp 水平降低。*ABCB1* 基因表达的错误调节，可能由 DNA 序列变异（DNA sequence variants，DSV）引起。在 PD 患者中发现一种新颖的杂合近端启动子 DSV g.117077 G＞A，该 DSV 可显著改变瞬时转染的 HEK-293 细胞中 *ABCB1* 基因启动子的转录活性，因此 *ABCB1* 基因启动子 DSV 可能作为罕见的危险因素促成 PD 的发展。同义 *C3435T* 多态性与 P-gp 功能和表达的改变相关，P-gp 表达变化可能是由于与非同义错义突变 *G2677*（A/T）连锁所致。*C3435T* 基因型与早发性 PD 比晚发性 PD 高两倍相关。农药是 P-gp 底物，暴露于农药的 *C3435T* 杂合子和纯合子（携带者的风险增加三倍）显著加剧了 PD 的风险。因此，*ABCB1* 基因的突变易受农药及 P-gp 转运的其他有毒外源性物质的影响，从而导致 PD。此外，*ABCB1* 多态性（*C1236T*）与 PD 密切相关。

PD 也可引起转运体表达的改变，引起抗 PD 药物的递送和分布异常。四氢吡啶处理的猕猴 P-gp 功能发生改变，但在 BBB 具有不同转运机制的化合物（*L*-3,4-二羟基苯丙氨酸、卡马西平、奎尼丁、洛伐他汀和辛伐他汀）中，仅奎尼丁的脑分布发生变化。抑制 P-gp 作用会增加 BBB 对新型合成番茄枝酰胺（squamosamide）衍生物（FLZ，一种潜在的抗 PD 药物）的转运，但在正常和 PD 模型大鼠之间，FLZ 的脑部分布没有显著差异。临床研究发现，晚期 PD 患者额叶白质区域的 [$^{11}$C]-维拉帕米摄取增加，BBB P-gp 功能下降可能是神经退行性疾病中的晚期事件，并可能增强持续的神经退行性变；但新发 PD 患者中脑和额叶区域较低的 [$^{11}$C]-维拉帕米摄取可能提示 P-gp 功能的区域性上调。

**3. 癫痫** 目前有 20 多种抗癫痫药可用于癫痫的对症治疗，但约有 1/3 的癫痫患者对药物治疗无效，该类癫痫被称为耐药性癫痫。各类癫痫和癫痫发作及耐药性癫痫的复杂时间模式使问题复杂化。ABC 转运体在药物的转运和反应中起着重要作用，并参与癫痫药物抗药性的产生。耐药性癫痫患者切除的脑组织中 *ABCB1* mRNA 过表达，奠定了耐药性癫痫的转运体假说，该假说基于两个假设：①外排转运体的过表达与癫痫抗药性相关；②抗癫痫药受到外排转运体的主动转运。卡马西平在转录和蛋白水平显著诱导 HepG2 及 Caco2 细胞中 P-gp 与 MRP2 的表达，且功能活性增强；丙戊酸钠仅在 HepG2 中引起 P-gp 表达和功能活性的显著增加；苯妥英、拉莫三嗪、托吡酯和左乙拉西坦对两种细胞系的转运体无明显影响。因此，P-gp 和 MRP2 功能的改变会影响药物生物利用度，从而干扰抗癫痫药的治疗。耐药性癫痫常见的病理原因有发育不良神经上皮肿瘤、海马硬化和局灶性皮质发育不良，星形胶质细胞和神经元中 P-gp、MRP1 过表达；内皮细胞和星形胶质细胞中 MRP2、MRP5 过表达。

TLE 大鼠模型中，与响应苯巴比妥的大鼠相比，对苯巴比妥无响应的癫痫大鼠边缘脑区毛细血管内皮细胞中 P-gp 表达水平更高。PET 成像发现难治性 TLE 患者中（*R*）-[$^{11}$C]-维拉帕米脑摄取与无癫痫患者相比减少，而使用 P-gp 抑制剂他立喹达（tariquidar）后，（*R*）-[$^{11}$C]-维拉帕米脑摄取增多。同样，与无癫痫发作患者和健康受试者相比，耐药性癫痫患者中 P-gp 表达明显不对称，其 P-gp 表达较高，而（*R*）-[$^{11}$C]-维拉帕米的摄取降低。这些结果与耐药性 TLE 患者 BBB 的 P-gp 活性较高相关，为耐药性癫痫患者体内 P-gp 过度活动提供了直接证据。癫痫患者的 P-gp 过度活动是动态的，P-gp 转运体的功能多态性可能导致药物抗药性；药物治疗可能通过细胞外过量的谷氨酸作用于 NMDA 受体，从而激活 NF-κB 信号转导途径，上调 BBB 中的 P-gp，完全控制癫痫发作和消除抗癫痫药可以逆转 P-gp 过度活动。此外，P-gp 也在星形胶质细胞中过表达，可能促进癫痫组织中抗癫痫药的摄取减少。*ABCC2* 多态性会影响接受丙戊酸单药治疗的癫痫患者的药物浓度，从而影响治疗结果。

**4. 卒中** 缺血性卒中导致梗死区神经组织快速缺氧损伤，随后在梗死区周围按时间顺序发生组织变性，ABC 转运体的变化可能存在时间-空间差异。例如，不同程度缺血性损伤（MCAO 30min 或 90min）导致组织梗死延迟或弥漫性神经元损伤，但独立于缺血事件的严程度，缺血脑区的内皮细胞中 *ABCB1* 上调，并且一直持续到再灌注后 24h，这是由于缺血组织在初始阶段仍是存活的，因此 *ABCB1* 的从头表达没有受到损害；局灶性脑缺血 3 天后，缺血坏死中心由于营养供应不足而死亡，因此 mRNA 转录受到严重损害，内皮细胞腔内膜转运体 P-gp 消失，但缺血后 5～8 天在与星形胶质细胞耦合的新生毛细血管中重新出现；在梗死后 14 天，缺血性半暗带 *ABCB1* mRNA 和蛋白延迟性上调。

　　ABC 转运体长期失活可能促进神经退行性变，并可影响缺血性卒中神经功能的恢复，提示 ABC 转运体可能在缺血性卒中发挥保护作用。MCAO 大鼠的 P-gp 蛋白主要存在于新生血管中；在梗死区周围皮质 BCRP（mRNA 和蛋白质）、神经元 MRP5、血管内皮 OATP2 的表达在第 14 天达到最大值，该时间点与神经行为学功能恢复一致。在 MCAO 30min 后，小鼠给予 LXR 激动剂 T0901317 和 GW3965，可上调 LXR 的靶点钙蛋白酶抑制蛋白（calpastatin），使 calpain-1/2 失活并稳定 p120 catenin，从而减少脑水肿、降低 BBB 通透性。p120 catenin 特异性地与 RhoA 和 Cdc42 相互作用，使前者失活，后者过度活化，从而恢复 TJ 蛋白 occludin 和 ZO1 在缺血后的表达、磷酸化和相互作用。此外，LXR 的激活通过使 JNK1/2 和 caspase-3 失活而使 MMP2/9 失活并抑制微血管凋亡。除了胆固醇转运体 CERP 和 ABCG1，LXR 的激活增加了缺血脑毛细血管中药物转运体 P-gp 和 MRP1 的丰度。LXR 的激活以不同的方式促进内皮细胞的完整性，可能是缺血性卒中治疗的靶标。

　　ABC 转运体对大脑稳态和新生潜力等功能也具有重要性。ABC 转运体在干细胞分化和维持中具有重要作用。ABC 转运体缺陷小鼠（*Abcb1*$^{0/0}$）的 NPC 分化受阻，DCX$^+$（～36%）和 calretinin$^+$（～37%）细胞数量减少。*Abcb1*$^{0/0}$ 和 *Abcc1*$^{0/0}$ 小鼠的活动、探索行为和焦虑水平等行为改变，而 *Abcg2*$^{0/0}$ 小鼠则不受影响。MCAO 小鼠可重复出现运动协调缺陷，而 P-gp、MRP1 或 P-gp 和 MRP1 联合失活（选择性 P-gp 抑制剂 tariquidar 或 MRP1 抑制剂 MK-571）不影响这些缺陷，也未改变脑容量、纹状体体积、胼胝体厚度及神经元存活和反应性星形胶质细胞增生；活化小胶质细胞总体密度无变化，但形态有细微变化，表现为体积缩小、分支减少。内源性神经发生不受 P-gp、MRP4 或 P-gp 和 MRP4 长期（56 天）联合失活的影响，体外也证实 ABC 转运体缺陷与单个神经干/祖细胞的功能丧失无关。以上研究提示，单个 ABC 转运体缺陷不一定会损害神经细胞稳态。然而，不同 ABC 转运体的丧失可能影响全脑稳态，产生广泛的后果，导致神经功能受损，甚至导致不同的行为表型。不同的 ABC 转运体亚家族成员在大脑的生理和疾病状态中发挥重要作用。由于遗传倾向（如启动子活性）、轻微结构变化（如氨基酸交换）或转运活性（如药物或代谢物）而引起的功能改变可能导致干细胞归巢和分化的早期或长期影响。因此，ABC 转运体有助于调节两种功能，这两种功能对于在衰老和神经退行性变过程中保持大脑的完整性至关重要——它们通过脑屏障排出特异性物质，同时也维持祖细胞池的完整性和功能。大量用于慢性疾病治疗的 ABC 转运体调节药物可能作为急性和慢性疾病中神经退行性变的潜在调节剂。

　　但 ABC 转运体也可阻止化合物进入缺血性大脑，从而阻碍卒中治疗的有效性。MCAO 90min 后，大脑中 P-gp 显著升高，可降低神经保护药物的生物利用度和作用；通过选择性抑制剂使 ABC 转运体失活，则可有效增加药物在大脑中的累积。MRP1 在大脑毛细血管内皮细胞的腔外膜表达，在 MCAO 引起的局灶性脑缺血时轻度下调。MRP1 促进缺血脑和非缺血脑中已知神经保护及神经毒性化合物的累积，MRP1 失活可使组织浓度降低两个数量级，消除神经保护和神经毒性化合物的作用。因此，对结合腔外膜而非腔内膜 ABC 转运体的化合物进行特定研究，可能有助于卒中治疗药物的研发。

　　卒中的病理生理复杂性仍未完全了解，代谢失衡、氧化应激、炎症和缺氧只是导致缺血后脑损伤的部分原因，它们对 ABC 转运体的影响及其在缺血级联反应中治疗窗的时间动力学知之甚少。除了 MDR1/P-gp、MRP1 和 BCRP 之外，还有其他在 BBB 中表达的 ABC 转运体家族成员，包括 ABCC2、ABCC4、ABCC5、ABCC6，对健康大脑和脑缺血中的脑药物的分布作用尚不清楚。此外，除 ABC 转运体外，SLC 是同向转运体或反向转运体，它们双向地将药物摄入和排出大脑。因此，尚需确定它们对神经保护化合物的体积分布产生何种程度的影响。

**5. 肿瘤**　P-gp 和 BCRP 在限制抗癌治疗药物进入大脑的啮齿类动物模型中具有重叠和协同作用，P-gp 可能补偿 BCRP 的缺失。同时敲除这两种转运体后脑内底物的稳态水平显著增加。例如，选择性丝氨酸-苏氨酸激酶（BRAF 激酶）抑制剂维莫非尼（vemurafenib）在缺乏 *Abcb1a/b* 的小鼠中，其稳态脑水平升高 2.3 倍，而缺乏 *Abcg2* 的小鼠则没有变化；但缺乏 *Abcb1a/b* 和 *Abcg2* 的小鼠维莫非尼的脑浓度比野生型小鼠高约 43 倍，提示这两种转运体具有显著的补偿功能。同样，在没有 P-gp 的情况下，间变性淋巴瘤激酶（ALK 激酶）抑制剂色瑞替尼（ceritinib）的脑浓度增加了大约 37 倍，在没有 P-gp 和 BCRP 的情况下增加了 87 倍；单独敲除 *Abcg2* 并没有增加大脑积累。在小鼠模型中，[$^{11}$C]-厄洛替尼（erlotinib）被 P-gp 和 BCRP 限制在大脑外，而这两种转运体的缺失导致 [$^{11}$C]-厄洛替尼对大脑的渗透增加。在非人类灵长类动物中，[$^{11}$C]-厄洛替尼与依克立达（GW120918，是一种靶向肿瘤多重耐药的口服生物增强剂）共同给药可使大脑渗透率增加 3.5 倍。在健康人类受试者中，P-gp 特异性底物（*R*）-[$^{11}$C]-维拉帕米在大脑中显著增加。相比之下，由于 BCRP 能够补偿 P-gp 功能的抑制，高剂量的 tariquidar 不会导致 [$^{11}$C]-tariquidar（P-gp 和 BCRP 的底物）脑内水平升高。

**6. 糖尿病**　糖尿病对 ABC 转运体 P-gp 和 BCRP 的影响有不同报道。链脲佐菌素（STZ）诱导的糖尿病大鼠在 14 天时 *Abcb1* 和 *Abcg2* mRNA 基因表达轻度增加，但 P-gp 或 BCRP 蛋白水平无明显变化。其他研究报道糖尿病 BBB 的 P-gp 和 BCRP 蛋白表达水平降低，胰岛素治疗可激活 PKC/NF-κB 途径，调节 P-gp 表达和功能，恢复正常 P-gp 水平。人脑微血管模型（hCMEC/D3）的体外研究表明，急性低血糖症可以上调 P-gp、BCRP、MRP1 及 MRP4 等蛋白质表达；反复的高血糖刺激会上调 P-gp 表达。血糖变化对主要 BBB 药物外排转运体表达/功能的不同影响、对暴露时间长短敏感性（急性 *vs* 重复），提示糖尿病人群 CNS 药物配置的改变。db/db 糖尿病小鼠对 70kDa 葡聚糖的 BBB 通透性显著增加，这与脑 NRF2 蛋白的显著下调相关。人 BEC 中的 *NRF2* 基因沉默显著抑制 ABCB10 蛋白，而萝卜硫素激活 NRF2 可上调 ABCB10 的表达；*ABCB10* 敲低可诱导 NRF2 驱动的抗氧化反应，NRF2 及其下游靶标的表达增加。沉默 *NRF2* 或 *ABCB10* 导致内皮-单核细胞黏附升高，激活炎症级联反应。因此 NRF2 失调和 ABCB10 抑制可能介导糖尿病受试者的内皮氧化/炎症应激和 BBB 破坏。

## （六）ABC 转运体调节剂

许多细胞和细胞外环境的传感器能够改变 BBB 上 ABC 转运体的表达，提示这些转运体在屏障对疾病、氧化应激、炎症、饮食、药物治疗和毒物暴露的反应中发挥作用。这些传感器蛋白或配体激活转录因子，或者蛋白质向转录因子发出信号，使转录因子能够易位进入细胞核，直接与编码 ABC 转运体的基因启动子相互作用。因此，转运体的表达可以响应炎症和氧化应激、药物治疗、饮食和持久性环境污染物而被上调，导致向大脑的药物递送减少。相反，P-gp 和 BCRP 的基础转运活性可通过复杂的信号转导途径而降低，这些信号转导途径涉及脑毛细血管内皮细胞内和细胞外事件。靶向这些信号传递事件可能提供新的途径，以迅速、可逆地增加作为转运体底物的药物在大脑中的累积。但应注意，使用 ABC 转运体抑制剂以增加候选药物的作用，也会使健康的大脑组织暴露于通常被排除在大脑之外的药物或毒物中，并可能导致严重的不良反应。不同 CNS 疾病 BBB 的 ABC 转运体功能和表达变化是创新疗法发展的严峻挑战。

**1. ABC 转运体抑制剂与肿瘤**　MDR 是一个严重的问题，阻碍了癌症药物治疗的成功。一种常见的机制是癌细胞中 ABC 外排转运体的过度表达限制抗癌药物进入肿瘤组织，如 P-gp/ABCB1、MRP1/ABCC1 和 BCRP/ABCG2。克服 MDR 的一种方法是开发 ABC 外排转运体抑制剂，增加癌细胞对化疗药物的敏感性。迄今为止，临床试验证明经过测试的大部分化学增敏剂只能为癌症患者带来有限的益处甚至无益。一些 MDR 调节剂有毒性反应，而另一些则引起不需要的药物-药物相互作用。实际上，许多 ABC 转运体也在胃肠道、肝、肾、脑等正常组织中大量表达，它们在很大程度上决定了药物的吸收、分布和排泄，并影响药物在人体的整体药动学特性。此外，在肿瘤中共表达的 ABC 转运体，如 P-gp、MRP1 和 BCRP，对底物和 MDR 调节剂显示出广泛且重叠的特异性。因此，需要可靠的临床前分析和模型来评估转运体介导的通量及药物开发中对药动学的潜在影响。

CP100356、CBT-1、依克立达（elacridar，GF120918）、唑喹达（zosuquidar，LY335979）、多非喹达（dofequidar，MS-209）、戊司泊达、兰尼喹达（laniquidar，R101933）、比立考达（biricodar，VX-710）、他立喹达（tariquidar，XR9576）或 XR9051 等是 ABC 转运体抑制剂的典型代表（表 4-2）。然而，只有少数化合物进入临床肿瘤学研究，包括抗 ABCB1 的 CBT-1、LY335979、MS-209、戊司泊达、VX-710 和 XR9576；抑制 MRP1 的 MS-209 和 VX-710；抗制 BCRP 的 GF120918。大多数试验由于严重的不良反应而终止。色瑞替尼于 2014 年被 FDA 批准用于治疗携带 ALK 重排的肺癌，维莫菲尼于 2011 年被批准用于治疗晚期恶性黑色素瘤，但由于可能受到 P-gp 和 BCRP 的限制，因此无法控制大脑中的早期转移性疾病，特别是维莫菲尼需要高血药浓度发挥治疗作用。迄今为止，还没有权威批准的 ABC 转运体抑制剂。

针对以上问题，同时靶向几种转运体可能是治疗脑瘤潜在的策略。这基于以下几个原因：①三种主要的 ABC 转运体（P-gp，MRP1 和 BCRP）可能在一种癌细胞系中固有共表达，由于它们具有不同的底物偏好，因此共表达扩展了其底物（抗肿瘤药）的范围，从而提高了对化学疗法的抵抗；②一种转运体的下调或选择性抑制可能会因另一种转运体的上调而被补偿（触发性上调），这可以归因于它们部分重叠的底物范围。某些癌症具有调节 ABC 转运体潜在的能力，可以通过补充或补偿性 ABC 转运体（过表达）来改变或维持其抗药性，因此可以设计一种抑制剂，影响所有假设上调的转运体，从而抵消这些影响。这包括三种主要与肿瘤相关的 MDR 相关 ABC 转运体（P-gp、MRP2 和 BCRP）。此外，还必须考虑其他与 MDR 相关的转运体（如 MDR4 和 MRP2-5），以扩展多靶点抑制剂的相互作用特性。在新的双轨计算方法中还应同时考虑两个关键指标（$IC_{50}$ 和 $EC_{50}$）。到目前为止仅筛选出 5 种化合物可逆转 P-gp、MRP1 和 BCRP 介导的 MDR（如 TKIs 佩利替尼、舒尼替尼和瓦他拉尼）。

**表 4-2　作为化学增敏剂的 ABC 转运体抑制剂**

| 转运体 | | 抑制剂 |
| --- | --- | --- |
| MDR1/P-gp | 第一代 | 维拉帕米（verapamil），奎宁（quinine），环孢素 A（cyclosporine A） |
| | | 长春新碱（vincristine），他莫昔芬（tamoxifen），利血平（reserpine） |
| | 第二代 | R-维拉帕米（R-verapamil），戊司泊达（valspodar，PSC-833），VX-710 |
| | | 依克立达（GF 120918，elacridar），比立考达（biricodar），多非喹达（dofequidar） |
| | | 三氟拉嗪（trifluoperazine） |
| | 第三代 | 兰尼喹达（R101933，laniquidar），ONT-093（OC14-093），唑喹达（LY335979，zosuqiodar） |
| | | 依克立达（GF120918，elacridar），他立喹达（XR9576），安那霉素（annamycin） |
| | | 米托坦（NSC-38721，mitotane） |

续表

| 转运体 | 抑制剂 |
|---|---|
| MRP1 | 环孢素（ciclosporin），奎尼丁（quinidine），奎宁（quinine），维拉帕米（verapamil），VX-710，LY475776，V-104，双硫仑（disulfiram），MK571，三环异噁唑（tricyclic isoxazole） |
| BCRP | 环孢素（ciclosporin），VX-710，GF120918，XR-9576，ftimitremorgin C |

**2. ABC 转运体激活剂与 AD** 到目前为止，发现 MDR 的三个典型代表 P-gp、MRP1 和 BCRP 是与 Aβ 蛋白转运直接相关的蛋白。目前已经研究了 ABC 转运体外排泵的新型活化剂，以减轻 AD 患者大脑中 Aβ 的负担。但是，仅少数化合物证明有激活 ABC 转运体的能力，如吡啶嘧啶衍生物和嘌呤类似物可激活 P-gp。由于某些调节剂通常以双相模式（在低浓度下激活而在较高浓度下抑制）对 ABC 转运体发挥作用，因此需要在较高浓度范围内进一步研究。

MC111 是 P-gp/BCRP 配体，是基于转铁蛋白功能化的纳米结构脂质载体（NLC）的选择性 MC111 递送系统，在 hCMEC/D3 细胞的 BBB 水平被 NLC 选择性释放，诱导 BCRP 和 P-gp 的活性和表达，参与 BEC 内 Aβ 肽的清除。此外，许多植物成分具有诱导 ABC 转运体功能的潜力。圣约翰草（St. John's wort），即贯叶连翘，其主要活性物质为贯叶金丝桃素（hyperforin）。贯叶金丝桃素通过与 PXR 结合，诱导人类 P-gp 表达。圣约翰草 80% 乙醇提取物可以直接诱导 P-gp 活性，且不依赖于贯叶金丝桃素。在中国传统医学中，补益药如肉苁蓉、灵芝、冬虫夏草等具有抗氧化和免疫调节作用，可用于预防和治疗老年病。线粒体单核苷酸多态性影响 Aβ 沉积，并且随着 ROS 产量的增加，尤其是在 AD 时期，线粒体的能量效率下降。补阳药可刺激线粒体 ATP 的生成，增强细胞/线粒体抗氧化状态。补阴药除了具有抗氧化作用外，还具有免疫调节功能。由于 ABC 转运体的功能主要取决于 ATP 的供应，因此补益药可能作为线粒体保护/支持药物，有助于延缓衰老及 AD 脑内的清除能力、维持能量稳态。

# 二、SLC 转运体

*SLC* 基因超家族是最大的 ATP 非依赖性转运体群，目前约有 400 个成员，共 52 个家族。所有 SLC 蛋白的一个共同特征是存在一个或多个跨膜结构域（TM），SLC 蛋白的底物特异性多种多样，包括无机阳离子和阴离子、有机阴离子、必需金属、胺、氨基酸、核苷、脂质、胆汁盐、肽类等。在 BEC 中高度表达的 SLC 主要有葡萄糖转运体（*SLC2A1*）、氨基酸转运体（*SLC6A6*、*SLC7A5*、*SLC38A3*、*SLC38A5*）、有机阴离子转运体（*SLC22A8*）、单羧酸盐转运体（*SLC16A1*、*SLC16A2*）和锌外排转运体（*SLC30A1*）。

## （一）血脑屏障上的溶质载体转运体

**1. 促进葡萄糖转运的蛋白家族成员：GLUT1（*SLC2A1*）** 在 BBB 内皮细胞中 *SLC2A1* 基因编码一个 55kDa 的葡萄糖转运体，称为 GLUT1。GLUT1 包含 12 个跨膜结构域螺旋、胞质 N 端和 C 端，以及一个单链 N 链寡糖位点。GLUT1 是一种低亲和力（1 ~ 3mm）的钠非依赖性葡萄糖和其他己糖辅助转运体，作为简单载体沿着其化学梯度转运底物。葡萄糖是神经元的主要能量来源，因此 GLUT1 转运体对正常的脑功能至关重要。GLUT1 在人类脑内皮腔内、外膜上均有表达，呈非对称分布，其腔外膜上的分布通常为腔内膜的 3 ~ 4 倍。此外，约 40% 的总 GLUT1 位于胞内，在一定的刺激下可以迅速到达细胞膜。细胞膜之间的再分配是葡萄糖消耗的重要调节机制，GLUT1 的腔内和腔外表达的比例可能控制 BBB 内葡萄糖的净摄取。Wnt/β-catenin 及 HIF1 均可调节内皮 GLUT1 在 BBB 的表达。

GLUT1 与 AD、癫痫、卒中和糖尿病有关。GLUT1 表达在缺血性和低氧性脑卒中中增加，而在 AD 和其他形式的神经痴呆中减少。

**2. 中性氨基酸转运体：LAT1-4F2hc**（*SLC7A-SLC3A2*）　LAT1 是 *SLC7A5* 基因编码钠非依赖性异二聚氨基酸交换泵的催化亚基。LAT1 催化亚基包含 12 个跨膜螺旋结构域。*SLC3A2* 基因编码的相关亚基 4F2hc/CD98 是一种 Ⅱ 型膜糖蛋白，具有单个跨膜结构域、胞内 N 端及与细菌 $\alpha$-葡萄糖苷酶同源的细胞外结构域。LAT1 蛋白通过二硫键与 4F2hc 连接形成功能转运体（LAT1-4F2hc）。LAT1 在 BBB 中高度表达，定位于 BBB 内皮腔内、外膜，为大脑提供必需氨基酸及左旋多巴（*L*-DOPA）和甲状腺激素 $T_3$、$T_4$。LAT1-4F2hc 是一种高亲和力的专一性大型中性氨基酸交换泵，对支链和芳香氨基酸具有广泛的特异性，包括 2-氨基双环 [2,2,1] 庚烷-2-羧酸（BCH）、*L*-DOPA 和甲状腺激素，其作用是平衡整个内皮膜上底物的相对浓度。LAT1-4F2hc 也可以通过三级活性转运介导净摄取，进行细胞内、外底物交换。LAT1-4F2hc 被溶酶体相关跨膜蛋白（LAPTM4b）募集到溶酶体中，激活哺乳动物的靶标雷帕霉素复合物 1（mTORC1），mTORC1 在必需氨基酸或亮氨酸刺激下通过 V-ATPase 调节细胞生长。4F2hc 通过其胞质和跨膜结构域与 β-integrin 结合，介导整合素依赖性事件，如存活、增殖、迁移，可能整合了整合素信号转导和氨基酸转运。LAT1/4F2hc 膜定位由 4F2hc 和 LAPTM4b 联合调控，Wnt/β-catenin 调节 LAT1 在 BBB 内皮表达。LAT1-4F2hc 涉及脑肿瘤和全身炎症。

**3. 电中性转运体：NKCC**（*SLC12A2*）　NKCC 家族的氯转运体负责离子通量通过各种组织，特别是在脑脉络膜丛和肾。NKCC 家族分为以下几个亚家族：NKCC1、NKCC2 和 NCC，构成一组治疗相关的转运体。该家族具有 12 个跨膜结构域，在跨膜结构域 7/8 上有胞质末端和延伸的胞外环。BBB 具有丰富的离子转运体和通道，可携带 $Na^+$、$K^+$、$Cl^-$、$HCO_3^-$、$Ca^{2+}$ 和其他离子，这些离子不对称地分布在血管腔内、外膜上，使得 BBB 内皮细胞能够在血液和脑组织之间进行离子的矢量运输，对调节脑组织间液的体积和组成发挥着重要功能。内皮细胞表达多种类型的离子转运体，其中 $Na^+$，$K^+$-ATP 酶是主要的主动转运体，可水解 ATP 将 $Na^+$ 泵出细胞，同时使 $K^+$ 逆浓度梯度进入细胞。$Na^+$，$K^+$-ATP 酶为多种 $Na^+$ 依赖性次级主动转运系统提供动力。存在于内皮细胞中的 $Na^+$ 次级主动转运体包括 NKCC、NHE、$Na^+$-$HCO_3^-$ 共同转运体和 $Na^+$/$Ca^{2+}$ 交换蛋白。BBB 通过膜内外转运体和通道的功能耦合，将血液中的 $Na^+$、$Cl^-$ 等离子从血液输送到大脑，在健康的大脑中产生约 30% 的脑间液。NKCC1 具有广泛的组织分布，整个大脑神经元（包括锥体和非锥体神经元）都存在 NKCC1 的树突状定位，NKCC1 在维持神经元细胞内 $Cl^-$ 浓度方面具有重要作用，并促进未成熟神经元中 GABA 介导的去极化。因此，NKCC1 可能通过调节细胞内 $Cl^-$ 浓度来影响神经元的兴奋性。星形胶质细胞和少突胶质细胞也表达 NKCC1 蛋白，除了参与 $Cl^-$ 的积累外，可能还参与神经胶质细胞内 $K^+$ 的清除和 $Na^+$ 的维持。NKCC1 激活导致高 $K^+$ 诱导星形胶质细胞肿胀和谷氨酸释放，以及神经元 $Na^+$ 和 $Cl^-$ 在急性兴奋性毒性中大量内流。抑制 NKCC1 活性可显著减少脑局灶性缺血后的梗死体积和脑水肿。

**4. 单羧酸盐和甲状腺激素转运体家族成员：MCT8**（*SLC16A2*）　MCT8（*SLC16A2*）也称 XPCT、MOT8 或 MCT7。*SLC16A2* 基因编码的蛋白质有 12 个跨膜结构域、胞内 C 端和 N 端，以及一个位于跨膜结构域 6/7 之间的胞内大环。MCT8 包含一个 N 端 PEST 结构域序列，与蛋白质的快速更新有关。MCT8 在脑微血管中表达，定位于 BBB 内皮腔外膜上，是碘化甲状腺素 $T_4$、$T_3$、$rT_3$ 和 3,3'-$T_2$ 的高亲和力转运体，以易化扩散机制转运以上底物，但不转运硫酸化和磺化的碘化甲状腺素或芳香族氨基酸（Phe、Tyr 和 Trp）。*SLC16A2* 基因的突变（位于 X 染色体上）可引起严重的 X 连锁精神运动迟缓和甲状腺激素的脑摄取受损，从而导致大脑发育异常。MCT8 蛋白的表达随着年龄的增长而降低，在全身炎症中受 $PGE_2$ 调控。

**5. 有机阳离子、阴离子和两性离子转运体家族成员 OAT3（*SLC22A8*）**　OAT 和 OATP 均属于 SLC 家族，OAT 归类为 SLC22A 超家族。SLC22 转运体至少具有六个亚家族：OAT、类OAT、OAT 相关、有机阳离子转运体（organic cation transporter，OCT）、有机阳离子/肉碱转运体（OCTN）和 OCT/OCTN 相关转运体。*SLC22A8* 基因编码一个 12-跨膜结构域蛋白，该蛋白介导同源二聚化的糖基化细胞外环（在跨膜结构域 1/2 之间）和翻译后修饰的细胞内环（在跨膜结构域 6/7 之间）。OAT3 位于 BBB 的内皮腔外膜上，可以排出 α-酮戊二酸（αKG）并摄取有机阴离子。OAT3 能与多种有机阴离子交换二羧酸盐，参与大脑神经递质代谢物和药物清除。人类 OAT3 可以转运 cAMP、皮质醇、$PGE_2$ 和 F2α 等内源性化合物及某些药物和一些外源性毒素。

人类 *SLC22A8* 基因的表达可被肝细胞核因子 HNF1 上调，并被启动子甲基化抑制。*SLC22A8* 启动子包含 cAMP 应答元件（CRE）。表皮生长因子（EGF）、$PGE_2$ 和激活 PKA 或 PKC 因子可刺激 OAT3 活性。COX2 抑制剂或血管紧张素转换酶抑制剂等药物可能改变 OAT3 的活性或功能。在 LPS 诱导全身性炎症模型中，OAT3 的活性和表达均降低，与 $PGE_2$ 升高导致 OAT3 活性的降低一致。

**6. SLCO（原 SLC21A）超家族**　OATP 最初命名为 SLC21A。2004 年根据系统发育关系对该超家族进行了更新和标准化，重命名为 SLCO，即 OATP 的溶质载体家族（solute carrier family of OATP，SLCO），由 SLCO 超家族中的基因编码。OATP 的超家族由 6 个家族（OATP1-6）组成，每个家族都有亚家族（如 OATP1A、OATP1B、OATP1C），每个家族有 11 个人类转运体。OAT 和 OATP 是重要的跨膜转运体，通常由 12 条具有胞外糖基化区域的跨膜多肽链组成。OAT 和 OATP 及其他 SLC 转运体在组织间和组织内分子通信、神经内分泌、生长因子-细胞因子和其他体内平衡系统，以及局部和体内稳态的调节中起着关键作用。OAT 的底物是小分子亲水性有机阴离子，如二羧酸盐和环状核苷酸；而 OATP 通过钠非依赖性反向转运体机制，运输较大的疏水性有机阴离子，如胆汁酸、甲状腺激素、类固醇激素结合物，以及多种药物和毒素。SLCO1A2/OATP1A2 和 SLCO1C1/OATP1C1 在 BBB 内皮细胞中表达，参与神经炎症反应。

（1）人类家族成员 SLCO1A2/OATP1A2（aka SLC21A3/OATP-A/OATP）：啮齿类动物中该家族成员为 SLCO1A4/mOATP1A4，rOATP1A4（又名 SLC21A5，OATP2）。在大鼠中，*Slco1a4* mRNA 与 von Willebrand 因子（vWF，内皮细胞标志物）共定位，而不与神经胶质纤维酸性蛋白（GFAP，星形胶质细胞标志物）基因表达共定位。人类 OATP1A2 转运体由 *SLCO1A2* 基因编码，有 12 个推测的膜跨域和胞质 N 端及 C 端。OATP1A2 在大脑 BBB 中定位于内皮腔内、外膜，而不是紧密接触的星形胶质细胞终足膜。OATP1A2 转运胆汁酸盐、有机阴离子和阳离子及其他两亲性底物，包括许多药物、药物结合物和小肽，如强心苷地高辛、δ-阿片类肽、硫酸脱氢表雄酮、$T_4$ 和 $T_3$ 等。某些 OATP 转运体可能具有一个以上相互作用的底物结合位点。OATP1A2 可以介导底物（如二噁英）的高亲和力运输，导致 P-gp（$Abcb1^{-/-}$）基因敲除动物脑内二噁英蓄积。此外，OATP1A2 也是 BBB 脑啡肽内流的原因。PXR 上调 OATP1A2 蛋白，CAR 激活启动子。OATP1A2 与卒中、全身感染有关。

（2）SLCO 转运体成员：SLCO1C1/OATP1C1（aka OATP-F）：*SLCO1C1* 基因编码一个 12 膜跨结构域蛋白（具有胞质 N 端和 C 端），介导脑组织对钠和 pH 非依赖性胆盐和甲状腺激素的摄取。OATP1C1 定位于血管内皮腔外膜，其底物特异性较窄，是 BBB 上主要的甲状腺激素转运体，具有两个 $T_4$ 结合位点（高亲和力和低亲和力）对甲状腺激素 $T_4$、$rT_3$、$T_4$ 硫酸盐有较高的亲和力，但对 $T_3$ 无影响。SLCO1C1 蛋白表达与甲状腺激素浓度成反比，在甲状腺功能减退的大鼠脑毛细血管水平升高，而在甲状腺功能亢进的动物则下降。*SLCO1C1* 基因多态性与甲状腺功能亢进症患者的疲劳和抑郁有关，目前已发现 *SLCO1C1* 多种剪接变体。在 LPS 诱导炎症模型中，OATP1C1 可调节全身炎症。

### （二）SLC 转运体与疾病

与 SLC 相关的疾病包括与 SLC1、SLC6 及其他 SLC 家族的神经递质转运体功能障碍相关的 CNS 疾病，如 ALS、PD、AD、癫痫、精神分裂症或自闭症等。

**1. AD**　GLUT1 是葡萄糖在 BBB 上的主要转运体，在 AD、癫痫、脑缺血、TBI 等不同的病理生理状态下，GLUT1 在脑内的分布和表达受到影响。AD 和其他形式的神经性痴呆患者 BBB 脑微血管和皮质中 GLUT1 表达降低，与 Aβ 沉积有关。此外，AD 患者 CNS 能量代谢物减少，可能是因为在 AD 中用于葡萄糖转运的 BBB 表面积显著减少。年龄相关性认知能力下降在转化为 AD 之前葡萄糖摄取即明显降低。在正常衰老过程中，海马中葡萄糖利用率的降低可以在临床诊断前几年预测认知能力的下降。在没有结构性脑萎缩的情况下，携带 *presenilin1* 基因突变的症状性早发常染色体显性家族性 AD 患者表现出广泛的 AD 样葡萄糖利用降低。GLUT1 表达降低对 AD 脑血管和神经元变性有明显影响。GLUT1 基因杂合（*Slc2a1*$^{+/-}$）AD 动物模型表现出 BBB 结构变性改变的早期发作及脑血管形成和血流量减少，并出现 Aβ 负荷增加、神经元丧失和功能障碍及认知障碍。

细胞外谷氨酸积累过多是神经退行性疾病的危险因素。谷氨酸转运体是 SLC1 和 SLC17 家族的成员，包括两个亚类，即 EAAT 家族和囊泡谷氨酸转运体（VGLUT）家族，调节突触的谷氨酸稳态并影响某些神经退行性疾病中的兴奋性神经元损伤。EAAT1（*SLC1A3*）和 EAAT2（*SLC1A2*）在星形胶质细胞中表达，分别负责 CNS 中 5% 和 90% 的谷氨酸转运。AD 动物模型和 AD 患者脑内谷氨酸稳态失调，AD 患者脑内病理特异性 EAAT2 剪接变异参与 AD 的病理生理学，并发生在 AD 的早期。EAAT2 在从 MCI 到 AD 的病程中表达降低，晚期 AD 患者脑内海马组织和前额叶皮质 EAAT2 减少最为典型。美金刚是典型的 mGluR 拮抗剂，用于 AD 的对症治疗。因此，EAAT 可能是潜在的 AD 治疗靶点。

此外，AD 脑内发现神经元特异性 SLC2A3 的丢失及 tau 蛋白的过度磷酸化。SLC2A3 的表达水平受 BDNF 的调节。Aβ 的脑摄取部分是由 OATP1A4 介导，OATP1A4 抑制剂瑞舒伐他汀和牛磺胆酸盐原位脑灌注，可降低小鼠脑内 Aβ 浓度。OAT1 缺陷型 AD 小鼠的早期学习记忆行为缺陷、LTP 水平降低和可溶性 Aβ 浓度升高，提示 OAT1 可能影响 AD 过程。因此，与 AD 相关的转运机制的研究将有助于阐明该疾病的发病机制。

**2. PD**　多巴胺前体 L-DOPA 可用于治疗 PD，与多巴胺不同，L-DOPA 通过 L 系统转运体进行转运，如 BBB 内皮中的 LAT1。与 SLC6A3（多巴胺转运体，DAT1）相关的代偿机制可有效地介导依赖于钠梯度的多巴胺单向快速再摄取。LAT1 促进 L-DOPA 转到到大脑中以治疗 PD。*SLC39A8* 基因中的单核苷酸变体基因编码错义变体 *A391T* 与 PD、神经精神疾病、心血管疾病和代谢性疾病及克罗恩病有关。通过对中国早发性 PD（EOPD）患者的罕见变异分析，发现 *SLC45A3* 和 *SLC41A1* 的变异与 PD 相关，*SLC2A13* 为 PD 的风险基因。PD 脑中的镁水平降低，6-OHDA 诱发的 PD 大鼠模型在损伤后 7 天和 14 天，*SLC41A1* 的 mRNA 和蛋白表达降低，补充硫酸镁可部分逆转 *SLC41A1* 的 mRNA 和蛋白质表达，并部分缓解酪氨酸羟化酶阳性神经元的丢失，提示在 6-OHDA 诱导的 PD 大鼠模型中，SLC41A1（$Na^+-Mg^{2+}$ 泵）的表达受镁的影响，6-OHDA 可能改变脑内镁的转运。

**3. 癫痫** 在人类大脑中表达的 71 种 *SLC* 基因的突变或功能障碍与脑疾病有关，其中约 22% 与癫痫或癫痫性脑病有关。NKCC1 介导 Cl⁻的吸收并促进 GABA 的去极化反应，而 KCC2 是主要的 Cl⁻外排转运体。NKCC1 和 KCC2 活性平衡的改变与癫痫发生有关。NKCC1 抑制剂布美他尼具有抗癫痫作用，NKCC1 和 KCC2 可能是癫痫的治疗新靶点。谷氨酸/GABA-谷氨酰胺循环的扰动，如突触间隙谷氨酸清除率的破坏可能促进癫痫的发展。EAAT2 通过星形胶质细胞摄取谷氨酸调节细胞外谷氨酸稳态，*SLC1A2* 突变可引起癫痫发作。增加 EAAT2 表达可减少癫痫持续状态小鼠模型的致痫过程，因此提高 SLC1A2 表达是癫痫的一种潜在治疗方法。

此外，在癫痫患者中发现，负责从突触间隙将 GABA 再摄取到神经元及星形胶质细胞的 GABA 转运体（GAT）的 *SLC6A1* 和 *SLC6A11* 发生突变。突触蛋白 SLC10A4 的缺失会导致神经网络功能的改变，并可能导致癫痫易感性。另一个与癫痫有关的是 $Na^+$/柠檬酸共转运体 NaCT（SLC13A5），其突变可诱发新生儿癫痫。NaCT 是一种钠耦合三羧酸盐底物转运体，在星形胶质细胞中高水平表达，但在神经元中表达水平低。缺乏 NaCT 的患者的代谢组学分析显示，NaCT 功能障碍可破坏柠檬酸循环和神经递质的代谢产物，导致柠檬酸转运损失，大脑中能量、碳酸氢盐和生物合成前体的供应不足。在癫痫病灶周围，内皮 GLUT1 蛋白的表达下调。GLUT1 突变可引起 BBB 葡萄糖转运受损，改变脑代谢，可导致癫痫发作。此外，KCC2 在耐药性癫痫小鼠模型和人类 TLE 患者中的表达降低。

**4. 卒中** 缺血和缺氧均能增加 GLUT1 表达，从而增加 BEC 摄取葡萄糖。大脑中动脉短暂闭塞（tMCAO）大鼠卒中模型梗死后 14 天缺血性半暗带 *Slco1a4/Oatp1a4*（*Oatp2*）mRNA 和蛋白延迟性上调，OATP1A4 蛋白表达与内皮标记共定位的血管生成事件相吻合，在对照组中则无 OATP1A4 蛋白的表达。缺血性损伤可迅速引起脑水肿，包括大脑细胞内（细胞毒性水肿）或细胞外（血管源性水肿）空间液体的过量积累。脑水肿在缺血后逐步发展，细胞毒性水肿在缺血后几分钟开始发生，随后出现血管源性水肿，后者与 BBB 的破坏密切关。BBB 的破坏导致大量的血源性液体流入血管外空间，脑含水量逐渐升高、组织肿胀。BBB 离子转运体功能障碍是导致脑水肿的重要机制。缺血后 BBB 的 NHE、NKCCl 或钙激活性钾通道 $K_{Ca}3.1$ 的活性增加，促进了 $Na^+$和 Cl⁻通过 BBB 从血液进入脑组织的跨细胞转运，导致 $Na^+$、Cl⁻内流增加和水"分泌过多"进入脑间质。在缺氧缺糖 2h 后，*Nkcc1⁺/⁺* 星形胶质细胞中磷酸化的 NKCC1 蛋白增加，细胞膨胀 10% ~ 30%；复氧 1h 后触发 *Nkcc1⁺/⁺* 星形胶质细胞内 $Na^+$浓度增加 3.6 倍。因此 NKCC1 活性的刺激会导致 $Na^+$的积累，随后 $Na^+/Ca^{2+}$ 交换泵的反向模式操作通过细胞内 $Ca^{2+}$ 的储存来增加 $Ca^{2+}$ 的积累，随后离子稳态失调，特别是脑对 $Na^+$摄取增加，是缺血诱导的水肿形成的主要原因。在 NKCC1 野生型（*Nkcc1⁺/⁺*）小鼠中，MCAO 2h，再灌注 10 ~ 24h 导致脑梗死（约 85mm³）、脑水肿及 APP 增加。反之，*Nkcc1⁻/⁻* 小鼠脑梗死体积 30% ~ 46%，杂合突变体（*Nkcc1⁺/⁻*）小鼠脑梗死体积减少约 28%；*Nkcc1⁺/⁻* 及 *Nkcc1⁻/⁻* 小鼠脑水肿减少约 50%；*Nkcc1⁻/⁻* 小鼠 APP 积累减少。抑制 NKCC1 活性可显著减少脑局灶性缺血后的梗死体积和脑水肿（图 4-5）。

高血糖症会加剧缺血性卒中的水肿形成并恶化神经系统结果。高血糖可增加 BBB 上 NKCC 和 NHE1 的丰度和活性。布美他尼和 HOE-642 对这些转运体的抑制显著减少了高血糖 MCAO 大鼠的水肿和梗死，提示 NKCC 和 NHE1 是减轻高血糖卒中水肿的有效治疗靶点。高血糖对 BBB NKCC 和 NHE1 的影响机制尚不清楚。抑制血清糖皮质激素调节激酶 1（SGK1）可消除高糖诱导的 NKCC 和 NHE1 丰度增加；而抑制 SGK1 或蛋白激酶 C βII（PKCβII）任一激酶均可消除 NKCC 和 NHE 活性的增加。STE20/SPS1 相关的富含脯氨酸/丙氨酸激酶和氧化应激反应激酶-1（SPAK/OSR1）参与了高糖对 BBB 上 NKCC 的影响。

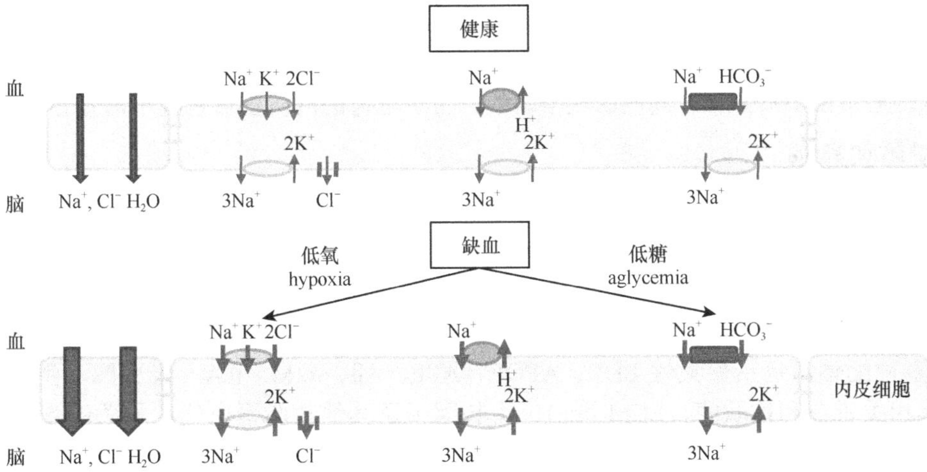

图 4-5　脑缺血后 BBB 离子转运功能障碍

$Na^+$，$K^+$-ATP 酶是 BBB 主要的活性转运体，可水解 ATP 将 $Na^+$ 泵出细胞、使 $K^+$ 逆浓度梯度进入细胞，同时为 $Na^+$ 依赖性次级主动转运系统如 NKCC 同向转运体、NHE、$Na^+$-$HCO_3^-$ 同向转运体和 $Na^+$/$Ca^{2+}$ 交换泵提供动力，共同调节脑内离子和水的平衡。缺血后 BBB 的 NHE、NKCC 或钙激活性钾通道 $K_{Ca}3.1$ 的活性增强，$Na^+$ 和 $Cl^-$ 通过 BBB 从血液进入脑组织的跨细胞转运增加，导致 $Na^+$、$Cl^-$ 和水大量进入脑间质，离子稳态失调，诱导水肿形成

## （三）靶向 SLC 的药物/抑制剂

除受体和酶外，转运体是第三大最常见的药物靶标，有 67 个靶基因对应于 15% 的人类药物靶标。目前，HGNC 数据库中有 900 多个转运体编码基因，SLC 超家族占了其中 40%，编码人类中最多的膜转运体。SLC 转运体具有重要的生理功能，超过 80 种 SLC 转运体与遗传疾病有关，但只有少数已获批准的药物以 SLC 转运体为靶标。与其他类别的人类药物靶标相比，SLC 超家族在药物靶标发现方面的研究还不够，可能有以下几个原因：SLC 最近才被鉴定出来，并且该领域仍在发展；人类 SLC 膜蛋白缺乏结构表征，阻碍药物设计；SLC 转运体具有基本功能，其底物特异性广泛表达和冗余，从而使特定的药理学干预更具挑战性。尽管尚未完全清楚脑部疾病的潜在机制，但许多病例报告提示 SLC 大量参与了大脑疾病的发生和发展，如注意缺陷多动障碍、精神疾病、发育迟缓、亨廷顿病和抑郁障碍。

目前已经测试了许多靶向 SLC 的药物/抑制剂，如 UCPH-101 对 EAAT1 有持续抑制作用；替加宾（tiagabine）通过抑制 GAT1 的再摄取作用、增加脑中 GABA 的水平发挥抗惊厥效应，可用于治疗癫痫；氘代丁苯那嗪（deutetrabenazine）是一种新型的囊泡单胺转运体2，即 VMAT2（SLC18A2）抑制剂，可有效治疗迟发性运动障碍患者的不自主运动；丁苯那嗪（tetrabenazine）通过阻断 EAAT1 耗竭突触前多巴胺，是 FDA 批准的亨廷顿病治疗药物。这些发现可能促进某些神经系统疾病的治疗方法的发展。

# 三、受体和囊泡介导的转运

大分子溶质由胞吞转运通过完整的 BBB 进入大脑。在 BBB 有三种类型的内吞小泡：网格蛋白包被小窝（clathrin-coated pits）、小窝（caveolae）、巨胞饮囊泡（macropinocytic vesicles）。大分子的特异性胞吞转运是由受体或基于电荷吸附性介导的胞吞转运（absorptive-mediated transcytosis，AMT）完成的。受体介导的转运机制涉及配体与 BBB 内皮顶膜受体的相互作用，形成受体-配体复合物，在网格蛋白包被小窝或小窝中触发内吞作用，原生质膜内陷形成囊泡，囊泡从细胞膜释放出来。配体的解离发生在转运或胞吐过程中。另外，非特异性的本体相（bulk-phase）或流体相胞吞转运（fluid-phase transcytosis，FMT）（其中可溶性血浆分子被本体血浆随机吸收）也可导致跨内皮转运。然而，在生理状态下，BBB 中 FMT 的发生率较低，通常由小窝介导，其次由较丰富的、带负电荷的网格蛋白包被小窝介导。

## （一）受体和囊泡

**1. LRP1 受体**　LRP1，又称为 α2-巨球蛋白受体（α2MR）、APOER 或分化簇 91（cluster of differentiation，CD91），是一种完整的质膜受体，定位于毛细血管内皮腔外膜，参与受体介导的内吞作用。*LRP1* 基因编码的多聚蛋白由两个非共价结合的亚基、一个细胞外 α 亚基和一个跨膜 β 亚基组成。α 亚基具有四个配体结合位点，包含富含半胱氨酸的补体型重复序列，可结合 40 多种配体，包括聚集性 LDL、APOE、APP、Aβ、α2M、tPA、蛋白酶、蛋白酶抑制剂、受体相关蛋白和抑肽酶、ECM 蛋白、生长因子及其他与脂蛋白代谢相关的蛋白。LRP1 胞质域包含两个 NPxY、一个 YXXL 和两个双亮氨酸基序，可与调节受体活性的胞质蛋白结合。与配体结合的 LRP1 通过网格蛋白依赖机制与溶酶体发生结构内吞，使配体降解，LRP1 受体被循环回到质膜。通过蛋白水解消化结合在膜上的 LRP1，该蛋白以可溶性形式（sLRP1）在血浆和 CSF 中循环。LPR1 的转录被血管上的固醇调控元件结合蛋白 SREBP2 所抑制。GLUT1/SLC2A1 缺乏可增加的 SREPB2 水平，从而降低 LRP1 的表达。此外，LRP1 以磷酸化依赖的方式与支架蛋白和信号蛋白相互作用，调节细胞内吞和信号活性。LRP1 的内吞活性由丝氨酸（S）、苏氨酸（T）和酪氨酸（Y）的磷酸化调节。例如，LRP1 上的丝氨酸（S）和苏氨酸（T）残基的 PKCα 磷酸化使残基-1 结合减少 25% 的内吞作用，而 PKA 的 S 残基的磷酸化则增加了内吞作用。通过这些机制，LRP1 不仅参与神经退行性疾病、癌症和其他病理状况的发展，还参与调节脂蛋白的代谢、细胞分化和运动及 BBB 的完整性。

**2. RAGE**　RAGE 属于主要组织相容性复合体 Ⅲ 类基因家族，由细胞外配体结合结构域、TMD 和短胞质信号结构域组成。RAGE 在多种细胞类型中表达，在 BBB 内皮细胞的表达通常较低，仅在病理状态或衰老过程中上调。RAGE 定位在内皮腔内膜上，主要作为先天免疫系统的模式识别受体，与 AGE 结合，具有多种功能，具体取决于细胞类型。RAGE 介导受体胞吞转运，底物包括 AGE、S100/钙蛋白、HMGB1、β-折叠原纤维和 β2-整合素 Mac-1。RAGE 还结合大量的细胞因子和调节分子，如 Aβ、运甲状腺素蛋白等。RAGE 激活可增加促炎性细胞因子和氧化应激，在衰老、炎症和退行性疾病的发展中普遍存在，涉及 AD、PD、MS、亨廷顿病、ALS、糖尿病、动脉粥样硬化血栓形成等。在神经退行性疾病的动物模型中，使用化学抑制剂或可溶性 RAGE（sRAG；RAGE 抑制剂的天然亚型）拮抗 RAGE 活性可减轻炎症。

**3. 小窝蛋白 1**（caveolin 1，CAV1）　小窝蛋白是质膜内陷形成小窝的关键蛋白，分为三类：CAV1、CAV2 和 CAV3。*CAV1* 基因编码完整的膜蛋白 CAV1（21 ~ 24kDa），具有胞质 N 端和 C 端，是小窝蛋白的主要支架蛋白成分。通过 CAV1 包被的囊泡胞吞转运是将大量大分子摄入脑内的重要途径。小窝是由脂类（胆固醇、糖鞘脂）和脂锚定蛋白介导的球形质膜内陷，介导脂质筏依赖性、网格蛋白非依赖性内吞作用。小窝蛋白转运高分子量蛋白和各种转运体的配体结合物。CAV1 通过酪氨酸磷酸化依赖机制调控质膜的形成和小窝剥离。跨内皮转运由小窝从顶膜脱离，形成内吞囊泡并被转运到底膜，内吞囊泡在底膜融合并释放其内容物进入间隙。小窝的主要作用是区分信号分子，BBB 的小窝膜除其他信号分子外还有许多受体，包括 RAGE 和 LRP1。小窝调节脂质内皮微域的内吞、转胞吐和信号转导，从而控制 BBB 跨细胞通透性。

CAV1 主要在皮质微血管中与小窝相关的腔内膜上表达，但也可在整个质膜和细胞质中表达。高水平的 CAV1 在包括 BBB 脑微血管内皮细胞在内的大多数组织中普遍存在，可能协调 BBB 各种细胞类型的活动。例如 MMP 中具有 CAV1 结合基序，CAV1 可能通过控制 MMP9 的降解来调节 TJ；P-gp 和 CAV1 在 BBB 小窝内相互作用，CAV1 酪氨酸磷酸化可调节 P-gp 活性，从而控制 BBB 内皮细胞中底物的积累。小窝通过 CAV1 可以构成跨细胞和细胞旁通路的分子交叉通路，因为 CAV1 可影响 TJ 蛋白的水平，TJ 蛋白 occludin 和 ZO1 与小窝相关的糖化脂质筏中的 CAV1 相关。此外，CAV1 通过增加质膜表达来响应剪切应力，因此可作为流量传感器，并能够感知机械压力，形成重要的内皮信号平台，如 CAV1 在 NO 和钙信号转导中具有重要作用，其缺失会改变整体信号行为，并可能改变细胞旁间隙的结构；敲除 *Cav1* 可能会将内皮细胞从具有完整 AJ 和 TJ 门控功能的表型转变成在该区域存在大量缺陷的表型。同样，NO 信号也可能构成了细胞旁途径渗漏和跨细胞途径渗漏之间的分子交叉通路。

小窝蛋白胞吞作用途径包括吸附介导、受体介导及黏附分子介导的内吞作用。阳离子和细胞穿膜肽（cell penetrating peptide，CPP）通过吸附介导的内吞作用进入大脑。CPP 可以携带多种不同大小和性质的生物活性物质进入细胞，包括小分子化合物、多肽、蛋白质、质粒 DNA、siRNA、噬菌体颗粒等，这一性质使其可能成为靶向药物的良好载体。在 BBB 中，除了影响内皮屏障通透性外，CAV1 功能障碍还与 MS、缺血性卒中、感染等炎性疾病有关。

## （二）受体/囊泡介导转运与疾病

**1. AD**　LRP1 是 Aβ 在 BBB 中的主要外排转运体，结合在内皮腔外膜上的 Aβ 可被迅速排入血液。另外，循环中的 sLRP1 可以隔离来自血液中 70% ~ 90% 的 Aβ，产生大脑到血液的浓度梯度，进一步推动 Aβ 脑外排。LRP1 还可介导某些配体内化，包括 APOE 和 Kunitz 蛋白酶抑制剂。常见的 Kunitz 蛋白酶抑制剂有抑肽酶（bovine pancreatic trypsin inhibitor，BPTI）及组织因子途径抑制物（tissue factor pathway inhibitor，TFPI）。后者是 Aβ 老年斑的组成部分，与 AD 遗传相关，可能影响 Aβ 外排。在 AD 期间，除了转录因子和其他相关蛋白水平外，LRP1 从 CNS 转运 Aβ 还受到许多因素的影响，如氧化应激。通过氧化应激刺激，老年斑建立正反馈回路，其中氧化的 LRP1 和 sLRP1 与 Aβ 结合的亲和力显著降低，Aβ 负荷增加。在正常衰老过程和 AD 中，许多机制可导致 LRP1 表达和活性降低，从而增加 Aβ 负荷。例如，AD 和年龄增长会降低 GLUT1 表达，AD 还会增加 SRF 和 MYOC 水平。GLUT1 直接激活 SREB2，SRF/MYOC 反式激活 SREB2，导致 SREB2 增加，从而抑制 LRP1 转录及膜表面的表达。随着年龄的增长，Aβ 会增加 sLRP1 的形成，降低腔外膜上 LRP1 的水平。AD 与血管间质同源异形基因 2（vascular mesenchyme homeobox gene 2，*MEOX2*）的下调相关，该基因促进 LRP1 蛋白质降解，减少质膜上 LRP1。Aβ-LRP1 复合物的 C 端结构域与磷脂酰肌醇结合的网格蛋白装配蛋白（phosphatidylinositol-binding clathrin assembly protein，PICALM）结合，这可能是由于蛋白质构象变化所致，迅速触发网格蛋白介导的 Aβ-LRP1 的内吞作用。在 AD 中，PICALM 表达下调，从而降低了 Aβ-LRP1 的清除率并增加 Aβ 负荷。

RAGE 通过介导 Aβ 跨 BBB 内流，刺激炎症反应和促凝血反应，特别是在内皮细胞，从而促进 AD 的形成。此外，血浆低水平 sRAGE 与神经退行性疾病的发生率之间存在相关性，包括 AD 和非 AD 形式的痴呆。在衰老的大脑中，RAGE 的增加通过 BBB 的胞吞作用、内皮细胞和其他细胞的 NF-κB 活化及促炎性细胞因子（如 TNF-α，IL6）的分泌，促进血浆 Aβ 向大脑内流。此外，RAGE 通过 NF-κB 依赖性机制刺激细胞凋亡，RAGE 本身被 NF-κB 上调，产生正反馈，导致慢性炎症。

CAV1 和认知障碍之间存在强相关性。CAV1 可以促进神经元的结构和功能可塑性，改善神经发生，缓解线粒体功能障碍，抑制炎症和抑制氧化应激。转基因 AD 小鼠（*App/Ps1*）在 9～11 个月时表现出学习和记忆缺陷，并伴随 CAV1 支架蛋白的表达下降；在 3 月龄时，使用 AAV9 将 synapsin-Cav-1 cDNA（*SynCav1*）神经靶向基因治疗递送至 *App/Ps1* 小鼠双侧海马，则可保护 9～11 个月 *App/Ps1* 小鼠的 CAV1 膜/脂筏谱（membrane/lipid rafts，MLR）、学习和记忆、海马树突、突触超微结构和轴突髓鞘含量，但这些作用不依赖于 Aβ 沉积和星形胶质增生的减少。

**2. PD** 黑质神经元中由 α-突触核蛋白（α-syn）和泛素化蛋白组成的路易体（LB）是 PD 的病理标志。在 PD 中，CSF 较低的总 α-突触核蛋白水平进一步降低，而低聚 α-突触核蛋白水平增加，提示 BBB 的 α-突触核蛋白转运缺陷可能促进 PD 的发生或发展。α-突触核蛋白通过 LRP1 介导的饱和机制在 BBB 中双向转运，但不涉及 P-gp，因为其外排不受 P-gp 拮抗剂环孢素的抑制。脑内 α-突触核蛋白外排速度非常快，比 Aβ 通过 LRP1 外排快约 8 倍，比血液中 α-突触核蛋白内流快约 4 倍。LPS 引起的炎症可通过破坏 BBB 从而增加大脑对 α-突触核蛋白的摄取。在 PD 和偶发性路易体病中，黑质中黑化神经元（melanized neurons）和 LB 中出现 APOE 表达，其受体 LRP1 的表达增加，因此黑质内黑化神经元中脂蛋白稳态/信号转导的改变是 PD 发病过程中的早期事件。

CAV1 参与老化过程。从神经元释放到邻近神经元的错误折叠 α-突触核蛋白的朊病毒样传播在 PD 进展中起着重要作用。脑内 CAV1 表达随着年龄的增长而增加，其过表达促进 α-突触核蛋白被吸收到神经元中并形成额外的路易体样包涵体，CAV1 酪氨酸 14 的磷酸化对该过程至关重要。

**3. MS** 与囊泡相关的 CAV1 在 EAE 中表达上调，而减少 CAV1 对 EAE 具有保护作用。EAE 基因敲除小鼠（*Cav1*⁻/⁻）的炎症浸润明显减少，病变和脱髓鞘减少。对 T 细胞外渗至关重要的 ICAM-1/CD54 和 VCAM-1/CD106 的表达在野生型 EAE 小鼠中显著上调，并与 CAV1 共定位，尤其是在病灶浸润部位，但 *Cav1*⁻/⁻ 敲除小鼠未出现这种上调。此外，尽管在 *Cav*⁻/⁻ 小鼠中接种 EAE 后外周血活化的 T 细胞数量与野生型 EAE 小鼠相似，但 CNS 浸润的 T 细胞数量显著减少，提示 CAV1 在 EAE 病理学中具有关键作用。血浆中循环 CAV1 的显著上调可能是由于小窝破坏所致，与 EAE 疾病进展相关。因此血清中分泌 CAV1 水平可能作为 EAE 和 MS 严重程度的临床生物标志物。

MS 患者 S100B 及 AGE 的特异性受体表达增加，S100B-RAGE 轴与髓鞘和神经元损伤的程度及脱髓鞘损伤后的炎症反应有关。抑制 RAGE 不仅可以减少炎症，还可以促进神经元和髓鞘保护和（或）髓鞘再生，从而改善脱髓鞘疾病的恢复。此外，*RAGE* 单核苷酸多态性 rs1800625 AA 基因型降低了视神经炎合并 MS 患者的风险。

**4. 卒中** 卒中后内皮细胞囊泡和小窝数量的增加与 BBB 破坏的严重程度显著相关。CAV1 在微血管通透性的调节及 BBB 破坏中起重要作用。在早期脑水肿中出现质膜囊泡和 CAV1 相关的过程通常发生在 TJ 破坏之前。因此，早期脑水肿与 CAV1 表达增加有关。缺血性卒中后的小窝形成可能是血流减少的结果，不仅可以引起 BBB 分解，还可以引起内皮细胞的缺血级联反应。CAV1 和 NO 之间的正反馈会促进脑再灌注损伤期间 BBB 的破坏。正常情况下，CAV1 结合并抑制 eNOS；发生卒中时，CAV1 下调，eNOS 产生高水平的 NO，并进一步下调 CAV1。此外，NO 还可激活 MMP，降解 TJ，进一步影响 BBB 功能。局灶性脑缺血和再灌注后，*Cav1* 敲除小鼠的 MMP 活性增强，TJ 蛋白的降解增加，提示 CAV1 在缺血性卒中中的作用可能不仅与小窝形成有关，还涉及其他调节脑屏障完整性的机制。VEGF 是急性 BBB

功能障碍的调停因子，可诱导血-视网膜和 BTB 内皮中的胞饮泡，并增加 CAV1 和 CAV2 的表达。缓激肽可在 BTB 内皮细胞内诱导跨细胞转运，也可增加 CAV1 和 CAV2 的表达。在啮齿类动物卒中模型中，早期 BBB 渗漏与小窝和胞吞增加有关，而大约 2 天后发生的第二次 BBB 破坏与 TJ 重组 BBB 有关。

LRP1 在细胞内吞作用和信号转导中起关键作用。不成熟的 LRP1 在反面高尔基网（trans-Golgi network，TGN）中被弗林蛋白酶（furin）加工，并以其成熟形式转运至细胞表面。大鼠脑缺血后及培养的皮质神经元暴露于 NMDA 后，LRP1 被弗林蛋白酶显著裂解，LRP1 的胞内结构域（intracellular domain，ICD）与 TGN 和弗林蛋白酶共定位。弗林蛋白酶抑制剂可抑制 LRP1 的裂解及 LRP1-ICD 与 TGN 或弗林蛋白酶的共定位。因此，弗林蛋白酶介导的 LRP1 裂解和 LRP1-ICD 定位的改变与兴奋性神经元损伤有关。

早期或原发性脑损伤，如机械损伤、出血或缺血，可触发细胞外空间损伤相关分子模式（damage-associated molecular pattern，DAMP）的释放（如 S100B），参与细胞生长和存活的调节，但随着它们在细胞外空间的浓度增加，也可能引发细胞损伤。当 DAMP 与模式识别受体（如 RAGE）结合时，导致非感染性炎症，以促进清除坏死细胞，但也可能加重脑损伤。溶血磷脂受体 5（lysphosphadic receptor 5，LPA5）是一种新的缺血性卒中致病因子。在 tMCAO 刺激后第 1、3 天，RAGE 在半暗区和缺血核心区上调，多见于缺血后脑组织的 IBA1 免疫阳性细胞；用拮抗剂 TCLPA5 抑制 LPA5 活性，可降低半暗带和缺血核心区 RAGE 的上调、减少 BBB 的破坏。LPA5 参与了 tMCAO 诱导脑损伤后 ERK1/2 和 NF-κB 的激活，RAGE 可能是 LPA5 依赖性缺血性脑损伤的介质。卒中后高血糖与出血转化的发生密切相关，严重影响卒中的临床治疗。高血糖可激活 AGE-RAGE 信号通路，增加高迁移率族蛋白 1（high mobility group box 1 protein，HMGB1）、TLR 4 和 p-p65 的表达，诱导炎症因子释放和中性粒细胞浸润，导致缺血性卒中后的出血转化。

**5. TBI**　TBI 可引起分子信号的细微变化、细胞结构和功能的改变，和（或）原发性组织损伤，如挫伤、出血和弥漫性轴索损伤。CAV1 对 TBI 的反应不同。TBI 后血管内磷酸化 CAV1 显著增加，从而促进小窝蛋白的转胞作用和 BBB 的破坏，这种增加持续几天后恢复到基础水平。此外，TBI 病变周围皮层的血管中 CAV1/CAV2 表达增加、星形胶质细胞 CAV3 表达下降，eNOS 通过磷酸化激活，出现与血管和星形胶质细胞相关的磷酸化 eNOS 表达。幼年动物 TBI 后在内皮细胞中发生的涉及小窝蛋白的分子变化可能参与 BBB 的某种修复机制，而不依赖于 eNOS 的激活。控制性皮质撞击可引起海马星形胶质细胞和小胶质细胞的激活和海马神经元的损伤，*Cav1* 和 *Cav3* 敲除小鼠病变体积及细胞因子/趋化因子增加，CAV 亚型可能调节脑损伤后的神经炎症反应和神经保护。TBI 可诱导星形胶质细胞中脂肪酸结合蛋白 7（fatty acid-binding protein 7，FABP7；一种分化和迁移相关分子）的表达增加，并伴有内皮细胞 CAV1 上调。使用重组 FABP7 可明显改善 TBI 诱导的神经功能缺损、脑水肿和 BBB 通透性，并伴随着内皮 CAV1 的上调和 TJ 蛋白的表达，而敲低 *Fabp7* 则导致相反的作用。此外，用黄豆苷元（一种 CAV1 的特异性抑制剂）进行预处理可以逆转重组 FABP7 对 MMP2/9 表达的抑制作用，并消除 FABP7 对 TBI 后 BBB 的保护作用。TBI 诱导星形胶质细胞 FABP7 上调可能通过 CAV1/MMP 信号通路介导对 BBB 的内源性保护机制。增加 CAV1、MLR 的形成及 MLR 对促进生长信号成分招募的干预，可能会增强药物或内源性神经递质和神经营养因子的作用，其促生长信号级联反应可改善损伤后的神经功能。

此外，HMGB1 是神经胶质细胞和神经元在炎性体激活后释放的一种普遍存在的核蛋白，可激活靶细胞上 RAGE 和 TLR4，激活下游信号通路，如 NF-κB 信号通路、炎性因子（如

IL6，IL1β），以及包含中心核苷酸结合寡聚化结构域（central nucleotide-binding digomerization domain，NACHT）、富含亮氨酸重复序列（leucine-rich repeat，LRP）和热蛋白结构域（pyrin domain，PYD）结构域的蛋白质 3（NLRP3），导致炎症反应的级联扩增，与 TBI 后的神经元损伤有关。大鼠脑内 HMGB1 水平在 TBI 后 6h 显著下降至基础水平以下，2 天后逐渐恢复至基础水平；RAGE 表达则在 TBI 后 6h 增加，并在 1 天后达到峰值，之后缓慢下降。HMGB1 在 TBI 早期从细胞核转位到细胞质，后期主要定位在吞噬小胶质细胞的细胞质中；同样，TBI 后损伤周围区域的 RAGE 表达增加，后期主要在小胶质细胞中表达。HMGB1 参与早期和晚期脑外伤，靶向 HMGB1 信号通路可能是治疗 TBI 的新途径。近年来，HMGB1 在 TBI、神经炎性疾病、癫痫发生和认知障碍中的作用已引起了更多关注，并已成为这些疾病的新靶标。

### （三）靶向受体/囊泡转运

**1. RAGE 抑制剂** RAGE 在多种细胞通路诱导引起的癌症进展中的关键作用与癌细胞增殖、迁移、侵袭或转移有关。RAGE-配体复合物可诱导一系列抗凋亡蛋白上调和促凋亡蛋白下调，从而促进癌细胞的增殖。在细胞和动物模型中阻断 RAGE 信号可影响癌症的发展和转移。筛选具有控制癌症进展能力的抗 RAGE 新药至关重要。目前临床前研究的化合物见表 4-3。

**表 4-3　RAGE 抑制剂**

| 药物 | 作用机制 |
| --- | --- |
| 度洛西汀（duloxetine） | ↓ S100B |
| 硫组氨酸甲基内盐（ergothioneine） | ↓ AGE，↓ RAGE，↓ NF-κB |
| 丙酮酸乙酯（ethyl pyruvate） | ↓ HMGB1，↓ RAGE，↓ NF-κB，↓ STAT3 |
| hispidin | ↓ AGE，↓ RAGE，↓ NF-κB |
| 低分子量肝素（low molecular weight heparin） | ↓ NF-κB |
| 罂粟碱（papaverine） | ↓ HMBG1，↓ RAGE，↓ NF-κB |

↓表示下调。

**2. LRP1 激动剂** 大脑中的 Aβ 积累是 AD 的病理特征，提高 Aβ 清除率是一种潜在的治疗策略。LRP1 是 BBB 上负责清除 Aβ 的主要外排转运体。贝沙罗汀和虾青素增加 CERP、LRP1 和（或）APOA1 的表达水平，增强 Aβ 在体外 BBB 模型中顶膜/血浆（apical/plasma）的清除，对 BBB 发挥有益作用。帕立骨化醇（paricalcitol）长期治疗明显减少 APP/PS1 转基因小鼠大脑中 Aβ 的生成和神经元丢失。帕立骨化醇可刺激 LRP1 的表达，可能是通过抑制固醇调节元件结合蛋白 2（SREBP2）；帕立骨化醇还促进 LRP1 介导的 β 位 APP 裂解酶 1（BACE1）向晚期核内体的转运，从而增加 BACE1 的溶酶体降解。降糖药罗格列酮（rosiglitazone，RGZ）长期治疗可以降低链佐星诱导 AD 模型小鼠的 Aβ 水平并改善空间记忆性能。RGZ 可改变 Aβ 特定转运体的表达，包括 CERP、LRP1 和 RAGE，但不改变 Aβ 降解酶（如 IDE 和 NEP）的水平，也不影响 APP 加工。吡格列酮（pioglitazone，PGZ）是一种过氧化物酶体增殖物激活受体-γ（PPAR-γ）激动剂。低剂量 PGZ 增加 LRP1 的表达，并改善衰老小鼠（SAMP8）的病理表型和记忆障碍，提示 PPAR-γ 激动剂用于 AD 治疗的新应用应考虑低于治疗糖尿病的常规剂量。

# 四、结　束　语

BBB 转运体在 CNS 的稳态中发挥重要作用。靶向 BBB 转运体可能在疾病治疗、药物递送等方面发挥重要作用，但仍存在很多亟待解决的问题。

## （一）治疗中枢神经系统疾病

BBB 转运体参与多种 CNS 疾病的发生和进展，靶向 BBB 转运体可能成为预防或减缓某些 CNS 疾病进展的策略，但目前研究仍远未全面了解每种转运体具体的和动态的作用及其与各种 CNS 疾病的直接关联。关于 BBB 药物转运体作为多种 CNS 疾病的潜在靶点的大量证据是基于临床前的体内、外研究，临床研究有限。此外，各种 CNS 疾病可能对 BBB 转运体的活性和表达产生两种完全不同的影响。因此，更好地了解这些转运体的表达、功能及分子和细胞机制将显著改善研究者对 CNS 疾病的理解，并可能促进发现新的 BBB 靶点和治疗解决方案的方法。

特定内皮 ABC 转运体以 ATP 水解为代价，逆浓度梯度驱动细胞排斥各种外源性化合物和药物通过细胞膜，从而阻止其进入 CNS，增强了 BBB 的屏障特性。BBB 转运体的表达和功能可以通过多种内源性和外源性因子调节，包括核受体（如类固醇和外源性化合物受体）或多种炎症分子。ABC 转运体与多种 CNS 疾病有关，ABC 转运体 P-gp 的血管表达模式和功能的改变是这些 CNS 疾病的普遍现象。目前许多 P-gp 的底物（如他汀类药物和皮质类固醇）已用于治疗此类脑部疾病。BBB 中 P-gp 减少具有将药物特异性地递送至大脑病变部位的优势，从而提高其有效性。反之，这些药物也可能直接影响 ABC 转运体的表达和功能，从而恢复 BBB 特定的屏障特性，并防止药物进入病变部位。因此，有必要进一步研究开发不诱导 ABC 转运体功能的特异性药物，从而允许治疗药物在病变脑区局部递送，防止组织损伤。

## （二）增加中枢神经系统药物递送

BBB 是高度选择性和限制性的半渗透性结构，通过清除内皮腔内的物质并向大脑提供营养和其他内源性化合物来调节 CNS 的内稳态。许多转运体在维持 BBB 完整性和内稳态中发挥作用，其限制性质也是药物输送到 CNS 的障碍。然而，根据它们的理化或药理特性，药物可能通过被动扩散到达 CNS 或通过 BBB 膜转运体进行假定的摄入和（或）排出，从而允许或限制它们向 CNS 的分布。在 BBB 的各个区域功能性表达的药物转运体涉及 ABC 或 SLC 超家族的众多蛋白质。病理生理应激源、年龄和年龄相关疾病可能会改变转运体元件的表达水平和功能，这些元件调节药物在大脑中的分布和积累，即药物疗效和毒性。阐明疾病（如 AD、癫痫和卒中）对 BBB 药物转运体的表达和功能的影响，有助于研究药物向大脑分布的相应调节及它们对药物疗效的影响和毒性。

# 第三节　细胞外基质与基质金属蛋白酶

BBB 功能障碍和渗漏包括多种细胞类型的细胞内、外复杂反应。BBB 是 NVU 的核心结构，在 NVU 内进行细胞-细胞信号转导。因此，连接所有成分的 ECM 是 NVU 功能和功能障碍的关键底物。破坏神经血管基质完整性的蛋白酶可能包括一组潜在的药物靶点。

# 一、基质金属蛋白酶

MMP 在卒中和其他脑部疾病（如脑外伤和神经退行性病变）对 BBB 的破坏作用，特别是对 ECM 的作用已被广泛研究。大量的实验模型和临床数据表明，MMP 不仅破坏 BBB 的完整性，还干扰 NVU 的细胞-细胞信号转导。

## （一）基质金属蛋白酶的分类

MMP 是一组锌、钙依赖性内肽酶，具有广泛的底物特异性，可以降解几乎所有类型的细胞外膜蛋白。人体中有 23 种不同类型的 MMP，根据其底物特异性可分为 5 个主要亚群：①胶原酶（collagenases），包括 MMP1、MMP8 和 MMP13；②明胶酶（gelatinases），包括 MMP2 和 MMP9；③溶基质蛋白酶（stromelysins），包括 MMP3、MMP10、MMP11；④基质溶素（matrilysins），包括 MMP7 和 MMP26、金属弹性蛋白酶（metallo-elastases）、釉质溶解蛋白（enamelysins，亦称基质金属肽酶 20 或烯胺素）、内基质蛋白酶（endometases）；⑤膜型（membrane type，MT）MMP，包括膜蛋白酶（epilysins）MMP14、MMP15 和 MMP16。MMP 可裂解 ECM 的大多数成分，包括纤连蛋白、层粘连蛋白、蛋白聚糖和Ⅳ型胶原蛋白。MMP 还能够处理其他 proMMP 和许多生物活性分子，包括细胞因子（如 TNF-α 和 IL1β）和前神经营养因子（如 proNGF 和 proBDNF）。

MMP 和金属蛋白酶组织抑制剂（tissue inhibitors of metalloproteinase，TIMP）对 ECM 的调节是 CNS 正常生长、发育和修复的基本生物学过程。ECM 降解还涉及其他两个酶家族，即解聚素和金属蛋白酶（a disintegrin and metalloproteinase，ADAM），以及丝氨酸蛋白酶（纤溶酶原/纤溶酶原激活剂系统）。ADAM 为含 I 型血小板结合蛋白基序（TSP）的解聚蛋白样金属蛋白酶，是继 MMP 后新发现的一类 $Zn^{2+}$ 依赖性分泌型金属蛋白酶，包括解聚域和金属蛋白酶域的跨膜蛋白分子，参与发育、细胞间相互作用、神经发育和肿瘤发生等功能。纤溶酶属于丝氨酸蛋白酶，可以降解血栓。除了纤溶作用之外，纤溶酶也可通过多种方式降解其他蛋白质，如活化胶原酶，降解纤连蛋白、层粘连蛋白，以及血管性假性血友病因子等。通常，这些酶家族的高度整合作用会重塑基质的所有成分，并在细胞表面执行涉及信号转导、细胞存活和细胞死亡的基本功能。MMP 对 ECM 的裂解作用可能导致 BBB 破坏，参与 CNS 疾病的发生和发展。在感染、自身免疫反应和缺氧/缺血引起的炎症反应过程中，蛋白酶的异常表达和激活导致 ECM 的破坏，从而导致 BBB 开放，正常的细胞信号转导中断，并最终导致细胞死亡。几种关键的 MMP 和 ADAM 与神经炎症有关：明胶酶 A 和 B（MMP2 和 9）、间质溶解素-1（MMP3）、膜型 MMP（MT1-MMP 或 MMP14）和 TNF-α 转换酶（TACE）。此外，与细胞表面结合的 TIMP3 促进细胞死亡并阻碍血管生成。TIMP 也可能用于 CNS 疾病，但是需平衡这些物质的有益和有害作用。

## （二）基质金属蛋白酶激活

MMP 最初被翻译为 pre-proMMP，在翻译过程中信号肽被去除以生成 proMMP。在这些酶原或 proMMP 中，来自前肽"半胱氨酸开关"（cysteine switch）基序的半胱氨酸与 $Zn^{2+}$ 协调，以保持 proMMP 处于潜在的非活性形式。酶原必须被其他 MMP 或蛋白酶水解才具有活性。ProMMP 通过破坏催化位点和前肽结构域之间的锌-硫醇相互作用被激活。前肽结构域通常被其他蛋白水解酶（如丝氨酸蛋白酶、弗林蛋白酶、纤溶酶或其他 MMP）切割，去除半胱氨酸开关，从而激活 proMMP。纤溶酶、tPA 和尿激酶纤溶酶原激活物（uPA）是 MMP 的重要生理激活物。通过 $S$-亚硝基化或氧化作用对 MMP 的蛋白酶非依赖性活化可以暴露催化结构域，而无须对前肽结构域进行切割即可激活 MMP。

MMP 的活性受 TIMP 的调控。TIMP1 抑制 MMP9，TIMP2 抑制 MMP2，TIMP3 作用于 MMP 和 TACE。尽管单个 TIMP 对一种或多种 MMP 具有偏好性，但它们可以抑制所有 MMP。TIMP3 是膜结合性的，其抑制的主要底物包括 MT1-MMP、MMP3 和 TACE。除 TIMP 外，α2-巨球蛋白及其他的一些蛋白酶抑制因子如分泌型 APP、前胶原 C 端蛋白酶增强子、含

Kazal 基序的富含半胱氨酸的逆转蛋白（reversion-inducing cysteine-rich protein with Kazal motifs，RECK）等也调控 MMP 的活性或分泌。

MMP2 的构成型表达提供了 ECM 持续的、控制良好的重塑功能。MMP2 保持原形式或潜在形式，直到被 MMP2、TIMP2 和 MT1-MMP 组成三分子复合物的分子级联激活。MT1-MMP 在激活的限速步骤过程中至关重要，TIMP3 会降低 MT1-MMP 的活化，从而影响 MMP2 的激活。与其他 MMP 不同，MMP2 在正常脑内以构成型大量存在于星形胶质细胞和 CSF 中，缺氧/缺血时 MMP2 表达与活性的异常增加可能破坏基板和内皮细胞之间的紧密连接，从而导致 BBB 破坏。MMP9 在神经炎症和局部缺血期间可被自由基与 MMP3 激活。

# 二、中枢神经系统的细胞外基质

## （一）细胞外基质的分类及功能

ECM 由两大类大分子组成：蛋白聚糖（proteoglycans）和纤维状蛋白质（fibrous proteins）。主要的纤维状蛋白质包括胶原蛋白、弹性蛋白、纤连蛋白和层粘连蛋白。CNS 的 ECM 有两种类型：基板和间质基质（mesenchymal stroma）。基板存在于内皮细胞或上皮细胞的基底部；间质基质是存在于细胞之间黏附结构的间质结缔组织。CNS 间质基质的特殊性是缺乏大多数组织间质中典型的纤维状胶原。其原因一方面是头骨的存在可以保护大脑免受外界压力或冲击；另一方面是庞大的胶原纤维会干扰神经元之间精确的相互交流。相反，CNS 基板是高度水合的凝胶状基质，由蛋白聚糖、透明质酸、腱糖蛋白和 claudin 组成，以缓冲神经元胞体和神经胶质细胞。基板是片状网络，仅限于大脑血管系统和脑膜表面，直接与 BBB 的细胞成分相互作用。基板由两个独立的网络组成，分别是Ⅳ型胶原蛋白网（collagen Ⅳ）和层粘连蛋白网（laminin/fibronectin），它们通过硫酸乙酰肝素蛋白聚糖（heparan sulfate proteoglycan，HSPG）、串珠蛋白聚糖、突触蛋白聚糖和巢蛋白连接在一起。层粘连蛋白是基板中的生物活性成分，具有多样性，目前发现 18 种不同的亚型，每种亚型的特征在于独特的 α、β 和 γ 链组成，从而赋予基板独特的生化和功能特性。

BBB 的基板分为内皮基板和实质基板。内皮基板位于单层内皮细胞之下，紧接在星形胶质细胞终足形成的实质基板。CNS 大多数血管的内皮基板包含层粘连蛋白 411（由层粘连蛋白 α4、β1、γ1 链组成）和层粘连蛋白 511（由层粘连蛋白 α5、β1、γ1 链组成），而实质基板的特征是存在层粘连蛋白 211。在 CNS 实质软膜层与小动脉汇合的部位，实质外缘也存在层粘连蛋白 α1。除层粘连蛋白外，HSPG 在内皮和实质基板中有不同定位，其中串珠蛋白聚糖主要存在于内皮基板中，而突触蛋白聚糖主要存在于实质基板中。内皮细胞和实质细胞之间的这种分子差异对 BBB 的完整性和（或）功能的作用不同。

作为 NVU 不可分割的一部分，ECM 嵌入神经-血管细胞中参与构成 NVU。脑血管基质的组成因脑血管的特定位置而异。例如，胶原蛋白和糖蛋白在软脑膜动脉中更为丰富，因而能够承受更高的血管内压力；而富含调控因子的蛋白聚糖则在微血管中占主导地位。大部分基质蛋白位于基板，将 NVU 分隔成不同细胞区间（内皮细胞、周细胞、星形胶质细胞），其中Ⅳ型胶原蛋白最丰富。基板为细胞附着提供机械支持，也可以作为细胞迁移的基础，分隔周围组织，限制大分子的通过。基质蛋白通过与细胞表面受体（如整合素）结合，参与信号转导、调节分泌因子的分布，具有促进生长和调节功能。ECM 被破坏与疾病的发生发展有关。例如，在缺血性损伤后，MMP 被激活，降解基板蛋白，如纤连蛋白、层粘连蛋白和 HSPG，这一过程可能导致 BBB 破坏，随后 ECM 的组成发生改变，并直接影响脑部疾病的进展。基质和基质相关蛋白的突变，与影响小血管的遗传性脑动脉病相关，包括Ⅳ型胶原蛋白相关的小血管疾病、伴有皮质下梗死和白质病变的脑常染色体显性/隐性遗传性动脉病。这些情况虽不常见，但却是诱发血管性认知损害及 AD 的主要原因，为散发性小血管疾病提供了重要信息。

### （二）内皮细胞和星形胶质细胞上的层粘连蛋白受体

为了向 BBB 的细胞成分传递不同的功能信号，内皮和实质基板成分必须与细胞表面整合素或非整合素类受体相互作用。整合素是一个异二聚体受体大家族，每个受体都由一个 α 和 β 亚基组成，包含胞外、跨膜和胞质结构域。在 BBB 上表达并参与基板结合的受体包括整合素 β1 和 β3，特别是在内皮细胞上表达的整合素 α3β1，α6β1，αvβ1/αvβ3，α1β1 和 α5β1（图 4-6）。非整合素类受体包括卢瑟伦血型（Lutheran blood group）糖蛋白（Lu/B-CAM）和黑色素瘤细胞黏附分子（melanoma cell adhesion molecule，MCAM）、CNS 内皮上 Ig 超家族成员，以及星形胶质细胞终足上表达的肌萎缩蛋白糖蛋白复合物（α-肌养蛋白聚糖）的组成部分。

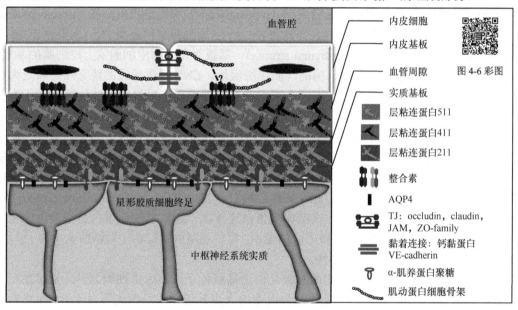

图 4-6　基板与其细胞对应物之间可能的关联示意图

　　Lu/B-CAM 仅与层粘连蛋白 α5 相互作用且具有高亲和力，MCAM 与层粘连蛋白 α4 特异性结合；整合素 α6β1、α3β1、α5β1 和 αvβ3/αvb1 均可与层粘连蛋白 α5 结合，整合素 α6β1 也可以与层粘连蛋白 α4 结合。以上作用有助于 BEC 与基板的锚定。整合素 β1 可促进内皮细胞发芽，但对增殖有负调控作用。在成熟的血管中，整合素 β1 对维持 VE-cadherin 的定位和细胞-细胞连接的完整性至关重要，是血管生长和成熟并形成稳定、无渗漏的血管所必需的。整合素 β1 抗体可下调 TJ 分子 claudin-5，提示内皮细胞黏附于基板可能通过影响 TJ 性而促进 BBB 完整性。但是，由于 BEC 具有复杂的 TJ，因此尚不清楚 AJ 分子，如 VE-cadherin、CD99 和 CD99L2 在 CNS 血管中是否像在外周组织中同样重要，这些连接分子的循环或转换的变化是否会受到内皮基板成分的影响尚未研究。

　　与脑内皮相比，星形胶质细胞终足表达的整合素 β1 水平相对较低，该部位主要的 ECM 受体是 α-肌养蛋白聚糖，它与层粘连蛋白 α2 和凝集素的结合力较高，从而将星形胶质细胞终足固定在实质基板上，并定位终足上的水通道 AQP4，防止脑水肿。

# 三、基质金属蛋白酶与中枢神经系统疾病

CNS 退行性疾病的特征是神经系统不同区域的神经元死亡，从而导致功能退化。在 CNS 中，ECM 的成分中包括与神经元细胞的发育、存活和活性有关的蛋白聚糖。ECM 为细胞提供保护、刚性和结构支撑。ECM 的多种糖蛋白和蛋白聚糖共同作用以产生复杂及动态的环境，维持 CNS 的稳态。此外，ECM 的重塑，即由 MMP 调节的 ECM 蛋白的瞬时变化，是调节损伤后细胞行为的重要过程，从而促进细胞恢复。ECM 重塑失败在 CNS 疾病发病机制中起着重要作用。

MMP 和 TIMP 参与神经发生、少突胶质形成和脑可塑性等生理过程，在大脑生长、发育过程中具有重要功能，在急慢性条件下产生的神经元损伤及神经元修复过程中也具有重要作用。MMP 参与多种 CNS 疾病的发病机制，这些疾病具有共同的病理生理过程，如 BBB 破坏、ECM 重塑、氧化应激和炎症。MMP 和 TIMP 的异常调节在炎症、组织破坏、纤维化、异常血管生成、基质弱化、小胶质细胞激活、自身免疫性疾病和癌变等病理条件中都有相关作用，它们通过切断调节这些过程的生物活性分子的作用，参与黏附、细胞增殖、迁移和（或）凋亡等过程。

高水平的 MMP 可以破坏 ECM，导致 BBB 损伤、水肿和出血。各种基板和 TJ 蛋白的降解与 BBB 渗漏有关，阻断 MMP 可减少水肿和出血。*Mmp9* 基因敲除小鼠的基质蛋白水解和 BBB 破坏减少。MMP 的激活与 BBB 渗漏及自由基的产生一致。随着神经血管损伤的不断发展，细胞因子和血管黏附分子聚集加重组织损伤，甚至可能进一步放大 MMP 和炎症。

除了血管渗漏之外，MMP 介导的 ECM 蛋白水解也可能干扰 NVU 中不同细胞类型间的稳态信号。整合素的静息基质信号转导对细胞正常功能至关重要。在动物模型中，MMP 对 ECM 的破坏可引起神经元和 BEC 的氧化损伤，基质降解与细胞死亡相关。在非人类灵长类动物局灶性脑缺血模型中，基质抗原丢失的区域对应于半暗带萎缩和梗死中心的增长区。纤连蛋白敲除小鼠在脑缺血后神经元凋亡和脑损伤加重，进一步证实了这些基质信号的重要性。

在分子水平上，基质耦合（matrix coupling）有助于维持 NVU 细胞间的营养耦合（trophic coupling）。例如，BEC 是营养因子（如 FGF 和 BDNF）的丰富来源，其血管神经保护作用是对多种损伤（如缺氧、氧化应激）的关键防御机制。在大脑白质中，可能存在类似的少突-血管小生境（oligovascular niche），通过 Akt 和 Src 信号通路介导少突胶质细胞前体细胞（oligodendrocyte progenitor cells，OPC）的生存和增殖，对于维持哺乳动物脑中少突胶质细胞的更新和体内稳态具有重要作用。非细胞毒性水平的氧化应激会下调营养因子的产生，并破坏 BEC 支持 OPC 的能力。当髓鞘发生损伤时，OPC 被激活并募集到脱髓鞘部位，分化成少突胶质细胞，使脱髓鞘的轴突再髓鞘化，该过程受到来自细胞生态位的多种因素的影响。MMP 不仅可以降解 ECM 蛋白，还可以裂解细胞表面受体、生长因子、信号分子、蛋白酶和其他前体蛋白，从而导致 ECM 活化或降解。MMP 在大脑发育和脱髓鞘损伤时显著上调，其广泛的功能影响 NPC、OPC 和少突胶质细胞的行为。通过干扰多种细胞类型之间的这些重要相互作用，MMP 介导的灰质和白质的基质-营养偶合的破坏可能对卒中及创伤的病理生理学有重要作用。

MS、AD 和 PD 的发病与 MMP 异常有关，包括与 CNS 稳态病理变化有关的促炎分子积累等共同途径，导致 CNS 屏障的通透性增加、细胞死亡。因此抑制 MMP 可能作为神经变性疾病的治疗策略之一。

## （一）神经炎症

神经炎症是卒中等脑损伤和 AD 等神经退行性 CNS 疾病的共同病理机制之一。MMP 存在于 NVU 的所有元素中，但是不同的 MMP 在某些细胞类型具有优势：内皮细胞主要表达 MMP9，周细胞表达 MMP3 和 9，而星形胶质细胞围绕内皮细胞的终足具有 MMP2 和 MT1-MMP。这种 MMP 分布模式促进炎症中 BBB 的开放，但也允许 ECM 逐步持续发生变化，涉及 MMP2/MT1-MMP 复合物防止重塑基质过度生成的作用。在神经炎症反应中可诱导的 MMP 主要是 MMP3 和 MMP9。

ECM 是细胞赖以生存的微环境，细胞-基质相互作用是适当的细胞和组织功能的基础。ECM 与免疫系统和免疫反应关系密切，其基本结构及其生理和病理功能在免疫稳态的建立及维持中发挥至关重要的作用。MMP 具有改变免疫反应的能力，其作用的关键机制与 ECM 破坏有关。中性粒细胞是循环中最丰富的免疫细胞，在炎症过程中协调一系列复杂的事件中起着关键作用。中性粒细胞可以通过提供特定的基质重塑酶［如中性粒细胞弹性蛋白酶（neutrophil elastase，NE）和 MMP］、产生中性粒细胞胞外陷阱和释放外泌体来介导 ECM 重塑。中性粒细胞来源的 MMP8 和 MMP9 可降解 ECM 中的胶原蛋白，产生促进中性粒细胞趋化性的生物活性肽，通过激活 CXCR1/2 受体引起中性粒细胞趋化，促进炎症级联反应的发生。反之，ECM 可以通过调节中性粒细胞的功能来重塑炎症微环境，从而推动疾病进展。ECM 与中性粒细胞之间的相互作用是炎症的一个重要机制。BBB 保护神经细胞免受有害物质和侵袭性细胞的侵害，但在受伤或感染等炎症条件下，BBB 的完整性受损，大脑并不能免于自身免疫反应或组织损害。在与内皮基板接触之前，白细胞需要穿过 BBB 内皮细胞层，涉及多个步骤：捕获，滚动，黏附，爬行和渗出（请参考本章第五节）。

**1. 白细胞跨内皮基板的迁移**　EAE 是 T 细胞介导的疾病。识别 CNS 抗原的 T 细胞从毛细血管后微静脉循环中渗入 CNS，引发免疫反应，随后单核细胞和巨噬细胞的渗出对脱髓鞘事件及疾病症状的作用最大。层粘连蛋白 α5 可直接抑制 T 细胞迁移。毛细血管后微静脉的内皮基板中层粘连蛋白 α4 普遍分布，而层粘连蛋白 α5 呈片状分布，白细胞外渗仅发生在层粘连蛋白 α5 表达较少或无表达的区域。缺乏层粘连蛋白 α4 的小鼠内皮基板中出现补偿性层粘连蛋白 α5 均匀分布，跨内皮基板的 T 细胞渗出减少，EAE 症状明显减轻。但是，内皮层粘连蛋白是否也会影响细胞黏附分子的表达或连接定位尚不清楚。在 EAE 白细胞外渗部位，TJ 相关分子 claudin-3 下调，但尚未明确这些部位缺乏层粘连蛋白 α5 和 claudin-3 下调是否存在因果关系。

BBB 破坏是急性缺血性卒中（AIS）的重要病理过程，可导致恶性脑水肿和出血转化。免疫细胞的快速激活在缺血性卒中后 BBB 破坏中起着关键作用。浸润的血源性免疫细胞（中性粒细胞、单核细胞和 T 细胞）诱导微血管障碍并分泌炎症相关分子，增加 BBB 通透性。中性粒细胞是 AIS 后第一批从外周进入大脑的免疫细胞。NE 是中性粒细胞释放的最丰富的丝氨酸蛋白酶之一。在生理条件下，中性粒细胞释放少量 NE，但炎症细胞因子会刺激中性粒细胞大量释放 NE。NE 水平升高不仅可以消化弹性蛋白，还可以通过其强大的蛋白酶活性消化其他 ECM 蛋白，包括层粘连蛋白、胶原蛋白和许多跨膜蛋白，破坏细胞之间的 TJ 并诱导中性粒细胞的渗出和迁移。

**2. 白细胞跨实质基板的迁移**　实质基板和相关星形胶质细胞终足在 BBB 的屏障特性中具有重要作用。白细胞渗出穿过内皮基板后，在内皮与实质基板之间的 PVS 内积聚。但白细胞从毛细血管后微静脉渗出，尚不足以诱发炎症症状，直到实质基板变薄并且白细胞进入 CNS

实质才会诱发 EAE 症状。白细胞跨实质基板的迁移依赖于趋化信号及破坏肌养蛋白聚糖介导的星形胶质细胞终足锚定到实质基板。这两个步骤都受到 MMP2 和 MMP9 的局部限制性活性的调节，而两者的活性又受到浸润白细胞衍生的细胞因子（TNF-α/IL17 和 INF-γ）的调节。缺氧会导致中性粒细胞中 MMP8、MMP9 和 NE 的分泌增加，进而促使 I 型胶原蛋白、明胶和弹性蛋白等主要结构蛋白的破坏。这些事件可能促进白细胞跨实质基板的迁移。星形胶质细胞终足锚定到实质基板的损伤可能会影响基板成分之间的分子相互作用，从而影响其屏障功能，并可能影响星形胶质细胞之间的相互作用（图 4-7）。

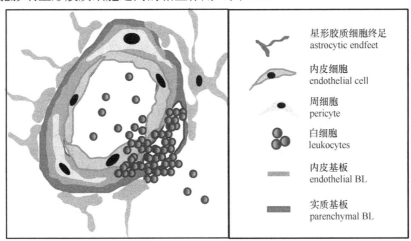

星形胶质细胞终足
astrocytic endfeet

内皮细胞
endothelial cell

周细胞
pericyte

白细胞
leukocytes

内皮基板
endothelial BL

实质基板
parenchymal BL

图 4-7 彩图

图 4-7　免疫细胞在 BBB 的迁移

免疫细胞在内皮与实质基板之间的 PVS 内聚集，形成血管套；最后，免疫细胞浸润到 CNS 实质，从而影响疾病的发展

## （二）AD

MMP 及其抑制剂 TIMP1、TIMP2 与 Aβ 肽代谢受损及神经退行性痴呆的发生和进展有关。MMP2 主要在脊髓、星形胶质细胞、皮质锥体神经元和小脑外颗粒层的浦肯野细胞表达，以前体形式（proMMP2）释放，通过 MT1-MMP 激活；MMP9 主要在脊髓、小脑、海马、皮质及神经元中表达。Aβ、MMP2 和 MMP9 之间存在积极的交叉相互作用。包括 MMP2 和 MMP9 在内的几种 MMP 能够切割 Aβ 单体和寡聚体，MMP9 还能切割 Aβ 原纤维并清除富含淀粉样蛋白的脑内斑块。反之，MMP2 和 MMP9 的表达受到 Aβ 的刺激，星形胶质细胞表达的 MMP2 和 MMP9 在神经元病变时显著升高，导致 ECM 降解。APP 被 MMP 降解产生 Aβ 肽，导致神经炎症，在 BBB 水平加重脑损伤。因此，Aβ 诱导的 MMP2 和 MMP9 表达也可能增强 MMP 相关的神经毒性，并超过 Aβ 的清除作用。

Aβ 25-35 可引起 MMP9 和 TIMP1 的表达变化，与神经毒性相关。与认知正常的老年人相比，AD 患者的 CSF 中 MMP9/TIMP1 值升高，与 CSF 中的 tau 相关。MMP 可诱导 tau 聚集和 NFT 的形成。TIMP1 可增强 Aβ 25-35 的细胞增殖效应，TIMP1 主要由受损神经元分泌，参与星形胶质细胞反应，星形胶质细胞是 MMP9 的主要来源。因此，Aβ 25-35 片段刺激 MMP9/TIMP1 通路可能是一种消除 AD 患者大脑 Aβ 沉积的自我防御机制。TIMP 位于 AD 患者脑内 Aβ 斑块和 NFT 附近，MMP 在免疫细胞浸润的区域过量产生，TIMP 可以定位这些区域以控制 MMP 的活性。通过抑制 MMP 可以降低 CAA 的氧化应激。研究 MMP 和 TIMP 是否具有淀粉样蛋白原性（amyloidogenicity）或防止 Aβ 蓄积作用，可促进治疗候选药物的研发。

### （三）多发性硬化病

在 MS 中，MMP 和 TIMP 的失衡引起一系列的效应，导致 BBB 破坏、循环白细胞浸润，随后髓鞘发生降解，进而导致轴突破坏和神经元细胞丢失。MMP7、MMP9 在活动期病变的血管中表达，MMP3 在内皮细胞中表达，MMP1、MMP2、MMP3、MMP9 在活动期坏死病变周围表达。MMP9 也由 T 细胞和巨噬细胞分泌，它在整个疾病中的持续表达可能是导致神经元细胞丢失和周围组织损伤的原因。MMP9 增加 BBB 的通透性，促进白细胞渗入 CNS，降解髓鞘层，从而损伤神经元。TIMP1 是 MMP9 的组织抑制剂，在 MS 患者中 MMP9/TIMP1 值显著升高。相对于 MMP9 的蛋白水解活性，MMP9/TIMP1 值的变化可能是 MS 免疫下调的结果，是 MS 持续炎症的生物标志物，可以预测复发缓解型 MS。MS 患者血清中 MMP9、TIMP1 和 TIMP2 水平升高，单核细胞中 TIMP2 水平也升高。血清 MMP2/TIMP2 值可能是监测 MS 患者恢复期的有效指标。由于 MMP2、MMP14 和 TIMP2 在单核细胞渗入 CNS 及 MS 患者 CNS 损伤的恢复中发挥作用，因此是潜在的治疗干预的靶标。

MMP 和 ADAM 参与神经系统的各种疾病，但也有助于神经系统发育、突触可塑性和损伤后的神经发生。MMP 和 ADAM 蛋白水解也裂解许多底物，包括 ECM 成分及信号分子和受体。在与神经炎症相关的神经感染性疾病期间，MMP 和 ADAM 调节 BBB 破坏、细菌入侵、中性粒细胞浸润和细胞因子信号转导。TIMP3 可抑制含血小板反应蛋白基序的 ADAM（a disintegrin and metalloproteinase with thrombospondin motifs，ADAMTS），ADAMTS（1、4、5）和 TIMP3 在正常和 MS 的白质中表达，而 MS 患者中 ADAMTS4 mRNA 增加，但 TIMP3 明显减少。MMP12 在 MS 病变不同演化阶段均有表达，并在慢性活动性脱髓鞘病变中有表达。

### （四）帕金森病

PD 中 MMP 过表达，在神经元水平造成损伤。MMP3 是多巴胺能神经元变性的神经炎症介质。MMP3 由受到神经毒素刺激的多巴胺能神经元产生，在没有炎症分子的情况下以自给自足的方式再生，参与细胞凋亡信号转导和小胶质细胞激活。激活的小胶质细胞分泌 IL1β、TNF-α 和 IL6 等促炎性细胞因子及 ROS，导致邻近神经元死亡，影响 PD 的发病机制，导致多巴胺能神经元的丢失。注射 6-OHDA 或 LPS 的 PD 动物模型中，MMP3 蛋白水平和活性升高；利用 MPTP 诱导的 PD 小鼠黑质中酪氨酸羟化酶阳性的多巴胺能神经元中，MMP3 的免疫反应性增加，是一种选择性多巴胺能神经毒素；而 Mmp3 缺陷小鼠的黑质神经元变性显著减少。体外实验中抑制 MMP3 或敲除 Mmp3 可减轻多巴胺能神经细胞的死亡。

MMP3 可降解多种底物。PD 患者和动物模型 BBB 通透性改变，TJ 蛋白是 MMP3 的底物，因此 MMP3 依赖性 BBB 通透性增加是 PD 发病机制之一。此外，与 PD 相关突变的细胞蛋白也是 MMP3 底物。MMP3 切割 α-突触核的 C 端结构域，在蛋白质表面暴露出疏水斑块，促进蛋白质聚集物的形成。DJ1 蛋白属于 ThiJ/PfpI/DJ1 超家族，可防止氧化蛋白酶体和线粒体应激。PD 患者中 DJ1 蛋白突变和活性丧失。DJ1 是 MMP3 的底物，PD 患者中 DJ1 活性降低可能是不受控制的 MMP3 蛋白水解活性增加的结果。

在 PD 非运动症状中，睡眠障碍最为常见，与认知和记忆障碍有关。微环境，尤其是 ECM 与记忆巩固及炎症、BBB 损伤和神经元死亡等神经病理过程密切相关。在 PD 动物模型中，快动眼睡眠剥夺（REMSD）可逆转鱼藤酮引起的记忆损伤。与该表型相关，黑质中 Mmp7 和 Mmp7 mRNA 表达比值显著增加，可能与认知表现的影响有关。多巴胺能神经元的死亡与 MMP 的释放有关，因此 MMP 抑制剂可能是治疗 PD 的有效途径。

## （五）ALS

MMP 在 ALS 的病理中发挥重要作用，MMP1、MMP2、MMP3 和 MMP9 可能是疾病进展的标志物。TIMPS 参与调节 MMP 的蛋白水解活性，也可能作为 ALS 的进展标志物。大多数 *MMP* 编码与病理蛋白水解活性相关的变异基因。与健康者相比，散发性肌萎缩侧索硬化（sporadic amyotrophic lateral sclerosis，sALS）差异表达基因主要富集在含胶原的 ECM 的结构和功能中，而血管形态发生的功能富集与运动神经元的相关性较小。NF-κB 家族的 RELA 和 NF-κB1 是这些中枢基因的关键调节因子，可能在 sALS 发病机制中发挥重要作用。

ALS 中 MMP2、MMP3 和 MMP9 可以通过降解 ECM 蛋白直接发挥神经毒性作用，从而破坏 BBB 并促进炎症过程，导致内皮细胞和星形胶质细胞的损伤和丢失。ALS 患者 MMP 和 TIMP1 水平的升高与运动神经元和骨骼肌的退行性变过程和（或）组织重塑相关；TIMP3 是神经元细胞凋亡的上游介质，可能导致 ALS 患者的神经元丢失。G93A SOD1 诱导的 ALS 小鼠早期脊髓中 MMP9 水平升高，而缺乏 MMP9 可提高 ALS 小鼠存活率。同样，循环 MMP9 水平在 ASL 小鼠的整个疾病进展过程中增加。ALS 患者的星形胶质细胞中表达 MMP2，运动皮质锥体神经元和脊髓运动神经元中表达 MMP9，其中额叶和枕叶皮质中 MMP9 活性显著增加，而运动皮质中的 MMP2 活性显著降低。异常大量的 MMP9 释放会损害周围基质的结构完整性，从而导致 ALS 发病。MMP9 在 ALS 中的神经毒性机制可能是由于上调神经元 TNF-α 的表达和激活，MMP9 参与 TNF-R1 从膜结合形式中裂解 TNF-α，导致细胞凋亡。因此，MMP9 通过促炎性细胞因子导致运动神经元细胞死亡，可能是 ALS 的潜在靶点。

## （六）糖尿病

包裹着内皮细胞腔内膜的 ECM，称为内皮糖萼层（endothelial glycocalyx layer，EGL）。面向管腔的 EGL 主要由蛋白聚糖（PG）和糖胺聚糖（glycosaminoglycan，GAG）组成，是物质从血到脑转运的第一道屏障。循环因子在与内皮细胞相互作用之前必须首先渗透 EGL。PG 和 GAG 的丰度和组成可以决定 EGL 的功能，并决定哪些循环物质与内皮细胞通信。EGL 通过与内皮细胞的物理化学相互作用从而与循环因子相互作用。某些疾病状态显示 EGL "变薄"，这可能增加内皮细胞与体循环成分的相互作用，并改变 BBB 功能。EGL 的改变也可能导致糖尿病的认知并发症。EGL 在糖尿病模型的肾小球内皮细胞中丢失。VEGFA 在早期糖尿病中上调，与蛋白尿相关。用旁分泌生长因子如 VEGFC、VEGF165b 和 ANG1 治疗可以修饰 VEGFA 信号，减少白蛋白渗透性，恢复糖尿病模型肾小球 EGL。通过调控 VEGFR2 信号，或这些生长因子的 eGlx 生物合成途径，可以保护和恢复 EGL 层，其在治疗糖尿病认知障碍中的作用值得进一步研究。

## （七）卒中

**1. MMP 与卒中后 BBB 损伤**　缺血性卒中的缺血核心由于 CNS 高代谢需求在几分钟内产生，通过 MMP 重塑 ECM，几个月内新的结构蛋白沉积持续发生，导致代谢衰竭。这种非适应性修复过程是神经临床表型的原因。BBB 的破坏是卒中后继发性损伤级联的关键事件，通过多种机制加剧损伤，包括允许外周免疫细胞进入大脑导致神经炎症反应增强、加速血管源性水肿的发展。鉴于其降解 ECM 和 TJ 成分的作用，MMP 在卒中后 BBB 通透性改变中发挥重要作用。卒中后 BBB 具有双相性开放的特点。BBB 通透性的第一次开放发生在卒中发病数小时内，第二次发生在 24 ～ 72h，这种不同时期屏障通透性改变与 MMP2 和 MMP9 表达的增加一致。在卒中和 TBI 后，发生改变的 MMP 主要是 MMP2 和 MMP9。生理状态下，MMP

表达非常低，而在缺血性卒中发生时，不同 MMP 水平显著升高，介导 BBB 的 TJ 双相开放：非活性明胶酶 A（72kDa MMP2）活化（62k～64kDa），诱导 BBB 可逆性开放阶段（24h 内）。BBB 后期不可逆开放阶段（24～72h 后）则以基质酶-3（MMP3）和 92kDa 的明胶酶 B（MMP9）的活化为标志。BBB 的破坏与 TJ 和 AJ 蛋白从细胞膜向细胞质的易位及内皮细胞的肌动蛋白骨架重组同时发生，导致基板蛋白破坏，引起 BBB 高渗、白细胞外渗，诱发脑水肿和出血转化，在脑水肿的发展中起着不可或缺的作用。MMP2 水平升高而导致的早期 BBB 破坏是可逆的，这一时期 TJ 松解，但仍保留在内皮缝隙中，可以重新组装以逆转这种通透性变化。相反，在 MMP9 表达升高的情况下，BBB 完整性的延迟破坏与基板和 TJ 成分的完全降解相关，从而导致屏障严重破坏。临床研究显示，腔隙性脑卒中患者在 12h 内只有 MMP2 水平升高，治疗效果较好；卒中后第 7 天 MMP9 水平升高与患者预后不良相关。尽管 MMP2 参与了早期屏障破坏，但抑制 MMP2 并不能保护 BBB，给予特定的 MMP2/9 抑制剂 SB-3CT 也不能保护新生大鼠免受缺氧缺血性损伤。相反，在动物实验中敲除 Mmp9 具有显著的神经保护作用，抑制 MMP9 对 BBB 通透性的改变也具有显著的保护作用，提示 MMP9 是缺血性卒中后作用于 BBB 的主要蛋白酶。内源性 TIMP 通过结合 MMP 的功能活性位点调节 MMP 的活性，Timp1 基因缺失导致 MMP9 蛋白上调并加重 BBB 损伤、神经元损失和脑损伤；而 TIMP1 过表达可以改善 BBB 的渗漏，同时减少梗死面积。提示 TIMP1 可能参与稳定 BBB，是脑缺血干预治疗的潜在靶点。

自发性脑出血（ICH）占所有卒中的 10%～30%，是与死亡率和残障率相关性最高的卒中亚型。因此，了解 ICH 后早期和延迟性损伤的病理生理学对于确定潜在的干预目标与制订有效的治疗策略至关重要。MMP 在 ICH 后被上调，其中不同的细胞类型，包括白细胞、活化的小胶质细胞、神经元和内皮细胞，参与 MMP 的合成和分泌。MMP2 和 TIMP2 的最高水平出现在 ICH 后 12h，MMP9 和 TIMP1 的最高水平出现在 24h，MMP3 的最高水平出现在 24～48h。MMP3 是死亡率的最强预测因子，MMP3 和 MMP9 与瘢痕体积相关。

但应注意 MMP 在卒中后恢复方面也有积极作用。在卒中急性期，MMP 通过破坏 BBB，增加脑水肿、出血和脑损伤；但在卒中恢复后期，MMP 可能发挥有益作用。在某种程度上，这种 MMP 表型的双重性可能与其在脑形态正常发育中的原始生理作用有关。在大脑发育过程中，MMP 修饰 ECM，使新生细胞迁移，使神经突和轴突延伸并与其他细胞连接。此外，MMP 还可能促进其他信号分子的作用。例如，MMP9 可能是一个"血管生成开关"，通过处理和释放具有生物活性的 VEGF 来促进血管生长和（或）重塑。MMP9 也与海马的联想学习有关，广谱 MMP 抑制剂 FN-439 会干扰长时程增强；Mmp9 敲除小鼠出现学习和记忆功能缺陷。此外，在卒中恢复期间，大脑尝试进行重塑，MMP 可能参与这种内源性修复过程。小鼠局灶性脑缺血后，SVZ 区的内源性神经发生增加，新生的成神经细胞通过喙侧迁移流向受损的大脑区域迁移。该过程需要 MMP，而对 MMP 的延迟阻滞会破坏成神经细胞的迁移。大鼠卒中后 2 周，梗死周围皮质的星形胶质细胞和内皮细胞的 MMP 继发性上调。由于 MMP 可以介导 VEGF 的处理、代偿性血管生成和卒中修复，因此在卒中后期抑制 MMP 对血管重建具有破坏性作用。因此，MMP 抑制剂有利于减轻急性水肿，但同时会导致长期修复过程受损。脊髓损伤中也可能存在类似的 MMP 双相性，MMP2 随反应性神经胶质增生而增加，但是 MMP2 的基因缺失可加剧白质损伤并抑制运动功能恢复。因此，在错误时间和位置阻止 MMP 可能会使结果恶化，MMP 如何在卒中或创伤后的修复中增强正常或异常的重新连接仍有待完全阐明，应注意调节 MMP 平衡。

**2. MMP 与 tPA 诱导的出血转化**　高达 88% 的卒中是缺血性的，tPA 可使闭塞的大脑动脉再通。但急性卒中发病 3h 内使用 tPA 可使出血风险增加约 10 倍，MRI 显示，68.6% 的缺血性卒中患者梗死灶出现出血转化，减少这种不良反应的治疗策略至关重要。MMP 与 tPA 引起的出血有关。除了溶栓的作用外，tPA 可激活 MMP9，破坏大脑血管基板和 TJ，导致 BBB 渗透性增加，引起脑水肿和出血性并发症。许多蛋白酶可以激活 MMP9，纤溶酶和 tPA 是其中最重要的两种。MMP 诱导的 ECM 降解可削弱血管，使血管更容易破裂，增加脑出血的风险，这种对 BBB 和微血管损伤的继发性干扰早于出血转化。MMP 抑制剂可降低 tPA 引起的出血并发症的发生率和严重程度。

溶栓性出血可分为两种主要类型：点状出血（petechial hemorrhage，PH）和出血转化。在点状出血中，微血管的完整性出现离散性丧失和红细胞外渗进入脑实质；出血转化则对脑血管造成严重破坏并促进血肿的发展。当 BBB 完整时，tPA 作用于血管内的纤维蛋白；如果 BBB 受损，tPA 则逃逸进入大脑并作用于 MMP。因此，维持 BBB 完整性的药物可能会延长 tPA 治疗窗口期，但临床上只有少部分卒中患者能够尽早到医院接受 tPA 治疗。因此，降低出血风险、延长溶栓治疗的时间窗有益于卒中治疗。米诺环素可抑制 tPA 治疗诱导的 MMP9 上调，并将缺血性卒中大鼠模型的 tPA 给药时间窗从 3h 延长到 6h。同样应注意，tPA 诱导的 MMP9 的激活可能有利于脑卒中的后期修复阶段，帮助血管重建、血管生成、神经发生和轴突再生反应。

### （八）基质金属蛋白酶与细菌性脑膜炎

脑膜急性炎症会触发 MMP 释放，在病毒性、细菌性和真菌性脑膜炎中均发现 MMP 水平升高，与 TACE 对脑膜炎的病理生理有协同作用。TACE 通过水解蛋白释放多种细胞表面蛋白，包括促炎性细胞因子、TNF-α 及其受体，刺激细胞产生活性 MMP，降解 ECM 成分、促进白细胞外渗和脑水肿。因此，MMP 抑制剂可能对治疗细菌性脑膜炎具有潜在作用。抗 MMP 和 TACE 的 MMP 抑制剂 TNF484 可有效抑制实验模型的细菌性脑膜炎；多西环素是一种抑制 MMP 的四环素衍生物，也可有效治疗脑膜炎；利用 MMP 和 TACE 的异羟肟酸抑制剂 BB1101 进行治疗，可降低 CSF 中 TNF-α 的浓度，并降低脑膜炎的发病率和死亡率。

### （九）基质金属蛋白酶与胶质母细胞瘤

GBM 是原发性脑癌中侵袭性最强的一种。肿瘤微环境（TME）中几种蛋白水解酶的合成和分泌增加，如 MMP、溶酶体蛋白酶、组织蛋白酶和 ECM 组分降解激肽酶，可能在 GBM 侵袭机制中发挥重要作用。这些蛋白水解网络是建立和维持 TME 的关键因素，促进肿瘤细胞的生存、增殖和迁移。GBM 细胞侵袭需要细胞与 ECM 的瞬时附着。肿瘤细胞与 ECM 成分的相互作用由整合素介导，启动多种细胞内信号通路，包括 PI3K、AKT、mTOR 和 MAP 激酶。为了从肿瘤组织逃逸，神经胶质瘤细胞分泌蛋白水解酶，切割细胞表面黏附分子，包括 CD44 和 L1。胶质瘤细胞产生的关键蛋白酶包括 uPA、ADAM 和 MMP。MMP 通过降解 ECM 促进癌细胞侵袭周围正常组织和转移。在人脑胶质瘤中，MMP 水平升高与肿瘤细胞侵袭性之间存在强相关性。研究者已经对明胶酶（MMP2 和 MMP9）和膜型 MMP（MT-MMP）进行了大量研究。此外，肿瘤血管生成和肿瘤炎症的状态有助于肿瘤的形成、发展和转移，肿瘤基质已成为治疗目标之一。在临床前和临床研究中，这些蛋白水解酶的靶向抑制已经成为 GBM 的治疗策略。

# 四、基质金属蛋白酶抑制剂

ECM 参与胚胎发育、血管生成、细胞修复和组织重塑。MMP 可以降解几乎所有的 ECM

成分。当MMP的表达发生改变时，可导致ECM的异常退化，与神经退行性变和癌症进展有关。在神经炎症和缺血期间，以清除受损细胞并准备大脑修复为目的的分子级联被启动。了解这种双重作用必须充分了解疾病损伤阶段的时间和修复的时间。

缺血损伤的第一阶是损伤后早期，构成型蛋白酶被激活，开始分解 ECM，BBB 被破坏，并通过凋亡启动细胞死亡，当神经元周围的基质蛋白被降解时，失巢凋亡（anoikis）导致细胞失联和死亡。此时 MMP 抑制剂可能具有有益作用。损伤的第二阶段涉及血管生成和神经发生过程中的 MMP 的激活，在此阶段使用 MMP 抑制剂治疗可能会干扰大脑的自我修复过程。ECM 的重构是第三阶段的特征，此时胶质增生形成难以穿透的瘢痕组织，阻碍轴突的再生和神经投射。MMP 对内皮细胞基板和 TJ 蛋白的作用是打开 BBB 的最终共同途径，使得免疫细胞进入 CNS，可能是 CNS 感染时的一种保护机制；但当不存在感染时，这种炎症反应会导致组织损伤。

在 ECM 中，TIMP 抑制 MMP 的蛋白水解活性，是 ECM 转换、组织重塑和细胞行为的重要调节因子，也参与调节血管生成、细胞增殖和凋亡。MMP 和 TIMP 之间的平衡失调涉及某些疾病的病理生理学及进程，了解这些分子如何在病理条件下发挥作用，以及这些分子如何干预生长因子和细胞因子等，可以帮助确定更好的疾病治疗策略。目前已经使用的 MMP 抑制剂和疗法包括以下几种。

## （一）广谱基质金属蛋白酶抑制剂

异羟肟酸酯抑制剂是第一类开发的 MMP 广谱抑制剂，包括马立马司他（marimastat），伊洛马司他（ilomastat）和巴马司他（batimastat）。Batimastat 是第一个进入临床试验的 MMP 抑制剂，可抑制 MMP1、MMP2、MMP7 和 MMP9 等多种 MMP。在家兔大血栓栓塞模型中，阿替普酶（rtPA）有效溶解血凝块，但出血率也增加；合用 batimastat（BB-94）或 $\alpha$-苯基-$N$-叔丁基硝酮（PBN），阿替普酶引起的出血率显著降低。因此，抑制 MMP 作用或清除自由基作用可能会避免阿替普酶引起出血的高风险。但对永久性大脑中动脉阻断动物模型的神经血管损伤，batimastat 的作用不明显。过表达趋化因子 CCL2 的转基因（Tg）小鼠的大脑 PVS 出现白细胞聚集，百日咳毒素（PTx）可致 Tg 小鼠脑病及体重减轻，batimastat 可显著抑制体重减轻和白细胞的血管实质浸润，而非 PVS 聚集。

非异羟肟酸酯 MMP 抑制剂 Ro 28-2653 可抑制 MT1-MMP、MT3-MMP、MMP2、MMP8 和 MMP9，但保留 MMP1 和 ADAM17 活性。动物研究证明其具有抗肿瘤和抗血管生成的活性，但尚未进行临床试验。

## （二）选择性基质金属蛋白酶抑制剂

新一代基于异羟肟酸酯的选择性 MMP 抑制剂具有特异性，不良影响减少。该类化合物包括 MMI-270、MMI-166、PD-166793、ABT-770、西马司他（cipemastat）和普啉司他（prinomastat）。MMI-166 是 MMP2、MMP9 和 MMP14 的选择性抑制剂；PD-166793、prinomastat 和 ABT-770 为 MMP1 抑制剂；cipemastat 为 MMP1/MMP3 和 MMP9 抑制剂。此外，高度特异性的硫杂环丙烷明胶酶抑制剂（thiirane gelatinase inhibitor）SB-3CT 可阻断 MMP9 活性，包括 MMP9 介导的层粘连蛋白裂解，从而阻止卒中后 BBB 损伤、减少神经元凋亡和梗死面积。

环氧合酶（cyclooxygenase，COX）衍生物参与 MMP3 和 MMP9 表达和激活的分子机制。吲哚美辛是 COX1 和 COX2 的抑制剂，可显著降低 MMP3 的 MMP9 的表达和活性。吲哚美辛和 COX1 抑制剂戊酰水杨酸（valeroyl salicylate）可显著减弱 TNF-$\alpha$ 诱导的 BBB 分解和自由基形成，提示 COX 抑制剂可以减少神经炎症过程中 MMP 介导的 BBB 破坏。此外，抑制 COX2 可减少短暂性局灶性脑缺血后的 BBB 损伤、血管性水肿和白细胞浸润。

### （三）免疫抗体疗法

免疫抗体分子具有高选择性，并具有多种功能性阻断抗体。它们选择性地靶向膜锚定的 MMP。基于抗体的高选择性 MMP14 抑制剂 DX-2400 具有抗肿瘤、抗血管生成和抗侵袭性的特性，并能阻断 MMP14 依赖的 proMMP2 加工。MMP14 抑制抗体已成功地在体内、外测试。此外，基于 MMP13 的三维结构和氨基酸序列研制出一种中和抗体 CL-82198，可与 MMP13 的活性形式结合，而不与前体形式或其他 MMP 结合。

### （四）基质金属蛋白酶功能的内源性抑制剂

α2-巨球蛋白是一种调节 MMP 活性的大型血清蛋白。MMP 可被截留在巨球蛋白中，从而阻止其接触到基质。多黏菌素 B 结合的 α2-巨球蛋白在脓毒症小鼠模型中具有保护作用，这种作用与其对炎症细胞因子的结合及中和有关。

### （五）金属蛋白酶组织抑制剂

理论上 TIMP 是构成另一类新型 MMP 抑制剂的基础，但 TIMP 不仅抑制 MMP，在特定情况下，它们也可能间接促进 MMP 活性。例如，TIMP2 和 TIMP3 的区域特异性过表达在发育过程中的功能独立于 MMP。尽管目前在调节不同疾病中 MMP 的治疗策略中已考虑过 TIMP，但在该领域尚未取得成功或进展，这可能是由于在某些疾病中（如炎症、血管生成、细胞死亡和迁移等），MMP 和 TIMP 的干预具有相似的途径或作用机制，但它们的作用并不完全相同。

### （六）基质金属蛋白酶调节剂

海绵、大型藻类、微藻和细菌等海洋生物是新型生物活性药物的生物来源。近年从海洋生物来源中鉴定出几种具有抗 MMP 活性的产物，可分为两类，即蛋白质/肽和小分子，主要调节 MMP2 和 MMP9。蛋白质/肽类包括 C- 藻蓝蛋白（C-phycocyanin）、鲍鱼寡肽（abalone oligopeptide，AOP）、鲍鱼抗肿瘤肽（abalone anti-tumor peptide，AATP）、ATPGDEG（Ala-Thr-Pro-Gly-Asp-Glu-Gly）、鲍鱼副产物肽（boiled abalone byproduct peptide，BABP）、LSGYGP（Leu-Ser-Gly-Tyr-Gly-Pro）、15kDa 文蛤多肽（Mere Meretrix 15 kDa polypeptide，Mere15）等。小分子主要包括 BU-4664L 二氮平霉素（diazepinomicin）、阿法拉定 A（ageladine A）、aero-plysinin-1、柠檬醇（lemnalol）、11-表短指软珊瑚内酯乙酸酯（11-epi-sinulariolide acetate）及二氢澳洲磺醇（dihydroaustrasulfone alcohol）等。陆地天然产物主要有黄酮类，如槲皮素、山奈酚、柚皮素、儿茶素、木犀草素、桑黄素、芹菜素、杨梅素、黄芩素、葛根素等。

许多天然化合物可能调节信号转导途径，从而导致 MMP2 和 MMP9 基因和蛋白质表达的同时下调。目前，已经确定某些化合物对 MMP2 和（或）MMP9 的直接抗蛋白水解活性（如 ATPGDEG、LSGYGP、BU-4664L、ageladine A、槲皮素和杨梅素）。但其他化合物需要进一步研究其确切的调节机制。以上天然化合物尚需进行临床研究。

# 第四节　信号通路

BBB 是维持 CNS 内稳态的必要条件。BBB 定位于微血管内皮细胞，严格控制代谢产物进出 CNS 的通道。由于其表达的特殊酶和转运体，BBB 内皮是独特的，区别于所有其他内皮细胞。在胚胎发育过程中，CNS 血管以精确的时空方式由 CNS 外部起源的血管网以芽生方式形成 CNS 血管，新生血管通过与发育中的 CNS 细胞和非细胞元件发生信号串扰，诱导 BBB 内皮细胞的特殊屏障特性。形成血管的内皮细胞与其周围细胞之间的相互作用对于建立 BBB 至关重要，在血管附近激活的多种信号分子触发细胞旁途径，调节内皮细胞之间 TJ 的形成和稳定，从而影响 BBB 通透性。因此，信号通路在健康大脑和大脑疾病的发病过程中发挥着关键作用。

# 一、血脑屏障发育的相关信号通路

## （一）脑血管生成和屏障形成过程中的信号通路

在 CNS 血管生成过程中，VEGF 及其内皮酪氨酸激酶受体 VEGFR1（FLT1）和 VEGFR2（FLT2）至关重要。VEGF 由脑室周围的 NPC 表达释放，诱导神经周血管丛（perineural vascular plexus）的毛细血管向内生长。从单个基因的选择性剪接产生的 VEGF 亚型因缺少或存在肝素结合域而不同，因此它们附着于 ECM 的能力也不同。这些不同亚型对 VEGF 支架的产生至关重要，可提供空间限制性的刺激线索，在脑血管生成过程中调节血管分支模式。血管芽顶端形成芽索延伸的内皮细胞表达 VEGFR2 并识别血管外 VEGF 梯度，因此被称为内皮尖端细胞（tip cell）。正确的血管芽延伸引导依赖于轴突导向因子（semaphorin）/VEGF 共受体 neuropilin 1（NRP1），它能够特异性识别 VEGF 的肝素结合亚型。柄细胞（stalk cell）是定位于血管芽尖端细胞之后的内皮细胞，以依赖 VEGF 的方式增殖，从而保证血管芽的延伸和血管腔的形成。Notch 信号通路介导血管尖端细胞与柄细胞的特异性，Delta-like 4（DLL4）配体与 Notch 1-4 受体的相互作用抑制尖端细胞而促进柄细胞分化。柄细胞下调 VEGFR2 的表达并表达更高水平的诱饵受体 VEGFR1，降低对 VEGF 的敏感性。表达受体酪氨酸激酶 TIE2 和 NRP1 的巨噬细胞可促进相邻尖端细胞在血管芽之间形成血管吻合，因此这些巨噬细胞可以不依赖血管侵入胚胎 CNS。

调节 BBB 功能充分表征的信号是经典的 Wnt 信号通路。在小鼠胚胎形成过程中，神经上皮中的 NPC 分泌的因子可指导内皮细胞萌芽，前脑和神经管腹侧区的 NPC 表达 WNT7a 和 WNT7b，在脊髓背侧和后脑表达 WNT1、WNT3 和 WNT3b。而在小脑中，伯格曼神经胶质（Bergmann glia）分泌诺里蛋白（Norrin）。胚胎形成时，CNS 内皮细胞中的 Wnt/β-catenin 途径激活，而在非神经组织中不激活，从而特异性驱动血管生成。Norrin 等配体与内皮细胞上的卷曲蛋白受体（frizzled receptors，Fzd）和共受体 LRP5/LRP6 结合，抑制蛋白酶体中 β-catenin 的降解，β-catenin 在细胞质中积累，易位至细胞核，并通过与淋巴增强因子结合因子 1/T 细胞特异性转录因子（lymphoid enhancer-binding factor 1/T cell-specific transcription factor，LEF/TCF）DNA 结合蛋白相互作用而诱导 BBB 相关基因的转录，包括编码 GLUT1 和 TJ 分子的基因，是内皮细胞迁移到胚胎神经组织的必需条件。因此，驱动内皮细胞迁移到 CNS 的相同信号也诱导 BBB 功能，CNS 特异性的血管生成程序赋予血管系统屏障的特异性。在大脑发育过程中，β-catenin 丰度的增加诱导了死亡受体 DR6（也称为肿瘤坏死因子受体超家族 21 成员，TNFRSF21）和 TROY（也称为 TNFRSF19）的表达，两者都与 VEGF 通路的下游元件相互作用，驱动脑血管生成，与内皮细胞发芽和 BBB 形成一致。通过调控 TJ 如 claudin-3 的形成，内皮 β-catenin 在胚胎和出生后 BBB 的成熟过程中也发挥关键作用。这些 Wnt 配体的破坏会导致 β-catenin 突变体的表型，损害 CNS 血管生成，造成血管数量减少、血管畸形、出血和 BBB 功能障碍。Wnt7b 敲除小鼠由于严重脑出血和腹侧区血管形态异常而死亡；内皮细胞中缺乏下游信号转导元件 β-catenin 导致 CNS 中的血管形成障碍。与非神经组织中的内皮细胞相比，受 β-catenin 调控的几种基因在 CNS 的内皮细胞中富集，包括 LEF1、APCDD1、AXIN2、STRA6 和 SLC2A1。

孤儿 G 蛋白偶联受体 GPR124/TEM5 是第一种独立于 VEGF 和 Wnt/β-catenin 信号通路而特异性参与 CNS 血管生成的必要内皮受体。在 CNS 发育过程中，GPR124 在内皮细胞特异性表达，并发挥细胞自主功能。尽管 GPR124 并不局限于特定的血管段表达，但 GPR124 调节发育中的前脑和脊髓内皮细胞的萌芽和迁移，而不在间脑、中脑和后脑，提示 GPR124 配体或 GPR124 信号在内皮细胞中相应的胚胎空间限制，增加了 CNS 血管生成的复杂性。GPR124 以 CNS 特有的方式调控 TGF-β 通路，周细胞和星形胶质细胞是 TGF-β 的主要来源，在 BBB 成熟过程中发挥重要作用。

## （二）屏障成熟过程中的信号通路

BBB 发育的第二个阶段主要的特征是周细胞和星形胶质细胞对内皮细胞的支持，促进 BEC 的屏障特性。新生血管的内皮细胞释放 PDGF，该因子与周细胞上的受体 PDGFR-β 结合，促进周细胞募集至未成熟的血管结构。TGF-β 受体（TGF-βR）信号转导介导内皮细胞与周细胞之间的相互作用，从而诱导两种主要作用：①内皮 cadherin-2 上调，内皮细胞与周细胞之间牢固黏附；②刺激周细胞沉积 ECM 成分，从而促进基板的形成。当周细胞就位时，通过产生 ANG1 来限制 BBB 的通透性，ANG1 向内皮细胞的 TIE2 发出信号。

Shh 信号是屏障成熟必不可少的诱导信号。星形胶质细胞分泌的 Shh 对 BBB 完整性和 CNS 免疫静止至关重要。星形胶质细胞表达 Shh，内皮细胞强烈表达 Hedgehog 信号成分 Patched-1、Smoothened（SMO）和 Gil。此外，星形胶质细胞中激活的 Src 抑制 C-激酶底物（SSeCKS），刺激 ANG1 的产生，ANG1 将信号传回内皮细胞的 TIE2 受体。这些相互作用随后导致了更高级的 TJ 的发展、白细胞黏附分子的丢失和胞吞作用的抑制。Shh 与 Wnt 不同，Shh 并非 CNS 血管生成所必需，而是促使 BBB 特性成熟。星形胶质细胞产生的 Shh 可上调人 BBB 内皮细胞 TJ 蛋白表达，降低溶质通透性，提示 Shh 也可维持 BBB 功能。Shh 敲除小鼠出现胚胎致死性，其表型与 BBB 形成异常相关，尽管血管数量正常，但胚胎中 occludin 和 claudin-5 等 TJ 蛋白表达下降。选择性地从内皮细胞中敲除 Shh 信号通路下游信号蛋白 Smo，导致 TJ 蛋白表达降低，与血浆蛋白血管渗漏有关。

## （三）维持屏障特性的信号通路

屏障成熟过程中通过 TJ 蛋白的上调和再分布来封闭内皮细胞之间的间隙，并需要维持形成的屏障特性。来自 NPC 和星形胶质细胞的 Wnt 配体通过内皮细胞表达的 Fzd 受体调节 TJ 的形成；TGF-β/TGF-βR 和 ANG1/TIE2 信号转导介导的内皮细胞与周细胞之间的串扰支持 BBB 的形成和维持。BBB 的维持完整性则主要由星形胶质细胞实现。星形胶质细胞产生的 APOE 通过脑微血管上的脂蛋白受体相关蛋白 1（LRP1）发出信号。APOE 亚型对 BBB 的影响不同，成年小鼠 ApoE 敲除出现选择性脑血管通透性增加和血清蛋白渗漏。APOE3 是人类最丰富的 APOE 亚型，与 APOE2 共同介导生理状态下的 BBB 紧密性，APOE4 则促进 BBB 的破坏。与 APOE4 相比，APOE3 通过脑微血管中 LRP1 激活蛋白激酶 C eta（PKCη）的效率更高。活化的 PKCη 诱导 occludin 磷酸化，可能是 APOE3 提高屏障完整性的机制。APOE4 激活周细胞炎症，破坏 TJ，而 APOE2 和 APOE3 可抑制这一通路，从而保护 BBB。APOE 也可能作用于周细胞，周细胞又可调节内皮 TJ。星形胶质细胞产生的 Shh 激活后，内皮细胞上调 TJ 蛋白表达；星形胶质细胞衍生的 Ang Ⅱ 与内皮细胞上的 AT1 受体结合，促进内皮间 TJ

的形成和维持。Shh 信号通路对 BBB 的维持至关重要，而不是诱导，因为星形胶质细胞是在出生前后的 NVU 中出现。在胚胎发育期间 SHH 在 CNS 中大量表达，在 BBB 成熟前，*Shh* 敲除小鼠在 E13.5 的 TJ 表达减少，但 Hh 信号通路在屏障发生中的早期作用尚不清楚。

在细胞水平上，星形胶质细胞的极化性质，如 AQP4 在 CNS 微血管周围的星形胶质细胞终足高度积累，参与 CNS 稳态的调节。星形胶质细胞终足通过肌萎缩蛋白锚定在硫酸乙酰肝素蛋白聚糖凝集素（突触蛋白聚糖）上，突触蛋白聚糖的表达在 CNS 血管生成过程中上调。星形胶质细胞极性的丧失，如星形胶质细胞终足失去 AQP4 的极性表达，是多种 CNS 疾病病理学的标志，包括卒中动物模型、MS 和人类脑部肿瘤等，与 BBB 功能障碍密切相关。但是，迄今为止尚缺乏对星形胶质细胞极性维持 BBB 完整性的机制认识。

除了星形胶质细胞外，周细胞在维持 BBB 特征中也发挥重要作用。周细胞缺陷小鼠突变体的周细胞覆盖率降低，与内皮细胞经胞活性增加从而使 CNS 微血管屏障特性降低直接相关。此外，除了影响 CNS 微血管内皮细胞中的 BBB 特异性基因表达模式外，周细胞还诱导 CNS 血管周围星形胶质细胞终足的极化。NVU 所有细胞元素之间的通信尽管已经在发育过程中实现，但仍涉及 BBB 的诱导和维护。

BBB 内皮细胞的特殊屏障特征是在 CNS 血管生成过程中，通过与发育中的 CNS 细胞和非细胞元素的串扰诱导产生的。除了细胞成分外，还有 NVU 的非细胞成分在 CNS 微血管内皮细胞中维持 BBB 特性的作用，尤其是 CNS 微血管被两种不同分子成分的基板包围。除了锚定星形胶质细胞终足、周细胞和内皮细胞从而支持细胞极性外，NVU 的 ECM 在捕获 VEGF 和 WNT 等可溶性介质方面发挥重要作用，为 BBB 的诱导和维持提供空间线索。

BBB 的性质及其渗透性由一个复杂的、相互作用的信号网络系统控制，其精确性质很大程度上取决于细胞内外的刺激信号。在质膜信号水平，特异性受体蛋白酪氨酸激酶或偶联受体 GPCR 被激活，从而触发细胞内活动变化，如 $Ca^{2+}$ 瞬变，激活各种蛋白激酶，包括 Src 家族激酶、AKT 和某些 PKC 亚型，随后肌动蛋白网络的组装和收缩性的基本变化对细胞间 claudin 的变化尤为重要。在内皮细胞高通透性期间，细胞骨架动态重排的关键是 RhoA GTPase 及其下游蛋白激酶，如 ROCK 或 MLCK。此外，AJ 和 TJ 蛋白的直接修饰，主要是通过可逆的磷酸化，与细胞骨架的变化一致，这些通路主要调节细胞间连接，导致细胞旁通路的渗透性改变。

# 二、血脑屏障信号通路与中枢神经系统疾病

BBB 完整性的丧失是多种 CNS 疾病的标志。CNS 病理过程中 NVU 元素之间的分子串扰导致 BBB 功能障碍、渗透性增加，是水肿形成、炎症细胞募集和神经元细胞死亡等病理过程的基础。BBB 的性质及其渗透性的调控涉及多个信号途径，本节重点介绍与 BBB 发育、维持及病理过程密切相关的几条信号通路，包括 Wnt、Shh、Notch 信号通路（图 4-8），以及这些信号通路在各类 CNS 疾病中对 NVU 组成成分（血管内皮细胞、神经元、星形胶质细胞、周细胞、ECM 等）的调控作用。靶向这些信号通路，可能是治疗 BBB 功能障碍相关的 CNS 疾病潜在的治疗策略。

## （一）Wnt/β-catenin 通路

Wnt/β-catenin 信号转导途径有 19 种配体，它们可能通过 FZD 家族的七个跨膜域、G 蛋白偶联受体的十个成员及 LRP 进行结合，发出信号相关蛋白 LRP 5/6。细胞内有三种 Wnt 信号通路：①β-catenin 通路，即经典 Wnt 通路（canonical pathway），激活核内靶基因；②涉及

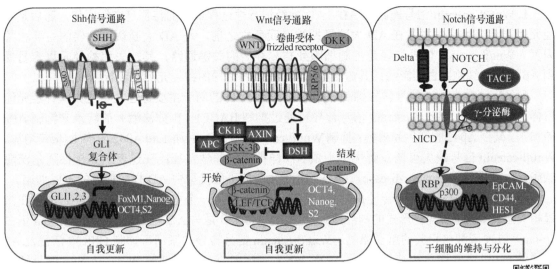

图 4-8 BBB 发育、维持的主要信号通路

图 4-8 彩图

jun N 端激酶（JNK）的平面细胞极性通路（planar cell polarity pathway，Wnt/PCP）；③ Wnt/$Ca^{2+}$ 通路（Wnt/$Ca^{2+}$ pathway）。后两种可归为非经典 Wnt 通路（non-canonical Wnt pathways）。在平面细胞极性通路中，卷曲蛋白（frizzled）激活 JNK，引导上皮层平面内细胞骨架的不对称组织和协调极化。Wnt/$Ca^{2+}$ 通路通过 G 蛋白导致细胞内 $Ca^{2+}$ 的释放，激活钙调磷酸酶，导致转录因子 NF-AT 去磷酸化并在细胞核内积聚。与特征性较差的非经典 Wnt 途径相比，经典 WNT 途径，即 Wnt/β-catenin 途径，主要涉及支架蛋白 β-catenin，连接经典钙黏着蛋白的胞质尾域 [VE-cadherin（CDH5）和 N-cadherin（CDH2）]，通过 α-catenin 连接至肌动蛋白细胞骨架。Wnt 蛋白是分泌糖蛋白，可与 FZD 受体家族富含半胱氨酸的胞外域和 WNT 受体 LRP5 或 LRP6 结合，从而激活经典的 Wnt/β-catenin 信号转导途径。WNT 与 FZD/LRP5/6 受体复合物的结合可抑制糖原合酶激酶 3β（GSK3β）并稳定胞质 β-catenin，随后稳定的 β-catenin 易位进入细胞核，与 T 细胞因子/淋巴增强因子（TCF/LEF）相互作用，诱导特定靶基因如 MMP7、Myc、CD44、CyclinD1 等的表达。几种分泌型 FZD 相关蛋白（sFRP）和分泌型 Wnt 抑制因子 1 直接结合并隔离 Wnt 配体，从而阻断经典和非经典 Wnt 信号输出。另一类抑制剂是 Dickkopf（DKK）蛋白家族，包括成员 DKK1、2、3、4，DKK 和 sFRP 分别与 LRP5/6 和 FZD 结合，阻止在响应 Wnt 时 LRP-Wnt-FZD 复合物形成，是纯粹的 Wnt/β-catenin 信号通路抑制剂。

Wnt/β-catenin 信号通路的生理功能主要如下。①促进 BBB 的完整性和功能。BBB 内皮细胞中 Wnt/β-catenin 信号转导可转录 TJ 蛋白 claudin-1、-3 和-5；驱动 BBB 内皮细胞中 GLUT1 和外排转运体 P-gp 的表达，维持 BBB 的稳态。②促进神经元存活和神经发生。WNT7a 通过激活 Wnt/β-catenin 信号转导，参与细胞周期控制和神经元分化特定的下游靶基因，如有丝分裂调节剂存活素 survivin、转录因子 NeuroD1 和 Prox1，对海马颗粒细胞的产生至关重要。③增强突触可塑性。突触形成必需 WNT 蛋白，并通过突触前和突触后作用来调节神经传递。WNT 蛋白可以促进长时程增强（LTP），神经元活性可以诱导几种 WNT 蛋白的释放，如 WNT1、WNT2、WNT3a 和 WNT7a/b，并降低 WNT 拮抗剂 SFRP3 的表达。LRP6 选择性地定位于兴奋性突触，是激活细胞表面 Wnt/β-catenin 信号转导的重要受体，在突触功能和认知中发挥重要作用。

**1. Wnt/β-catenin 信号通路与 AD** AD 神经退行性过程最初的特征是突触损伤，随后是神经元丢失。突触丧失发生在 AD 大脑早期神经元死亡之前，是 AD 大脑认知障碍的主要相关因素。Wnt/β-catenin 信号转导是控制细胞死亡和存活的关键通路，其缺失使神经元更容易受到 Aβ 诱导的细胞凋亡的影响；其激活则可以挽救 Aβ 诱导的神经元死亡和行为缺陷。

（1）Wnt/β-catenin 信号转导抑制 Aβ 产生/聚集：AD 的两个主要标志之一是大脑神经元淀粉样斑块的累积。Wnt/β-catenin 信号转导可通过抑制 BACE1（β-分泌酶）的转录来抑制 APP 的加工，减少 Aβ42 的产生和聚集；抑制 Wnt/β-catenin 则使 APP 加工和 Aβ42 的产生/聚集增加。Wnt/β-catenin 信号缺失可诱发野生型小鼠 AD 样神经病理学特征；在过表达家族性阿尔茨海默病（familial Alzheimer's disease，FAD）突变 App 的小鼠模型中 AD 样病理学的发展加速。

（2）Wnt/β-catenin 信号转导抑制 tau 磷酸化：AD 的另一个主要标志是在神经元中存在微管相关蛋白 tau 超磷酸化形式的神经原纤维缠结。GSK3β 是与 AD 相关磷酸化位点上 tau 蛋白（p-tau）过度磷酸化相关的重要激酶。Wnt/β-catenin 信号转导的激活可抑制 GSK3β 活性及 Aβ 诱导的 tau 过度磷酸化和神经元死亡；而 WNT 拮抗剂 DKK1 则抑制 Wnt/β-catenin 信号转导并诱导 tau 过度磷酸化和神经元死亡。

（3）AD 脑内 Wnt/β-catenin 信号通路变化

1）Wnt/β-catenin 信号下调：年龄增长是 AD 的最大危险因素，衰老大脑中 WNT 蛋白（如 WNT2、3、4，WNT7b 和 WNT10b）和蓬乱蛋白［disheveled（DVL）proteins］（如 DVL2 和 DVL3）的表达下调，而 WNT 拮抗剂 DKK1 的表达上调，Wnt/β-catenin 信号转导被抑制。尸检发现 DKK1 在 AD 脑中被上调，并与 NFT 和分散性神经突共定位；在转基因 AD 样小鼠模型中，AD 脑内 DKK1 上调，并与高磷酸化 tau 的共定位。Aβ 肽可以诱导原代皮质神经元中 DKK1 的表达并抑制 Wnt/β-catenin 信号转导，从而促进突触损失并促使 Aβ 的进一步产生，形成致病性正反馈回路，可能导致神经发生减少和认知障碍。DKK1 中和抗体可减轻 Aβ 诱导的突触丧失，而通过运动增加 WNT 蛋白的分泌水平则可促进成年神经发生。

2）WNT 共受体 LRP6 的失调和功能障碍：WNT 共受体 LRP6 失调和功能丧失导致 AD 中 Wnt/β-catenin 信号的下调，LRP6 的缺失会导致小胶质细胞活化和神经炎症，损害突触功能和稳定性，并促进 Aβ 的产生和斑块的形成。LRP6 SNPs（SNP: Ile-1062-- > Val）等位基因 Val-1062 和可变剪接变体（Lrp6Δ3）减弱 Wnt/β-catenin 信号转导，与罹患 AD 的风险增加相关。LRP6 和 APOE 之间存在遗传关系。APOE4 是迟发性 AD 的最重要危险因素，可抑制表达 LRP6 的神经元中 Wnt/β-catenin 信号传导。

3）GSK3β 激活：GSK3β 诱导 β-catenin 磷酸化和降解，WNT 蛋白与 FZD/LRP 结合则可抑制 GSK3β 并激活 Wnt/β-catenin 信号转导。AD 患者 β-catenin 水平降低与大脑前额叶皮质结构中 GSK3β 的激活增加呈负相关，GSK3β 活性增加可能是由于 AD 脑中 DKK1 的上调和 LRP6 的下调所致。GSK3β 也是 tau 磷酸化的关键激酶，GSK3β 的过度活化会影响 AD 的所有主要标志，包括 tau 过度磷酸化、Aβ 沉积、记忆障碍、神经发生减少和突触功能障碍等。

4）APP 和 PSEN 突变：APP 或早老蛋白 1/2（presenilin，PSEN1/PSEN2）的单致病性突变可导致早发型 FAD，具有几乎 AD 所有的临床和神经病理特征。APP 突变均集中在影响 APP 蛋白水解的 α-、β-和特定的 γ-分泌酶切割位点周围。Wnt 信号传导是 APP 加工的基础，Wnt 功能障碍导致 Aβ 产生和积累。Wnt/β-catenin 信号转导受到 FAD 相关 APP 突变体的抑制。AD 脑内 APP 和 β-catenin 共定位并形成物理复合物；在 App 敲除小鼠的海马 CA1 区锥体细胞中，β-catenin 的表达明显增加；原代神经元中 APP 及其突变体过表达促进了 β-catenin 的降解，而敲低 App 则可减少 β-catenin 的降解。PSEN1 和 PSEN2 调节海马内突触可塑性、Aβ 的产生、

细胞内 $Ca^{2+}$ 稳态及 β-catenin 稳定性，PSEN1 及其与 FAD 相关的突变体是 Wnt/β-catenin 信号的负调控因子。携带 PSEN1 突变的 AD 患者中 β-catenin 的表达降低，与 AD 相关的 PSEN1 突变可引起 β-catenin 细胞内运输的扰动、稳定性降低和（或）β-catenin 的降解增加。但是，某些与 FAD 相关的 PSEN1 突变体，如 *FAD-PSEN1^{L286V}* 可以通过提高 CREB 结合蛋白的水平上调 TCF/β-catenin 的转录。

（4）靶向 Wnt/β-catenin 信号转导治疗 AD：Wnt/β-catenin 途径在 AD 患者脑内被显著抑制，恢复 Wnt/β-catenin 信号转导为合理的 AD 治疗提供了独特的机会（图 4-9）。

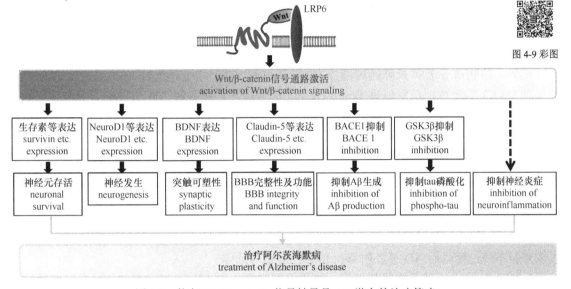

图 4-9 彩图

图 4-9　恢复 Wnt/β-catenin 信号转导是 AD 潜在的治疗策略

Wnt/β-catenin 信号转导能够调节 AD 发病机制中的多种不同途径。在 AD 患者的大脑中恢复 Wnt/β-catenin 信号转导将增强突触可塑性、神经元存活、神经发生及 BBB 的完整性和功能，并抑制 Aβ 产生和 tau 磷酸化。Wnt/β-catenin 信号转导在神经炎症中的作用有待阐明

1）GSK3β 抑制剂：锂是 GSK3 抑制剂，可直接与 GSK3β 结合，增加 SER9 中的抑制性磷酸化，减轻大鼠海马内注射 Aβ 后的神经病理改变和认知缺陷。目前研究较多的是 ATP 竞争性 GSK3β 抑制剂，但非 ATP 竞争性 GSK3β 抑制剂更具选择性且毒性更小。经典的 ATP 竞争性 GSK3 抑制剂包括靛玉红（Indirubin）、帕罗酮（Paullone）、SB415286 和 SB216763 及 AR-A014418。GSK3 非竞争性 ATP 抑制剂包括 L803-mts、TDZD 和 VP0.7-8 等。但由于 GSK3β 广泛的底物和生理作用，AD 患者在临床研究中使用 GSK3β 抑制剂疗效欠佳。因此，需要在大脑 Wnt/β-catenin 信号通路中选择性调节该激酶活性的新型 GSK3β 抑制剂。

2）DKK1 抑制剂：AD 脑内 Aβ 诱导的 DKK1 表达上调可抑制 Wnt/β-catenin 信号通路，因此抑制 DKK1 是恢复 AD 中 Wnt/β-catenin 信号通路的潜在治疗策略。DKK1 反义寡脱氧核苷酸（antisense oligodeoxynucleotide，ASO）可减弱 Aβ 诱导的神经元凋亡并防止 tau 过度磷酸化；DKK1 中和抗体可减弱小鼠脑切片中 Aβ 诱导的突触损失。小分子没食子菁（NCI8642，gallocyanine，IIIC3）是 DKK1 抑制剂，可以抑制 DKK1 与 LRP6 的结合，恢复 DKK1 介导的 Wnt/β-catenin 信号转导抑制、降低小鼠的基础血糖浓度并改善葡萄糖耐量。IIIC3 及其衍生物还可以减少 DKK1 诱导的 tau 磷酸化。但是，目前尚不清楚没食子菁能否通过 BBB。此外，雌激素水平降低与成年女性罹患 AD 的风险增加相关；在雌性大鼠中，长期雌激素剥夺可导致 CA1 海马区基础 DKK1 表达升高，并抑制 Wnt/β-catenin 信号转导。雌激素诱导的神经保

护作用与 DKK1 抑制、tau 磷酸化减弱及随后 Wnt/β-catenin 信号转导的激活有关。

3）Wnt/β-catenin 信号通路激活因子：WASP-1 是一种小分子 Wnt/β-catenin 激活剂，在 AD 小鼠模型中，通过双侧海马内输注 WASP-1 激活 Wnt/β-catenin 信号可改善记忆及突触功能障碍。抗惊厥药乙琥胺（ETH）可促进 AD 模型大鼠神经干细胞的增殖及其向神经元的分化，降低 Aβ 介导的毒性和神经退行性变。ETH 激活 PI3K/AKT 和 Wnt/β-catenin 转导通路，抑制 PI3K/AKT 和 Wnt/β-catenin 通路可阻断 ETH 的有丝分裂和神经源性作用。降脂药他汀类药物是 Wnt/β-catenin 信号转导的激活剂，是其在 AD 和其他神经系统疾病中有益的机制之一。他汀类药物通过调节类异戊二烯合成增强 Wnt/β-catenin 信号转导，减少 Aβ 诱导的凋亡。例如，辛伐他汀通过刺激 Wnt/β-catenin 信号转导，抑制大鼠脊髓损伤后神经细胞凋亡并增强运动恢复、促进成年小鼠海马中神经发生。

此外，植物成分姜黄素可通过增加 WNT 蛋白和 WNT 共受体 LRP5/6 的表达、抑制 Wnt 拮抗剂 DKK1 的表达，从而促进 Wnt/β-catenin 信号转导，在各种 AD 动物模型中均具有保护作用。但姜黄素的脑生物利用度较差，因此在人类 AD 患者中用途有限。目前研究的姜黄素纳米颗粒大脑生物利用度有所增强。

Wnt/β-catenin 信号在 AD 患者脑内显著减低，恢复脑中 Wnt/β-catenin 信号的小分子 WNT 激活剂，特别是靶向 WNT 拮抗剂 DKK1、WNT 受体 LRP6 和 tau 调节剂、GSK3β 的 WNT 激活剂，可能代表了治疗 AD 的新型治疗工具。此外，Wnt/β-catenin 信号在其他神经退行性疾病（如 PD）中也被破坏。因此，WNT 激活剂对其他神经系统疾病具有巨大的治疗潜力。但 Wnt/β-catenin 信号转导异常激活可能导致肿瘤形成，因此应精确实施 WNT 激活剂的治疗应用，以恢复但不能过度激活 AD 患者的 Wnt/β-catenin 信号通路。

**2. Wnt/β-catenin 信号途径与脑瘤**　胶质母细胞瘤（GBM）是最常见的恶性星形胶质细胞瘤，肿瘤诱导血管生成并因此形成非生理性血管表型，导致 BBB 完整性丧失。GBM 的特点是高水平的血管招募，具有高度异常的结构，因此在很大程度上缺乏 BBB 特征，导致临床相关的水肿形成和系统性化疗药物的递送不良。血管异常产生肿瘤微环境（TME），该环境通过氧化应激、代谢变化和炎症反应使肿瘤持续生长。

Wnt/β-catenin 信号通路的异常激活会导致各种肿瘤的形成，Wnt 途径构成型激活在肿瘤发展中起着基本作用，如 Wnt/β-catenin 信号转导通过 β-catenin 和 FOXM1 相互作用，FOXM1 可以选择性地调节维持癌症干细胞（CSC）的重要转录因子 Sox2；同时 Wnt 途径也对肿瘤基质（包括血管、ECM、炎性细胞和间质细胞）有着重要影响。除了大量的细胞因子和促血管生成因子如 VEGF 外，最近还发现肿瘤相关巨噬细胞可分泌 WNT 生长因子，WNT 是肿瘤血管生成"开关"的触发因素。Wnt/β-catenin 途径与血管生成、血管重塑的诸多方面有关，对于脑肿瘤中血管生成和内皮屏障形成至关重要。除血管生成外，WNT 还负责许多细胞过程，如增殖、极化和凋亡，因此在癌症尤其是 GBM 的背景下靶向该家族可能是新的治疗策略。但在考虑任何治疗干预之前，确定每个靶标在不同癌症中的表达谱非常重要。

（1）Wnt/β-catenin 信号通路与脑瘤血管生成：GBM 晚期肿瘤块内形成坏死区域，内皮细胞广泛活化，一方面导致肿瘤血管生成；另一方面导致炎症细胞募集。神经胶质瘤血管可以形成神经胶质瘤样干细胞（GSC），跟随血管支架渗入脑实质，进一步促进肿瘤发展。肿瘤血管内皮细胞可能是该过程的信号枢纽，因为它们最初在肿瘤发展的早期阶段作为胶质瘤细胞增殖的生长支架。经典的 Wnt/β-catenin 途径在神经胶质瘤中上调，并参与增殖、侵袭、凋亡、血管生成和血管生成。

β-catenin 在核内累积与恶性肿瘤相关。当经典的 Wnt/β-catenin 途径上调时，WNT 与

FZD 结合，导致 DSH 活化，从而将破坏性复合物募集到质膜上。Axin 与 LRP5/6 的胞质尾结合，WNT 与 LRP5/6 绑定，启动 LRP 磷酸化和 DSH 介导的 FZD 内化。活化的 DSH 抑制 GSK3β，降低 β-catenin 的磷酸化和降解。随后，β-catenin 积聚到细胞质中并转运至细胞核以结合 TCF-LEF 共转录因子，诱导经典的 WNT 下游基因转录（*c-MYC*、*CCND*，*PDK1* 和 *MCT1*）。c-MYC/WNT 诱导的 EGFR/PI3K/AKT 信号转导、WNT 诱导的 STAT3 信号通路，都能以不依赖缺氧的方式激活 HIF1α。HIF1α 在正反馈回路中上调 cyclin D1 和 c-MYC，诱导基因反式激活编码有氧糖酵解酶，如葡萄糖转运体、己糖激酶 2、丙酮酸激酶 M2、PDK1、MCT1 和 LDH-A，即使在常氧条件下也能产生乳酸，作为 ATP 的主要替代物。酸性环境下乳酸的增加和 HIF1α 的过表达在常氧条件下诱导 VEGF 途径，促进血管生成和血管生成。同时，Wnt/β-catenin 途径可诱导神经胶质瘤中的 EGFR 过表达，刺激 PI3K/AKT 通路的信号转导，使 GSK3β 磷酸化，从而导致核转运和 β-catenin 的稳定；AKT 信号传导增加 MMP2 和 MMP9 活性，从而诱导恶性细胞侵入神经胶质瘤附近的健康大脑组织。

在神经胶质瘤的发展中，WNT 家族某些成员的表达与神经胶质瘤的等级相关。WNT3a 表达在Ⅲ和Ⅳ级神经胶质瘤中增加，促进 GSC 的自我更新、肿瘤发生和血管生成，并且与患者存活率负相关，靶向这些配体可使小鼠原位神经胶质瘤模型中侵袭和血管形成减少；WNT5a 的表达随胶质瘤等级增加而增加，WNT5a 通过 RYK 介导 MMP2 表达，促进癌细胞的侵袭。内皮 Wnt/β-catenin 信号持续转导也能够恢复神经胶质瘤血管的屏障特性，导致 TJ 蛋白 Claudin-3、Claudin-5 和 ZO1 的连续组织性，并增加周细胞的募集。DKK1 的表达也与神经胶质瘤等级呈正相关，DKK1 可能具有靶向 GBM 脉管系统的潜力。

Wnt 途径不仅影响原发性脑肿瘤，而且还影响外周癌引起的脑转移瘤形成。由于内皮细胞的 BBB 特性，癌细胞需要特定的微环境才能通过内皮细胞层迁移进入脑实质并发展为继发性肿瘤，这与 GBM 中免疫细胞的募集类似。WNT5a/5b 是侵袭性乳腺癌细胞在脑转移中的标志物，这种效应可能是通过非经典 Wnt 途径发生的。因此，Wnt 途径也可能直接作用于肿瘤炎性反应，而不仅限于血管腔。

（2）Wnt/β-catenin 信号通路与肿瘤炎症：炎症是癌症发展的一个因素。TAM 表达几种 WNT 生长因子，驱动经典（WNT7a/b）或非经典（WNT5a、WNT2）途径，直接或间接影响肿瘤的发展或血管生成。TAM 表达 FZD4、5、7 和 8 等受体，Wnt 可能以自分泌的方式作用于 TAM。WNT3a 刺激巨噬细胞诱导 IL6、IL12 和 TNF-α 的分泌。用 WNT5a 处理的小胶质细胞在体外脑切片中侵袭能力增强、促炎性细胞因子（IL1β、IL6、IL12、TNF-α、CCL7、CCL12、COX2）和 MMP9/13 的表达上调。这种调节模式也可能在脑肿瘤中发生，尤其是在 GBM 中，WNT5a 表达与小胶质细胞募集和侵袭相关。此外，Wnt5a 也可能对内皮细胞具有旁分泌作用，通过非经典的 Ca$^{2+}$ 途径诱导促炎因子（IL1β、IL3、IL5、IL6、CCL2、CCL8 和 COX2）的表达，增加血管通透性及对主动脉内皮细胞基板基质的入侵。

（3）Wnt/β-catenin 信号通路抑制剂：在许多肿瘤中存在异常的 Wnt 信号转导，抑制 Wnt 通路可能用于治疗肿瘤，目前已研究了部分 Wnt 信号通路抑制剂。

1）WNT 受体抑制剂：万替妥单抗（vantictumab，OMP-18R5）是一种单克隆抗体，可靶向 FZD 受体；重组融合蛋白伊帕塞特（Ipafricept，OMP-54F28）通过结合 WNT 配体阻断 Wnt 信号通路。

2）破坏 β-catenin 复合抑制剂，包括端锚聚合酶抑制剂（tankyrase inhibitors）XAV939 和 IWR-1；蓬乱蛋白抑制剂（disheveled inhibitors）NSC668036、FJ9 和 3289-8625（可以阻断 FZD 和 DVL-PDZ 相互作用）；TCF/β-catenin 转录复合物抑制剂 PFK115-584、CGP049090；

WNT5a 拟似物（WNT5a mimetic）Foxy5（是六肽，可以模拟 WNT5a 分子的特性，在体外削弱癌细胞迁移，在转移性结肠癌、乳腺癌和前列腺癌患者中的 I 期研究显示没有剂量限制性毒性，I b 期试验正在进行中）；γ-分泌酶抑制剂 MK-0752 与地磷莫司（ridaforolimus，MK-8669）的组合（正在进行晚期和难治性实体瘤患者的 I 期临床试验）。

尽管最近在许多血液系统和实体恶性肿瘤中进行了临床试验，但到目前为止，还没有药物被批准靶向该途径。值得关注的一个领域是 Wnt/β-catenin 通路在维持干细胞和组织器官再生中的作用，该通路的抑制可能会影响正常的 WNT 依赖性干细胞群，可能会限制其使用。因此应继续寻找有效的药物而不破坏细胞修复和组织稳态中的正常干细胞功能系统。

此外，Wnt 信号通路与 Shh 和 Notch 信号通路之间的大量串扰对于设计有效的治疗方法至关重要。未来试验的重点应该是将联合治疗与影响实体和血液系统恶性肿瘤的多种途径的药物联合使用。

**3. Wnt/β-catenin 信号通路与缺血性卒中**　WNT 通路在神经系统和血管系统的形成及模式的密切协调中发挥重要作用。在大脑内，WNT 配体激活细胞特异性表面受体复合物，诱导细胞内信号级联，调节神经发生、突触发生、突触可塑性、血管生成、血管稳定等。Wnt 通路在成人大脑中受到严格调控，以维持神经血管功能。Wnt/β-catenin 途径的激活可促进神经干细胞的增殖分化，促进神经发生，对机体的运动和学习认知功能恢复有重要作用。

卒中大鼠脑内 β-catenin 沉默后，脑梗死体积增大，SVZ 的 NPC 增殖被抑制，受损的纹状体内新生细胞减少，提示 Wnt/β-catenin 途径参与了卒中后的神经发生，从而调节卒中后纹状体的自主修复。经鼻给予卒中小鼠 WNT3a，可上调 BDNF 的表达，增加 SVZ 的 NPC 增殖和迁移，梗死区新生神经元和内皮细胞数量增加，改善运动功能障碍，且 WNT3a 的这种分子和细胞效应可被 WNT 蛋白的特异性抑制剂所拮抗。此外，氯化锂（Wnt/β-catenin 的激动剂）可调控 GSK3β 的表达，改善脑缺血/再灌注损伤模型小鼠的学习与认知功能。应注意，基于通路激活（即通路关键成分的调节）和活性（即特定靶基因的调节），经典型和非经典 Wnt 通路在缺血性及出血性卒中、脑外伤发病后的时间调节表征不同（图 4-10）。非经典 Wnt 通路复杂的细胞内信号转导，尚难以完全理解其确切作用。此外，该通路可能抵消经典通路的几种生物学

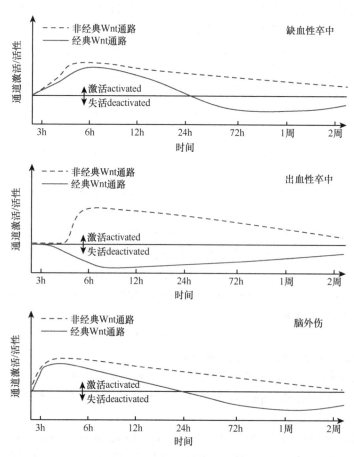

图 4-10　脑损伤中 Wnt 通路的时间表征

效应。因此，仍然需要更多的研究来完全阐明非典型 Wnt 通路在脑损伤和修复中的意义。

## （二）Shh 信号通路

Hedgehog（Hh）是细胞间通信常用的少数信号通路之一。Hh 对哺乳动物几乎所有器官的发育、再生和体内平衡都具有重要作用。哺乳动物 Hh 信号转导依赖于初级纤毛。初级纤毛是一种细胞器，以微管为基础，对于处理动物发育必需的几种细胞信号和（或）细胞外环境变化非常重要，如 Wnt、Shh 和 Notch。哺乳动物 Hh 蛋白有三种：SHH、IHH（India-Hedgehog）和 DHH（Desert-Hedgehog）。SHH 和 IHH 在几个组织中有重要作用，有时功能是一致的。SHH 在神经系统细胞类型规范和四肢模式中具有显著作用，而 IHH 在骨骼发育（主要是软骨内成骨）中具有重要作用。DHH 局限于生殖腺，包括卵巢颗粒细胞和睾丸支持细胞。

Shh 信号通路由信号分子 Hedgehog、2 个跨膜受体 PTCH 和 SMO 及核转录因子等组成。其中 PTCH 由 12 个跨膜单一肽链组成，有 2 种同源基因（PTCH1、PTCH2），两者之间具有约 54% 的同源性，其中 PTCH1 是 SHH 蛋白的主要受体。SMO 是一类属于 G 蛋白偶联受体（G-protein coupled receptor，GPCR）超家族的跨膜蛋白，SMO 转移到初级纤毛膜中促使神经胶质瘤相关癌基因同源物（glioma-associated oncogene homolog，GLI）活化。Shh 通路的激活主要有两种途径。①经典信号转导：通过配体依赖的相互作用或通过受体诱导信号。经典 Shh 信号通路由糖蛋白 SHH 结合 PTCH1 并使其失活所介导。在缺乏配体 SHH 的情况下，SMO 的活性被 PTCH1 抑制；当 SHH 与 PTCH1 蛋白结合后，PTCH1 内化并被降解和失活，SMO 向初级纤毛处聚积后激活融合抑制因子（suppressor of fused，SUFU）和 GLI1A 的结合，通过自磷酸化形成复合物启动 SHH 下游信号级联反应，导致 GLI 家族蛋白易位至细胞核，并开始转录靶基因，如 VEGF、MMP2/MMP9、ANG1、PDEF-BB 等，从而发挥其调控增殖、分化及迁移等作用。经典的 Shh 通路不仅可以通过 GLI2R、GLI3R 和 PTCH 等多种机制和分子进行调控，还可以通过泛素化和乙酰化等翻译后修饰来控制。②非经典信号转导：在 SMO 下游存在激活机制时发生。非经典 Shh 信号通路的激活通过独立于 GLI 的机制发生，可以分为如下两种类型。a. Ⅰ 型在 SMO 的下游，调节 $Ca^{2+}$ 和肌动蛋白细胞骨架。SHH 与 PTCH 结时，SMO 的抑制被解除，并偶联 Gi 蛋白（G），小 GTPases RhoA 和 RAC1 被激活。此外，SMO 刺激内质网释放 $Ca^{2+}$，PLC-γ 通过 IP3 的产生催化 IP3 依赖性通道的开放。b. Ⅱ 型与 SMO 无关。当 SHH 结合 PTCH 时，PTCH 与细胞周期蛋白 B1 的相互作用被破坏，导致细胞增殖和存活增加。细胞如何在经典和非经典通路之间选择尚未阐明。

在 CNS 发育过程中，Shh 信号影响神经发生和神经模式。在小鼠胚胎形成过程中，SHH 指导 NPC 的活动模式，中间神经元和运动神经元祖细胞可基于 SHH 的梯度而发生分化。Shh 和 Wnt/β-catenin 信号通路均参与维持 BBB 完整性。此外，这些途径可能会在 CNS 的炎症条件下，如 MS 重新激活，MS 患者大脑组织中活跃的炎性脱髓鞘病变中，肥大星形胶质细胞的 SHH 增加，并伴随着 PTCH1 增加和 BEC 中 GLI1 的核定位。这为促炎性细胞因子诱导内皮细胞和星形胶质细胞中 Shh 信号通路成分的表达增加提供了直接的证据。大脑 Shh 信号的失调导致神经紊乱，引起自闭症、抑郁、痴呆、卒中、PD、亨廷顿病、运动障碍、癫痫、脱髓鞘病、神经疾病及脑瘤等。了解 SHH 配体的合成、加工、转运及其受体的定位和 CNS 的信号转导，对探索 Shh 通路小分子调节剂在神经障碍中的调控作用具有重要意义。

**1. Shh 信号通路与缺血性卒中**　Shh 信号在缺血性卒中的作用涉及氧化应激、兴奋性毒性、神经炎症、细胞凋亡、血管生成、神经可塑性、神经发生、星形胶质增生和少突胶质形成等。大脑中动脉阻断动物的梗死区周围皮质区域和相邻纹状体中 Shh 信号短暂上调，抑制

Shh 信号导致脑水肿加重；脑室内注射 SHH 可增加缺血性半暗带中 ZO1、occludin 和 ANG1 的表达，减少脑水肿并保护 BBB 的完整性。因此，神经炎症可能通过 Shh 通路增强星形胶质细胞-内皮细胞的相互作用，以尝试维持和（或）修复 BBB 的特征。多种细胞类型上调缺血性卒中的 Shh 信号转导，包括神经元、反应性星形胶质细胞和表达巢蛋白的细胞。Shh 信号通路基因也在脑室下区域（SVZ）的神经干细胞（NSC）生态位中表达。在 SVZ 小生境和缺血部位表达巢蛋白的细胞中，*Shh* 基因的条件性缺失会导致小鼠的行为缺陷恶化；相反，接受 Shh 信号激动剂治疗的动物表现出更少的行为功能障碍。Shh 信号转导在响应缺血性损伤方面起着关键和持续的作用，体内 Shh 信号转导的调节改变了皮质缺血性损伤后的功能结局。在大鼠永久性 MCAO 模型中，激活 Shh 通路可以增加来自 SVZ 和颗粒下区 NSC，提高成神经细胞和神经元的存活率，改善缺血区域的脑组织修复；而抑制 Shh 信号通路则使得 PTCH 与 GLI1 的表达量下降，加重缺血性脑损伤。在体外缺糖缺氧/复糖复氧损伤模型中，药物可通过上调 PTCH1、SMO、GLI1 蛋白和 mRNA 的表达，促进 NSC 的增殖。卒中小鼠在移植骨髓基质细胞（MSC）后，可刺激 Shh 信号转导，加速轴突的萌发和再生，减少胶质瘢痕壁的厚度，促进小鼠感觉运动功能的恢复。此外，Shh 信号通路对 CNS 发育至关重要，小分子 Shh-SMO 激动剂（SAG）对新生儿小脑损伤发挥有益作用，新生儿卒中后给予单剂量血 SAG 可以保留脑容量，减少胶质细胞增生，增强少突胶质细胞祖细胞（OPC）和内皮细胞增殖，并改善长期认知能力。单剂量 SAG 也可促进成年大鼠局灶性脱髓鞘后 OPC 的增殖。

成年和发育中的大鼠海马神经元中均表达 SHH、PTCH1 和 SMO，SHH 存在于突触，PTCH 和 SMO 存在于发育小脑中未成熟神经元的生长锥内及成年小脑的突触后树突内。Shh 信号通路在调节突触前神经末梢的结构和神经递质释放功能中具有重要作用。海马神经元在给予 SHH 处理后神经末梢明显增大，突触囊泡的内吞作用增强，证实 Shh 信号转导活性可以诱导海马神经元中功能突触前末梢的生长。缺血损伤激活的 Shh 信号不仅可以通过调控 SVZ 神经细胞的存活、增殖和分化等来改变神经元的可塑性，还可参与调控突触结构的重塑，从而促进脑卒中后受损神经功能的修复。

**2. Shh 信号通路与 AD** 海马齿状回是与 AD 密切相关的大脑区域。成年人的大脑中存在活跃的 Shh 信号转导。在初级纤毛中，分泌的 SHH 与 PTCH1 受体结合，启动 Shh 信号，导致 SMO 的抑制解除，活化的 SMO 触发信号级联，GLI 介导下游基因转录调控。神经纤毛包含对学习和记忆至关重要的信号级联，所有的纤毛病理都具有一个共同的表型，即认知障碍，在 AD 发病机制中可能具有重要作用。Aβ 肽可以通过抑制胶质前体细胞中 PTC1 和 GLI1 的表达来改变初级纤毛的结构并破坏 Shh 信号通路。APP 定位于初级纤毛，用 Aβ 处理可导致纤毛结构改变，并阻断经典的 Shh 信号转导。SHH 拮抗剂环巴胺可减少 γ-分泌酶介导的 APP 裂解，降低 Aβ 水平；而 Aβ 水平的增加则可破坏纤毛结构，并抑制经典 Shh 信号。SHH 可能参与有丝分裂后神经元的细胞周期，异常细胞周期促进 Aβ 诱导的神经元死亡。利用蛋白酶 nexin-1 阻断 Shh 通路可能会减少海马神经元的凋亡，从而改善 AD 小鼠的空间学习和记忆能力。在 *App23* 转基因小鼠模型中，不同年龄的小鼠中均可观察到 SHH 肽蛋白和 SMO 蛋白水平持续升高，其他典型的 Shh 信号级联成分，如 PTCH1、PTCH2 和 GLI 蛋白的水平随着小鼠年龄的变化而变化。此外，*App23* 老龄小鼠胶质前体细胞中 PTCH、GLI1 介导的信号减少、神经发生减少。以上研究提示 Shh 信号通路是 AD 潜在的新靶点。

**3. Shh 信号在血管性痴呆中的作用** 血管性痴呆（vascular dementia，VD）主要由脑血管病引起，是仅次于 AD 的第二大常见认知障碍。内质网应激（endoplasmic reticulum stress，ERS）参与了痴呆症的发生和发展。调节内质网可以改善 AD 的空间记忆能力和认知功能。

SHH/PTCH1 通路与内质网之间存在相互作用，SHH/PTCH1 通路可能最初在 VD 发病时被激活，并介导随后的 ERS 过程，或者该通路的激活可能继发于 ERS 的激活。SHH 对初级皮质神经元中的轴突延伸和神经元网络重组有促进作用。SMO-SHH 信号失调会导致多种生理变化，从而导致神经系统疾病，并导致认知能力下降。SMO-SHH 信号的异常下调促进 GLI 蛋白水解裂解为 GLI3（阻遏物），通过抑制靶基因表达从而增加氧化应激、神经元兴奋性毒性、神经炎症和细胞凋亡。SHH 的激活可保护神经元免受过氧化氢诱导的凋亡并提高细胞存活率，而这些作用可被环巴胺（CPM）阻断。SHH/PTCH1/SMO/GLI1 通路通过神经发生、血管生成、轴突重塑和抗凋亡在改善认知能力方面发挥重要作用。SHH/PTCH1 可以上调突触蛋白的表达，随着 SHH/PTCH1 表达的增加，SYN、GAP43 和 PSD95 的表达也随之增加。丁苯酞（dl-3-n-butylphthalidle，NBP）可在蛋白和 mRNA 水平上增加 SHH/PTCH1 通路表达。NBP 通过激活 SHH/PTCH1 通路，抑制 ERS 相关标志物表达，对慢性脑低灌注所致的认知障碍起到神经保护作用，对 VD 可能有治疗作用。

**4. Shh 信号通路与 PD**　中脑黑质纹状体区多巴胺能神经元的变性和死亡是 PD 重要的病理改变，由此引起黑质纹状体通路多巴胺（DA）含量显著减少，从而导致 PD。SHH 沿神经管腹侧表达，与前脑、中脑和中脑/后脑边缘产生的成纤维细胞生长因子 8（fibroblast growth factor 8，FGF8）结合，对腹侧中脑多巴胺能神经祖细胞的早期发育起诱导作用。SHH 也是中脑多巴胺能神经元的一种有效营养因子，可抑制神经毒素 n-甲基-4-苯吡啶离子（MPP$^+$）诱导的中脑多巴胺能神经元死亡。脑内注射 SHH 可改善大鼠运动功能，纹状体酪氨酸羟化酶免疫反应神经元数量增多，提示 SHH 对 PD 有一定的治疗作用。此外，SHH 还参与体外多巴胺能神经元的成熟和存活。条件性敲除 Shh 基因或 Smo 基因导致中脑 DA 细胞数量显著减少；Smo 敲除小鼠在青壮年期异常活跃，尽管有较高的基础运动，但对甲基苯丙胺（精神刺激剂）的反应减弱，提示 DA 特异性 Smo 基因缺失可导致中脑 Shh 通路反应功能下降。激活 Shh 信号通路可能是有效治疗 PD 的策略之一。

**5. Shh 信号在癫痫中的作用**　癫痫是由脑内神经元突然异常放电导致的一过性脑功能障碍。这些形态改变或电生理异常的原因是基因的异常表达。SHH 是这些基因之一，调节其激活和抑制的因子在 CNS 疾病中的潜在作用具有重要意义。谷氨酸是哺乳动物脑内主要的兴奋性神经递质，诱导神经元去极化，在癫痫活动的产生和扩散中发挥作用，因此细胞外谷氨酸水平保持在较低水平至关重要。从细胞外液中快速清除谷氨酸的唯一方法是细胞摄取，主要由谷氨酸转运体完成。哺乳动物中 EAAT 的 EAAT1（GLAST1）、EAAT2（GLT1）及 EAAT3（EAAC1）在海马与皮质的发育及成人阶段表达；EAAC1 定位于神经元，而 GLAST1 和 GLT1 主要定位于神经胶质细胞。当谷氨酸转运体将谷氨酸转运入细胞时，3Na$^+$ 和 1H$^+$ 内流，1K$^+$ 外流，产生去极化电流。SHH 可抑制神经元中 EAAC1 的表达，以依赖于异源三聚体 G 蛋白亚基 $G_{ai}$ 的方式迅速升高细胞外谷氨酸水平，增强神经元活动。因此，SHH-GLU 信号可能通过启动正反馈放大网络兴奋，促进癫痫的发生发展。SHH 在癫痫的刺激下迅速释放，激活 SMO 并触发级联反应，其对 EAAC1 的抑制取决于 $G_{ai}$，从而提高细胞外谷氨酸水平。在细胞培养和海马切片中抑制 Shh 信号都可显著降低癫痫样活动。此外，Shh 信号转导的药理抑制如环巴胺或遗传抑制作用可显著抑制点燃或毛果芸香碱模型诱导的癫痫表型。

**6. Shh 信号通路与脑瘤**

（1）Shh 信号在脑瘤中的作用：胚胎发生和肿瘤发生具有共同的特征，其过程都取决于细胞增殖、分化和迁移的协调机制。胚胎发育和器官发育的重要信号通路在肿瘤发生过程中发生改变。Shh 信号通路对胚胎发育至关重要，而在成人中，该通路的缺失或突变在细胞分化、增殖和肿瘤发生中都发挥着重要作用。SHH 通过与受体 PTCH1 结合，诱导信号转导，使 PTCH1 失活，解除对 SMO 的抑制，激活 GLI 转录因子，进而调控多种组织中控制细胞生长、存活和分化的靶基因的表达。Shh 信号通路在不同类型的实体和非实体瘤中被激活，包括胶质瘤和神经母细胞瘤（neuroblstom，NB）。HH/GLI1 通路影响胶质瘤的生长，在癌症干细胞（CSC）中具有调节自我更新和致瘤潜力。NB 是一种起源于神经嵴的儿童恶性肿瘤。Shh 信号在调节神经嵴干细胞和交感神经系统发育中发挥重要作用，Shh 通路的持续激活可促进 NB 的发展。Shh 通路通过调节细胞凋亡和细胞周期阻滞对 NB 细胞的生存与增殖具有重要意义。利用环巴胺阻断 Shh 信号通路，可阻滞 NB 细胞周期 $G_1$，增加细胞凋亡。

此外，Shh 通路参与脑瘤的形成还与胚胎发育和肿瘤发生过程中其他重要的信号分子的串扰有关，如 TGF、EGFR、WNT 等。这些通路和 Shh 信号转导之间的串扰在抑制 CSC 对化疗产生耐药的过程中发挥着关键作用。因此，更好地理解 Shh 信号通路与其他通路相互作用的机制，可以为开发治疗多种癌症的新药提供更多的机会。Shh 和 Wnt 通路可以通过两种途径相互作用：①通过 GLI1 和 GLI2，正向调节分泌性卷曲蛋白相关蛋白 1（secreted frizzled-related protein-1，sFRP-1）的表达，从而抑制 WNT 配体和（或）其受体；②通过下游 GSK3 蛋白使 SUFU 磷酸化并促进 GLI 释放 SUFU，在该通路激活时可以作为 Shh 信号的正向调节因子。在肿瘤抑制基因 APC 功能异常的小鼠中，SUFU 通过降低核 β-catenin 水平负调控 TCF 依赖性转录。因此，Shh 可以调节 Wnt 信号。Shh 和 Wnt 之间的这种串扰发生在髓母细胞瘤（medulloblastoma，MB）细胞中，SUFU 的缺失可激活这两种途径，导致过度增殖和肿瘤发生。此外，Wnt 信号也可以增加 Shh 通路活性，β-catenin 可能通过 TCF/LEF 独立影响 GLI1 的转录活性。

（2）SHH 抑制剂与脑肿瘤治疗：Shh 通路是神经发育的重要信号通路，癌细胞利用该机制抵抗治疗并复发。CSC 假说可能部分解释了 GBM 和髓母细胞瘤的异质性和复发，而 Shh 信号通路在 CSC 的维持中起着重要的作用。因此，抑制 Shh 信号通路成分可能是 GBM 和髓母细胞瘤的耐药性和潜在治疗靶标的关键。目前已开发了两类主要的 Hh 抑制剂：SMO 受体的上游拮抗剂和 GLI 转录因子的下游抑制剂。

1）基于 SMO 的抑制剂：SMO 能促进胶质瘤细胞的增殖、迁移和侵袭，同时抑制细胞凋亡。因此，应用 SMO 特异性抑制剂可抑制胶质瘤细胞的生长。目前，在临床试验中有几种 Hh 抑制剂用于不同类型的脑肿瘤（www.clinicaltrials.gov）。但临床前和临床研究表明，使用 SMO 抑制剂可能导致突变，从而引起治疗耐药性。

环巴胺是藜芦中提取的生物碱，它通过拮抗原癌基因 SMO 抑制细胞对 Shh 信号的反应。局部应用环巴胺可抑制肿瘤细胞的增殖并诱导其凋亡。但在动物模型进行的测试中，高剂量的环巴胺除了口服溶解性差外，还具有潜在的致畸作用，引起许多潜在的不良反应，包括体重减轻、脱水和死亡，限制了其临床应用。因此，其他 SMO 抑制剂也已进入临床试验，包括环巴胺半合成衍生物，如 IPI-926、GDC-0449（vismodegib）、Cur61414 和 NVPLDE-225。但是临床试验结果仍不乐观，如 GDC-0449 治疗可迅速消除肿瘤并减轻症状，但其作用短暂，患者在治疗 5 个月后死亡；用 GDC-0449 抑制 Hh 途径还可诱导髓母细胞瘤的恶性转化，诱导肿瘤的再生和疾病的快速发展。但 GDC-0449 对 Shh 通路具有低毒性和高特异性的优势，而且由于大多数正常组织中缺乏 SMO 受体，GDC-0449 通常具有良好的耐受性。因此 GDC-0449 的使用仍在研究，这些研究基于临床和分子风险分层指导治疗。必须注意的是，由于 Shh 通路在发育过程中非常重要，因此应重视青春期前阻断 Shh 途径的不良反应。最近的研究表明，肿瘤患儿使用 GDC-0449 会导致身材矮小和生长异常。因此，在骨骼发育未成熟的患者中使用 Hh 抑制剂应进一步研究，可能仅限于那些治疗选择有限或缺乏的患者。

2）基于 GLI 的抑制剂：GBM 是高度突变的肿瘤，对 SMO 抑制剂可能产生原发性耐药，表现出 Shh 通路下游基因（如 *SUFU*，*GLI2* 或 *MYCN*）改变。这些肿瘤通常也会对 SHH 抑制剂产生继发耐药性，在这种情况下，SHH 抑制剂单一疗法是无效的。因此，Bristol-Myers Squibb，Novartis，Infinity 和 Pfizer 等多家制药公司开发了直接作用于 GLI 的抑制剂，以替代 SHH 拮抗剂。例如，NVPLDE-225 和 BMS-833923（XL139）已经作为替莫唑胺（temozolamide，TMZ）的辅助疗法在脑肿瘤中进行了 I 期和 II 期临床试验。

以上候选物的不良药理学特性限制了他们在 GBM 和髓母细胞瘤临床试验中的研究。此外，BBB 是治疗 GBM 和髓母细胞瘤的主要挑战之一。设计合理的 SMO 和 GLI 抑制剂的药物递送系统，提高其生物利用度和穿过 BBB 的效率，也是有价值的开发方向。

**7. Shh 信号在抑郁障碍中的作用**　Shh 信号转导在胚胎发育和成年海马神经发生中起重要作用，CNS 中 Shh 信号的失调可导致神经系统疾病，如抑郁障碍。单胺类、BDNF 和 Wnt 信号在抑郁障碍病理生理中的作用已经明确，Shh 与 Wnt 和 BDNF 之间存在串扰。抑郁障碍中 GLI1 和 SMO 的表达降低。抗抑郁药可增强海马体的神经发生，还可调节 BDNF 和 Wnt 信号，因此，Shh 通路可能与抑郁障碍的发病机制有关。卒中后抑郁障碍（post stroke depression，PSD）大鼠缺血后海马神经发生受到抑制，提示抑郁样行为与缺血刺激的神经发生之间存在交互作用。Shh 信号可介导成年海马 NPC 的分化和增殖，激活 Shh 信号通路可能发挥抗抑郁和神经保护作用。例如，电针治疗对 PSD 有一定疗效，电针组和氟西汀组大鼠海马中 SHH、GLI1、SMO 和 PTCH1 的表达显著上调，而环巴胺则拮抗这一信号转导通路；电针的抗炎和抗氧化作用也可被环巴胺抑制，从而逆转电针上调 5-HT 的作用，加重 PSD 的抑郁样行为，提示电针抗 PSD 的机制是通过激活 Shh 信号通路抑制炎症和氧化应激。

## （三）Notch 信号通路

Notch 信号通路是一种不含第二信使或级联反应的简单信号通路，具有高度保守性，决定个体发育过程中细胞的命运。Notch 信号转导通路的配体有 Jagged（JAG1 和 JAG2）和 Delta 样（DLL1，DLL3，DLL4）家族，与 Notch 家族受体（Notch1、Notch2、Notch3 和 Notch4）存在于相邻细胞上。Notch 信号转导促进细胞间的通信，其中一个细胞上的 Jagged 和 Delta 与相邻细胞上的 Notch 跨膜受体相互作用。Notch 受体是存在于细胞表面的一类溶蛋白裂解异源二聚体，由 1 个胞外功能域（NECD）和 1 个跨膜胞内结构域（NICD）组成。Notch 受体与配体结合后，细胞膜内的 NICD 片段被金属蛋白酶 ADAM 10 和 γ-分泌酶复合物切割释放，并转移到细胞核内，与活化物转录抑制因子 CSL 和辅助激活因子 MAML 等结合形成功能性转录激活复合物，作用于 Notch 靶基因如 *Hes1* 激活转录，从而产生生物效应。Notch 信号通路广泛参与卒中、癌症及遗传性骨发育不良合并肢端溶骨症（又称 Hajdu-Cheney 综合征）等疾病的调节。

**1. Notch 信号在卒中中的作用**　Notch1 信号通路在卒中后神经发生过程中具有重要作用。神经发生受到多种细胞自主或非自主因素的调节，其中以细胞膜受体 Notch 为基础的信号通路在神经发生的调控中发挥重要作用。Notch 信号通路是神经发育过程中必不可少的信号通路之一，调控 SVZ 和 SGZ 两个重要神经发生区域内 NSC 行为。Notch 信号通路的过度激活或抑制，都会不同程度地影响 NSC 的命运，如敲除 Notch 的效应分子 *Hes1*、*Hes3*、*Hes5*，导致 CNS 内几乎所有的 NSC 都过早地向神经元方向分化。神经系统正常发育必需叶酸，补充叶酸可增加海马新生神经元的数量，减轻认知功能的损害，该作用可能与调控 Notch1、HES1 和

HES5 的表达有关。Notch 信号通路可影响突触可塑性，改变相关的学习认知行为。*Notch1* 基因敲除小鼠的海马成熟神经元总体形态虽未发生变化，但树突棘发生改变；Notch 信号转导可增强 LTD 并减少 LTP，动物出现明显的记忆任务缺陷。此外，激活 Notch1 能抑制轴突的生长，而抑制 Notch1 能促进轴突的外向生长。

　　脑缺血后 Notch1、NICD 及 Notch1 的下游蛋白 HES1 在 SVZ 的 DCX 阳性细胞中表达，配体 Jagged-1 则主要表达于 GFAP 阳性细胞，提示星形胶质细胞与神经元存在"信号交流"。进一步研究显示，抑制 Notch 信号可以触发纹状体和皮质的星形胶质细胞进入神经源性程序，从而转分化为神经元，促进神经修复。卒中导致海马相关空间记忆不足，损伤大脑认知功能，引发认知障碍，而海马神经发生代偿性增加可能减轻这种认知障碍。γ-分泌酶是 Notch 信号传递中的关键因素，γ-分泌酶抑制剂 3′,5-二氟苯乙酰-*L*-丙氨酰-2-苯基甘氨酸-丁酯（3′,5-difluorophenylacetyl-*L*-alanyl-2-phenylglycine butyl ester，DAPT）作用于 Notch 受体蛋白的水解酶切割位点，可抑制其 NICD 的释放，使 Notch 通路的下游信号分子处于静止状态，是一种应用广泛的 Notch 信号通路抑制剂。但由于严重的胃肠道副作用和缺乏完全的阻断效果，DAPT 临床转化并不成功。因此，尚需找到更好的靶向和操纵 Notch 信号的治疗策略。

　　但在出血性卒中，Notch 可能具有不同作用。Adropin 在 CNS 中表达，在卒中的发生发展中起着至关重要的作用。胶原酶诱导脑出血的小鼠经鼻给予人重组 Adropin，可降低脑含水量、改善神经功能。*N*-cadherin 是参与内皮对 BBB 表型的重要分子，也是募集周细胞和稳定血管所必需的分子。Adropin 可增加 Notch1、NICD 及 *N*-cadherin 表达、诱导 Notch1 和 AKT 的磷酸化和活化，提高 BBB 完整性，并减少白蛋白外渗，维持 BBB 功能；而给予 *Notch1* siRNA 和 *Hes1* siRNA 则逆转了 Adropin 的这些作用，提示 Adropin 通过 HES1 信号通路介导神经保护作用，对脑出血具有潜在的治疗价值。

　　**2. Notch 信号在 AD 中的作用**　Notch 信号通路在调节 AD 病理和进展中发挥重要作用。APP 在 AD 中被切割成致病的 Aβ40 和 Aβ42 肽，这一过程依赖于 APP 与 Notch 跨膜结构域中一个基序的物理性相互作用。Notch1 的胞内域与 APP 衔接蛋白 Fe65 结合，在 APP 过表达的初级神经元中形成 Notch1-APP 和 Notch2-APP 复合物，后者存在于质膜和胞内的各个区间。Notch 和 APP 通路相互影响，激活的 Notch1 可以反式激活 APP 靶基因 *KAI1*；反之，激活的 APP 可以反式激活经典 Notch 靶基因 *HES1* 和 NICD 的生成。γ-分泌酶是蛋白质水解加工各种跨膜蛋白质（包括与 AD 相关的 APP 和 Notch）所需的高分子量蛋白质复合物。裂解 APP 释放 Aβ 的两种蛋白酶（γ-分泌酶）之一可能是早老蛋白（促进 Notch 和 APP 的功能切割）。早老蛋白介导 Notch 受体的 γ-分泌酶样切割，通过其胞质域传递信号。NICD 的表达可以诱导负反馈环路，导致早老蛋白下调，从而减少致病性 Aβ 的片段。

　　此外，Notch1 信号减弱可导致 LTP 降低和学习记忆损伤。Notch1 及其下游辅助因子 CSL 的无杂合突变导致空间学习和记忆缺陷，但不影响其他形式的学习、运动控制或探索活动。因此，Notch 依赖性转录的异常可能导致与 AD 相关的认知缺陷。目前，AD 的大多数研究都集中在 Notch 和 APP/Aβ 之间的相互作用，Notch 和其他 AD 相关基因和蛋白，如微管相关蛋白 tau 和 APOE 之间的关系仍然未知。鉴于 Notch 与学习、记忆和神经可塑性、神经发生和神经元活性有关，推测它也可能影响 AD 的这些过程。

　　**3. Notch 信号在 PD 中的作用**　PD 的特征是黑质致密部的多巴胺能神经元逐渐损耗，受影响的多巴胺能神经元中形成 α-突触核蛋白、泛素和 tau 纤维包涵体（路易体和路易神经突）。α-突触核蛋白调节胚胎和成年神经发生及神经元成熟，是神经炎性疾病的关键蛋白。路易体痴呆症患者海马内源性 α-突触核蛋白水平增加，而 NSC 数量减少。α-突触核蛋白过表达可降低新生神经元的存活和树突发育。此外，边缘系统中的 α-突触核蛋白积聚可能通过干扰成人神经发生而参与神经退行性表型。转基因小鼠在 PDGF β 启动子的控制下表达人类突变体 α-突触核蛋白，其齿状回 SGZ 中新生 NSC/NPC 数量明显减少，Notch1 和 *HES5* mRNA 及蛋白质水平显著降低，但 Notch4、HES1、Jagged 和 Delta 表达无明显影响。α-突触核蛋白的积累可能通过干扰 Notch 信号通路损害 NPC 的存活，类似的机制可能在 PD 和路易体病中发挥作用。

富亮氨酸的重复激酶 2（leucine-rich repeats kinase 2，LRRK2）编码具有 Ras 复合物（Ras of complex，ROC）结构域蛋白，是常染色体显性家族性 PD 的致病基因。LRRK2 复合物通过调节内吞转运促进 Notch 配体 Delta-like 1（DLL1）/Delta（DL）的再循环。该过程通过稳定 DLL1/DL，顺式抑制负调节 Notch 信号传导，从而加速 NSC 分化并调节分化的多巴胺能神经元的存活和功能。成熟神经元中 Notch 信号的改变是与 LRRK2 相关的 PD 病因之一，抑制 Notch 信号的作用会削弱成人多巴胺能神经元的功能和存活率。衰老小鼠 *Lrrk2* 基因的丢失会损害自噬-溶酶体途径，从而导致 α-突触核蛋白和泛素化蛋白的大量积累。

**4. Notch 信号在 MS 中的作用**　MS 是一种慢性自身免疫性疾病，以 CNS 炎症、脱髓鞘和轴突变性为特征。MS 的致病阶段以少突胶质细胞的破坏为特征，出现脱髓鞘反应；在一定条件下，新成熟的少突胶质细胞随后可重新形成髓鞘，从而减轻致病效应。Notch 信号可调控 MS 病变中几种细胞类型的发育和成熟，包括少突胶质细胞、小胶质细胞、树突状细胞和辅助性 T 细胞。这些细胞类型影响促成 MS 病理的两个主要过程——轴突脱髓鞘/髓鞘重新形成和免疫/炎症反应。

Notch1 信号转导是 CNS 髓鞘再生过程中调节 OPC 分化的机制之一。Notch1 信号转导可允许 OPC 扩增，但可抑制其分化和髓鞘形成。Jagged1 信号通过 Notch1 抑制少突胶质细胞成熟，从而控制发育过程中髓鞘形成的时间。慢性脱髓鞘病变时星形胶质细胞中表达 Jagged1，少突胶质前体细胞则表达 Notch1、HES5。暴露于 TGF-β1 的星形胶质细胞通过 Jagged1-Notch1 信号转导限制 OPC 的成熟；阻断 Notch 信号可能促进髓鞘再生。星形胶质细胞来源的 ET1 通过 Jagged1/Notch 诱导少突胶质细胞分化延迟，从而抑制髓鞘重新形成；利用药物抑制 ET1 信号减弱 Notch 信号，可增加少突胶质细胞分化、促进髓鞘重新形成。炎性脱髓鞘疾病的 EAE 模型中，γ-分泌酶抑制 Notch 信号可以改善疾病病理、促进恢复和改善再髓鞘形成。Notch1 siRNA 可以通过促进髓鞘再形成、增加少突胶质细胞，改善急性脱髓鞘模型的预后。因此，Notch1 可能代表了脱髓鞘疾病中病变修复的潜在治疗途径。

**5. Notch 信号在癫痫中的作用**　癫痫发生的原因之一是在创伤后和其他病因学背景下 BBB 的破坏。血管内皮细胞是 BBB 的组成部分，被 TJ 所封闭，在维持大脑的稳态活动中至关重要，同时在 NVU 中发挥连接界面的作用。癫痫还涉及其他潜在的血管机制，如炎症、NVC 改变或血流变化，可调节神经环路活动。从最早的发育时间点开始，内皮细胞的缺陷即可阻止神经元发育，导致血管异常，并自主地支持过度兴奋性和癫痫样活动的发展。BBB 破坏和病理性血管生成等血管突发事件可导致正常大脑癫痫的发展。

目前，可用于癫痫治疗的大多数药物只是部分有效，主要原因之一是大多数药物都是以靶向神经元细胞特有的分子和受体的方式设计的。靶向非神经元细胞群体（如内皮细胞）的药理化合物或生物制剂可能是新的治疗策略。根据癫痫起源中细胞类型特异性的贡献，BBB 破坏是导致癫痫发生的协同机制，修复 BBB 可能是预防或分流癫痫发生潜在的治疗策略，其中一种可能的干预方式是调节 Notch 信号通路。

Notch 信号通路在癫痫发作活动时被激活，促进癫痫发作。在 PTZ 诱发的癫痫模型中，癫痫发作慢性期 *Notch1* 基因在海马中表达减少，而在皮层中 *Notch1* 基因表达变化不明显；

惊厥后慢性期 Notch1 蛋白在海马 CA1 区分布减少，而在顶叶皮质中分布增加。体感皮质 Notch1 受体上调，促进树突棘的生长，导致皮质兴奋性增高，容易发展为慢性癫痫。癫痫发作后，海马中 Notch 配体 Jagged1 的表达在星形胶质细胞中上调，内皮细胞中激活的 Notch1 水平升高。原代 BEC 在与星形胶质细胞共培养时，Notch1 信号通路被激活，血管生成增强，能明显地发育出更长的血管芽，该过程需要星形胶质细胞中 Jagged1 的表达。星形胶质细胞 *Jagged1* siRNA 可抑制体外内皮细胞血管萌发的作用。因此，针对 Jagged1/Notch1 信号通路的治疗可能有效地限制癫痫持续状态后的异常血管生成。

**6. Notch 信号在脑瘤中的作用**　Notch 信号参与癌症生物学的多个方面，包括血管生成、肿瘤免疫和癌症干细胞样细胞的维持。长期以来，Notch 被认为是胶质瘤中的致癌基因，主要是由于其 NSC 促进活性。然而，最近在一些 GBM 患者中发现 *Notch* 失活突变，因此，需重新审视 Notch 在脑瘤亚型中的功能。*Notch* 可以在不同肿瘤和同一肿瘤内的不同细胞群中作为致癌基因及肿瘤抑制基因。开发安全、有效的选择性 Notch 靶向药物用于肿瘤临床的目标仍亟待解决。不断提高对特定癌症、个体癌症病例和不同细胞群中 Notch 信号转导的理解，以及各种信号通路之间的串扰，将有助于发现和开发新型 Notch 靶向疗法。

（1）Notch 在胶质瘤中的致癌基因作用：Notch 信号在某些情况下可以促进胶质瘤的侵袭性。在成人 SVZ 神经源性小生境中，Notch 信号在维持静止的 NPC 池中起着核心作用，对于抗有丝分裂治疗具有抗性，并且可以再生更活跃的增殖 NPC。自我更新的胶质瘤干细胞（GSC）增加了 DNA 修复能力和 ABC 多药物转蛋白的表达，并分化为致瘤性较低的癌细胞，导致胶质瘤治疗的耐药性。Notch 可以通过其促干细胞活性来促进神经胶质瘤中的细胞可塑性和药物耐受性，抑制 Notch 可诱导 GSC 原神经转录因子 ASCL1 的高表达，并诱导其终末神经元分化。在胶质瘤细胞亚群中 Notch 信号优先激活，Notch 信号网络的调控作用在恶性肿瘤中被解除，通过诱导癌细胞增殖和（或）存活对肿瘤发生发挥重要作用。因此 Notch 信号的遗传或药理调控是一种新的、潜在的肿瘤治疗策略。

Notch 通路在细胞分化和功能中具有重要性。Wnt/β-catenin 信号的内皮特异性稳定可改变胚胎早期血管发育。这种表型类似于 Notch 信号上调所引起的表型，包括缺乏血管重构、间质血管生长改变、分支缺陷和静脉特性丧失。β-catenin 可上调 Dll1 转录，并显著增加内皮细胞中的 Notch 信号，导致功能和形态学改变。Notch 通路与 BEC 中经典 Wnt/β-catenin 通路相互作用，调节血管生成反应和血管分化，早期和持续的 β-catenin 信号通路阻止了内皮细胞的正确分化，改变血管重构和动静脉特征。DLL4/Notch1 信号转导可降低 VEGFR2/FLK1 的内皮表达，从而导致 VEGF 依赖性血管发芽、动脉特性和血管静止状态减少。在肿瘤血管生成中，通过小分子抑制剂或抑制性抗体抑制 DLL4/Notch 信号，可使血管芽生增加，形成不支持肿瘤生长的无功能性血管。此外，成年 SVZ 中 NPC 位于一个专门的血管小生境，可以通过内皮衍生因子正向调节 *Notch* 依赖性转录。类似于 SVZ 小生境，GSC 位于血管附近并暴露于内皮细胞产生的因子，如 NO 可以激活 Notch 信号并促进 PDGF 驱动的神经胶质瘤中的干细胞样特征。此外，Notch 信号在肿瘤缺氧区也通过 vasorin 介导 NICD 稳定性增强，并且缺氧诱导的 vasorin 表达可促进神经胶质瘤侵袭性。静息 GSC 群位于肿瘤侵袭前沿的白质束，其中神经纤维表达的 Jagged1 可以通过 SOX9-SOX2-Notch1 正反馈回路促进 Notch1[+] CD133[+] 神经胶质瘤细胞侵入白质束。

在神经胶质瘤炎症中，Notch 信号转导途径与炎症调节因子如 NF-κB 和 TGFβ 相互作用，但 Notch 通路尚未引起特别注意。在巨噬细胞中，Notch 通路调节 M1 和 M2 巨噬细胞极化之间的平衡。Notch 信号转导成分，即 DLL4 配体和 Notch1-ADAM10-γ 分泌酶-RBPJ 轴，调节

M1 基因的表达，从而促成促炎表型和先天免疫。但是，在内皮细胞中，DLL/Notch 信号可能通过在转录水平上拮抗 NF-κB 信号从而抑制炎症反应。

髓母细胞瘤和 GBM 是儿童和成人 CNS 最常见的恶性肿瘤类型。脑瘤具有活跃的 Notch 信号通路，Notch2 等通路成员在髓母细胞瘤和 GBM 中发挥重要作用，抑制通路活性可抑制肿瘤的增殖和生存。在晚期宫颈癌中 Notch1 选择性丢失，但有 Notch2 表达，提示不同的 Notch 受体参与了肿瘤进展的早期和晚期过程。在体外和异种移植模型中，通过反义逆转录病毒或 γ-分泌酶的药理阻滞抑制 Notch 表达，在表达 Notch 的转化细胞中具有显著的抗肿瘤作用。因此，在细胞内表达一种或多种 Notch 受体的恶性肿瘤中，阻断 Notch 信号转导可能是一种有前途的治疗策略。例如，金银花苷 A 对 U-87 细胞具有一定的细胞毒性，诱导细胞周期阻滞和凋亡，可使 Notch1 基因表达量降低，*HES1* 基因表达量增加 25 倍，可能通过 Notch 通路诱导 GBM 细胞周期阻滞和凋亡。

（2）Notch 在胶质瘤中的抑癌作用：低级别胶质瘤患者异柠檬酸脱氢酶突变瘤中，Notch 信号成分发生突变，并且在编码 Notch1 和 Notch2 受体的基因中最为常见，而 *RBPJ* 基因突变频率较低，且与 Notch1 突变相互排斥。Notch/RBPJ 突变型胶质瘤中部分 Notch 靶基因表达下调，提示通路失活。Notch1 和 Notch2 或 *RBPJ* 基因同时缺失可加速小鼠 PDGF 驱动 GBM 的生长；*Rbpjκ* 和 *p53* 同时失活可诱导小鼠发生原始神经外胚层样肿瘤，而 Notch2 过表达可以抑制小鼠神经胶质瘤模型的胶质瘤形成。此外，在人类中 Notch 高活性与不同的胶质瘤亚型、增加患者生存率和降低肿瘤分级密切相关。*Notch* 突变是与患者生存期缩短相关的高危因素，在 HES/HEY 表达水平低的 Notch1/*RBPJ* 突变型脑瘤中发现增殖标志物 MKI67 的表达增加，提示抑制 Notch 信号可促进胶质瘤侵袭性的增加。胶质瘤小鼠 Notch 基因抑制可促进 OPC 增殖和扩张，而 OPC 静息群体的过度激活则导致恶性转化。

Notch 信号在神经胶质瘤中可能具有的肿瘤抑制活性与 ASCL1 及 Olig2 有关。ASCL1 的表达通常被 NPC 和 GSC 中 HES/HEY 家族典型的 Notch 靶点抑制。小鼠的谱系追踪实验发现，ASCL1 阳性的 NPC 是 GBM 的起源细胞，ASCL1 的上调和 Notch 信号的抑制是星形细胞瘤进展的特征。ASCL1 可以诱导细胞周期基因和癌基因，从而在某些情况下促进神经胶质瘤细胞增殖；*Ascl1* 敲低或条件性基因敲除可延长胶质瘤小鼠的存活时间。Olig2 是一种参与神经胶质瘤细胞增殖的少突胶质细胞谱系决定因素，DNA 结合抑制剂 2（inhibitor of DNA-binding 2，ID2）是一种已知的转录因子，可调节原始 NSC 和 NPC 的增殖及分化。ID2 过表达可抑制 Notch 效应因子 HEY1，促进 NPC 转化，这一机制与 Olig2 的表达有关，提示肿瘤细胞的细胞和分子特征与不同亚群的成体组织 NPC 的转化有关。

（3）靶向 Notch 信号通路的研究：Notch 受体及其下游效应分子是潜在的特定药物靶标。了解 Notch 致癌和肿瘤抑制功能的分子基础对于开发有效策略治疗性调节神经胶质瘤中的 Notch 至关重要。γ-分泌酶具有广泛的靶蛋白及 γ-分泌酶的剂量限制性毒性，直接靶向神经胶质瘤中 Notch 转录激活复合物的小分子可能是方向之一。但 Notch 信号通路在神经胶质瘤中的靶向性仍需解决很多问题。首先，Notch 通路在胶质瘤中的抑癌活性主要来自于体内免疫环境。恶性脑瘤包括原发性和转移性瘤，包括低级别和高级别胶质瘤及源自不同脑外肿瘤的脑转移。目前对脑 TME 的了解仍然有限。在脑瘤中，疾病特异性免疫细胞富集，在组织驻留小胶质细胞、浸润单核细胞来源的巨噬细胞、中性粒细胞和 T 细胞的比例丰度上有显著差异。恶性脑瘤中免疫细胞激活，维持疾病和细胞类型特异性程序，因此靶向支持肿瘤的 TME 特性以对抗肿瘤可能是策略之一。最近的一项 CRISPR 筛查发现，Notch1 受体和 B2M（MHC Ⅰ 抗原呈递复合物的重要组成部分）频繁共突变。肿瘤细胞中的 Notch 活性是否可以调节与神经胶质瘤 TME 的相互作用和免疫逃避仍有待探索。其次，神经胶质瘤具有广泛的瘤间异质性，在个体化治疗中，Notch 抑制可能只对一定比例的患者有益，Notch 在不同形式的胶质瘤中的确切作用需要进一步研究。最后，可逆的 Notch 信号激活可能在肿瘤发展过程中调控胶质瘤细胞行为，但在长期的药物选择压力下可能会出现 Notch 非依赖性的克隆。因此，确定 Notch 在神经胶质瘤中的作用是否因疾病进展阶段而异也很重要（图 4-11）。

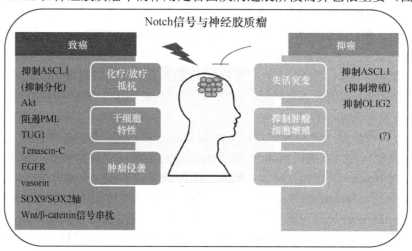

图 4-11　Notch 通路在胶质瘤中不同情况下致癌或抑癌作用

致癌作用：胶质瘤细胞亚群中的 Notch 信号活性可以增强干细胞特征，促进对放疗和化疗的抵抗力，并通过激活致癌途径如 PI3K/Akt 或抑制肿瘤抑制因子如 PML，促进肿瘤发展。Notch 还可以调节长链非编码 RNA 如 TUG1，以维持干细胞特性、抑制分化。此外，Notch 信号可以与 Tenascin-C、EGFR 和 SOX9/SOX2 轴建立正反馈回路。最后，Notch 可以调节胶质瘤干细胞（GSC）与其在肿瘤块内不同位置的生态位之间的相互作用，包括在缺氧区域（vasorin）和侵袭前沿（SOX9/SOX2 轴），从而促进干细胞特征和侵袭潜力。抑癌作用：在胶质瘤亚型患者中 Notch 失活突变和经典 Notch 靶基因的低表达水平，并且遗传性抑制 Notch 可加速胶质瘤小鼠模型中的瘤体形成，提示 Notch 在胶质瘤中的抑制作用类似于上皮瘤。NOTCH 信号在胶质瘤中发挥抑制作用的分子机制尚不清楚，但 Notch 可以通过抑制 ASCL1 和 OLIG2 表达来抑制肿瘤细胞增殖和胶质瘤生长。Notch 介导的 ASCL1 抑制可分别通过抑制胶质瘤细胞的分化或增殖而诱导致癌或抑癌作用

## （四）其他信号通路

在 BBB 的形成、维持和 BBB 功能生理病理过程中，除了上述主要通路外，还有其他信号通路在 CNS 疾病中发挥重要作用，如 Eph/ephrin 信号通路和 RHO/ROCK 信号通路，在卒中、AD、PD、癫痫和脑瘤等，靶向两条信号通路可能促进对上述 CNS 疾病治疗药物的研发。

例如，常用的 ROCK 化学抑制剂包括法舒地尔（HA-1077）和 Y27632。新型抑制剂包括 SAR-407899，氮杂吲哚-1（azaindole-1），AMA 0076，K-115，瑞舒地尔（ripasudil）、AR-12286 和 AR-13324。其中 ripasudil 于 2014 年在日本获批用于临床治疗青光眼。小型临床试验证明法舒地尔治疗有益于全身性高血压、急性冠状动脉痉挛、冠状动脉旁路移植术、AIS 和心肌梗死。法舒地尔治疗可以降低严重肺动脉高压合并右心室心力衰竭患者的院内死亡率；能够改善 2 型糖尿病患者左心室的舒张功能。其他新型 ROCK 抑制剂如 RKI-1447 和 RKI-18 可抑制 BC 细胞侵袭、迁移和集落形成；PT262 导致细胞骨架重组，在抑制肺癌细胞迁移方面比 Y27632 或 H-1152 作用更为明显。他汀类药物是另一种 ROCK 抑制剂，可抑制 RhoA 的异戊二烯化阶段，导致 RhoA 激活及随后 ROCK 激活减少，在临床试验中对心血管表现出有利影响。他汀类改善内皮功能、提高 NO 的生物利用度，增加动脉粥样硬化斑块的一致性，改善炎症反应。ROCK 抑制和刺激补偿信号通路的突出作用，特别是涉及细胞骨架排列的通路，取决于肿瘤细胞类型、细胞环境和肿瘤的微环境。因此，可能会增加评估 ROCK 抑制剂有效

性的复杂性。此外，第一代 ROCK 抑制剂如法舒地尔对其他激酶表现出抑制作用，可能会产生预期作用以外的影响，仍需研究作用更强、选择性更好的 ROCK 抑制剂。

### （五）信号通路的"串扰"

信号通路对 NVU 的调控是一个极其繁杂的过程，在此过程中，信号通路之间存在某些"串扰"（cross talking）作用。如 Notch 和 Wnt 通路在 NPC 增殖分化过程中存在"交互"作用，WNT3a 可诱导 Notch 下游靶基因 HES1 水平短暂上调，以及 HES5 表达水平持续抑制，并伴有前神经基因激活型转录因子 1（MASH1）的上调，促使 NSC 增殖；相反，抑制 WNT3a 的表达，可诱导 NSC 分化，HES5 的过表达可导致 MASH1 表达下调。

Shh 是在神经退行性疾病（PD、AD、ALS 等）发病机制中重要的信号通路，发挥着关键作用。Notch 信号通路控制细胞迁移、生长、突触可塑性和神经元存活。Notch 和 Shh 信号在新皮质中具有相互作用，PTCH1 缺失可激活 Shh 信号通路，可能是由于上调 Notch 信号而增加星形胶质细胞的"干细胞特性"。此外，在 Shh 激活的 NPC 中伴随 RBPJκ 的失活，恢复对称分裂和神经源性分裂之间的平衡。转录因子 HES1 可能是 Shh/Notch 协同调控皮质发生的关键分子。Shh 和 Notch 两种信号通路均在神经退行性病变（如 ALS）中发挥重要作用。在相关运动神经实验中，增加 Notch 抑制剂 DAPT 的浓度，Shh Light Ⅱ 细胞中的报告基因表达呈直线下降，相关的 Notch 信号转导和 Shh 信号转导的变化减少，可能导致 ALS 中运动神经元的功能障碍和死亡。

其他信号通路之间也存在串扰。例如，海马区的 EphrinB2 可激活 NSC 中的 β-catenin，上调关键的前神经转录因子表达，并指导神经元分化。ROCK 负向控制神经营养通路信号，涉及作用于神经元存活的上游 PTEN、AKT 和细胞外信号调节激酶（ERK）。ROCK 及 ERK 控制肌动蛋白细胞骨架组织，从而调节细胞形态的动态变化。在神经元中，轴突引导和轴突生长等运动过程需要对上游通路进行精细调节。神经元中存在 ROCK-ERK 双向串扰，在神经退行性疾病脊髓性肌萎缩（spinal muscular atrophy，SMA）模型中，该过程转向单向串扰，最终导致神经突生长失调。因此，ROCK/ERK 组合靶向可能作为未来 SMA 的治疗策略。羟基法舒地尔可在体内外防止 SOD1 诱导的运动神经元细胞死亡，抑制 ROCK 和 PTEN 活性，阻止磷酸化 AKT 的减少。这些作用可被 PI3K 抑制剂（LY294002）拮抗。因此，法舒地尔可能具有作为 ALS 治疗药物的潜力。

对单一途径和串扰分子的阐明与分析有助于对疾病病理机制及治疗策略的研究。未来的研究应确定重要的节点和边缘信息，作为以某一信号通路为中心的分子网络的基本组成部分。例如，网络分析可以揭示新的反馈回路和其他与药物直接或间接作用的相关网络模式，包括信号分子表达和激活状态的多维数据，以真正了解生理和疾病条件下的信息流。

# 第五节 炎症因子与炎症反应

炎症是血管化组织对任何类型伤害的复杂生物学反应，是一种多细胞反应，由血管系统、免疫系统和可溶性介质协调，其目标是检测和消除破坏因子及有害物质，清除坏死细胞/组织，并通过引导白细胞和防御分子到达局部感染或损伤部位，启动修复过程。急性炎症发病迅速、持续时间短，发生在损伤最初的几分钟到几小时内，并在刺激消除后不久消失。急性炎症通常由病原体或组织损伤引起，其特征是体液和血浆蛋白渗出，导致以粒细胞（嗜中性粒细胞、多形核粒细胞）为主的白细胞募集。相反，慢性炎症的持续时间较长，通常在受到伤害后的

24～48h 内发生，慢性炎症可持续数天、数月甚至数年。慢性炎症通常在持续感染、长时间接触有毒物质、异物和自身免疫（如 MS）之后发生。从急性炎症转变为慢性炎症时，损伤部位存在的白细胞类型可发生变化，中性粒细胞是急性炎症的主要效应细胞，而单核细胞/巨噬细胞和淋巴细胞是慢性炎症的主要细胞。

在炎症的初始阶段，组织内的岗哨细胞，如肥大细胞、巨噬细胞或树突状细胞，通过其模式识别受体（pattern recognition receptors，PRR）在检测到病原体或其他有害刺激物时被激活。PRR 通过识别抗原决定族（antigenic determinants），如微生物共同的模式相关分子模式（pattern-associated molecular patterns，PAMP）或来自受伤/死亡细胞的损伤相关分子模式（DAMP）（包括组织损伤过程中释放的 DNA/RNA 和 ATP），触发细胞内信号级联反应，从而导致促炎介质如细胞因子（如 TNF、IL1β 和干扰素）、趋化因子（如 IL8/CXCL8 和 MCP1/CCL2）和血管活性介质（如组胺、凝血酶、PG 和白三烯）的产生。这些介质不仅能引导免疫细胞到达损伤部位，还能促进局部内皮细胞的活化，从而导致血管舒张，局部血流量、通透性增加，血浆和富含蛋白质的体液从血管渗出进入血管外组织。血管流量和通透性变化促进了瘀滞（血液流动减慢和血液浓缩）和循环白细胞的边缘化。正常情况下，白细胞在中心层流中循环，在炎症发生时被向外推送更靠近血管壁，从而促进其蓄积并与内皮细胞相互作用。血管通透性的增加先于白细胞的募集和外渗，而一旦内皮细胞恢复完整性，即很快发生白细胞外渗。在炎症情况下，大多数白细胞-内皮细胞相互作用发生在毛细血管后微静脉。所有这些事件最终导致白细胞的局部募集，随后渗出到组织损伤部位，从而清除损伤性物质。

但是，有效消除病原体及死亡组织的同一机制也会对正常组织造成严重损害。因此，炎症是大多数疾病病理的根源。通常情况下，炎症具有自限性，受到严格控制。炎症介质和炎症细胞只有在受到有害刺激时才会被激活，而且往往寿命很短，当有害介质被清除后即被降解或失活。在炎症反应消退和修复的启动过程中，各种抗炎机制被激活。然而，如果有害因子不能迅速消除或持续存在，则可能导致慢性炎症，并最终伴有严重的病理后果。神经退行性病变、动脉粥样硬化、自身免疫性疾病和许多其他疾病都是炎症反应不受控制和（或）被错误诱导的结果。

神经元在 CNS 中执行基本功能，如信号转导和网络整合，是神经退行性疾病的主要靶细胞。维持神经元功能的最佳环境取决于神经胶质细胞和 BBB 等支持细胞。中枢神经退行性疾病的发生部分是由于在疾病过程中，神经元在一系列炎症环境中受到影响。BBB 内皮细胞是白细胞迁移到 CNS 面临的第一类细胞，是机体在生理和病理条件下形成免疫反应的重要环节。靶向 BBB 和神经炎症的疗法可能成为治疗 CNS 退行性疾病的策略之一。

# 一、中枢神经系统的免疫监测

虽然 CNS 在结构和功能上是独特的，但与所有其他组织一样，仍需要有效的免疫机制来防止感染和损害。免疫系统的一个基本功能是为 CNS 提供适当的保护，使其免受病原体和其他有害刺激的损害。由于实质内缺乏传统的淋巴管、主要组织相容性复合体（major histocompatibility complex，MHC）Ⅰ和Ⅱ类分子的组成型表达低，以及在正常状态下实质内特异性抗原提呈细胞（antigen presenting cell，APC）数量有限，CNS 曾经被认为是免疫豁免部位（immune privileged site）。但是这一观点最近被修正为"免疫特化"（immune specialized），反映了免疫监测在 CNS 预防机会性感染的重要性。CNS 由常驻小胶质细胞和血源性免疫细胞如单核细胞、巨噬细胞和树突状细胞（存在于专门的区域）持续监测，以检测可能破坏正常神经元生理功能的感染性和破坏性因子，这一过程称为免疫监视（immune surveillance），对维持 CNS 稳态至关重要。CNS 免疫细胞监测 CNS 感染和组织损伤的迹象，这可能与白细胞进入 CNS 所需的机制上具有共性，但与白细胞浸润到发生感染或炎症部位所涉及的事件不同。

　　小胶质细胞是 CNS 的长期驻留免疫细胞，作为 CNS 实质内的主要岗哨细胞，其主要作用之一是在 CNS 实质作为一线防御，检测和抵御进入 CNS 实质的大多数微生物和伤害性刺激。小胶质细胞扩展了对 CNS 微环境的连续采样过程。正常情况下，小胶质细胞表达的 MHC 类分子水平较低，处于静止状态。在感染和（或）炎症时，抗原呈递和激活的分子标记（包括 MHC Ⅱ类及共刺激分子 CD80/86、CD40）增强，使小胶质细胞呈递抗原并激活 T 细胞，通过释放促炎性细胞因子（TNF、IL1 和干扰素）和趋化因子介导强烈的炎症反应，招募外周免疫细胞。外周免疫细胞包括单核细胞、巨噬细胞、树突状细胞甚至 T 细胞（在某些情况下），则负责在 CNS 专门的区间巡逻。

　　外周免疫细胞通过与外周器官类似的机制进入无炎症 CNS，但在 CNS 中这种免疫监视的发生率要低得多。脑屏障包括 CNS 实质微血管内皮构成的 BBB、脑膜屏障和脉络膜丛上皮细胞构成的 BCSFB，保证了 CNS 中受到严格控制的环境，使其免受血流中多变条件的影响。BBB 严格控制血液与 CNS 之间的细胞和分子交换。BBB 内皮细胞建立了物理、转运和代谢屏障，AJ 和独特复杂的 TJ 构成内皮细胞之间连接的物理强度，限制细胞旁扩散。BBB 细胞成分及其分子相互作用调节 CNS 的免疫激活，保护其免受炎症过程中致命并发症的伤害。阻止白细胞进入中枢神经实质的机制最初是 BBB 内皮细胞及包被的周细胞、星形胶质细胞终足及基板组成的物理屏障。CAM、趋化因子和调节其表达方式的受体保持屏障的完整性和功能，限制白细胞的渗出及它们从 PVS 进入 CNS 实质。这些分子机制对于 CNS 病原体入侵致神经炎症反应至关重要，它们可促进内皮屏障的免疫细胞相互作用，从而确保局部 T 细胞重新激活，清除病原体。

　　与非 BEC 相比，BBB 内皮细胞的 CAM 的基础表达更低，这促进了健康 CNS 的免疫静止，维持 CNS 稳态和适当的神经元功能。因为这些特征，人们认为 CNS 的稳态不会持续在免疫细胞中寻找特定的抗原。事实上，尽管存在这种低表达，但 CNS 仍进行低程度的免疫监视，其中循环白细胞在 CNS 巡视，以消除潜在的传染性和破坏性因子。淋巴细胞定期检测 CNS，并通过与 PVS 中 APC 的相互作用，在 CNS 内需要清除病原体时发生局部再活化。在非感染状态下，TJ 通过 AJ 来连接血管内皮细胞，AJ 主要由血管内皮钙黏着蛋白（VE-cadherin）和 PECAM1 组成，这种联系加强了抵抗免疫细胞的细胞旁运动屏障。BBB 内皮细胞区别于其他细胞的另一个特征是其低水平的 CAM，限制白细胞相互作用及其跨内皮迁移。在免疫监视过程中，大多数进入 CNS 的淋巴细胞可穿过脉络膜丛或脑膜的内皮细胞，因为这些部位内皮细胞没有 BBB 特性，并可表达中等水平的 P-选择素、E-选择素和细胞间黏附分子 1（intercellular adhesion molecule 1，ICAM1）。一旦淋巴细胞离开脑膜血管，即沿血管腔外膜定位，沿着血管系统进入 CNS。这种定位基于在白细胞上广泛表达的趋化因子受体 CXCR4 与其配体 CXCL12 之间的相互作用。CNS 中所有的内皮细胞均表达 CXCL12，CXCL12 在 CNS 血管系统的实质侧显示极化定位。在 CNS 正常情况下，CXCL12 限制淋巴细胞进入实质，将其定位在 PVS，间隙中的 APC 决定了这些淋巴细胞在 CNS 中的最终命运：T 细胞进入 PVS 以外的区域通常需要通过与 APC 相互作用被重新激活，如巨噬细胞或树突状细胞，或少量的周细胞表达 MHC Ⅱ并带有相关抗原，这些 APC 在 PVS 富集。一旦 T 细胞遍布整个 BBB 并被 APC 重新激活，才能穿过 PVS 实质基板进入 CNS 实质。因此，T 细胞必须穿过 ECM 屏障，即神经胶质限制，该屏障可以被 MMP 分解。MMP 可诱导 TNF-α 从细胞结合形式转变为可溶形式，介导构成胶质限制的Ⅳ型胶原蛋白降解，浸润的白细胞穿过 BBB 进入 CNS 统实质。在中枢炎症过程中，

B 细胞也能够呈递抗原，与 CNS 脑膜内皮周围形成的异位淋巴滤泡中的 T 细胞相互作用。

免疫系统的细胞和分子必须进入 CNS，以应对潜在的危险因素，并最终在不造成其他组织损伤的情况下消除这种危险。这要求复杂而相互依赖的机制，通过这些机制，免疫系统可以监测 CNS 的状态。但许多积极参与 CNS 有益监视的因素也可能在引发和（或）加剧潜在的有害炎症反应中发挥关键作用。免疫细胞，如抗原特异性 $CD4^+$ 的 T 效应细胞（T effect cell，$T_{eff}$），可破坏 BBB，并对神经炎性疾病的进展起关键作用。BBB 被破坏与多种影响 CNS 的病理状况有关，如缺血、感染、癫痫、肿瘤和神经炎性疾病。中枢神经退行性疾病可导致进行性功能障碍和 CNS 的神经元丧失，这与慢性炎症之间存在紧密联系，在神经变性过程中，神经炎症事件可能在神经组织大量丧失之前开始。慢性神经炎症促使神经胶质细胞活化和增殖，释放有害促炎因子，炎症过程促进脑毛细血管改变，包括 TJ 丢失、周细胞萎缩、基板蛋白沉积导致基板增厚及对小分子和血浆蛋白的渗透性增加，这些变化加速了外周免疫细胞向脑实质的迁移，由神经胶质细胞驱动的免疫反应触发 BBB 的分解。炎症过程通过增加血管通透性、增强免疫细胞的迁移、改变转运系统或影响 BBB 作为信号转导界面的作用，从而影响 BBB 功能。这些变化的范围从轻度和短暂的"BBB 开放"到慢性衰竭，损害神经元活动并导致神经元损伤和认知障碍。胶质细胞、神经元和内皮细胞产生促炎信号分子，如细胞因子、趋化因子和黏附分子，共同决定 BBB 的性质并控制白细胞与内皮的黏附，调节白细胞的血-脑迁移，使炎症长期存在，从而加剧疾病病理学改变。因此，CNS 必须在检测有害因素和处理随后的免疫反应之间取得复杂的平衡，如果免疫反应过于强烈、时间过长和存在自我导向，免疫反应本身就会造成损害。因此，白细胞募集进入 CNS 增加是许多 CNS 疾病的一个关键病理特征。此外，CNS 内源性细胞本身可能启动、调节和维持免疫反应，在 CNS 实质（小胶质细胞、星形胶质细胞）和血管界面发挥免疫调节功能。这些调节功能包括抗原呈递到 T 细胞和细胞因子反应的极化。这种反应不仅可能导致原发性免疫疾病的整体组织损伤，还可能导致广泛的创伤性、缺血性和退行性过程。炎症级联反应过程的细胞、介质分子均可能成为相关疾病治疗的靶点，靶向炎症级联反应的抗炎疗法成为治疗 CNS 疾病的重要策略之一。

## 二、BBB 的炎性损伤模式

在大脑炎症过程中，BBB 损伤的第一个模式是内皮细胞和屏障相关 TJ 损伤。在脱髓鞘疾病的临床体征出现之前，ZO1 在连接位点和细胞骨架之间重定位，与血管通透性增加相吻合。EAE 中 claudin-3 的选择性丢失是 BBB 渗漏的原因，而 TJ 的其他蛋白质，例如 claudin-5 或 occludin 则保持不变。在 EAE 中 BBB 破坏早于致炎性 T 细胞入侵。Claudin-1 的过表达可减少 EAE 中的 BBB 渗漏并减弱其临床病程。小分子 LY-317615（enzastaurin）是蛋白激酶-β（PKCβ）的抑制剂，可抑制 T 细胞迁移，诱导 claudin-3、claudin-5 及 ZO1 表达。咪唑啉可通过改善 ZO1、occludin、claudin-5 和连接黏附分子-1（JAM1）的表达来保护 BBB 免受 EAE 相关的损害。以上研究提示 TJ 在炎症相关的 BBB 功能障碍中起关键作用，保护 TJ 可对抗炎症依赖性 BBB 通透性增加。

炎症过程中 BBB 损伤的第二个模式是星形胶质细胞的极性降低。星形胶质细胞是高度极化的细胞，其终足膜的分子结构与实质膜完全不同。终足膜中有大量的 OAP 累积，与 AQP4 的形态相关；在实质膜中，OAP 的密度显著降低。但 AQP4 并不以单个蛋白质或蛋白质簇嵌入膜中，而是属于肌萎缩蛋白-肌养蛋白聚糖复合物（DDC）的一部分，该复合物由 AQP4、互生蛋白（syntrophin）、肌萎缩蛋白、小肌营养蛋白（dystrobrevin）、α- 和 β-肌养蛋白聚糖

（dystroglycan）组成。α-肌养蛋白聚糖附着在外膜表面并结合层粘连蛋白和凝集素，β-肌养蛋白聚糖则是跨膜蛋白。肌养蛋白聚糖可在神经胶质限制膜上促使 AQP4 分子形成 OAP，并在 BBB 水平上诱导 AQP4 的表达，对 DDC 在胶质血管边界稳定性具有重要作用。发生炎症时，β-肌养蛋白聚糖参与炎症细胞穿过星形胶质细胞基板的过程。EAE 期间毛细血管后微静脉位置的 OAP 通过增加其在星形胶质细胞实质膜结构域中的密度而降低极性，OAP 重新分布到细胞终足区之外的膜域，这种错位可能是由于 β-肌养蛋白聚糖被进入 CNS 的巨噬细胞分泌的 MMP2、9、3 选择性切割。敲除 MMP2 和 MMP9 的小鼠可保留肌养蛋白聚糖，对白细胞通过基板向 CNS 迁移产生抗性。突触蛋白聚糖可与 DDC 结合，其丢失可能导致 AQP4 的重新分布和细胞外水运输的方向性受损，导致细胞毒性水肿，继而可能引起以 TJ 为特征的 BBB 破坏，最终导致血管源性水肿的发展。然而，极性的丧失如何与微血管 TJ 的紊乱相关的机制目前完全未知。

# 三、外周免疫细胞向脑的浸润

## （一）免疫细胞跨血脑屏障的步骤

　　免疫细胞利用血管系统作为高速通道，在体内不断循环。在神经炎症过程中，$T_{eff}$ 迁移到 CNS。$T_{eff}$ 进入 CNS 时必须跨越不同的屏障：BBB、BCSFB 和脑膜屏障。这些屏障的 TJ 分子组成不同，导致炎症条件下的通透性不同，淋巴细胞外渗率也不同。BBB 炎症的外渗发生在毛细血管后微静脉水平，此处剪切流最小。BBB 的外渗遵循 $T_{eff}$ 淋巴细胞与炎症内皮细胞之间的黏附和信号转导连续事件。与外周白细胞渗出相似，这些步骤也包括白细胞的束缚/捕获、滚动、黏附、移动（爬行）和血细胞渗出（diapedesis）。白细胞与内皮细胞的初始接触形成是通过捕获和滚动调节，随后免疫细胞表面的整合素分子被激活，使得免疫细胞能够完全承受血液流动所产生的剪切力，从而保持牢固的黏附。最后，$T_{eff}$ 细胞跨越 BBB 内皮细胞及内皮基板完成外渗（图 4-12）。

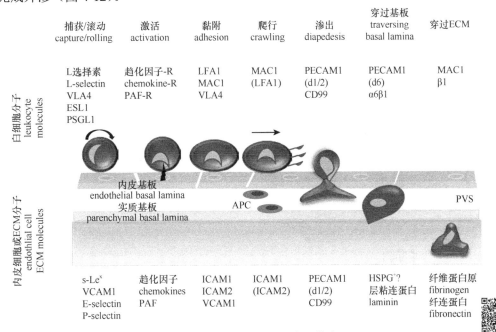

图 4-12　白细胞外渗的多步骤模式

炎症过程中白细胞和内皮细胞之间的一系列分子间顺序相互作用

图 4-12 彩图

但与外周白细胞渗出不同的是，在 CNS 外渗的白细胞尚有一个最终的竞争壁垒：基板。渗出的 $T_{eff}$ 细胞被包围在血管内皮基板和实质基板之间，只有在被 APC 再刺激后，实质基板分解，$T_{eff}$ 细胞才会进入脑实质。内皮基板主要由层粘连蛋白（即层粘连蛋白-8 和-10）和Ⅳ型胶原蛋白组成。ECM 成分的蛋白水解可能是白细胞突破内皮基板的机制。例如，在细胞表面表达的嗜中性粒细胞蛋白酶通过局部降解 ECM 促进中性粒细胞通过基板。然而，这种降解血管完整性结构的生理学意义尚有争议性。相反，另一种观点认为，静脉基板含有利于白细胞迁移的"白细胞受纳"区域。静脉基板中存在 ECM 沉积水平较低的区域（low expression regions），这些低表达区域与周细胞覆盖的间隙共定位，可能是白细胞通过基板外渗的优先部位。

穿过血管内皮后，白细胞的生理和表型发生改变，不仅能促进它们通过基板/间质运动，而且还能发挥其效应。一旦穿过基板，外渗的白细胞在趋化因子梯度的作用下穿过小间隙。嗜中性粒细胞是炎症的第一应答细胞，生存时间短（在组织中生存 1 ～ 2 天），在发挥其效应后发生凋亡。而单核细胞在 8 ～ 12h 内到达炎症部位后，分化为巨噬细胞或树突状细胞，它们以长寿岗哨细胞的形式驻留于组织中，或迁移至局部引流淋巴或类淋巴，分别向幼稚细胞（naïve cells）呈递抗原。在某些条件下，部分嗜中性粒细胞和单核细胞可通过"反向跨膜迁移"（reverse transmigration）的过程成功穿过内皮细胞迁移，迅速重新进入循环。此过程与 JAM-C 表达和功能的扰动有关，但该现象的确切原因和生理目的尚未明确。

### （二）白细胞向中枢神经系统迁移的途径

大脑的空间解剖结构可能揭示白细胞向 CNS 迁移的途径。白细胞可通过不同的解剖学途径进入 CNS：①脉络丛（choroid plexus, CP），通过 CSF 和 BCSFB；②脑膜，通过血管与 PVS 连接的位置；③直接进入脑实质的毛细血管后微静脉（图 4-13）。在生理条件下和疾病状态期间，每个途径都起着重要作用。SAS 与 CP 基质的连续性对脑部炎症有重要影响。在 EAE 中，髓鞘特异性 T 细胞迁移至脑膜，被 SAS 中抗原呈递吞噬细胞激活。激活的自身反应性 $T_{eff}$ 进入 CNS 后，再募集更多的免疫细胞。此外，由于小鼠 EAE 模型的脑膜中免疫细胞

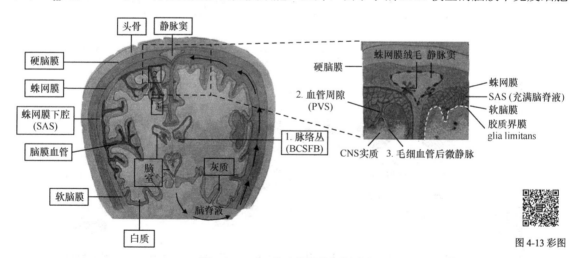

图 4-13 彩图

图 4-13 CNS 免疫监视的解剖路径

脑实质的动脉供应来自于沿脑表面的 SAS 的颈内动脉末梢分支。进入脑实质时，血管最初被与 SAS 相连的 PVS 围绕。CSF 由位于脑室系统中的脉络膜上皮主动分泌。CSF 从脑室循环到位于蛛网膜和软脑膜之间的 SAS，并通过延伸到大脑静脉窦的蛛网膜绒毛再吸收到全身循环。T 细胞和单核细胞可通过以下途径进入大脑：①通过 CP 的有孔血管穿过 BCSFB 并穿过上皮进入 CSF；②通过 PVS 脑膜血管分支进入 SAS；③通过毛细血管后微静脉直接进入中枢实质

数量和炎性介质的增加与复发相关，但与 CNS 中的 BBB 通透性和免疫细胞蓄积无关。由此，研究者提出了免疫细胞进入 CNS 的"双波模型"（two-wave model），即作为免疫监视的一部分，免疫细胞首先通过脑膜，只有当脑膜炎症持续存在时，白细胞才能进入实质。尽管上皮含有 TJ，但 CP 内皮与 BBB 内皮不同（请参考第一章）。在第一波中，$T_{eff}$ 从全身循环穿过 BCSFB 进入 CSF。从 CSF，$T_{eff}$ 通过脑室系统循环进入脑膜 SAS，与驻留 APC 相遇，并被髓磷脂负载的 APC 激活，介导其他炎症细胞的募集，从而导致 BBB 损伤和第二波外周白细胞进入 CNS。促炎介质可以从整个脑膜扩散到 CNS 实质，直接作用于少突胶质细胞、神经元和小胶质细胞。因此，在炎症期间，CP 和脑膜很可能是 $T_{eff}$ 进入大脑的重要通道。

# 四、靶向免疫细胞外渗的药物

在 CNS 炎性疾病中，$T_{eff}$ 细胞从炎性 BBB 的外渗是由 CAM、趋化因子及其受体进行严密调控的多步骤过程。循环中的 $T_{eff}$ 细胞与 BBB 炎性内皮细胞之间的初始接触可以减缓 $T_{eff}$ 的运动，$T_{eff}$ 细胞表面的整合素获得激活构象，这反过来又成为抗剪切应力使 $T_{eff}$ 停止的先决条件，使其转变为牢固的黏附、爬行，并最终渗出。虽然与外周免疫细胞外渗的多步骤级联相似，但 $T_{eff}$ 细胞在炎性 BBB 的外渗具有明显的特点。$T_{eff}$ 细胞渗出 BBB 后在 PVS 积聚，其进入 CNS 实质需要突破神经胶质限制，只有当 $T_{eff}$ 的同源抗原被 APC 重新刺激激活后，才能突破实质基板，浸润到 CNS 实质。免疫细胞从循环外渗进入 CNS 实质是一个高度动态的过程，多个步骤相互配合、相互调控、协同作用，受到免疫细胞亚群、靶器官和炎症条件的严格调控。因此，参与这一过程的关键分子需要严格控制其有效性和激活状态。趋化因子、CAM 和 GPCR 等蛋白家族是免疫细胞与内皮细胞间相互作用和黏附的核心。根据蛋白质中高度保守的半胱氨酸的数量及其在 N 端的位置，趋化因子被分为 CXC-、CC-、CX3C- 和 C- 趋化因子，其中 C 表示半胱氨酸，X 表示中间的其他氨基酸。CAM 可细分为四个家族：选择素（selectin）、整合素（integrin）、免疫球蛋白超基因家族（immunoglobulin supergene family）和钙黏着蛋白（cadherin）。趋化因子和 CAM 在协调组织屏障免疫和内皮细胞的相互作用中发挥重要作用。趋化因子超家族成员是诱导免疫细胞从血液进入炎症组织时牢固黏附和爬行的细胞迁移线索之一。CAM 是位于大多数内皮细胞表面的跨膜蛋白，介导细胞与 ECM 或其他细胞的结合。在大多数组织中，CAM 之间的相互作用允许免疫细胞在血管内皮的管腔表面滚动和爬行，对组织环境进行采样以获取进入组织的线索。炎性 BBB 积极参与这一过程，靶向免疫细胞外渗的药物可能用于预防或减轻 CNS 神经炎症。

## （一）靶向趋化因子

趋化因子与其在白细胞上的 GPCR 相互作用诱导白细胞黏附于内皮细胞，趋化因子需要与内皮细胞上和组织中 ECM 中的糖胺聚糖（GAG）相互作用，在血管内皮产生浓度梯度，随后白细胞外渗并沿趋化梯度定向迁移。在过去的 20 年中，减少趋化因子活性的研究主要集中在识别趋化因子与其同源 GPCR 相互作用的抑制剂，但只取得了有限的成功。然而，靶向趋化因子-GAG 相互作用的替代策略可能是抑制趋化因子活性和炎症的一种潜在方法。来自病毒和寄生虫的蛋白质可结合趋化因子或 GAG，可能有干扰趋化因子-GAG 相互作用的潜力。例如，调节趋化因子活性蛋白表达的病毒趋化因子结合蛋白，包括病毒趋化因子同源物、病毒趋化因子受体同源物和病毒趋化因子结合蛋白（vCKBP）；人趋化因子结合蛋白 TNF-刺激基因-6（TSG-6）；或者趋化因子类似物，包括截短趋化因子和突变趋化因子，可以与趋化因子竞争结合 GAG，其特征是对 GAG 有很强的亲和力。最近研发的 spiegelmer，可屏蔽趋化因子上 GAG 结合位点，从而防止趋化因子-GAG 相互作用。

## （二）靶向整合素

整合素是抗体类药物（最丰富的整合素靶向药物）、小分子类药物和肽类药物的治疗靶点。部分整合素靶向药物已经进入了临床试验或批准用于临床。已获 FDA 批准的药物，如靶向整合素 αⅡbβ3 的药物用于经皮心脏干预、急性冠状动脉综合征和心肌梗死中防止血小板聚集。使用嵌合抗原受体工程 T 细胞靶向整合素也可能用于实体瘤的 T 细胞免疫治疗。例如，早期在 MS 小鼠模型（EAE）中发现，整合素二聚体 α4β1（极迟抗原 4，VLA4）抗体可阻断淋巴细胞和单核细胞选择性结合炎性脑血管的过程，这一发现使研究者成功地开发了人源化单克隆阻断抗体那他珠单抗（Tysabri®，natalizumab），可阻断免疫细胞在 BBB 的外渗，临床上用于降低 MS 患者的复发率。其他靶向药物还有整合素 αVβ3 拮抗剂（MK-0429）、αVβ3 单克隆 etaracizumab，αVβ3 和 αVβ5 选择性抑制剂西仑吉肽（Cilengitide，EMD 121974），但目前还没有 FDA 批准的整合素 αVβ3、αVβ5 及 α5β1 拮抗剂。

## （三）靶向免疫球蛋白超基因家族

鞘氨醇-1-磷酸受体（sphingosine-1-phosphate receptor，S1PR）拮抗剂劳戈莫德（FTY720，fingolimod）可显著降低复发缓和型 MS 患者的复发率，保护 BBB 特性并抑制 VCAM1 和 ICAM1 的表达。针对 ICAM1 和 ICAM2/LFA1 与功能阻断抗体如 Hu23f2G，恩莫单抗（enlimomab）和依法珠单抗（efalizumab）相互作用的临床试验，旨在减少缺血性卒中中性粒细胞的浸润并招募致脑炎的免疫细胞亚群。但在极少数情况下，那他珠单抗或劳戈莫德的治疗与严重的不良反应有关，可能发展为进行性多灶性白质脑病（progressive multifocal leukoencephalopathy，PML）。

## （四）其他药物

使用他汀类药物抑制 BBB 的炎症状态阻止免疫细胞渗入 CNS 的方法也在研究，他汀类药物是 3-羟基-3-甲基-戊二酰辅酶（3-hydroxy-3-methyl-glutaryl-coenzyme，HMG-Co）还原酶的抑制剂。HMG-CoA 参与胆固醇合成途径，但可能通过干扰异戊烯化从而阻断 Rho-GTPase 信号发挥免疫调节和抗炎作用。

此外，根据双波理论，在炎症期间，CP 和脑膜很可能是 $T_{eff}$ 进入大脑的主要通道。因此，未来的治疗方法也应旨在阻止脑膜中第一波反应引发的 CNS 内第二波反应。替代的药物输送方法如从鼻黏膜到大脑的直接途径可以绕过 BBB 到达 SAS，醋酸格拉替雷鼻内给药是公认的 MS 治疗方法，比皮下给药能更有效地治疗 EAE。

# 五、未来研究方向

对于过度的炎症反应，治疗目的是减少炎症，而不是完全抑制炎症反应。与靶向趋化因子-受体相互作用相比，趋化因子-GAG 相互作用往往具有较低的特异性和效率。但是针对减少过度炎症的目标，这些特征实际上可能是有益的，需进一步研究。

细胞表达多种整合素和其他黏附分子。整合素在配体相互作用和信号转导功能中保留冗余，整合素之间存在广泛的串扰，影响细胞功能。当配体与一种整合素结合抑制另一种整合素的活性时，就会发生整合素串扰，即整合素活化的反式显性抑制。因此，阻断一种整合素可能会导致另一种相关整合素的上调，而不是抑制完整的信号通路，以维持黏附、相互作用和信号转导。此外，单一整合素的高选择性拮抗剂可能更容易产生耐药性或矛盾效应。因此双重和多重整合素拮抗剂可能更具有潜力。

基于目前的药物有限，而且可能存在严重不良反应，需要继续研究进一步阐明免疫细胞在炎性 BBB 中浸润的复杂过程，利用炎性 BBB 上免疫细胞外渗的独特特性进行药物或治疗方法的设计，而不会在其他地方产生不良反应或抑制稳态免疫监视。但应注意，BBB 上有许多特定的转运体和酶系统，它们调节着分子在屏障上的转运。神经炎症可对正常的 BBB 功能产生影响。因此，药物进入大脑的过程发生改变，在不同的疾病状态下，药物在大脑中的分布可能影响 CNS 疾病的治疗效率。疾病期间细胞旁转运和跨细胞转运途径的改变可介导 BBB 功能的改变，可能增强或降低治疗 CNS 疾病的疗效。例如，通常不能通过 BBB 的药物由于通透性增加，可能到达病变的大脑中。另外，正常情况下能够通过 BBB 的药物可能因为炎症状态下 ABC 转运体功能增强，或由于受体在脑内皮腔内侧表达的减少而被更积极地排出。因此，在选择和设计适当的针对这类疾病的药物靶向策略时，不能忽视神经炎症的状态及其对各种 BBB 转运途径的增强或抑制作用。

# 六、本章小结

除了上述的几种重要的药物靶点之外，还有研究较多的脂肪因子、类固醇、类淋巴系统、脑-肠-脑轴、PGE$_2$/PGD$_2$、miRNA 等也可能是靶向 CNS 疾病的潜在治疗策略。由于篇幅限制，在此不再详述。

（周宁娜 向建鸣 石安华 马振桓 谢金洙 刘鸥霜 李 震）

## 参考文献

Arduino I, Iacobazzi RM, Riganti C, et al. 2020. Induced expression of P-gp and BCRP transporters on brain endothelial cells using transferrin functionalized nanostructured lipid carriers: a first step of a potential strategy for the treatment of Alzheimer's disease. Int J Pharm, 591: 120011.

Badaut J, Ajao DO, Sorensen DW, et al. 2015. Caveolin expression changes in the neurovascular unit after juvenile traumatic brain injury: signs of blood-brain barrier healing? Neuroscience, 285: 215-226.

Chen H, Luo J, Kintner DB, et al. 2005. Na(+)-dependent chloride transporter(NKCC1)-null mice exhibit less gray and white matter damage after focal cerebral ischemia. J Cereb Blood Flow Metab, 25(1): 54-66.

Dazert P, Suofu Y, Grube M, et al. 2006. Differential regulation of transport proteins in the periinfarct region following reversible middle cerebral artery occlusion in rats. Neuroscience, 142(4): 1071-1079.

Deracinois B, Lenfant AM, Dehouck MP, et al. 2015. Tissue non-specific alkaline phosphatase (TNAP) in vessels of the brain. Subcell Biochem, 76: 125-151.

Guo J, Cheng C, Chen CS, et al. 2016. Overexpression of fibulin-5 attenuates ischemia/reperfusion injury after middle cerebral artery occlusion in rats. Mol Neurobiol, 53(5): 3154-3167.

Harada K, Suzuki Y, Yamakawa K, et al. 2012. Combination of reactive oxygen species and tissue-type plasminogen activator enhances the induction of gelatinase B in brain endothelial cells. Int J Neurosci, 122(2): 53-59.

Hartz AM, Zhong Y, Wolf A, et al. 2016. Aβ40 reduces P-glycoprotein at the blood-brain barrier through the ubiquitin-proteasome pathway. J Neurosci, 36(6): 1930-1941.

Jia L, Piña-Crespo J, Li Y. 2019. Restoring Wnt/β-catenin signaling is a promising therapeutic strategy for Alzheimer's disease. Mol Brain, 12(1): 104.

Keep RF, Andjelkovic AV, Xiang J, et al. 2018. Brain endothelial cell junctions after cerebral hemorrhage: Changes, mechanisms and therapeutic targets. J Cereb Blood Flow Metab, 38(8): 1255-1275.

Ko KM, Leung HY. 2007. Enhancement of ATP generation capacity, antioxidant activity and immunomodulatory activities by Chinese Yang and Yin tonifying herbs. Chin Med, 2: 3.

Kwan, P, Brodie MJ. 2005. Potential role of drug transporters in the pathogenesis of medically intractable epilepsy. Epilepsia, 46(2): 224-235.

Lapchak PA, Chapman DF, Zivin JA. 2000. Metalloproteinase inhibition reduces thrombolytic(tissue plasminogen activator)-induced hemorrhage after thromboembolic stroke. Stroke, 31(12): 3034-3040.

Lenart B, Kintner DB, Shull GE, et al. 2004. Na-K-Cl cotransporter-mediated intracellular $Na^+$ accumulation affects $Ca^{2+}$ signaling in astrocytes in an in vitro ischemic model. J Neurosci, 24(43): 9585-9597.

Li C, Ou R, Chen Y, et al. 2021. Mutation analysis of seven SLC family transporters for early-onset Parkinson's disease in Chinese population. Neurobiol Aging, 103: 152.e1-152.e6.

Li Y, Li Y, Pang S, et al. 2014. Novel and functional ABCB1 gene variant in sporadic Parkinson's disease. Neurosci Lett, 566: 61-66.

Liu Q, Zhu L, Liu X, et al. 2020. TRA2A-induced upregulation of LINC00662 regulates blood-brain barrier permeability by affecting ELK4 mRNA stability in Alzheimer's microenvironment. RNA Biol, 17(9): 1293-1308.

Manandhar S, et al. 2021. Repositioning of antidiabetic drugs for Alzheimer's disease: possibility of Wnt signaling modulation by targeting LRP6 an in silico based study. J Biomol Struct Dyn, 1-15.

Murata Y, Rosell A, Scannevin RH, et al. 2008. Extension of the thrombolytic time window with minocycline in experimental stroke. Stroke, 39(12): 3372-3377.

Persidsky Y, Heilman D, Haorah J, et al. 2006. Rho-mediated regulation of tight junctions during monocyte migration across the blood-brain barrier in HIV-1 encephalitis(HIVE). Blood, 107(12): 4770-4780.

Rana T, Behl T, Sehgal A, et al. 2021. Exploring sonic hedgehog cell signaling in neurogenesis: its potential role in depressive behavior. Neurochem Res, 46(7): 1589-1602.

Seok H, Lee M, Shin E, et al. 2019. Low-dose pioglitazone can ameliorate learning and memory impairment in a mouse model of dementia by increasing LRP1 expression in the hippocampus. Sci Rep, 9(1): 4414.

Spindola A, Targa ADS, Rodrigues LS, et al. 2020. Increased mmp/reck expression ratio is associated with increased recognition memory performance in a Parkinson's disease animal model. Mol Neurobiol, 57(2): 837-847.

Spudich A, Kilic E, Xing H, et al. 2006. Inhibition of multidrug resistance transporter-1 facilitates neuroprotective therapies after focal cerebral ischemia. Nat Neurosci, 9(4): 487-488.

Stamatovic SM, Johnson AM, Sladojevic N, et al. 2017. Endocytosis of tight junction proteins and the regulation of degradation and recycling. Ann N Y Acad Sci, 1397(1): 54-65.

Tachibana K, Iwashita Y, Wakayama E, et al. 2020. Tight junction modulating bioprobes for drug delivery system to the brain: a review. Pharmaceutics, 12(12): 1236.

Tiwari SK, Agarwal S, Seth B, et al. 2019. Correction to curcumin-loaded nanoparticles potently induce adult neurogenesis and reverse cognitive deficits in Alzheimer's disease model via canonical wnt/ β -catenin pathway. ACS Nano, 13(6): 7355.

Wang S, Leem JS, Podvin S, et al. 2021. Synapsin-caveolin-1 gene therapy preserves neuronal and synaptic morphology and prevents neurodegeneration in a mouse model of AD. Mol Ther Methods Clin Dev, 21: 434-450.

Yang Y, Rosenberg GA. 2011. Blood-brain barrier breakdown in acute and chronic cerebrovascular disease. Stroke, 42(11): 3323-3328.

# 第五章　血脑屏障与药物转运

作用于 CNS 的药物，要对 CNS 疾病发挥有效的治疗作用，通常需要克服 BBB，使转运到 CNS 细胞外液中的药量达到有效浓度。NVU 或 BBB 以 TJ 蛋白、各种转运体限制药物进入 CNS，其中 TJ 蛋白限制药物从细胞间隙进入 CNS，而各种转运体可促进药物跨细胞和细胞旁外排或限制药物流入，成为药物进入 CNS 发挥治疗作用的屏障（图 5-1）。

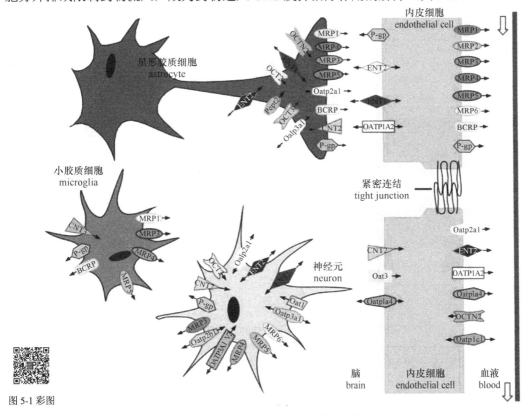

图 5-1 彩图

图 5-1　BBB 表达的药物转运体

作为人体中最重要同时也是最敏感的器官系统，CNS 能量代谢旺盛，氧消耗量占到机体总氧消耗量的约 20%。脑功能的正常有赖于脑细胞外环境的精确调节。脑组织与体循环之间的界面，即 BBB 或 NVU，能够在脑微血管内皮细胞（brain microvessel endothelial cells，BMEC）水平以一定的机制高度选择性地促进脑营养物质运输，调节离子平衡，阻止对脑组织有潜在毒性的物质转入或促进其转出。与这些功能相适应，BBB 或 NVU 中的内皮细胞线粒体含量较外周血管系统显著增加，TEER 增强，细胞内陷胞吞作用最小，开孔不足。线粒体含量增加对于这些内皮细胞维持各种主动转运机制至关重要，如用于将离子、营养物和废物输送到脑实质内外的物质，从而有助于精确调节 CNS 微环境并确保适当的神经元功能。内皮细胞的细胞极性归因于在腔和腔内膜上差异表达的转运体和代谢酶的不同功能表达。腔和近腔质膜的这种不同的生化特征进一步有助于 BBB 的高选择性。

在 BBB 内皮细胞表达的许多转运体中，有几种转运体与药物流入 CNS 或外排离开 CNS

有关。促进药物进入大脑的转运体中，OATP 转运体（啮齿动物为 Oatp 转运体）分布在 BBB 毛细血管内皮细胞上并呈双向转运，可介导药物转运到脑中；而 P-gp、BCRP 和 MRP 则为外排转运体，可促进药物外排离开大脑。此外，OAT、OCT、核苷转运体（nucleoside transporters，NT），MCT 和肽转运体（peptide transporters，PT）在 BBB 中内源性表达，与相应物质的摄取入脑也有较大关系。图 5-1 展示了在 NVU 各类型细胞上部分转运体的位置。

目前一些 CNS 疾病仍然难以获得有效的药物治疗，主要是因为许多药物难以在脑中达到有效浓度。在某种程度上，这又可归因于主动外排运输过程限制了药物由血液向大脑的摄取。实际上，药物是可通过各种有利于摄取的机制跨越脑屏障，累积于 CNS 中。如图 5-2 所示，这些机制包括跨细胞扩散、载体介导转运、受体介导的内吞作用等。

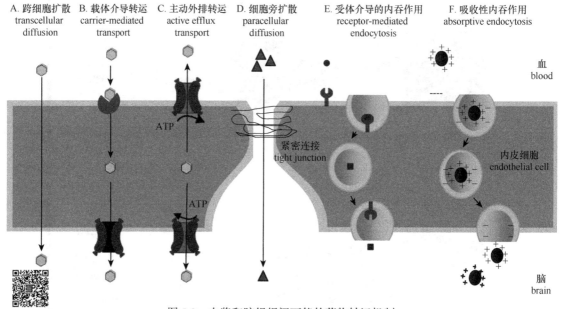

图 5-2　血浆和脑组织间可能的药物转运机制

图 5-2 彩图

NVU 包括细胞成分和 ECM。其中，细胞组成主要为内皮细胞、星形胶质细胞、小胶质细胞、周细胞和神经元本身。BBB 的概念与 NVU 的概念内涵基本相同，但后者强调了大脑的功能发挥和功能障碍需要各种 NVU 组件之间的相互配合。当 NVU 组分被损伤而使 BBB 完整性改变时，脑微血管的通透性和药物向脑组织的输送也会相应改变。

构成 BBB 的各种转运体中，目前已知 P-gp 是一种外排转运体，在限制药物进入 CNS 时起主要作用，因此可通过抑制 P-gp 的功能从而提高药物向脑组织的输送。在 CNS 中，神经元、星形胶质细胞、小胶质细胞、BBB 毛细血管内皮细胞均有 P-gp 表达，可使药物从 CNS 外排进入血液；脑内的胶质细胞包括星形胶质细胞、小胶质细胞和少突胶质细胞，这些细胞表达有 ABC 超家族药物外排转运体，也使许多药物跨 BBB 的渗透性扩散受到明显抑制。此外还表达 SLC 转运体家族的许多成员，使大脑能够摄取某些药物。ABC 和 SLC 转运体的功能性表达使之对 CNS 药物的处置调节发挥着重要作用；目前已发现 BBB 中存在转铁蛋白受体（transferrin receptor，TfR）、胰岛素受体（insulin receptor，InsR）等可介导内皮细胞对大分子物质进行胞吞转运，这种跨膜转运被称为受体介导的胞吞转运（receptor-mediated transcytosis，RMT），靶向这些受体促进大分子药物向脑内输送无疑具有潜在的重要临床意义；酶促裂解组织细胞膜磷脂响应各种刺激从而生成 AA，AA 又可进一步经酶催化生物合成多种 PG 类活性物质，在 CNS 的所有 PG 类活性物质中，$PGE_2$ 和 $PGD_2$ 在正常和病理条件下对调节神经元和 NVU 的功能活动起关键作用，是维持正常的 CNS 功能所必需的，其产生和清除需要得到较好的平衡，以精确调节脑中 PG 类活性物质水平，因此影响 $PGE_2$ 和 $PGD_2$ 在脑屏障中的转运也具有重要的药理学意义；肽和蛋白质具有作为 CNS 治疗药物的巨大潜力，在开发这些肽和蛋白质成为有效的治疗药物时，需要克服 BBB 和其他障碍。纳米载体是一种旨在形成纳米级粒子的药物制剂，其主要包括脂质体、白蛋白纳米粒和聚合物纳米粒，可用于从血液到脑递送药物，目前在临床实践中应用的治疗性纳米载体主要是脂质体和白蛋白纳米粒，而用于 CNS 疾病尤其是脑癌治疗药物递送系统的主要是脂质体和药物的复合物或融合蛋白。

# 第一节　以 P-糖蛋白作为靶点优化中枢神经系统药物转运

P-gp 广泛存在于机体各种组织的细胞膜上，在具有分泌和生理屏障功能的组织中表达较高，在 BBB 中位于脑毛细血管腔侧内皮细胞膜上，通过与 ATP 及进入细胞内的外来药物结合，消耗 ATP 而将药物从细胞内泵到血液中，从而使脑组织中药物的浓度降低。维拉帕米是一种 P-gp 抑制剂，能够抑制 BBB 中的 P-gp 将奎尼丁从脑毛细血管内皮细胞向血液的泵出作用，所以当奎尼丁合用维拉帕米时其在脑组织中的浓度增加。

P-gp 是一种跨膜糖蛋白，分子量为 170kDa，包含 1280 个氨基酸残基，由多药耐药（multidrug resistance，MDR）基因编码，是 ABC 转运体家族的重要组成成员，是一种消耗 ATP 的药物外排泵。敲除小鼠 MDR1A 基因而引起其细胞 P-gp 缺乏时，相对正常小鼠，化合物伊维菌素、长春碱和奎尼丁在其脑组织中的浓度可增加 10 余倍以上。P-gp 在 BBB 中的表达和功能可受细胞内、外环境的影响，芳基烃和丙戊酸均可上调 BBB 中 P-gp 的功能，此作用可因叶酸缺乏而被削弱。

作用于 CNS 的抗抑郁药、阿片类镇痛药、抗精神分裂症药和抗癫痫药等在脑组织中的浓度较低，主要因为 P-gp 的外排作用，最终使从循环血液进入脑组织的药量显著下降。因此在药物研究中可以 BBB 上的 P-gp 作为靶点开发 P-gp 增强剂或抑制剂，通过使用 P-gp 增强剂加速相关药物外排而减轻其对 CNS 的毒性；利用抑制剂减少外排而增强抗抑郁药、阿片类镇痛药、抗精神分裂症药和抗癫痫药等对相应疾病的治疗作用。

## 一、概　　述

BBB 是人类向大脑有效递送药物发挥治疗作用时最重要的需要克服的体内机械和生化屏障，直接靶向 BBB 以优化药物进入脑组织成为研究的热点。表达于 BMEC 泵出化合物的转运体 P-gp 和辅助有机阴离子流入的转运肽 1a4（OATP1A4）是优化药物向脑转运的重要 BBB 靶标。P-gp 是目前造成许多促进 CNS 发育的治疗方法失败的主要原因。微透析、脑室内注射或渗透压震扰等技术可通过靶向转运体改变或损毁各种组织，人们以此能够开发新的化学方法，利用内源性屏障组分将药物递送至大脑，从而提高现有治疗药物的疗效，同时促进新治疗药物的开发。

## 二、P-糖蛋白

P-gp 由 MDR 基因编码，已经在人组织中鉴定出两种 MDR 同型基因 MDR-1 和 MDR-2；而啮齿类动物组织中的 P-gp 表达则由三种不同的 MDR 同型基因（大鼠中的 Mdr1a、Mdr1b 和 Mdr2 及小鼠中的 Mdr1、Mdr2 和 Mdr3）编码。MDR1/Mdr1a/Mdr1b 的过表达赋予 MDR

表型，MDR2/*Mdr2* 主要在肝脏中表达，并参与磷脂酰胆碱向胆汁的转运。

在人类，*MDR1* 基因的表达产物长度为 1280 个氨基酸，由 2 个同源片段组成，每个片段含有 6 个跨膜结构域。每个同源片段还含有一个 ATP 结合位点。在第一个细胞外环上有 2～4 个糖基化位点。尽管糖基化是定位于质膜所必需的，但转运功能的发挥并不依赖糖基化作用。使用糖基化缺陷的 P-gp 的研究发现细胞表面的这种转运体水平较低，但运输功能未受影响。成熟的 P-gp 在两个同源片段（TM6～TM7）之间的接头区域被磷酸化。磷酸化可以保护非糖基化的 P-gp 免于被内质网蛋白酶降解或在糖基化和运输至质膜之前被蛋白酶体降解。例如，体外研究表明激活 PIM1 激酶（丝氨酸/苏氨酸激酶）可降低 P-gp 降解并增加细胞表面表达，这表明磷酸化可能是处理成熟和功能性 P-gp 转运体的关键步骤，也是改善 CNS 药物递送的潜在关键靶点。采用大鼠 BEC 开展的体外研究表明，P-gp 与细胞质膜微囊的 caveolin-1 结构蛋白之间存在相互作用，这种作用可通过 caveolin-1 结构蛋白的酪氨酸-14-磷酸化而增强。

自从在中国仓鼠卵巢细胞发现 P-gp 以后，研究者又在多种屏障和非屏障的各种组织细胞中相继观察到了 P-gp 的表达，包括肾脏、肝脏、胃肠道、胎盘和睾丸。在大脑中，P-gp 定位于 BBB 内皮细胞的腔侧细胞膜和 CPE 的顶端质膜。在 BBB 中 P-gp 的表达可能是自然选择的结果，这种进化可以保护 CNS 免于暴露在潜在的神经毒性异物的作用下并维持适当神经元功能所需的精确稳态环境。这种进化也有利于适应和维持体内平衡，这就是为什么 P-gp 在环境胁迫下进化为脑的功能成分的主要原因。利用 *Mdr1a/Mdr1b* 基因敲除小鼠开展的研究进一步表明 P-gp 在 CNS 保护作用中的重要性：与野生型对照鼠相比，*Mdr1a/Mdr1b* 基因敲除小鼠脑组织摄取的神经毒性农药伊维菌素增加了 100 倍，表现出震颤、麻痹、昏迷和死亡等多种伊维菌素中毒症状。在大肠杆菌中也观察到了类似的结果，该菌株对伊维菌素的敏感性增加与 *Mdr1* 基因的完全缺失直接相关。此外，在脑实质的星形胶质细胞、小胶质细胞和神经元中均检测到了 P-gp 表达。在实验中观察到的所有这些结果均表明：P-gp 已真正发展成为 CNS 重要"守门人"的可能性，这对于维持大脑和 CNS 中安全无毒的环境是至关重要的，但 P-gp 的这种功能也限制了吗啡等许多具有治疗疾病作用的药物进入脑组织中发挥相应效应（图 5-3）。

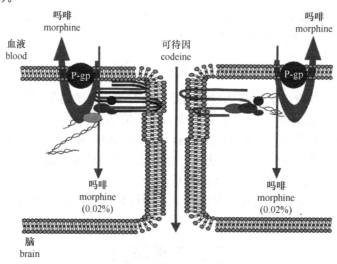

图 5-3 彩图

图 5-3　P-gp 外排作用限制药物进入脑组织

P-gp 还具有广泛的底物和药物特性，这使其成为所有 CNS 药物向脑转运难以克服的障碍。P-gp 所转运的化合物通常是非极性的弱酸、碱两性化合物，分子大小范围宽泛，既可转运小分子药物如柔红霉素（563.99Da），也可以转运分子较大的药物如放线菌素 D（1255.42Da）。目前已知其所转运化合物类别包括抗生素、钙通道阻滞剂、强心苷、化疗药、免疫抑制剂、抗癫痫药、抗抑郁药和 HIV-1 蛋白酶抑制剂等。此外，尚有研究表明，许多 HMG CoA 还原酶抑制剂（如匹伐他汀、普伐他汀等）经 P-gp 转运通过生物膜，吗啡和阿片肽 DPDPE 等阿片类镇痛药由 P-gp 直接从脑组织中排出。

　　P-gp 的内源底物包括细胞因子、脂质、类固醇激素和肽。已发现几种 P-gp 的底物是竞争性转运抑制剂，包括钙通道阻滞剂维拉帕米、抗精神分裂症药氯丙嗪、免疫抑制剂环孢素 A 和环孢素 A 类似物戊司泊达；HMG CoA 还原酶抑制剂可阻断 P-gp 的转运功能，目前一些研究正在探索使用这些药物逆转肿瘤细胞中 P-gp 诱导的药物抗性。

## 三、围绕脑屏障向中枢神经系统输送药物的发展策略

　　BBB 是药物向 CNS 输送较难克服的障碍。跨越 BBB 的化合物跨细胞渗透过程复杂，由各种转运体的表达进行调节（图5-4）。事实上，这些转运体的总体平衡是多种治疗药物向 CNS 渗透的关键决定因素。治疗性化合物被限制进入 CNS，导致许多 CNS 疾病的相关药物治疗无效，如癫痫、脑癌、HIV 相关的神经认知疾病、脑缺氧、缺血性卒中和外周炎性疼痛等。因此，目前已经开发出了几种规避 BBB，改善药物向 CNS 递送的治疗策略。在这些策略中，有的涉及侵入性程序，如机械性强力打开 BBB，其可能引起不期望的副作用和广泛的组织病理学损伤；其他的策略则主要集中在规避显著限制治疗性化合物进入大脑的 P-gp、MRP/*Mrp*、BCRP/*Bcrp* 等外排转运体上。尽管外排转运体抑制在改善 CNS 药物渗透性方面取得了一定的成功，但它们的实际应用却受限于因为脑和其他外周组织中药物浓度增加而可能发生的药物不良反应。正因为如此，人们的注意力开始转向利用其他转运系统来改善药物向 CNS 的递送，如在脑屏障上表达的内源性流入转运体 OATP1A4。

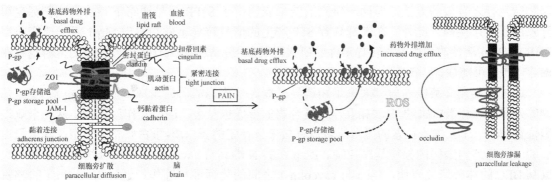

图 5-4　克服 BBB 向脑组织递送药物可靶向的转运蛋白

图5-4 彩图

## 四、抑制脑屏障外泵转运体

　　为了有效规避脑屏障上的 P-gp 等药物外排转运体，促进药物更好地渗入到 CNS 中发挥治疗作用，现在已经开发出了一些相关外排转运体抑制剂。第一代 P-gp 抑制剂发现于 20 世纪 80 年代早期，具有抑制 P-gp 的外排转运活性从而增加药物向细胞内渗透的作用，但其发挥治疗作用所需的剂量非常高，导致毒性明显和具有不希望发生的药动学上的相互作用。多药耐药调节剂戊司泊达等为第二代 P-gp 抑制剂，戊司泊达抑制 P-gp 外排的作用强于第一代，毒性也更低，但临床研究中发现其对药物向 CNS 的递送仅有适度增加作用。此外第二代 P-gp

抑制剂能显著抑制细胞毒性药物在体内的代谢和排泄，因此需要将用于化疗的这些细胞毒性药物的剂量减少到其不产生毒性的水平才有安全性。

选择性调节 P-gp 的活性有可能影响许多 CNS 疾病的治疗并改变病理进展过程。越来越多的研究表明，在炎症、疼痛、癫痫、HIV、脑癌和脑缺血等多种疾病中 P-gp 能够影响 CNS 对药物的摄取，数据支持 P-gp 在治疗中的作用。虽然靶向 P-gp 治疗 CNS 疾病存在共识，但是研究数据（尤其是使用 P-gp 抑制剂时）却存在不相一致的地方。此外，目前可用的 P-gp 抑制剂尚不能改善临床治疗结果。还有一些证据表明 P-gp 与 AD 有关：与健康对照组受试者相比，AD 患者的 P-gp 功能降低，表明 P-gp 可以影响一些疾病病理进展；用 P-gp 抑制剂治疗后，AD 模型大鼠中的 Aβ 清除率并没有降低。

在各种疾病中 P-gp 可能发挥的作用较为复杂，P-gp 对治疗或发病机制的影响仍有待明确。通过了解各种病理状况下导致 P-gp 活性增加或降低的信号转导通路，发现新的药物靶标在特定通路中调节 P-gp 是非常必要的。在直接抑制 P-gp 活性治疗 CNS 疾病失败的情况下，精细调节 P-gp 活性的方法也许能获得成功。

可通过靶向相关信号转导通路抑制 P-gp，而非全面抑制 P-gp，可以更精确地控制特定靶组织中的 P-gp 活性而不影响或较少影响其他组织中的 P-gp 活性，这对于神经保护作用非常重要。例如，通过 S1PR 信号转导通路可以允许大鼠脑毛细血管瞬时调节 P-gp 介导的外排活性：使脑毛细血管暴露于鞘氨醇-1-磷酸（sphingosine-1-phosphate，S1P）下时，P-gp 介导的药物外排减少，而从毛细血管培养基中去除 S1P 后 P-gp 外排活性恢复到对照组水平。

使用原位灌注技术体内验证在离体脑毛细血管中观察到的 P-gp 功能变化的研究表明，给予 S1P 或 S1P 类似物芬戈莫德处理的动物体内 P-gp 活性降低，使经放射性标记的维拉帕米、洛哌丁胺（loperamide）和紫杉醇（paclitaxel）的脑摄取增加；而使用 S1PR1 特异性拮抗剂或抑制 G 蛋白偶联受体的信号转导则可阻止这种作用。虽然直接靶向 S1PR1 是控制 BBB 外排药物转运行之有效的方法，但同一研究的结果表明位于 S1PR 信号通路下游的其他靶标也可开发用于治疗疾病。此外，在表征导致 S1P 产生的信号转导事件和发现 Mrp1 对于改变小鼠 BBB 的 P-gp 活性的鞘脂信号转导事件的研究极其重要，表明在 S1PR 信号转导的上游也存在治疗干预的可能性。

通过将 λ-角叉菜胶注射到大鼠足跖诱导外周炎性疼痛的研究发现，控制 P-gp 对 CNS 药物的外排转运和蛋白质-蛋白质相互作用复合物的形成也是潜在的药物作用靶标。从一个亚细胞位置到另一个亚细胞位置的蛋白质转运直接来自特定的蛋白质-蛋白质相互作用，其由蛋白质的一级序列内编码的独特基序控制。P-gp 在其 N 端具有 caveolin-1 的结合结构域。利用大鼠脑 BEC 的体外研究表明，P-gp 与 caveolin-1 之间的物理性相互作用通过 caveolin-1 的酪氨酸-14-磷酸化而增强，P-gp 与 caveolin-1 的结合负向调节 P-gp 功能；而体内研究表明，外周炎症性疼痛可导致大鼠脑微血管中的 P-gp、总 caveolin-1 和酪氨酸-14-磷酸化的 caveolin-1 重新分布。这些蛋白质的位置变化伴随着 P-gp 活性的增加和大脑中吗啡累积量的减少。

外周炎性疼痛诱发的异常转运变化的深入表征将有助于明确潜在的 CNS 治疗靶点。此外，VEGF 通过内吞作用诱导 BBB 中 P-gp 外排功能的快速降低，进一步强调了对信号转导通路的治疗性处理可能暂时降低腔膜侧 P-gp 外排转运活性的潜力。外周的炎性疼痛导致含有 P-gp 的高分子量复合物分解。这一分解过程包括水溶性还原剂可接触的二硫键的丢失或重排。这些数据表明氧化还原过程涉及 P-gp 的转运/激活，P-gp 中药物介导的 ATP 酶的活性取决于 ATP 分子结合后特定二硫键的形成。氧化还原反应依赖性的变化可以是直接由酶促过程催化的 P-gp 复合物内二硫键的重排，也可以在通过氧化还原反应依赖性的信号转导途径中产生 P-gp 复合物的构象重塑。阻断 P-gp 的较高级复合物分解并能够使 P-gp 的主要部分在储库中保持无活性形式，可能是测定 P-gp 活性的独特机会，即在维持基础的 P-gp 活性以防止异物毒性的前提下，同时防止过度增加的 P-gp 活性减少了 CNS 药物的有效递送。随着基于氧化还原反应过程的治疗方法的日益普及，明确外周炎性疼痛刺激后，在 P-gp 外排转运/激活期间发生的氧化还原反应和信号转导的特征，预示着应用基于氧化还原反应过程的药物可能改善 CNS 药物的转送。

外周炎症疼痛对 CNS 药物递送影响的研究表明，TGF-β1 信号转导过程也可被用于改善药物在脑内的摄取。TGF-β1 是脑微血管稳态的关键调节因子。在外周炎性疼痛期间，血清 TGF-β1 的含量随着激活素受体样激酶-1（activin receptor-like kinase-1，ALK1）/激活素受体样激酶-5（activin receptor-like kinase-5，ALK5）信号转导通路的信号转导而下降。双氯芬酸是一种常用的非甾体抗炎药，可预防血清 TGF-β 降低，减少 ALK1/ALK5 在微血管的表达，提示外周炎症性疼痛直接参与了 TGF-β 信号通路的整体调节。此外，与生理盐水对照组相比，使用 SB431542 抑制 TGF-β/ALK5 信号转导可以增加外周炎性疼痛的动物 Oatpla4 药物摄取转运体的功能性表达。对小鼠永生化脑内皮细胞 4（mouse brain endothelial cell，MBEC4）的研究表明，ALK5 介导的信号转导参与了 P-gp 转运体的调节，进一步的研究发现，内源性的 BBB 药物摄取转运体受 TGF-β/ALK5 信号转导通路的调节。TGF-β/ALK5 信号转导通路可通过改变 TJ 蛋白复合物的结构和增加内流转运体的功能表达进而调节 BBB 的通透性，因此 TGF-β/ALK5 通路具有作为药物靶标的潜力，可用于精确控制 BBB 内流转运体的表达从而优化 CNS 药物转运。

# 第二节　胶质细胞中药物转运体的功能表达与药物转运

药物治疗 CNS 疾病的有效性取决于药物穿过 BBB 和 BCSFB 进入脑实质细胞单元中的药量。由于 ABC 超家族的药物外排转运体的表达，许多药物跨 BBB 的渗透性扩散受到明显抑制。脑实质细胞膜上表达各种具有药物外排功能的转运体。实际上，脑内星形胶质细胞、小胶质细胞、少突胶质细胞和神经元上均有 ABC 转运体的表达。早在十多年前，已有研究者指出，脑实质细胞膜可以作为药物向 CNS 内渗透的二级屏障。除 ABC 转运体外，SLC 转运体家族的许多成员也在 BBB、BCSFB 和脑实质细胞上表达，大脑能够摄取内源性分泌的化合物（即营养素、激素和神经递质）和一些药物。ABC 和 SLC 转运体在脑内的功能性表达使之在 CNS 药物的处置调节中发挥主要作用。

## 一、血脑屏障和脑实质细胞的生理作用

BBB 是一种高度动态的物理和生化屏障。在毛细血管壁上的 BMEC 之间形成的 TJ 能够限制物质的细胞旁路进入，而由 BMEC 表达的外排/内流转运体、离子通道和受体则可调节溶质、营养物质和许多异物的跨细胞转运。脑实质中的每一细胞单元在维持 BBB 的功能和脑内环境稳态中起着关键作用。星形胶质细胞通过提供细胞骨架支持以维持 BBB 的完整性，通过控制细胞外的 K$^+$ 和谷氨酸的浓度保护 CNS，以避免这些物质引起神经毒性。星形胶质细胞还可分泌各种神经营养因子，而这些因子对于神经元的生长，内皮 TJ 的维持和小胶质细胞的分化是必需的。神经元通过轴突传递神经信号，形成 CNS 的基本结构和功能组件。

除星形胶质细胞和神经元外，脑实质内还存在的另外两种细胞类型是小胶质细胞和少突胶质细胞。小胶质细胞是在受伤或病理刺激期间被激活的脑驻留免疫活性细胞。少突胶质细

胞主要在神经轴突周围形成绝缘髓鞘，以保护神经元使其免受伤害。许多摄取转运体在脑实质细胞中表达，并且在神经递质等许多内源性及外源性化合物的运输中发挥着重要作用。在脑实质细胞单元，特别是在星形胶质细胞、小胶质细胞和神经元中也检测到多种药物外排转运体的功能性表达。因此，脑实质细胞膜可以作为药物向脑内渗透性的二级生物化学屏障。除 BBB 和脑实质细胞单元外，衬在 CP 周围的有孔毛细血管上的上皮细胞也表达许多内流/外排转运体，其有助于调节药物进入/离开 CNS 的渗透性。

# 二、药物转运体在胶质细胞中的功能表达

## （一）ABC 药物外排转运体

ABC 转运体超家族是真核生物外排转运体中最大和最具特征的家族之一。这些转运体通常是膜结合蛋白，能够利用消耗 ATP 产生的能量主动排出潜在的有害的外源或内源性分子及衍生物。目前 50 个已知的 ABC 超家族成员，可分成 7 个亚家族（A ～ G），主要是基于两个共有序列对 ABC 家族成员进行分类：两个 ATP 结合结构域（Walker A 和 Walker B）和 ABC 标记 C 结构域（ALSGGQ）。三种研究最广泛的 ABC 转运体是 P-gp、MRP 和 BCRP。这些转运体发现于癌细胞系中，显示出对多种结构不同的抗癌药物的抗性，被称为多药抗性（multidrug resistance，MDR）表型。在人类基因组测序工程完成以后，又发现和表征了其他几种人类的 MRP 同源物。目前，有 13 种已知的 MRP 同种型，即 MRP1 ～ 13。除了功能已达成共识的 MDR 之外，还鉴定明确了 ABC 转运体调控一些药物及其代谢产物的吸收、分布、排泄和清除。这些转运体的多态性或多种突变可导致机体对药物处置的个体差异，引起囊性纤维化、弹性纤维假黄瘤（又称 Gronblad-Strandberg 综合征）、丹吉尔病（又称无 α 脂蛋白血症）和眼底黄色斑点症（又称 Stargardt 病）等多种疾病的发生。图 5-5 总结了在脑细胞单元中不同 ABC 转运体的细胞定位。

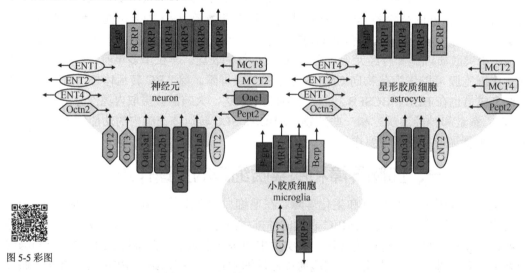

图 5-5 彩图

图 5-5　ABC 转运蛋白在不同脑细胞中的表达

## （二）SLC 药物转运体

SLC 膜转运体构成了最大且高度保守的转运体超家族。目前已确定 48 个 SLC 家族，其家族成员在 BBB、BCSFB 和脑实质细胞中均高度表达，包括 OATP、OAT、有机阳离子转运

系统、核苷转运体、肽转运体和单羧酸转运体（monocarboxylate transporter，MCT）。

# 三、神经系统病理改变背景下胶质细胞药物转运体的调控

在脑实质细胞中表达的药物转运体，一旦其跨越 BBB 就可能在 CNS 疾病的药物治疗中发挥重要作用。在 AD、肿瘤等机体病理状况下，药物能够渗透到脑实质细胞中达到有效浓度是极其重要的，因此应充分了解不同类别的 CNS 药物对大脑的渗透性及它们与转运体的相互作用情况。

## （一）阿尔茨海默病

AD 的病理学特征主要是脑实质内淀粉样斑块沉积；临床特征表现为认知能力下降，包括记忆功能和自理能力下降。在患有几种脑毛细血管淀粉样血管病的病例中，可见 Aβ 在毛细血管壁中积聚。目前有学说认为，由于 BBB 中 Aβ 的转运体功能改变导致 Aβ 清除能力受损可能是 AD 的发病机制。研究发现 P-gp 可能在 Aβ 转运中发挥了重要作用。在 *Mdr1a/1b* 基因敲除小鼠和野生型小鼠中注射 $A\beta_{40}$ 和 $A\beta_{42}$ 后，与野生型对照相比，这些肽的清除非常缓慢。Silverberg 等报道，在衰老大鼠的脑毛细血管中 P-gp 表达减少，Aβ 蓄积增加。在从转基因 AD 小鼠模型分离的脑毛细血管中也观察到 P-gp 表达降低，证明了 P-gp 在跨越 BBB 的 Aβ 转运中所起的作用。使用正电子发射断层扫描放射性标记的维拉帕米发现，与同龄健康个体相比，在 AD 患者的脑中检测到维拉帕米增加，表明在 BBB 中 P-gp 功能活性降低。研究也发现，从 CAA 患者中分离的毛细血管其 P-gp 和 BCRP 表达显著下降。在发生 AD 的前提下，也发现了其他 ABC 转运体的变化。从利用转基因诱导的 AD 小鼠模型及 CAA 患者中获得的脑组织中分离出微血管，可检测到 *ABCG2* 基因表达增加。在 *Abcg2* 敲除小鼠中，发现 Aβ 的蓄积较野生型小鼠更高。Krohn 等也发现，*Mrp1* 缺乏导致转基因 AD 小鼠 Aβ 在脑中蓄积增加。在 AD 患者的海马组织中发现 MRP1 表达增加，表明该转运体在 AD 的发病机制中具有保护作用。在 AD 动物模型中，$1\alpha,25\text{-}(OH)_2\text{-}D_3$ 可诱导 P-gp 表达，减少脑 Aβ 的蓄积，使动物的认知能力改善。总之，ABC 转运体可能在 AD 的发病机制中起关键作用，并且可能是调节疾病进展和（或）AD 治疗的潜在靶标，尚需深入研究来充分表征这些药物转运体在发生 AD 的背景下在脑实质细胞中对 Aβ 转运的作用。

## （二）帕金森病

在诸如 PD 和 AD 等神经退行性疾病中发现 ABC 转运体水平发生改变。PD 的显著特征是黑质中神经元丧失和路易体形成；临床表现为运动迟缓、运动不能、肌肉僵硬和震颤。内源或外源性毒素的累积可能导致了 PD 的病理改变。几种 P-gp 底物与 PD 的病理生理学变化相关。例如，已知有些杀虫剂可诱导氧化应激和随后的神经元死亡，其可促进 PD 的发展。另外，也发现一些毒素并不是 P-gp 底物。例如，Lacher 等使用 P-gp 编码基因敲除动物证明了 PD 相关的神经毒性物质百草枯不是 P-gp 底物。在晚期 PD 患者中发现放射性标记的 P-gp 底物维拉帕米的渗透性升高。从 PD 患者的尸检样品中分离的脑毛细血管内皮细胞中 *MDR1* 基因表达降低。虽然推测 MRP1 和 MRP2 介导的有毒物质 GSH 结合物的转运可能对 PD 有益，但抑制小鼠 MRP 的不同亚型并不影响 1-甲基-4-苯基-1,2,3,6-四氢吡啶诱导的神经毒性作用。有研究表明，多巴胺能神经元 *Mrp7* 基因的表达可抑制环境污染物甲基汞诱发的神经毒性。实验发现 *Mrp7* 基因敲除可导致内质网应激反应增加两倍，导致动物死亡，表明 Mrp7 具有神经保护作用。虽然已知抗 PD 药溴隐亭可在体外与 P-gp 相互作用，但这些药物在体内是否是 P-gp 的底物或抑制剂，目前仍未明确。在 P-gp 过表达的细胞中，溴隐亭可抑制 P-gp 介导的罗丹明 123

（rhodamine123）和钙黄绿素 AM（calcein AM）流出。然而，利用敲除 *Mdr1a* 基因的动物进行研究发现溴隐亭并不是 P-gp 抑制剂。由于药物转运体功能受损而导致的外源异物蓄积可能增加 PD 的风险，因此了解转运体介导的脑细胞区室神经毒素的清除显得较为有意义和重要。

### （三）癫痫

从耐药性癫痫患者中分离到的脑毛细血管内皮细胞可检测到 P-gp 表达增加。在癫痫患者脑组织中，RA P-gp 的表达已出现上调。在其他 ABC 转运体中，ABCG2、MRP1、MRP2 和 MRP5 在癫痫发作期间表达上调。在癫痫模型大鼠中 Abcg2 表达增加。在耐药性癫痫的几种脑异常中，可检测到发育异常的神经元和 RA MRP1 表达增加。在耐药性癫痫患者脑组织中，MRP2 和 MRP5 的表达上调。研究证明，抗癫痫药是 ABC 转运体的底物，这些转运体的上调与这些药物向脑内的渗透量减少有关。在医学耐药性癫痫大鼠模型中，发现与正常大鼠脑组织相比，P-gp 的 mRNA 和蛋白质表达在脑组织中上调。在这些癫痫大鼠的细胞外液中也发现常规治疗药物苯妥英和卡马西平的浓度非常低。然而，在同时给予维拉帕米后，细胞外液中苯妥英和卡马西平的浓度增加。这些结果表明 P-gp 参与了在癫痫期间其对抗癫痫药产生抗性。与此相反，有人也提出抗癫痫药可能不是 ABC 转运体的底物，抗癫痫药是 ABC 转运体底物的证据仍然不充分。在 *Mdr1* 基因敲除的小鼠中，苯妥英和卡马西平的脑渗透与野生型动物没有差异，但观察到托吡酯、拉莫三嗪和加巴喷丁的脑渗透显著增加。既然在耐药性癫痫患者中在 BBB 和脑实质水平上观察到了 ABC 转运体的表达增加，因此需要进一步研究确定转运体在脑实质水平及其与抗癫痫药的相互作用中的作用。目前尚难以确定抗癫痫药是否可以调节转运体的表达。Lombardo 等的研究表明，暴露于抗癫痫药（苯巴比妥、苯妥英、卡马西平、托吡酯、替加宾和左乙拉西坦）作用三天可诱导大鼠 BMEC 细胞系 GPNT 中 P-gp 的表达；相反，苯巴比妥、苯妥英和卡马西平对该细胞系中 P-gp 的功能性表达则不产生任何影响。另有研究测试不同抗癫痫药对大鼠和人内皮细胞系中 P-gp 功能性表达的影响，发现仅有卡马西平导致 hCMEC/D3 细胞中 P-gp 功能显著增加。杨等报道抗癫痫药可介导内皮细胞和星形胶质细胞中 P-gp 表达；而在脑毛细血管内皮细胞中，苯巴比妥、苯妥英和卡马西平不改变 P-gp 有功能性表达。另一项研究表明，癫痫发作期间释放的谷氨酸通过 NMBA 受体诱导小鼠和人脑毛细血管中的 P-gp 表达。使用该受体拮抗剂可抑制 P-gp 的功能，表明 P-gp 在发病期间上调，NMDA 受体拮抗剂可以作为逆转转运体相关抗药性的干预治疗。

### （四）神经胶质瘤

神经胶质瘤是大脑中最常见的肿瘤。ABC 转运体在脑肿瘤组织的表达能够限制化学治疗药物渗透进入这些肿瘤细胞中。在神经母细胞瘤、星形细胞瘤和成胶质细胞瘤中，P-gp、BCRP 和 MRP1 的表达上调，造成了这些肿瘤细胞对相应治疗药物产生耐药性：在神经胶质瘤和 GBM 中 P-gp 的表达增强；神经母细胞瘤中 MRP1 表达增加使相应药物的治疗效果显著下降；由于 P-gp 和 BCRP 的主动外排转运，使吉非替尼（gefitinib）、索拉非尼（sorafenib）等化学治疗药物组织渗透性较差。例如，作为特异性表皮生长因子受体相关的酪氨酸激酶抑制剂，吉非替尼因为 BBB 中 P-gp 和 BCRP 主动外排，其向 CNS 中的分布受限。在 *Mdr1a/b*、*Bcrp1* 基因三重敲除的模型小鼠上，由于缺乏 P-gp 和 BCRP 的表达，吉非替尼向 CNS 的分布得到增强。在小鼠中也发现厄洛替尼（erlotinib）被 P-gp 和 BCRP 外排。吉非替尼与 P-gp/BCRP 双重抑制剂依克立达联合应用，可使其在脑内的分布得到显著增加。吉非替尼在体内对 ABC 转运体介导的药物外排具有抑制作用，与作为转运体底物的治疗药物联合应用，可增加这些治疗药物的表观生物利用度。在神经母细胞瘤细胞系中，检测到 P-gp 和 MRP1 的表达增加，而在给予低强度脉冲超声处理后，P-gp 的表达显著降低。在几种 GBM、星形细胞瘤细胞系和 GBM 细胞系的细胞核中也发现了 BCRP 表达的增强。使用烟曲霉青素 C（fumitremorgin C）抑制 BCRP 或使用小干扰 RNA 下调 BCRP，可使米托蒽醌（mitoxantrone）对 GBM Ln229 细胞系的细胞毒作用增加。在多形性 GBM 组织活检中可检测到 MRP1 的表达增加。在体外实验中发现，同时给予抗癌药物和 MRP1 抑制剂后，GBM T98G 和 G44 细胞的活力显著降低。使用 siRNA 靶向缺氧诱导因子-1α（hypoxia-inducible factor-1α）可导致 MRP1 的表达降低和细胞对化学治疗药物的敏感性增加。

## （五）脑 HIV-1 感染

HIV-1 相关的神经系统疾病是另一种神经系统的病理性改变，其中药物转运体在抗逆转录病毒治疗药物的选择中起重要作用。大约 50% 的 HIV-1 感染患者发生神经认知缺陷。在大脑中，小胶质细胞携带感染期的 HIV-1 病毒，星形胶质细胞携带处于潜伏期的病毒。已知这些细胞在脑 HIV-1 感染期间分泌许多神经毒性因子、趋化因子、促炎性细胞因子、一氧化氮和谷氨酸。此外，脱落的 tat、gp120、vpr 等病毒蛋白在神经胶质细胞中诱导炎症和氧化应激反应。慢性 HIV-1 感染可导致单核细胞/巨噬细胞在脑组织中浸润增加，髓鞘磷脂脱落，多核巨细胞、活化的小胶质细胞、反应性星形细胞（星形胶质细胞增殖和活化）增多和出现小胶质细胞结节。这些神经系统的病理状态统称为 HIV-脑炎（HIV-encephalitis，HIVE）。长期的脑部炎症、氧化应激和与 HIV-1 感染相关的神经元丢失最终可导致感染者的神经认知障碍的发展。当前治疗脑部 HIV-1 感染依然是非常困难的工作。抗逆转录病毒药物向脑内渗透性差是治疗的主要障碍之一。由于在 BBB 中和脑实质细胞上表达的药物外排转运体的作用，许多 HIV-蛋白酶抑制剂和核苷逆转录酶抑制剂向脑内的渗透转运较少；此外，在 HIV-1 感染期间，这些转运体在大脑中的功能表达可发生改变，在接受抗逆转录病毒治疗的 HIV-1 感染患者病逝后的脑组织中观察到 P-gp 表达增加。由于抗逆转录病毒药物可在体外和体内均调节转运体的表达，所以目前仍未明确这种 P-gp 表达的增加是由治疗本身引起的还是由 HIV 相关疾病发病导致的。相反，在 HIVE 未接受治疗的患者尸检脑样本中和重度免疫缺陷 HIVE 模型小鼠的脑组织中均观察到了这些蛋白质表达降低。使用体外细胞培养的实验证实，在人或啮齿动物脑细胞单元中 P-gp 表达发生改变。Persidsky 等报道，暴露于 TNF-α、IL1β、IFN-γ 和 HIV-1 感染巨噬细胞上清液中的人 BMEC（hBMEC）原代培养物中，P-gp 的功能性表达显著降低；在小鼠 BMEC 和星形胶质细胞中，HIV-1 病毒反式激活蛋白 tat 暴露可导致 P-gp 表达的上调。已经观察到 HIV-1 的 gp120 通过与大鼠星形胶质细胞原代培养物中的 CCR5 趋化因子受体相互作用而诱导促炎性细胞因子（IL6、IL1β 和 TNF-α）分泌，并显著降低 P-gp 的功能表达；IL6 可以显著降低 P-gp 表达，而 TNF-α 或 IL1β 暴露导致 P-gp 表达的适度增强。人类星形胶质细胞中也存在类似发现，暴露于临床分离的 HIV-1 作用下的人胎儿星形胶质细胞原代培养，其 P-gp 表达的显著下调；gp120 和 IL6 介导的人胎儿星形胶质细胞中 P-gp 下调，这种 P-gp 下调可被 NF-κB 抑制肽 SN50 减弱，表明 NF-κB 信号通路参与了 P-gp 的调节。关于 MRP1 调节作用，在大鼠星形胶质细胞的原代培养物中，应用 gp120 处理后可观察到这种转运体表达增加，其与 GSH 和 GSSG 的外流增强相关，表明 MRP1 在调节神经胶质细胞中的氧化应激方面可能有潜在作用。此外，在大鼠星形胶质细胞原代培养液中，当细胞暴露于 TNF-α 的作用下时，发现 Mrp1/MRP1 表达在基因和蛋白水平层面均上调。使用抑肽 SN50 或药理学抑制剂 BAY-11-7082 抑制 NF-κB 能够减弱 gp120 介导的 TNF-α 释放和 MRP1 的上调，表明 NF-κB 信号通路可影响 MRP1 的调节作用。在利用 TNF-α 处理后培养的星形胶质细胞，在使用 NF-κB 或 JNK

信号通路抑制剂后，发现 NF-κB 不直接参与 MRP1 的调节，但可通过激活 JNK 信号通路引起 TNF-α 释放，从而间接发挥其作用。研究信号通路在 HIV-1 感染背景下对转运体的调控作用，结果 Hayashi 等发现 Tat 诱导培养的星形胶质细胞在 mRNA 和蛋白质水平出现 MRP1 上调，MAPK 信号通路参与了调节。钟等发现完整的脂筏和 Rho 信号通路参与 Tat 介导的 P-gp 上调。上述观察结果表明，ABC 转运体在 HIV 相关的神经炎症中受到调节，这可能导致了抗逆转录病毒药物向脑中渗透性的改变。核苷转运体等几种 SLC 转运体也与抗逆转录病毒药物被摄取进入大脑有关。但在脑发生 HIV-1 感染的背景下对这些转运体的调节情况的特点尚未明确。

### （六）镇痛药和麻醉药滥用

各种 ABC 外排转运体可相互协同将潜在的有害物质排出大脑，显示出重要的神经保护作用。但可卡因、麦角酸酰二乙胺（lysergic acid diethylamide，LSD）、大麻酚等诸多滥用药物，吗啡等麻醉性镇痛药仍然能够有效穿越 BBB 进入 CNS。

大麻中的活性成分可与神经元中的大麻素受体（cannabinoid receptors）相互作用，从而产生精神效应、镇痛和记忆障碍；这些活性成分还能够与神经胶质细胞中的大麻素受体相互作用，影响与神经炎症相关的 MS 等疾病的发病过程。大麻还可以改变相关转运体的表达或功能。例如，大麻酚是大麻的四种主要活性成分之一，已被证明可显著抑制大鼠 BMEC 中 P-gp 介导的药物转运，这表明当与其他 P-gp 底物一起服用时可能存在药物间的相互作用。在另一项研究中，暴露于大麻素作用 72h 后，CEM/VLB（100）细胞可观察到 P-gp 表达降低，这与用荧光标记的 P-gp 底物罗丹明 123 在细胞内蓄积增加相关，表明源自植物的大麻素具有逆转 MDR 表型的作用。已有许多研究提示植物来源的大麻素可能具有治疗应用的潜力。因此很有必要开展进一步研究以了解植物来源的大麻素的细胞机制及它们对神经胶质细胞中的转运体的影响。

可卡因是另一种众所周知的滥用药物。已经确定可卡因通过下调 TJ 蛋白和上调 CAM 从而对 BBB 的完整性产生广泛的影响。在脑实质细胞内，可卡因具有剧毒，如果星形胶质细胞和小胶质细胞慢性暴露于可卡因，可导致其功能障碍和细胞死亡。可卡因诱导的细胞毒性可能涉及与内质网应激相关的机制，即非折叠蛋白质应答（unfolded protein response）。给予可卡因后，纹状体神经元和 BV-2 小胶质细胞株中 PERK、Elf2α、CHOP 等多种内质网应激信号介质含量增加。可卡因通过与多巴胺转运体相互作用发挥其作用，但是对 ABC 或 SLC 转运体是否有影响尚不清楚。

阿片生物碱类化合物是最有效的镇痛药，通过与 CNS 内的 μ-、κ- 和 δ-阿片受体结合而发挥镇痛作用。胶质细胞是阿片类药物成瘾研究的焦点，预期其在通过炎症效应引发正性强化方面发挥重要作用。例如，在短期和长期给予吗啡后，在人和啮齿类动物的几个脑区可观察到星形胶质细胞活化。而星形胶质细胞活化可引起炎症，产生 ROS 和促炎标志物，最终导致吗啡等阿片类药物耐受。主导阿片类药物成瘾和耐受的信号级联通路仍然未被确定。近来有研究发现细胞因子 IL1β 和 ERK 1/2 参与了小鼠星形胶质细胞功能活动的调节。用吗啡处理后的小胶质细胞 IL10、CCL25、CCL4 和 CCL17 等细胞因子和趋化因子的分泌增加，而这些因子可调节神经元功能。此外，给予吗啡的大鼠可出现少突胶质细胞和神经元的永久性减少。吗啡可剂量依赖性降低大鼠 BBB 中 P-gp 和 Bcrp 的表达。但在大鼠或人组织中使用免疫荧光和原位杂交技术并未发现星形胶质细胞和神经元出现这种变化。此外，星形胶质细胞和小神经胶质细胞缺乏神经胶质激活所必需的 μ-阿片受体，因此吗啡对胶质细胞似乎并非直接激活，所以需要进一步研究以明确 ABC 转运体在脑实质内对吗啡的药动学和药效学特殊的影响。

　　异氟烷、戊巴比妥、咪达唑仑、氯胺酮和异丙酚等常用麻醉药对小胶质细胞分泌细胞因子具有抑制作用。例如，在小鼠神经胶质细胞和 BV-2 小胶质细胞系的原代培养物中加入麻醉药，可抑制 LPS 诱导的 IL1β 表达，但 NF-κB 和 AP1 活化的 mRNA 水平不受影响。炎症介质可调节转运体表达，因此给予麻醉药诱导炎症状态可改变 BBB 的 ABC 转运体的表达。全身麻醉对脑实质细胞中 ABC 外排转运体表达的影响则尚未明确。

## 第三节　血脑屏障中大分子药物跨膜胞吞转运与靶向受体介导的转胞药物输送

　　最早以电镜超微结构显示 BBB 在毛细血管内皮细胞水平上，细胞之间的 TJ 有效地阻止了高、低分子量溶质从血液到大脑的细胞间隙运动，BBB 在脑实质和血液之间，显出内皮细胞膜的特征，转运体分布嵌入膜中；同时在 1967 年，Reese 和 Karnovsky 发现可以在屏障的内皮细胞中观察到内吞囊泡的发生。这些微小细胞囊泡数量较少，不能转运过氧化物酶；内皮细胞之间的 TJ 阻止了细胞间的通道转运。心脏和骨骼肌血管内皮细胞中存在囊泡，其可在内皮细胞的腔侧填充待运输的材料，然后将这些内容物排放到血管周围的组织中；脑中缺乏类似囊泡，也不能在血管腔侧排出过氧化物酶，可被视为具有 BBB 的另一种表现。但这一证据在以前被过度解读，其暗示 BBB 的胞吞作用和跨膜胞吞作用不会发生或不显著。显然，当许多内源性血浆蛋白不被转运时，哺乳动物 BBB 跨膜转运辣根过氧化物酶这种外源的植物蛋白的可能性较小。

　　2000 年后，随着 Stewart 的研究，这一情况开始发生变化。其对许多类型内皮细胞的内吞活性进行了量化，发现 BEC 表现出类似心脏和骨骼肌大约 1/6 的内吞作用。在 BBB 中并不缺乏内吞作用，但比其他内皮中少。如果不存在大分子的胞吞转运机制，大脑就无法获得自身并不合成的大分子或与它们一起共同转运的较小分子。这种跨膜转运目前被称为 RMT。大多数内皮细胞具有这种功能，在 BBB 中同样有这种功能，只是相对有所下调。BBB 中存在 TfR、InsR 和负责脂蛋白转运的受体等许多能够模拟 RMT 的受体。虽然在 BBB 中许多能够模拟 RMT 的白蛋白和甘露糖-6-磷酸等受体下调或不表达，但是一直具有一些能够跨屏障转运大分子、蛋白质和药物的结构。因此，虽然这种类型的大分子转运在 BBB 中减少，但对 CNS 的功能和调节非常重要。

## 一、大分子转运机制

　　与脂溶性或小分子物质不同，大分子的运输可能是囊泡系统所独有的过程。目前已经发现了至少六种不同类型的内吞囊泡，但是在 BEC 中，只鉴定和定义了三种：①数量最多，由网格蛋白包被，负责大多数 RMT 的细胞膜结构（pits）；②数量较少，但更小、更灵活的细胞膜穴样内陷（小窝），其介导非选择性吸附的细胞外蛋白内吞作用和一些膜受体的运输；③体积大而不规则，具有非特异性细胞外组分转运结构的巨噬细胞性囊泡，受炎性因子的调节。

　　网格蛋白包被的囊泡其结构和调节最复杂。在 BBB 已经鉴定出多达 20 种可以启动 RMT 的受体，并且大多数使用网格蛋白包被的囊泡来启动胞吞转运。尽管 RMT 复杂且极为重要，但是在 BEC 中这些囊泡的数量只相当于骨骼肌毛细血管内皮细胞囊泡数量的 15%，并且在任何给定时间里，只有 1/10 对细胞膜开放。由于对这些罕见的跨 BBB 转运事件进行可视化存在技术困难，导致研究者对物质通过转胞从 BBB 内皮细胞一侧到达另一侧了解相对较少，内吞作用、细胞内运输和胞吐作用的机制尚不明确。

# 二、脑内皮细胞的内吞作用

2014 年，有学者比较了小鼠脑内皮 bEND3 细胞株对具有与受体相互作用功能的纳米粒结构的摄取与在大鼠 C6 神经胶质瘤细胞中的相应摄取。观察到两种类型细胞的质膜上均出现网格蛋白依赖性的内化作用，且其可被氯丙嗪抑制（氯丙嗪破坏网格蛋白覆盖的质膜凹坑形成），情况与受体介导的内吞作用一致。两种类型的细胞也均表现出了细胞膜穴样内陷依赖的内吞作用，其可被抗真菌药物非律平（filipin）抑制。然而，独立于网格蛋白或细胞膜穴样内陷的摄取机制在 C6 细胞中较为明显，但在内皮细胞中则未被观察到，并且极有可能包括巨胞饮作用，因为实验中 C6 细胞的内吞作用可被巨胞饮作用抑制剂诺考达唑（nocodazole）降低。尽管在 BEC 中明显缺乏网格蛋白非依赖性和细胞膜穴样内陷依赖性的内吞作用，但有迹象表明它可能在某些情况下被诱导，如当它比 BEC 中镶嵌的囊泡（直径 66 ～ 134nm）可能提供更大的物质转运作用时。这种类型的大容量囊泡形成的一个例子是 CAM 介导的内吞作用，其涉及在 ICAM1 与细胞膜相互作用时在质膜中富集神经酰胺调节变形性和细胞骨架重排，从而提供更大的摄取能力。在炎症下，ICAM1 被上调，表明这种运输模式在病理状态中可能更重要，有助于开发相关递送药物。在同一年里，Hsu、Rappaport 和 Muro 测试了用于人 BEC 中的摄取和分布的抗 ICAM1 纳米载体包被、直径 100nm 的 FITC-聚苯乙烯颗粒。结果抗 ICAM1 纳米载体被 BEC 内化，并且在添加 TNF-α 的模拟炎性条件下作用增强了四倍，这与内皮细胞中 ICAM1 表达的增加相关。星形胶质细胞和周细胞也使纳米载体内化，但 TNF-α 并没有使之增加到相同的程度。对于 BEC，与肠上皮细胞相比，内化不会被网格蛋白或细胞膜穴样内陷介导的内吞作用抑制剂降低，证明其由 CAM 介导的内吞作用是一种独特途径。抗 ICAM1 纳米载体也可以转移到在滤器上培养生长的 BEC 中，并且可以进入在内皮细胞下接触共培养生长的星形胶质细胞或周细胞中。ICAM1 在白细胞锚定和外渗中具有内源性作用，这可以解释其所具有的跨膜转运大量颗粒的能力（图 5-6）。

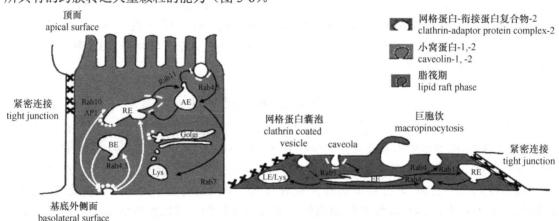

图 5-6　由 Rab 调节的 BEC 内吞作用

EE. early endosome，早期内体；RE. recycling endosome，再利用内体；AE. apical endosome，顶端内体；BE. basal endosome，基底内体；LE/Lys. late endosome/lysosome，溶酶体晚期内体/溶酶体；AP1. clathrin adaptor protein complex 1，网格蛋白-衔接蛋白复合物；Golgi. Golgi body，高尔基体

图 5-6 彩图

# 三、脑内皮细胞中的囊泡转运与亚细胞定位

在 bEND3 和 C6 细胞中，功能化和非功能化纳米粒的亚细胞定位是内涵体，成为其共同的分布点。然而，只发现在 C6 细胞中有这些纳米粒共同定位于高尔基体和溶酶体，表明这些亚细胞细胞器对于该颗粒而言并不像 BEC 那样重要或频繁使用。这对于设计纳米粒药物递送系统具有重要意义。穿过 BEC 时避开溶酶体可以防止纳米粒子和药物复合体的过早降解或释放，从而能够渗透到深部的神经胶质瘤等 CNS 靶组织中，并且在胶质瘤溶酶体系统内释放药物。2012 年，在研究细胞膜穴样内陷介导的 MCT1 囊泡转运调节机制时，Smith，Uhernik，Li，Liu 和 Drewes 鉴定了 β-肾上腺素刺激的 cAMP 依赖性进入早期/分选的内涵体，发现机制涉及 caveolin-1 去磷酸化，随后在内涵体/溶酶体区室降解。此外，网状蛋白介导的转运途径将 MCT1 导向网格蛋白囊泡和 RAB11 阳性再循环内涵体（recycling endosome，RE），而不是溶酶体。MCT1 含有能够与网格蛋白-衔接蛋白复合物-2（adaptor protein complex-2，AP2）相互作用的结构，是网格蛋白包被的囊泡组装所必需的。这可促进 RE 的内化和转运，然后再循环回到质膜。在 HeLa 细胞中，AP2 复合物的消耗可引起受体介导的转运物质在晚期向内涵体和溶酶体降解区室的路径增加，再循环减少。BEC 是否利用相同的分选机制来调节囊泡内物质的降解或再循环目前尚不清楚，但囊泡内物质的降解或再循环是通过 BBB 成功向大脑输送药物的基本要求。网格蛋白包裹介导的囊泡转运比细胞膜穴样内陷介导的囊泡转运相对来说更为重要，如果敲除 *AP2* 基因，小鼠不能存活；而敲除细胞膜穴样内陷蛋白基因，小鼠尽管显示出一些病理学改变，但仍可以存活。

# 四、囊泡再循环至顶膜或基膜

要成功发生胞吞转运，从极化细胞一个表面产生的囊泡物质和（或）它们的受体必须穿过细胞并在对侧细胞膜被胞吐。虽然没有直接证据证明 BEC 控制这种机制，但至少对于受体再循环机制而言，其他极化细胞提供了线索。通过早期的内体（early endosome，EE）有 65% 的受体再生或通过 RE 有 35% 的受体再生，可直接进行跨细胞膜的物质转运。例如，在肾源性 MDCK 细胞等极化的上皮细胞中，其顶端和基底外侧表面下存在单独的 EE 区室，可以进入相同的 RE 并进行分选，以使质膜受体返回到正确的位置。汤普森等的研究显示，顶端和基底侧的蛋白可预分配到单个的 RE 内独立的膜亚结构域中，但这种情况仅发生在 MDCK 细胞经培养生长足够长以实现极化（从第 4 天开始）以后。在未正常极化的中国仓鼠卵巢细胞或没有充分增殖的 MDCK 细胞中没有观察到这种分选情况。在 2013 年，Hase 等将 AP1B 与小鼠肠细胞中的蛋白质分选和基底外侧靶向联系起来，发现在 MDCK 细胞中，溶酶体向基底外侧膜的胞吐作用也需要 AP1。尽管在内皮细胞中的作用尚不清楚，但 AP1 在 MDCK 细胞中的作用已明确，其介导基底外侧极性，使 AP1 成为上皮极性调节因子。追踪与 EC 蛋白 C 受体（EC protein C receptor，EPCR）结合的因子Ⅶa（FⅦa）的运动，发现受体介导的内化是由 RAB GTP 酶 RAB5 调节的。在早期阶段，FⅦa 还与 RAB4 共定位，用于靶向分选内涵体。尽管在实验中顶膜和基膜没有分离，因此未评估转运方向，但 RAB4 的过表达会导致 RE 中的积累增加，而不是分选内涵体，并且快速再循环回到质膜。这种快速回收可以避免靶向溶酶体。使用大量阴性 RAB11 研究 RAB11 在经内皮转运中的作用，可以减少其表达。FⅦa 进入 RE 的入口减少，而这种入口是在 Transwell 过滤器上生长时 FⅦa 在整个内皮上转运的通道，这种现象表明 RAB11 可能以与上皮细胞中可观察到的相似方式将 FⅦa 导向基膜的作用。除此以外，少量转运通过胞吞转运进行，表明尚有其他调节成员。最可能的候选物是网格蛋白

衔接蛋白，因为它们对于上皮细胞极化是必需的，并且网格蛋白包被的囊泡是 BEC 中的主要囊泡类型，但目前在内皮细胞中还没有关于 AP1 阳性囊泡的报道，极化转运的重要组成部分也尚未被鉴定。总之，靶向溶酶体的调节因子 RAB7 可能未在有脐静脉存在的人内皮细胞中发挥作用，使得内皮细胞中溶酶体靶向的分子机制至今仍不清楚。

# 五、内皮细胞中的胞吐作用

内皮细胞中囊泡与质膜融合并形成胞吐，其作用机制在 BEC 具体细节尚不明确。对于冠状动脉，主动脉和肺内皮细胞已做了大量工作，确定了一系列可溶性 N-乙基马来酰亚胺敏感因子附着蛋白及其受体（soluble N-ethylmaleimide-sensitive factor attachment proteins and their receptor，SNARE）作为固定囊泡和胞吐作用的成分。在极化上皮细胞中，顶膜和基膜具有不同的 SNARE 成分，顶膜富含 Syntaxin-3，基膜富含 Syntaxin-4。鉴于来自不同器官系统的内皮细胞之间的基本相似性，以及上皮细胞间的相似性，所以可能在 BEC 中也是相似的蛋白复合物在发挥作用。然而，现在已发现 BEC 会产生向大脑释放的外泌体或微泡。在 2013 年，哈卡尼（Haqqani）等成功从人 BEC 中分离和表征了细胞外微泡。微泡含有超过 1000 种蛋白质，其中包括引发 RMT 的受体蛋白，如 TfR、InsR、LDLR 和 LRP1 和 LRP2。这些受体有助于大分子物质跨 BBB 的大脑转运，因此它们从基底/脑组织面向细胞膜的囊泡释放表明这可能与它们的转运物质一起是受体介导的胞吞转运。使用抗体 FC5 刺激 RMT 可导致人内皮细胞产生的细胞外微囊泡（extracellular microvesicle）数量增加四倍。

# 六、靶向受体介导的转运以向脑内递送药物

在 20 世纪 90 年代，人们着手开发使用载体来增强大分子物质向脑递送的方法，特别是通过与抗 TfR 抗体或抗 InsR 抗体偶联；受体介导的转运物质摄取增加则可归因于受体介导的 RMT。自此以后，LRP1 受体已作为 CNS 药物递送的靶标，并且改进了策略和技术。研究通过 BBB 递送治疗药物的所有研究中常见的问题是定量到达作用部位的药物是否能够达到足够高的浓度从而对 CNS 的功能产生影响。2011 年，Ulbrich、Knobloch 和 Kreuter 使用抗小鼠 InsR（29B4）的抗体通过共价键将白蛋白纳米粒与洛哌丁胺连接递送到了小鼠 CNS 中，基于镇痛效应评估洛哌丁胺的 CNS 活性，发现与单独使用洛哌丁胺相比，增加了四倍。有趣的是，如果在使用纳米粒-洛哌丁胺-抗体复合物之前单独递送 InsR 抗体，可完全阻止复合物的镇痛作用。这可以通过抗体对受体的高亲和力解释，因为这种结合阻止了药物缀合物随后的结合、转运，说明使用抗体的研究所面临的挑战：该疗法可以阻断受体的运输，但随后即会面临药物的递送问题，除非：①抗体结合的受体可以快速替换/再合成，或②所需的给药方案并不频繁，或③有一种方法可以降低抗体对受体的亲和力，因而不会受到约束。③是 Yu 等在 2011 年采用的方法，使用针对 TfR 的抗体进入大脑，但最初发现高亲和力的结合意味着抗体不会从受体上脱离。通过降低抗 TfR 抗体的亲和力，则可使药物在 BBB 的脑组织侧分离并增强摄取入小鼠脑内。Yu 等随后又设计了一种双特异性抗体，能与 TfR 和 β-分泌酶（BACE1）结合，后者是负责将淀粉样蛋白前体蛋白切割成 β-淀粉样蛋白，即 AD 病理学中发现的纤维状神经毒素的水解酶。双特异性抗体能够靶向穿过 BBB 的胞吞转运的 TfR，然后结合并抑制 BACE1 酶，从而降低 Aβ 在 CNS 中的水平。静脉注射给予高亲和力双特异性抗体的小鼠，在给药后 4 天，其脑内 TfR 的水平比对照降低一半。在 bEND3 细胞使用与抗小鼠 TfR Fab 片段（与 TfR 结合位点不同的表位）缀合的量子点使细胞内高亲和力 TfR 抗体可视化，与低亲和力抗体相比，TfR 抗体向溶酶体的运输增强，降解增加。为了增加大脑的胞吞转运，Niewoehner

等于 2014 年设计了双特异性抗体，但其只有 TfR 的一个结合位点（单一抗 TfR Fab）而不是通常的双 Fab，但仍具有融合在其中的第二治疗性抗体，即抗 Aβ 抗体。通过这种方法，他们发现单个抗 TfR Fab 规避大脑微血管，并且比双 Fab 更快地进入大脑。在细胞实验中，则发现双 Fab 出现在 50% 的溶酶体中，而单个 Fab 仅出现在 20% 的溶酶体中。通过受体介导的内吞作用递送药物的另一种主要方法是使用 LRP1 受体，但目前采用较多的是 LRP1 的部分配体，而不是使用抗体。目前设计得到的肽类 Angiopep 和 Angiopep-2 自引入后已被广泛使用，或者直接与有效的药物结合，或者作为纳米粒的涂层，以增强多种药物或基因治疗中采用的靶基因向大脑递送。最近，使用与基因递送载体缀合的 Angiopep 将神经胶质细胞系衍生的神经营养因子基因（hGDNF）递送至由鱼藤酮诱导的 PD 大鼠中。结果大鼠在给药 5 次以后，表现出运动功能显著改善，给药延长至 8 天后，可以显著保护多巴胺能神经元，证明了其极具应用前景的生物学作用。

## 第四节　前列腺素 $E_2$ 和前列腺素 $D_2$ 在脑屏障转运中的药理学意义

酶促裂解膜磷脂响应各种刺激产生 AA，AA 进一步经酶催化生物合成 PG（图 5-7），PG 在体内具有多种药理作用。在 CNS 中，$PGE_2$ 和 $PGD_2$ 在正常和病理条件下对调节神经元和 NVU 的功能活动起关键作用。因此，脑 ISF 和 CSF 中 $PGE_2$ 和 $PGD_2$ 水平的调节系统被认为是维持正常的 CNS 功能所必需的。

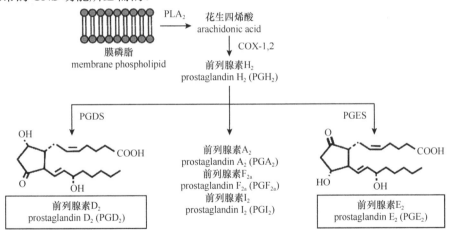

图 5-7　$PGD_2$ 和 $PGE_2$ 的生物合成

$PGE_2$ 和 $PGD_2$ 的产生和清除需要很好的平衡，以在正常条件下精确调节脑中 PG 水平。然而，在病理条件下调节功能障碍，如增加产生和（或）减少清除，将改变脑中 $PGE_2$ 和 $PGD_2$ 的水平和生物活性，并可能严重影响 CNS 功能。使用 LPS 给药，在炎症动物模型中 $PGE_2$ 的脑内浓度增加。Montine 等在 1999 年报道，AD 患者 CSF 中 $PGE_2$ 水平升高。

生成与清除的平衡也可能受给药的影响。β-内酰胺类的头孢菌素通常用于治疗各种感染性疾病。但有报道其具有脑炎等 CNS 不良反应，至少部分与 $PGE_2$ 有关，因此可认为这些药物会改变 $PGE_2$ 的产生、清除过程，从而可能引起 $PGE_2$ 在脑内的水平升高。由于成人大脑几乎没有 PG 分解代谢的限速酶 15-羟基前列腺素脱氢酶的表达，所以 PG 灭活并不广泛。因此，脑内的 PG 主要清除途径可能是穿越 BBB 从脑实质/ISF 到血液和（或）穿越血液-CSF 屏障从 CSF 到血液的载体外流转运。此外，由于 PG（p$Ka$=5）在生理 pH 条件下以阴离子形式存在，因此其通过 BBB 的主要跨膜渗透过程不可能是简单扩散，提示载体介导的外排转运跨越脑屏障的过程是 PG 清除系统的主要组成部分。

# 一、前列腺素 E$_2$ 和前列腺素 D$_2$ 在中枢神经系统中的作用和动力学

PGE$_2$ 和 PGD$_2$ 在脑中的多个作用位点具有多种药理效应。PGE$_2$ 和 PGD$_2$ 在 CNS 中的作用位点如图 5-8 总结。NVU 中 PGE$_2$ 在低氧水平下充当血管扩张剂，可诱导局部血流增加（图 5-8A）。该机制被认为与如下几方面有关：① PGE$_2$ 在星形胶质细胞中大量生成并释放；

神经血管单位 (NVU)
neurovascular unit (NVU)

作为血管通透剂的PGE$_2$与星形胶质细胞-平滑肌细胞相互作用
astrocyte-smooth muscle cell interaction via PGE$_2$, as a vasodilator

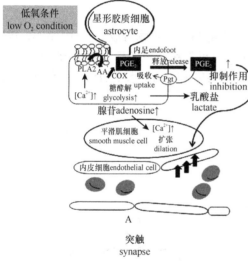

A

神经血管单位 (NVU)
neurovascular unit (NVU)

内皮细胞应答血循环白介素-1 (IL1)对PGE$_2$产生的反应
PGE$_2$ production in response to circulating interleukin-1 (IL1) in endothelial cells

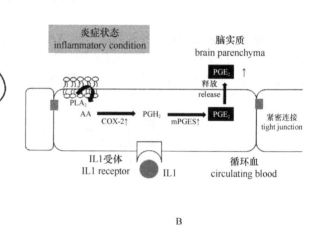

B

突触
synapse

通过E型和D型前列腺素 (EP和DP) 受体调节突触传递
modulation of synaptic transmission via E-type and D-type receptors

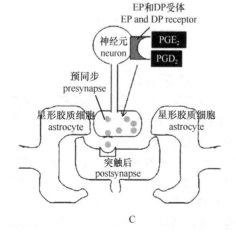

C

软脑膜
leptomeninges

PGD$_2$通过基底节D型前列腺素 (DP$_1$) 受体发挥促进睡眠的作用
sleep-promoting action of PGD$_2$, via D-type prostanoid 1 (DP$_1$) receptor in basal ganglia

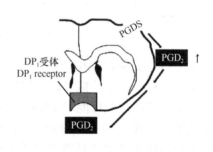

D

图 5-8　PGE$_2$ 和 PGD$_2$ 在脑中的作用位点

②由于糖酵解增强，细胞外乳酸水平增加使前列腺素转运体（prostaglandin transporter，Pgt）Slco2a1 介导的 PGE$_2$ 从细胞外摄取作用减弱，结果引起细胞外 PGE$_2$ 的积累和平滑肌细胞松弛。在炎症条件下，PGE$_2$ 在 BBB 中广泛产生并且作为信使激活脑实质中的 E 型前列腺素（E-type prostanoid，EP）受体。BEC 通过响应血液循环中的 IL1 增加环加氧酶（COX）和微粒体前列腺素 E 合酶-1（mPGES1）的表达而诱导 PGE$_2$ 合成，并将 PGE$_2$ 释放到脑 ISF 中。在培养的 BEC 中 IL1 诱发的 PGE$_2$ 释放在基底侧比在顶侧大 4 倍。Inoue 等在 2002 年提出 mPGES1 介导的血管中 PGE$_2$ 的生成可引起一种急性神经炎症反应发热。因此，内皮细胞中 PGE$_2$ 的生成增加可能引发 CNS 免疫应答，如发热、疲劳和食欲丧失（图 5-8B）。此外，Nishijima 等报道，神经元兴奋期间释放的 PGE$_2$ 可作为血源性 IGFI 跨越 BBB 进入脑内的触发因素，提示 PGE$_2$ 也参与神经元活性依赖性的跨 BBB 转运。在脑实质中，PGE$_2$ 和 PGD$_2$ 均通过特异性 EP 和 D 型前列腺素（DP）受体调节突触信号、兴奋性和神经炎症反应（图 5-8C）。PGD$_2$ 是一种内源性睡眠促进因子，通过 DP$_1$ 受体调节生理睡眠，包括非快速眼动睡眠和快速眼动睡眠。由于 DP$_1$ 受体主要定位于面向 CSF 的蛛网膜小梁细胞，因此 PGD$_2$ 的 CSF 浓度是 DP$_1$ 受体作用的关键决定因素（图 5-8D）。PGD$_2$ 在 CSF 水平表现出显著的昼夜节律性波动，因此用于在 CSF 中产生和（或）清除 PGD$_2$ 的调节系统要能够产生昼夜节律。

## 二、前列腺素转运体的种属差异

具有复杂 TJ 的极化脑毛细血管内皮细胞和 CP 上皮细胞参与转运体介导的脑 ISF/CSF 到血液的载体转运。在 BBB 和 BCSFB 中，有两种类型的转运体最有可能参与了脑部 ISF/CSF-向血浆外排转运 PGE$_2$ 和 PGD$_2$（图 5-9）。在 BBB：①内流转运体穿过内皮细胞腔侧内膜从大脑 ISF 进入细胞内；②外排转运体跨过腔侧细胞膜从内皮细胞进入循环血液。在 BCSFB：①内流转运体穿过 CP 神经上皮细胞的刷状缘膜从 CSF 进入细胞；②外排转运体蛋白通过基底外侧膜从细胞进入血液。在 BBB 中，使用定量靶向全蛋白质组学（quantitative targeted absolute proteomics，QTAP）的研究表明，*Oat3*/*Slc22a8* 和 *Mrp4*/*ABCC4* 分别在小鼠分离的脑毛细血管中以 1.97fmol/μg 和 1.59fmol/μg 蛋白质的量表达。Mrp4 位于脑毛细血管内皮细胞的腔侧膜，而 Oat3 位于内皮细胞的 CSF 腔侧膜。在 BBB 处 Oat3 和 Mrp4 的相互作用可以使 PG 跨越内皮细胞从脑 ISF 向循环血液进行载体转运。值得注意的是，尽管 MRP4（ABCC4）在人和猴分离的脑毛细血管中可检测到，其量分别为 0.195fmol/μg 和 0.286fmol/μg 蛋白质，但 *OAT3*（*SLC22A8*）是啮齿类动物 *Oat3* 的一种有效同源物，在分离的脑毛细血管中处于定量限以下（人类＜ 0.348fmol/μg 蛋白质；猴子＜ 0.404fmol/μg 蛋白质）。MRP4 的腔膜定位

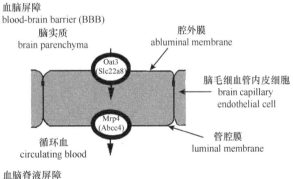

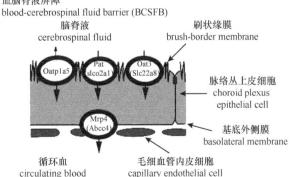

图 5-9　PGs 转运体在脑屏障中的表达

也已在人脑毛细血管内皮细胞中得到证实。种间差异的一种可能性是，即使少量的 OAT3 也足以在 BBB 中发挥功能作用。另一种可能性是人 BBB 和猴 BBB 具有替代的有机阴离子转运体。在 BCSFB 中，$PGE_2$ 在顶端到背侧方向上的跨细胞转运活性存在于极化的 CP 上皮细胞中，细胞中的 $PGE_2$ 没有失活。CP 通过可饱和的转运过程摄取 $PGF_{2\alpha}$。啮齿类动物 BCSFB 中存在有机阴离子转运体的表达：OAT3、PGT/*Slco2a1*、有机阴离子转运多肽 1a5（oatp1a5/oatp3/Slco1a5）和 MRP4 在啮齿动物脉络丛中表达，OAT3、PGT 和 OATP1A5 定位于 CP 上皮细胞的刷状缘膜上，而 MRP4 定位于上皮细胞的基底外侧膜上。刷状缘膜上的 OAT3、PGT 和 OATP1A5 与基底外侧膜上的 MRP4 的相互作用可能调节 PG 在 CSF 至循环血液方向的跨细胞转运。需要进一步探索以阐明的是其他 PG 转运体参与 BBB 和 BCSFB 转运的可能性（特别是在病理条件下），但尚无其在 BBB 和 BCSFB 的定位信息。

# 三、血脑屏障中的前列腺素 $E_2$ 外排转运系统

## （一）头孢菌素类抗生素对血脑屏障中前列腺素 $E_2$ 外排转运的影响

脑流出指数（brain efflux index，BEI）分析显示，[³H]$PGE_2$ 显微注射到第二体感皮质区域，经过载体介导的外排转运从脑实质中进入到循环血液，在正常小鼠其半衰期为 16.3min（图 5-10）。[³H]$PGE_2$ 脑内显微注射后收集颈静脉血浆 5min 检测 $PGE_2$ 原型，结果注射总量的 48% 可被检测到。成年大脑对 PG 分解代谢的限速酶活性很小，并且在大鼠 [³H]$PGE_2$ 全身给药后 5min 内被广泛代谢，提示 [³H]$PGE_2$ 注射到大脑后以原型经脑-血外排转运进入血液，在外周组织中迅速代谢。这些发现表明脑 ISF-血液外排转运是大脑中产生的原型 $PGE_2$ 的清除系统。mPGES1 介导的血管周围星形胶质细胞带产生 $PGE_2$ 和跨越 BBB 的 $PGE_2$ 清除的相互作用可能是终止 NVU 中血管舒张反应的有效方式。

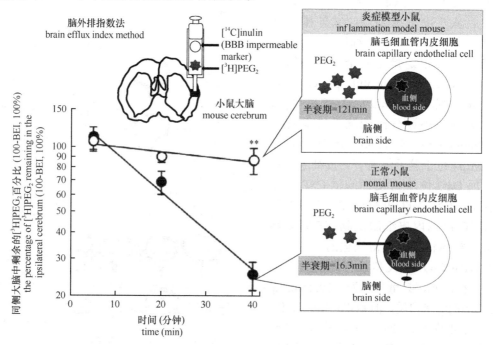

图 5-10　$PGE_2$ 在炎症模型小鼠中通过 BBB 的外排转运减少

头孢菌素类抗生素头孢美唑是 MRP4 的高亲和力底物，$K_m$ 值为 28.5μmol/L，人类 MRP4

蛋白的固有转运活力为 1.31nL/（minfmol MRP4）。小鼠事先静脉注射给予头孢美唑后再将 [$^3$H] PGE$_2$ 显微注射到次级躯体感觉皮质区，其半数抑制量（ID$_{50}$）值为 120mg/kg，[$^3$H]PGE$_2$ 从脑中消除显著减少。体外的摄取研究表明，头孢美唑抑制人类 MRP4 表达膜囊泡摄取 [$^3$H]PGE$_2$ 的作用，其 IC$_{50}$ 值为 10.2μmol/L。因为该 IC$_{50}$ 值类似于人类 MRP4 介导的头孢美唑转运的 $K_m$ 值，所以 MRP4 可能参与了跨越 BBB 的 [$^3$H]PGE$_2$ 外排转运。静脉注射给予头孢唑啉，可引起 MRP4 介导的 [$^3$H]PGE$_2$ 摄取显著抑制，也可减少体内 [$^3$H]PGE$_2$ 的外排转运。相反，虽然头孢噻肟和头孢曲松都能显著抑制 MRP4 介导的 [$^3$H]PGE$_2$ 摄取，但两种药物静脉注射对体内 [$^3$H]PGE$_2$ 的外排转运没有抑制作用。

这些明显差异的原因可能是在啮齿动物中，OATP1a4 位于脑毛细血管内皮细胞的腔侧顶膜和腔侧内膜上，头孢美唑和头孢唑啉是 OATP1a4 的底物，但头孢噻肟和头孢曲松不是其底物。因此，要在毛细血管内皮细胞的腔膜上对 MRP4 介导的 PGE$_2$ 转运产生顺式-抑制作用，药物需要以足够的浓度转运到细胞中。例如，当静脉注射胺碘酮抑制 OATP1a4 时，头孢美唑的抑制作用减弱。类似情况可见于非甾体抗炎药酮洛芬：虽然酮洛芬对人类 MRP4 介导的 [$^3$H] PGE$_2$ 摄取具有显著的抑制作用，但静脉注射酮洛芬对体内的 [$^3$H]PGE$_2$ 脑-血外排流出转运无抑制作用。这种差异可能是毛细血管内皮细胞的腔膜上缺乏酮洛芬的内流转运系统。以上研究提示静脉注射一些头孢菌素类抗生素和非甾体抗炎药会减少 MRP4 介导的 PGE$_2$ 从脑中清除。

头孢菌素类抗生素和非甾体抗炎药对人类 MRP4 介导的 [$^3$H]PGE$_2$ 转运抑制作用与小鼠脑内注射给药对 [$^3$H]PGE$_2$ 外排转运的抑制作用一致。然而，对于头孢曲松可发生例外情况：尽管浓度为 20μmol/L 的头孢曲松可产生超过 90% 的人类 MRP4 介导的 [$^3$H]PGE$_2$ 转运抑制，但其体内 [$^3$H]PGE$_2$ 外排转运的抑制率却只有 60% 左右。这可能是由于在毛细血管内皮细胞的腔侧内膜缺乏有效的头孢曲松流入转运系统所致。以头孢噻肟为例，其脑内给药可抑制 [$^3$H] PGE$_2$ 50% 的脑-血外排转运，而静脉内给药则无抑制作用。这些明显矛盾的结果可以通过头孢噻肟对毛细血管内皮细胞的腔侧内膜上的 [$^3$H]PGE$_2$ 转运有潜在的抑制作用加以解释。因此，可优选不抑制 PGE$_2$ 清除的药物用于治疗炎症和传染病。评估对 MRP4 介导的 PGE$_2$ 转运和内皮细胞摄取的抑制活性可用于预测药物对 CNS 的不良反应。

### （二）炎症时血脑屏障中前列腺素 E$_2$ 外排转运的变化

LPS 处理的小鼠和生理盐水处理的小鼠之间未透过 BBB 的 [$^{14}$C] 菊糖（又称为天然果聚糖、低聚果糖）回收百分率没有显著差异，但 LPS 诱导的小鼠炎症模型中跨越 BBB 的 PGE$_2$ 消除率降低至生理盐水组小鼠的 13.0%，炎症中 PGE$_2$ 水平的增加反映了 BBB 中 PGE$_2$ 外排转运能力的显著降低，以及脑中诸如 COX2 和微粒体 PGES1 等 PGE$_2$ 合成酶的诱导增加。QTAP 分析显示，LPS 处理的小鼠脑毛细血管中 MRP4 蛋白水平没有变化，而 LPS 处理的小鼠中 Oat3 和 Oatp1a4 的水平分别显著降低了 25.7% 和 39.0%。因为 Oat3 和 Oatp1a4 表达的减少不足以完全解释 PGE$_2$ 消除率降低 87.0%，所以 Oat3 和 Oatp1a4 可能在小鼠的 PGE$_2$ 消除中不起重要作用。一种可能的机制是由于蛋白质修饰（如磷酸化）而降低了内在转运活力。LPS 处理通过 PKC 活化而降低了 P-gp 内在活力，并没有改变其蛋白质表达水平。另一种可能性是增加内源性 PGE$_2$ 水平抑制了 MRP4 介导的 [$^3$H]PGE$_2$ 从脑中的外排转运。以下实验结果支持这一观点：预先静脉注射给予小鼠头孢美唑抑制 LPS 介导的 PGE$_2$ 跨 BBB 外排转运，然后脑内注射 LPS 可增加小鼠脑毛细血管中 COX2 和微粒体 PGES1 的表达水平。这些结果也表明头孢美唑给药具有在炎性条件下进一步抑制 PGE$_2$ 从脑中消除的潜力。鉴于头孢美唑可诱导诸如发热等不良反应，提示可能会减少炎症中的 PGE$_2$ 外排转运，PGE$_2$ 的脑积累增加，可能导致发热。

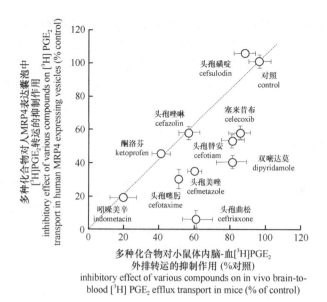

图 5-11 炎症及药物对 BBB 外排转运 PGE$_2$ 的影响

在人类中，头孢美唑以每人 2g 的剂量静脉注射，发现在该剂量下游离型头孢美唑的最大血清浓度为 80.0μmol/L。由于头孢美唑在人类循环血液中的游离型药物的浓度大于其对 MRP4 介导的 PGE$_2$ 转运的 IC$_{50}$ 值，因此在静脉注射给予头孢美唑后可能发生其抑制 PGE$_2$ 经 BBB 的外排消除。然而，应该注意的是，需要考虑到内皮细胞中游离型头孢美唑的浓度，以精确估计其体内对人类 BBB 的抑制作用（图 5-11）。

# 四、前列腺素 E$_2$ 和前列腺素 D$_2$ 在血脑脊液屏障中的外排转运系统

## （一）在血脑脊液屏障中药物与前列腺素 E$_2$ 外排转运时的相互作用

PGE$_2$ 是引起由缺血和细菌感染诱导的神经炎症扩散的关键介质。由于 CSF 中 PGE$_2$ 水平与卒中的严重程度和临床结果呈正相关，因此在 CSF 中 PGE$_2$ 的水平可能是神经炎症进展的关键决定因素。在大鼠体内，CSF 中 [$^3$H]PGE$_2$ 的快速消除（半衰期 =3.4min）而产生的清除率比 D-甘露醇高 8 倍，D-甘露醇可反映 CSF 的总体流情况。通过同时注射未标记的 PGE$_2$ 和青霉素、头孢唑啉和头孢曲松等 β-内酰胺类抗生素可抑制体内 PGE$_2$ 的消除过程。因此，几种头孢菌素类药物可以减弱 BCSFB 及 BBB 对 PGE$_2$ 的外排转运。在急性分离得到的 CP 中，未标记的 PGE$_2$、PGB$_1$、双氯芬酸、非甾体抗炎药和 β-内酰胺类抗生素 [如青霉素、头孢唑啉和头孢曲松，为 OAT3 的底物和（或）抑制剂] 可抑制对 PGE$_2$ 的摄取。CP 对 PGE$_2$ 摄取的 $K_m$ 值（23.0μmol/L）类似于 OAT3 介导的 PGE2 转运（4μmol/L）。由于 CP 对 PGE$_2$ 摄取的 $K_m$ 值比正常（1.2nmol/L）和炎症（3.4nmol/L）条件下大鼠 CSF 中 PGE$_2$ 浓度高几个数量级，因此 PGE$_2$ 摄取可能没有饱和，所以导致连续从 CSF 中消除 PGE$_2$。这些结果表明，尽管不能排除 OATP1A5 和 PGT 的作用，但是调节 CSF 中 PGE$_2$ 水平的系统至少包括部分通过 CPE 由 OAT3 介导的 PGE$_2$ 摄取，以及通过 BCSFB 作为脑清除的通路。据报道，在脑室内给予 LPS 的大鼠（一种细菌性脑膜炎实验模型），其 CP 对青霉素的摄取减少。由于 OAT3 负责摄取 PGE$_2$ 及青霉素，因此可能在炎性条件下从 CSF 清除 PGE$_2$ 减少。如前所述，对小鼠静脉注射头孢美唑、头孢唑啉、头孢曲松和头孢噻肟，可显著抑制跨 BBB 的脑-血 [$^3$H]PGE$_2$ 外排转运，这很可能是因为 MRP4 的抑制作用。这可以解释一些头孢菌素类药物引起脑炎等不良反应的风险。类似地，位于 CPE 基底外侧膜的 MRP4 介导 PGE$_2$ 从细胞中的主动外排转运。从这个观点来看，可能抑制 OAT3 和 MRP4 的药物与 BCSFB 中 PGE$_2$ 外排转运之间的相互作用可能导致 CSF 中 PGE$_2$ 的积累，从而加剧脑内的神经炎症。例如，临床上静脉注射头孢曲松可用于治疗细菌性脑膜炎。因为头孢曲松对人类 OAT3 介导的 [$^3$H] 雌酮-3-硫酸盐转运的 $K_i$ 值估计为 4.39μmol/L，因此头孢曲松在临床相关浓度下不抑制 CP 对 PGE$_2$ 的

摄取。另外，头孢曲松可强烈抑制人类 MRP4 介导的 $PGE_2$ 转运。综上所述，虽然需要考虑 BBB 上像 OATP1A4 这样的摄取转运体是否可以引起头孢曲松在细胞中达到足够高的浓度，但在选择治疗药物，以及开发新药时，同样也应考虑在 BCSFB 中药物与 $PGE_2$ 外排转运时的相互作用产生影响的可能性。

### （二）在血脑脊液屏障中作为睡眠促进调节的前列腺素 $D_2$ 外排转运

根据美国国立卫生研究院（National Institutes of Health in United States）的数据，大约 30% 的普通人群睡眠过程中断（http://sleepfoundation.org/）。主要的抗失眠药物苯二氮䓬类药物和非苯二氮䓬类睡眠促进机制与内源性睡眠不同。早在 2007 年，Huang 等已报道 CSF 中的 $PGD_2$ 是内源性睡眠促进因子，因此可能通过针对 CSF 中的 $PGD_2$ 动力学特征开发天然的睡眠促进药物。大鼠经大脑脑室内注射给药后，$[^3H]PGD_2$ 迅速从 CSF 中以原型消除，半衰期为 1.1min。CSF 中 $PGD_2$ 水平的昼夜波动范围为 1～3nmol/L，$PGD_2$ 由脂质运载蛋白型前列腺素 D 合成酶（L-PGDS）催化合成，该酶主要分布于面向 CSF 的软脑膜中。分离的 CP 对 $[^3H]PGD_2$ 摄取的抑制特征与 PGT 和（或）OAT3 介导的 $PGD_2$ 摄取的抑制特征基本相同。CSF 中 $PGD_2$ 水平的调节系统涉及在 CPE 的刷状缘膜上的 PGT 和 OAT3 介导的 $PGD_2$ 摄取，充当了从 CSF 连续消除 $PGD_2$ 的清除途径。因为 $PGE_2$ 和吲哚美辛是 oatp1a5（Slco1a5）的可运输底物和（或）抑制剂，所以不能排除 OATP1A5 参与了这一过程。研究发现，由 PGT（1.07μmol/L）和 OAT3（7.32μmol/L）介导的 $PGD_2$ 转运的 $K_m$ 值几乎比 $PGD_2$ 的 CSF 水平（1～3nmol/L）和 $PGE_2$（1.2nmol/L）高三个数量级。这表明至少 PGT 和 OAT3 介导 $PGD_2$ 清除但未达到饱和，因此能够从 CSF 连续清除 $PGD_2$。在 BCSFB 中抑制 PGT 和 OAT3 介导的 $PGD_2$ 清除可以改变 CSF 中的 $PGD_2$ 水平，从而影响生理性睡眠过程，抑制 CP 中 $PGD_2$ 的转运过程可能有助于作为治疗失眠的新靶标。实际上，常用的非甾体抗炎药吲哚美辛和双氯芬酸就可抑制分离培养的 CP 中 OAT3 介导的 $[^3H]PGD_2$ 转运和（或）$[^3H]PGD_2$ 摄取。但是，应该注意的是，$PGE_2$ 的 BCSFB 清除系统共享相同的转运体，如 OAT3 和 MRP4。由于 $PGE_2$ 是神经炎症进展过程中的一个因子，因此需要以时间依赖性方式控制 $PGD_2$ 清除的抑制作用。

# 第五节　治疗性肽和蛋白质向中枢神经系统的转运

肽和蛋白质在 CNS 中发挥许多作用，具有作为 CNS 治疗药物的巨大的潜力。许多内源性肽和蛋白质可以通过多种机制穿过 BBB，可能是有效的 CNS 药物。在开发这些肽和蛋白质成为有效的治疗药物时，需要克服 BBB 和其他障碍。因此应充分研究肽和蛋白质与 BBB 的关系和相互作用的特征，以及如何利用这些关系和相互作用促进把它们作为治疗药物的开发过程。

## 一、向中枢神经系统递送蛋白质和肽类药物的屏障

### （一）药物的理化特性

用于治疗 CNS 疾病的大多数药物的分子量为 150～500Da，辛醇/水分配系数的对数值为 0.5～6.0。这并不表示分子量小于 150Da 或大于 500Da 的药物不能穿过 BBB。使小分子穿过 BBB 的能力降低的特征包括极性、表面积超过 80Å、具有高的路易斯黏合强度和高的氢键形成潜力。此外，增加正电荷数量和结构形态可变性有助于穿越 BBB。脂溶性是小分子药物可以通过 BBB 的一个重要指标。肽类遵循的规则与小分子药物既有一些相似之处，也有一些明

显的差异。大多数肽在脂质中溶解性差，因此可能难以经内皮扩散很好地穿透 BBB。脂溶性是多种分子量范围为 486 ～ 6000Da 的肽渗透通过 BBB 的预测因子。$\delta$-睡眠诱导肽和脑啡肽是分子量超过 600Da 并且已知能够穿过 BBB 的肽的实例。到目前为止，已发现经跨膜扩散从而跨越 BBB 的最大物质是细胞因子诱导的中性粒细胞化学引诱物-1，其分子量为 7800Da。这反映了 BBB 渗透性和药物分配到细胞膜脂质双层中的能力之间的直接相关性。

## （二）药物的药动学特点

通常，肽类和调节蛋白在外周注射给予后半衰期较短，而向组织的分布量则较多。根据到达 BBB 的药物占注射量的百分比和在 BBB 暴露持续的时间长度，提示这些物质穿过 BBB 的机会降低。肽类物易被酶降解破坏，包括在肝、肾部位的酶促消除，是该类物质注射给予后半衰期较短的主要原因。调节蛋白的分布体积小于肽，但其在循环中的半衰期也较短。生成分布体积较小和半衰期较长的类似物将相应地增加物质在 CNS 的摄取。促红细胞生成素和 IgG 抗体是某些物质具有能够改善蛋白质或肽转运到大脑的药动学过程效应的实例。这些物质在大脑中均无较高的分布，但它们能够通过细胞外途径进入 CNS，以与白蛋白相同的方式渗入大脑，并且由于它们在血液中的长时间停留使它们最终能够在脑中蓄积。口服给予治疗性肽和蛋白质时，被酶降解者尤其多。使用脱乙酰壳聚糖-抑肽酶聚合物可增强对胰蛋白酶和胰凝乳蛋白酶降解敏感的治疗性肽及蛋白质口服给药时的作用。

## （三）与血浆蛋白的结合

已知许多肽类物能与血液循环中的蛋白结合。游离型药物在作用部位停留的时间决定药物作用的强度和持续时间。由于难以测量作用部位游离型药物的浓度，因此采用测量血浆中游离型药物浓度的方法进行估计，即假设药物与血浆和组织蛋白质的结合是反向的，血浆和组织之间存在游离型药物的平衡，但对参数的准确预测仍然存在问题。有许多体外测定蛋白结合情况的方法，包括平衡透析、动态透析、超滤、超速离心和筛析色谱法。药物的蛋白结合情况通常在体外药物开发过程中确定，是决定其药动学特点和药理学效应的重要因素。循环血液中各种细胞的蛋白质结合或摄取可降低药物在血液中的游离分数。这反过来可以限制药物到达 BBB，特别是对于那些没有可饱和转运体位于 BBB 的肽类。

## （四）血脑屏障中的酶催化降解

BBB 中的内皮细胞通过表达许多修饰内源和外源分子的酶来为许多物质提供代谢屏障，以防止这物质分子绕过物理屏障对神经元功能产生负面影响，如在毛细血管内皮、周细胞和星形胶质细胞的质膜上表达有氨肽酶、内肽酶和胆碱酯酶等多种胞外酶。因为对转运体具有更高的亲和力，所以 PD 患者采用多巴胺前体 L-DOPA 进行治疗。但是 L-DOPA 穿越 BBB 的能力受到毛细血管内皮细胞中存在的 L-DOPA 脱羧酶和单胺氧化酶的限制。因此，临床用量的 L-DOPA 只有 0.1% ～ 0.3% 进入大脑。结果，需要大剂量的 L-DOPA 用于治疗 PD。因此，目前常用 L-DOPA 脱羧酶的抑制剂与 L-DOPA 同时给药进行治疗 PD。BEC 酶在肽与 BBB 的相互作用中也非常重要，其可延迟脑啡肽进入脑内，影响与 Aβ 肽的相互作用。

## （五）脑-血转运体蛋白

BBB 本身对防止肽和调节蛋白进入大脑中发挥着重要作用。已发现 P-gp、MRP 和 BCRP 等三种 ABC 转运体是药物外排的主要调节者。例如，对诱发 AD 的 Aβ 肽，外排系统将这些肽从脑向血液进行转运以防止其在脑中的积累。这些外排系统由 ABC 转运体蛋白控制，这些

ABC转运体中的每一种抑制剂均可阻止药物从脑中排出。ABC转运体参与从脑中清除某些肽，但肽通常也具有更多的特异性的外排转运体。在Aβ的清除中不仅涉及Pgp，同时与LRP1也相关。AD患者LRP1表达减少，Aβ在AD患者的脑中积聚并对神经细胞产生毒性作用。外排转运体蛋白也可对Tyr-MIF-1、脑啡肽、精氨酸加压素、生长抑素和许多其他肽产生作用。目前认为，脑-血外排可能是肽类物质脑-血浆水平的主要调节过程。

## 二、肽和蛋白质通过血脑屏障的饱和机制

### （一）蛋白质转运

载体介导的转运能够让脂溶性低的物质跨越BBB，速度比经内皮扩散快许多倍。这些转运体包括中链脂肪酸载体（medium-chain fatty acid carrier）、大中性氨基酸载体（large neutral amino acid carrier）、单羧酸载体（monocarboxylic acid carrier）、阳离子转运体（cation transporter）、嘌呤载体（purine carrier）、核苷载体（nucleoside carrier）和己糖载体（hexose carrier）等。其中一些转运体对底物的立体化学构象具有高度选择性，因此它们不转运与这些内源性底物有相同亲和力和分子量的药物。典型例子如葡萄糖，作为大脑的主要能量底物，其通过利用立体特异性但不依赖胰岛素的GLUT1转运体蛋白穿过BBB，葡萄糖转运系统的立体特异性允许D-葡萄糖而不是L-葡萄糖进入大脑。该转运系统还允许其他一些己糖（hexoses），如甘露糖（mannose）、麦芽糖（maltose）和果糖（fructose）进入大脑。GLUT1低表达与癫痫发作、精神发育迟滞、脑发育受损和CSF葡萄糖浓度低的个体相关。一些小分子肽也通过可饱和系统跨越BBB。这些肽类包括脑啡肽、精氨酸加压素、肽-T（peptide-T）类似物、Aβ和胰岛素。

### （二）受体介导的胞吞作用

分子量较大的肽和蛋白质与其受体结合，然后通过诱导基于囊泡的转运机制穿过BBB。蛋白质与受体结合被内吞到内皮细胞中形成囊泡，然后在另一侧释放。这种机制的转运是单向的，有饱和性，并且需要消耗能量。例如，胰岛素和转铁蛋白以受体介导的胞吞转运（RMT）从血循环入脑。IgG的外排也是受体介导的胞吞转运，由脑外排到循环血液中。

### （三）吸附介导的内吞作用

在AMT作用中，蛋白质/肽与内皮细胞的腔侧之间存在电荷的相互作用，如组蛋白和凝集素通过与受体介导的胞吞转运相似的方式穿过BBB。但这些蛋白质不是与膜中的特定受体结合，而是基于膜糖蛋白的糖部分的电荷或亲和力吸附到内皮细胞膜。因为不受膜中存在的受体数量限制，所以这种吸附介导的内吞作用的总体能力更大。因此，蛋白质阳离子化可以增强其被脑摄取。

## 三、加强向中枢神经系统传递蛋白质和肽的策略

BBB由BEC排列形成，由细胞旁蛋白复合物封接，通过ECM结合，由周细胞和胶质细胞相互作用加以维持。BBB限制生物分子渗透的能力，可以调节维持适当的神经元功能所需的CNS内的化学组成。虽然BBB对维持健康和正常的生理功能至关重要，但其仍然成为在病理状态下将治疗药物输送到大脑的障碍。为此，开发无创性治疗措施以增强跨BBB的大分子递送已成为了学术和生物制药研究的长期目标。目前用于治疗CNS疾病的大多数药物分子质量（150～500Da）低、亲脂性高。由于酶促降解、外排机制清除或与血浆蛋白的结合，

许多潜在的药物分子无法进入大脑中。为了增强向大脑的药物递送，已经探索了以下用于优化药物递送的策略：①调节 BBB，包括 BBB 的瞬时渗透开放；②基于生理学的策略，利用 BBB 提供的各种运输机制；③基于药理学的方法，通过优化化合物的特定生化特性来增加药物分子通过 BBB 的通路。

## （一）血脑屏障对增加渗透性作用的调节

改善肽和蛋白质药物递送至 CNS 的一种策略是将药物的全身给药与 BBB 的瞬时渗透开放相结合起来。调节 BEC 之间 TJ 的功能，使之可以获得进入大脑的细胞旁途径，这种方法已被用于使 BBB 对药物通透以增强药物的脑摄取。早在 1926 年，Le Fèvre 和米勒（Millet）宣称，在给予疱疹病毒之前静脉注射乌洛托品（六胺）可使病毒穿过 BBB 并在兔子中引发脑炎。虽然此后关于静脉内接种引起神经系统疱疹感染的发病机制研究发现他们的研究结果无效，但是发现了可以改变 BBB 通透性以允许摄取各种分子的物质还是引起了人们浓厚的兴趣。在其后的几十年中，研究人员发现了许多改变 BBB 渗透性的物质，包括肾上腺素、肌球蛋白、氨基甲酸乙酯、组胺、煤气和乙醚。目前，人们仍然采用这种调节 BBB 的策略将药物输送到 CNS。例如，己六醇（mannitol），一种可形成高渗溶液的物质，与甲氨蝶呤等药物同时给药，以增强其向脑肿瘤的输送。高渗溶液被认为可渗透性地从内皮细胞中消除水分，导致细胞收缩，从而影响到 TJ。这种方法开放 BBB 时间短暂，BBB 屏障作用在中断后 10 ~ 20min 内恢复并重新关闭。但该方法对药物没有选择性，并且可能允许其他分子（如神经递质）进入，这可能是有害的。同样，大剂量乙醇或二甲基硫醚等溶剂、依托泊苷烷化剂、缓激肽和组胺等血管活性剂都被用于破坏 BBB。因渗透性变化而使 BBB 开放，选择性低，可能对 BBB 产生高度创伤，常导致严重不良反应的发生，如癫痫发作、永久性神经障碍和脑水肿。为了避免这些问题，也常用超声和电磁辐射调节 BBB 的功能。这些方法的优点是可以某种精确度聚焦于特定的脑区域或肿瘤，从而选择性地在优选的位点调节 BBB 而不是在脑中全局性调节 BBB。对 BBB 功能和完整性的修饰可能快速诱导并迅速逆转。很少有策略尝试改变 BBB 本身的跨内皮渗透。BBB 的脂质组成和对脂溶性分子的渗透性可能在其生命周期内没有变化，但在糖尿病和铝毒性模型可能发生改变。

## （二）生理策略

有一种开放 BBB 的策略涉及嵌合肽技术，利用受体介导的和吸附介导的转运系统。其涉及将肽或蛋白药物偶联到载体上，载体也可以是蛋白质/肽，并且通常通过受体介导的胞吞转运（如转铁蛋白和胰岛素）或吸附内吞作用（如阳离子化白蛋白）穿过 BBB。在转运载体与其相应的细胞表面受体相互作用后，接着嵌合蛋白/肽在 BBB 的腔侧被内吞，然后通过膜释放到间质液中，并裂解嵌合蛋白/肽以将肽或蛋白质药物释放到脑中，从而发挥药理学反应。可使用化学接头、聚乙二醇接头或抗生物素蛋白-生物素技术将蛋白质或肽类药物与载体连接。用于向脑递送药物的受体介导的载体必须是特异性的。用于将药物靶向递送至 CNS，具有良好胞吞转运的模型是 TfR。

Jefferies 等 30 年多年前发现脑毛细血管具有丰富的 TfR，可将 Tf 结合的铁输送到大脑内。此后，他们发现 TfR 抗体可以穿过 BBB 并将甲氨蝶呤等治疗性化合物向脑内递送，提示 Tfr 具有靶向脑递送药物的潜力。与 TfR 结合的抗体被保留在脑内皮中，并不渗透进入到 CNS，仍继续使用 TfR 作为递送系统进行修饰。为了解决该问题，有学者开发应用了"脑穿梭"方法，将抗 Aβ 的单克隆抗体的 C 端融合到抗 TfR Fab 中，促进 BBB 对附着的免疫球蛋白进行胞吞转运。这有别于目前使用携带治疗性药物的 TfR 抗体或以低亲和力及高亲和力结合 TfR

的双特异性抗体的方法，这些抗体可与疾病靶标结合，如处理淀粉样蛋白前体的 β-分泌酶 1（β-secretase 1，BACE1）可将这些前体蛋白质转化为 Aβ 肽（包括与 AD 相关的肽）。与单特异性抗 BACE1 抗体相比，双特异性抗体在脑中的积累增加明显，从而引起 Aβ 水平显著降低。

另外，在体内 BBB 经过受体介导的内吞作用的受体特异性单克隆抗体，如针对 TfR 的小鼠单克隆抗体 OX26，也可用作类似的转运载体。受体介导的胞吞转运在向 CNS 提供多种肽和蛋白质药物方面非常有用，包括 VIP 类似物，BDNF，促肾上腺皮质激素（adrenocorticotrophic hormone，ACTH）类似物，多柔比星（doxorubicin），达拉根（dalargin）和阳离子化白蛋白（cationized albumin）。

另一种策略是利用载体介导的运输系统。BBB 里含有许多营养转运体，包括用于转运小分子肽的肽载体系统，如脑啡肽、促甲状腺激素释放激素和精氨酸加压素；用于转运谷氨酸、苯丙氨酸、亮氨酸和天冬氨酸的氨基酸载体系统；用于转运胆碱和硫胺素的核苷载体系统；用于转运葡萄糖和甘露糖的己糖载体系统。为了利用这些转运系统，必须对这些药物的结构加以修饰以模拟其所携带的营养物质的结构特性。目前较少有药物使用 BBB 转运系统进入 CNS。利用内源转运体的这种机制也常被忽视将其用于把蛋白质和肽类药物递送至 CNS。

尽管已经知道越来越多的肽和蛋白质通过可饱和系统穿过 BBB，但尚未开发出使用这些转运体来递送内源配体或其类似物。PACAP38 提供了可以在疾病模型中发挥治疗作用的具有可饱和 BBB 转运体的肽的实例。在血管阻断诱导卒中后 24h 开始在外周输注 PACAP 可阻止约 50% 的 CA1 海马细胞死亡。作为内源性转运系统的生理调节剂的一些小分子物质也可用于增强大分子蛋白质的脑摄取。α-肾上腺素能神经可增强瘦素和溶酶体酶的 BBB 摄取。瘦素转运的增加可以解释肾上腺素诱导体重减轻的某种机制。

抑制外排转运体蛋白是增强蛋白质和肽进入大脑的能力的另一种方法。已经开发了 ABC 转运体的特异性抑制剂以增加药物进入到 CNS。用于靶向 P-gp 的抑制剂包括维拉帕米、环孢素 A、LY335979 和烟曲霉青素 C；MRP 包括磺吡酮和苯溴马隆；BCRP 包括烟曲霉青素 C 和 GF120918。大脑对 PACAP27 的摄取受到外排系统、肽转运系统-6（peptide transport system-6，PTS-6）的限制。靶向反义 PTS-6 时，可阻止 PACAP27 的外排并增加其在脑中的水平。当用反义和 PACAP27 共同处理时，AD 模型小鼠的认知能力得到改善，脑缺血后梗死面积减小。尽管增加这些药物向 CNS 递送的益处很多，但是这些 ABC 转运体的抑制可能具有不利影响，因为它们允许其他有毒物质通过 BBB，并且需要使用高浓度来有效阻止运输。

## （三）药理学策略

决定一种肽是否会跨越 BBB 的主要因素之一是该肽分子的亲脂性，因此增加肽分子的亲脂性是增强肽跨越 BBB 能力的策略。有许多增强蛋白质亲脂性的技术，包括改变蛋白质结构、甲基化、卤化或酰化。将药物分子与脂质物质分子（如长链脂肪酸）共价结合等修饰结构，可增加肽类药物的亲脂性。如果肽具有大量羟基，这些基团倾向于与水的氢键合，导致肽的分配系数降低，膜渗透性下降；减少氢键则可增加肽分子的膜渗透性。因此，开发新药时，较为理想的情况是药物分子氢键应少于 3～5 个。甲基化是一种用于减少氢键的方法，如开发用于增加膜渗透性和口服生物利用度的环肽。与非甲基化对照药相比，在环肽的树脂结构上 N-甲基化修饰能够增加膜通透性并增强大鼠的口服生物利用度。二青霉胺 (2,5)-脑啡肽 [DPenicillamine(2,5)-enkephalin，DPDPE] 是一种有效的阿片肽，对 δ-阿片受体具有高选择性。该受体是 OATP 转运体家族的一部分，转运各种亲水和亲脂两性有机化合物分子，包括胆盐、类固醇激素、甲状腺激素和有机阳离子，可为治疗性肽递送提供潜在靶标。DPDPE 的酚羟基进行三甲基化后跨 BBB 的转运增加。DPDPE 的酚羟基进行三甲基化有四种异构体，但只有其中一种异构体显示出跨 BBB 的转运作用，提示对肽进行修饰的重点，即修饰的位置和类型在改善目标肽的跨 BBB 转运中起重要作用。肽和蛋白质的卤化还可以增加药物分子的亲脂性和跨 BBB 的渗透性。DPDPE 的跨 BBB 转运增加情况取决于所使用的卤素类型：氯和溴化可增加跨 BBB 转运，而氟和碘化则无效。另一种方法是对 N 端的氨基酸进行酰化，也可以增加肽和蛋白质的亲脂性。例如，酰化胰岛素可改善其穿过 BBB 转运的能力，同时能保持其药理作用。类似地，进行糖基化也可增加蛋白质和肽的转运。使用阿马多里（amidori）重排进行糖基化的蛋白质可增加进入 CNS 的摄取作用，该方法利用酸或碱催化醛糖或糖基胺的 N-糖苷异构化，形成相应的 1-氨基-1-脱氧-酮糖。该方法已用于 δ 啡肽（deltorphin，新皮啡肽，对 δ 型阿片受体的亲和力和选择性均很强），环化的蛋氨酸-脑啡肽类似物及线性排列的亮氨酸-脑啡肽（内啡肽）类似物。

## 四、冰片促进药物跨血脑屏障转运的应用

冰片为芳香开窍中药，是由龙脑香科植物龙脑香 *Dipterocarpus turbinatus* Gaertn .f. 的挥发油和树脂加工品获得的结晶，具有促进 BBB 开放以及脑保护作用，近年来在脑靶向给药策略中应用增多。《本草衍义》认为冰片"独行势弱，佐使则有功"，常配伍其他药物使用，可减少这些药物的剂量，并使药物对 CNS 的作用增强，如在安宫牛黄丸、至宝丹中均配伍有冰片，其可协助牛黄、麝香"内透包膜"，促进药物跨过 BBB 进入脑内，使药理作用增强。其机制主要涉及抑制 P-gp 活性、开放细胞间 TJ、增加内皮细胞吞饮小泡数量及增加脑毛细血管内皮细胞中 $Ca^{2+}$ 浓度等。以下就前三项展开描述。

### （一）抑制 P-糖蛋白活性

P-gp 作为多药耐药基因 MDR 的表达产物，是 BBB 的重要功能组分，可 ATP 依赖性外排脑内药物进入血液中，作用类似 P-gp 竞争性抑制剂维拉帕米。冰片中的有效成分脂溶性较高，在 BBB 处可通过简单扩散被动转运进入脑内，然后与脑内药物竞争性结合 P-gp，经 BBB 泵出至血液循环中，而与 P-gp 亲和力较弱的药物泵出减少，在 CNS 中的浓度增加，其药理作用增强。

### （二）开放细胞间紧密连接

有研究发现，大鼠灌胃给予冰片 2h 后，脑血管内皮细胞间的 TJ 可逆性打开，BBB 开放，使同时应用的对羟基红花黄色素 A 经 BBB 细胞间通道转运加速。将冰片溶于液状石蜡给予 SD 大鼠，分别于 1h、2h、4h、8h、24h、48h 处死大鼠，取脑组织在电镜下连续观察 BBB 的超微结构变化，结果冰片可使大鼠脑组织内皮细胞间 TJ 缝隙变宽、断续，结构减少，这种影响在给予冰片后 48h 恢复正常，表明冰片对 BBB 超微结构的改变是可逆的。

### （三）增加内皮细胞吞饮小泡数量

冰片也能使 BBB 中内皮细胞中的吞饮小泡数量明显增多、体积增大，从而使经细胞吞饮而进行的物质转运加速。

## 第六节　纳　米　粒

增强药物向脑组织输送的策略目前主要有两种：通过脑组织局部直接注射避过 BBB；经

血流采用靶向递送的方法或暂时开启 BBB 的方法让药物入脑。增强对流递送法、鼻内递送法和暂时开启 BBB 等技术均可改善 CNS 药物的递送，这里讨论利用纳米载体向脑内递送药物的策略。配体是靶向大脑递送药物复合体的重要组成部分，而纳米载体决定着基于其开发的脑靶向药物是否能有效通过 BBB 发挥 CNS 治疗作用，因此本节讨论的重点为纳米载体的药动学行为和生物学分布特点。目前只有两种基于脑靶向递送药物的疗法被批准用于临床研究，即与紫杉醇结合的 Angiopep-2（ANG1005/GRN1005；基于 EPiC 技术）和谷胱甘肽聚乙二醇化的多柔比星脂质体（2B3-101；基于 G-Technology）。目前处于研发阶段的其他基于脑靶向递送药物的疗法，主要包括带有抗体的活性蛋白（或酶）融合体［如活性蛋白质/酶与抗人胰岛素受体（HIRMAb，armagen）的抗体的融合蛋白，是一种治疗性抗体的重链异二聚体化，其携有针对 Tf 受体的低亲和力抗体］，作为配体发挥作用；抗肿瘤药物和 p97 的直接络合物。纳米载体是一种旨在形成纳米级粒子的药物制剂，其主要包括脂质体、白蛋白纳米粒和聚合物纳米粒（图 5-12）。本节从药物制剂、药理和监管等方面介绍用于从血液到脑递送药物的纳米载体的开发研究。

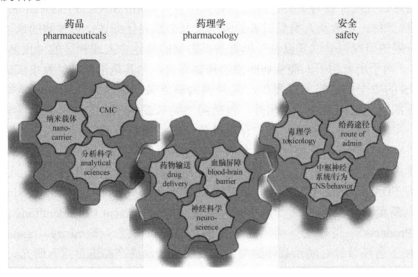

图 5-12　脑靶向纳米粒的类型及多学科结合的研究

# 一、纳米载体的发展现状

目前，全世界范围内在临床实践中已经构建起来的治疗性纳米载体主要有两大类，即脂质体和白蛋白纳米粒。此外，一些基于纳米载体的治疗药物正处于临床试验阶段，有更多的项目则处于临床前开发阶段，但除了临床研究阶段的 2B3-101 之外，尚无专门设计用于增强跨越 BBB 递送药物的纳米载体。用于 CNS 疾病尤其是脑癌的药物递送系统目前主要有纳米载体和药物的复合物或融合蛋白。其中有两种并非专门针对脑肿瘤设计的脂质体产品：硫酸长春新碱脂质体注射液 Marqibo（一种基于鞘磷脂的脂质体，注册名为 OPTISOME™），已被批准用于治疗白血病，目前正在 2～21 岁的儿童和青少年中进行 I 期临床试验，研究的适应证包括原发性脑肿瘤在内的难治性癌症，由国家癌症研究所承担；另一产品为在复发性高级别胶质瘤患者中研究的纳米脂质体伊立替康（NL-CPT11）。Merrimack 制药公司则正在研究用于治疗类似胰腺癌的 MM-398，在实体瘤标准治疗失败的患者中进行了首次人体试验。除了前述的静脉内给药治疗的脂质体外，还有阿糖胞苷脂质体注射液 DepoCyt® 局部鞘内注射给药治疗淋巴瘤性脑膜炎。纵观纳米载体的研究历史，多柔比星聚乙二醇化脂质体（Doxil，Caelyx）是第一个基于治疗应用的纳米载体，分别由 FDA 于 1995 年、欧洲药品管理局（European Medicines Agency，EMA）于 1996 年批准。此后，又陆续批准了几种脂质体制剂，如柔红霉素脂质体 Daunoxome；两性霉素 B（amphotericin B）脂质体 Ambisome 和多柔比星非聚乙二醇化脂质体 Myocet。另一种纳米载体制剂紫杉醇白蛋白纳米粒子（Abraxane）于 2005 年被 FDA 批准，2008 年由 EMA 批准。除两性霉素 B 脂质体制剂外，还批准了脂质复合物制剂 Abelcet，与 Ambisome 治疗持续发热的中性粒细胞减少患者的假性真菌感染相比，这种方法的优点上成本较低。除了上述临床上已可应用的纳米载体药物外，还有一些治疗性纳米载体仍在临床或临床前研究中。本节首先讨论纳米载体应该遵循的一般标准，然后重点关注纳米载体对大脑给药的适用性，以及批准纳米载体的监管考虑因素。

## （一）纳米载体进入临床研究的标准

根据 FDA 和 EMA 的建议（www.fda.gov；www.ema.europa.eu），产品的质量和安全性对于产品获得临床研究批件最为重要，符合世界医学会（World Medical Association，WMA）的赫尔辛基宣言，"每一项涉及人类受试者的医学研究必须先仔细评估可预测的风险和负担，主要是评估所开展的研究与受试者以及受调查条件影响的其他个人或社区的可预见的利益相比"（WMA 2008）。对于所有用于人类疾病防治的药物而言，尤其是治疗神经系统疾病的药物，证明药物对 CNS 的安全性是极其重要的。但是因为缺乏关于纳米载体的毒理学数据，所以相应的政府法规的制定也相对滞后。此外，包括药物纳米载体在内的纳米医学科学和技术尚存在不确定性，可能存在重大风险，因此有学者建议对纳米载体的临床研究进行特别监管。使用纳米载体进行治疗的临床开发比用单个活性成分进行的研究要复杂，虽然目前尚无严格的应用纳米载体进行治疗的相关指南，但 FDA 和 EMA 都在不断制定指导文件。目前较为先进的指导文件有 FDA 于 2002 年发布的《脂质体药物产品》（Liposome Drug Products）和 2006 年发布的《创新组合产品的早期开发考虑》（Early Development Considerations for Innovative Combination Products）。指导文件明确应从化学、生产和质控（chemistry，manufacturing and controls，CMC）各环节针对纳米载体的每个独立成分及最终产品进行深入研究。

包括载药纳米载体在内的各种药物产品，应在临床前研究和设有对照的临床试验中体现出有效性。纳米载体的优点是使药物在血浆中的循环延长，改善治疗指数。药物在血浆中的循环因纳米载体的作用而延长，可因此增加药物被动扩散通过 BBB，从而增强其向脑内的递送。在开发用于临床疾病治疗的纳米载体前，明确需要配制包封的药物量以在作用部位产生所需的游离药物非常重要。例如，多柔比星聚乙二醇化脂质体，当达到 > 90% 的药物负载效率时，纳米粒聚合物通常具有大约 10% 的药物可到达作用部位。这种情况对于高效能的药物是可接受的，但对于效能较低的药物，不能达到预期的目标浓度从而对治疗指数可能不会产生积极作用，或者由于药物负载较少而导致商品成本过高。

当纳米载体用于 CNS 疾病时，还应考虑靶向配体对纳米载体性质的影响。纳米载体本身不具有靶向配体使药物向 BBB 归巢的能力，所以靶向配体是必需的组分。靶向配体可以由抗体、肽、蛋白质及一些小分子物质组成，通过明显影响药物的电荷、稳定性和免疫原性等性质，改变药物的血浆蛋白结合率，改善有利于药物在脑组织的生物分布、生物转化和安全性等药理学特点。

## （二）适合脑给药的纳米载体

适合脑给药的纳米载体主要包括脂质体、白蛋白纳米粒子、高分子纳米粒子、聚酰氨基胺等树枝状大分子等，可遵循 FDA 和 EMA 等监管部门的指导文件，研究它们作为脑给药递送载体的适用性。

**1. 脂质体**（liposomes）　脂质体被广泛应用于临床和实验研究中。各种脂质体制剂，其脂质成分的不同会使制剂的血浆循环产生显著差异。如图 5-13 所示，选择不同的脂质成分，引起了含有模型药物利巴韦林的不同脂质体制剂的血浆循环产生了显著差异。如果组成选择准确，所制备的脂质体可被认为是安全的纳米载体。除了较广泛的延长药物循环时间等"纳米载体优势"外，脂质体还具有其他优点，无需对所要包封的药物活性成分（active pharmaceutical ingredient，API）进行改性，即可包封亲脂性和亲水性化合物，从小分子到较大的生物化合物均可。关于跨越 BBB 递送药物的能力，非靶向脂质体

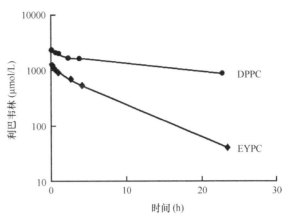

图 5-13　不同成分制备的利巴韦林脂质体大鼠静脉注射后的血浆药物浓度

谷胱甘肽-聚乙二醇脂质体由 DPPC（稳定的脂质体；二棕榈酰磷脂酰胆碱）或 EYPC（稳定性较差的脂质体；蛋黄磷脂酰胆碱）制成

可能穿越 BBB 的数量不足，同时也不会在特定脑区特异性地释放药物。脑组织肿瘤中形成新生血管、创伤或疾病而使 BBB 完整性受损时，脂质体中的药物跨越 BBB 的可能性增加。在多形性恶性 GBM 等原发性脑瘤的患者，采用多柔比星聚乙二醇化脂质体单独或与其他化学治疗药物联合应用，安全且有一定的治疗效果。然而，由于在扩散性增殖的肿瘤细胞及微转移中的肿瘤细胞周围 BBB 保持完整性，所以这只是脂质体中的药物可以主要集中到脑瘤中心的个案。目前已经开发出许多方法来增加药物向大脑内的递送，也可以联合脂质体应用来递送药物。靶向配体不仅会可改变脂质体的药物特性，而且还会影响它们的生物分布。

例如，与多柔比星的谷胱甘肽聚乙二醇化脂质体（2B3-101）相比，重复给予相同剂量的多柔比星聚乙二醇化脂质体（Doxil/Caelyx），可引起多柔比星的血浆浓度略有增高，而清除率则较低。与此相关，在给予 Doxil/Caelyx 后，除脑和脾以外，可发现药物在组织中的浓度明显升高。与相同剂量的 Doxil/Caelyx 相比，在重复给予 2B3-101 后，脑中多柔比星的保留率几乎高出三倍。与脂质体联合应用于药物递送的靶向配体的例子尚有一些大分子蛋白，如抗转铁蛋白或胰岛素受体的抗体。这些抗体已被用于生产所谓的特洛伊木马脂质体，用于递送质粒 DNA 或反义基因治疗。作为替代改变化合物化学结构递送药物方法的药物载体（如脂质体和纳米粒），可用于增强蛋白质和肽向 CNS 的递送。这种载体被称为"特洛伊木马"（Trojan horse）或"通用载体"（universal carrier）。利用特洛伊木马策略最先应用的一种方法是将药物蛋白置于带有 IgG 分子的脂质体内直接递送。使用该方法将肽和蛋白质递送至大脑有许多优点。首先，该技术提供了一些控制方法以确定蛋白质和肽被转运到大脑中的位置。其次，改变纳米粒或脂质体的化学性质相对较容易，可以实现蛋白质或肽类药物特异性和选择性地向预期作用位点递送。由于肽和蛋白质药物是在纳米粒或脂质体内携带的，因此无须改变药物的理化性质即可使之进入脑内，并且由于载体非常大，因此可以携带大量药物入脑。最后，该技术可保护药物免于被酶促降解。纳米粒是固体胶体颗粒，大小为 1 ～ 1000nm，由各种大分子组成，其中的治疗药物可被吸收、捕获或共价连接。目前有多种纳米粒用于跨越 BBB 递送药物：脂质体、固体脂质纳米粒、非聚合物胶束、脂质复合物、树枝状聚合物、聚合物纳

米粒、聚合物胶束、纳米管、二氧化硅纳米粒、量子点、金纳米粒和磁性纳米粒。目前用于向 CNS 递送药物的最成功的纳米粒之一是聚（丁基）氰基丙烯酸酯纳米粒，这种 250nm 的纳米粒装载有药物并以聚山梨醇酯-80 进行涂覆。静脉注射时，其表面被吸附的 ApoE 等血浆蛋白包裹。这些纳米粒由于被机体当作是 LDL 颗粒，所以能够通过 BBB。许多药物使用这种方法成功进入大脑，包括达拉根（dalargin，为一种六肽分子，可作抗溃疡药）、洛哌丁胺和多柔比星。用于向大脑递送脂质体药物的肽靶向载体包括 COG133（ApoE 模拟肽）、Angiopep-2（对 BEC 上的 LRP 受体具有高亲和力）或 GLA 肽（通过噬菌体与脑选择性结合，以一种目前尚不清楚的机制吸收），冯·罗伊（Van Rooy）等于 2012 年阐明了肽的构象对于 GLA 改善药物靶向脑的能力的重要性，其他肽靶向配体同样如此。

**2. 白蛋白纳米粒**　在水性溶剂中将白蛋白与药物混合，用滤器过滤混合产物获得 $100 \sim 200nm$ 大小的颗粒，即形成白蛋白纳米粒。研究结果表明，给药紫杉醇白蛋白纳米粒（Abraxane）后在血液中紫杉醇很快就会从白蛋白上解离下来，但基于白蛋白的药物递送系统使紫杉醇在实体肿瘤中的摄取增强。这一作用既可通过增强渗透性和保留性（EPR）而被动进行，也可能通过与细胞表面上 gp60 和 SPARC 受体结合而主动完成。由于 Cremophor 可能引起较为严重的不良反应，所以用白蛋白替代 Cremophor，可能是 Abraxane 的主要优点。Abraxane 是目前唯一被批准的白蛋白纳米粒，而直接与小分子化合物结合或通过共价键与肽、蛋白质结合作为药物载体的白蛋白纳米粒正在研究中。因为可生物降解，并且不具有免疫原性，所以白蛋白在循环中以高浓度存在可能是安全的。但是，由于它是血液的衍生产品，因此安全性还是无法完全保证。在 Abraxane 的包装说明书上也以书面形式指出，它含有来自人血液的白蛋白，因此具有病毒传播的理论风险，应限制使用。

Dadparvar 等的研究表明，与游离肟相比，吸附在白蛋白纳米粒表面的肟在体外即使不存在靶向配体，也可对制剂提供更高的保护反应。在同一研究组的另一项研究中，与非靶向白蛋白颗粒相比，结合到白蛋白纳米粒表面的 ApoE 可使肟跨越体外 BBB 模型的转运增强。与游离药物、非聚乙二醇化纳米粒和聚乙二醇化白蛋白纳米粒相比，含有齐多夫定（AZT，抗病毒药物）的转铁蛋白与白蛋白纳米粒复合物可引起 AZT 的脑摄取显著增加。此外，Ulbrich 等在 2009 年发表的研究表明，与非靶向的或结合阴性对照抗体的白蛋白纳米粒相比，转铁蛋白及抗转铁蛋白受体的抗体（OX26 和 R17217）可使洛哌丁胺（一种镇痛化合物）的效能增强；同一研究组的研究表明，白蛋白纳米粒与胰岛素或抗胰岛素受体的抗体（29B4）的结合也增加了配制在这些白蛋白颗粒中的洛哌丁胺的镇痛作用。

**3. 高分子纳米粒**　大多数纳米粒最初由不可生物降解的聚合物制成，由于其固有的慢性毒性和免疫应答而不宜开发用于临床。目前已经开发的可生物降解、具有生物相容性和生物黏附性，并且最常用的聚合物是聚氰基丙烯酸丁酯（poly butyl cyanoacrylate，PBCA），聚乳酸-共-乙醇酸（poly lactic-co-glycolic acid，PLGA）和壳聚糖（chitosan）。PBCA 颗粒易于生产，具有快速生物降解特性，既疏水又亲水不易被吸收。壳聚糖是一种可生物降解、易于获取的天然产物，具有不同的分子量和不同的乙酰化程度。基于 PLGA 的纳米粒通常具有比大多数其他聚合物材料更可控的释放动力学特性和更好的包封性。PLGA 已获得美国 FDA 和 EMA 批准，并已用于人类肠外局部的各种药物递送系统中。这些聚合物可商购获得，具有不同的分子量和共聚组成。

基于上述三种聚合物的纳米粒用于 CNS 药物递送也进行了研究，探索了不同的给药途径，如侵入性直接脑内注射、鼻内给药和静脉内给药。当静脉内给药时，来自未包衣的纳米粒的药物脑内分布已经明确，纳米粒可通过增加药物的体内半衰期和保护药物免于早期降解而增加可利用药物量，缓慢释放的药物可穿过 BBB 并在大脑中起作用。通常较大的纳米粒不能在未使用介导转运的靶向配体的情况下穿过 BBB。目前已经将上述聚合物纳米粒与不同的靶向配体组合用于向大脑递送药物，其中已经使用的靶向配体有 ApoE、ApoB100、ApoA1、叶酸、乳铁蛋白、类似阿片样肽（g7）、PEG TGN、聚山梨醇酯-80，以及谷胱甘肽等。

**4. 其他纳米粒** 其他几种纳米载体已被用于向大脑输送药物，第一种方法是使用树枝状大分子，其中聚酰氨基胺（poly amido amine，PAMAM）可能是最广为人知的。树枝状大分子是含有重复元素的大分子，可用于药物递送。其通过药物与树枝状大分子的直接缀合、非共价离子间的相互作用，或通过在树枝状大分子形成的胶束结构中包封药物来完成。目前已经审查通过了树枝状大分子向脑递送药物的用途。

固体脂质纳米粒（solid lipid nanoparticle，SLN）由大小在纳米范围内的球形固体脂质颗粒组成，其分散在水中或表面活性剂的水溶液中并且具有携带亲脂性或亲水性药物或用于诊断的作用。此外还引入了新的颗粒，即药物纳米晶体，由 100% 药物制成并以表面活性剂稳定的颗粒。纳米晶体已经用于口服给药，但是可以在静脉内给药后用于将药物输送到脑部。此外，还有纳米乳液和胶囊配方，这两种方法均涉及使用由不同洗涤剂、聚合物或脂质制成的制剂。

### （三）监管审批应考虑的几个问题

将基础研究结果转到临床应用需要得到政府相关部门的监管批准。根据 FDA 在 2002、2006 年施行的行业指南文件，纳米载体在获得临床研究批件之前应满足许多药学、药理学和安全性等方面的相关标准。

**1. 临床前的药学研究** 除了 FDA 提供的一些总体要求外，关于含药脂质体产品的指导，2002 年版的 FDA 文件的起草说明提供了关于脂质体的监管要求信息；该文件在很大程度上也可以应用于其他纳米粒。此外，应严格控制制备过程以确保纳米载体批次之间的差异符合要求；应通过在不同规模下制备多批次产品以证明质量稳定性；制备过程进行放大时，应确定和评估所采用的剪切力、温度等关键制造参数。因为纳米粒组分可阻挡滤器或与滤器基质相互作用，引起滤器无效或材料损失，因此要获得经灭菌消毒的终产物是较困难和具有挑战性的。

尺寸、粒度分布和电荷参数通常是纳米载体制备以后需要进行测定的首要步骤。使用动态光散射（dynamic light scattering，DLS）技术可以相对较容易地测量这些参数。纳米载体的尺寸显著影响其载药或包封药物的能力，主要是因为载体球形囊泡的体积 $V = 4/3 \cdot \pi r^3$，以其半径的 3 次方进行增加或减少。此外，大小也会影响其生物分布。纳米载体的药物负载能力相应取决于其大小、组成成分及其与药物的特定相互作用。例如，脂质或聚合物的电荷或亲水性会影响纳米载体成分与药物之间的相互作用。此外，装载方法可以大大提高纳米载体的装载能力。对于脂质体，药物可通过被动加载（脂质体磷脂组分遇到含药的水性溶剂时，形成同心双层封包，包封能力相对弱一些）或通过远程加载（利用跨膜 pH 或盐度梯度将药物加载到预先形成的脂质体中，包封能力可达到 80% ～ 100%）来实现。远程加载较高的包封能力增加了药物与脂质的比率，这增加了在脂质或颗粒毒性限制范围内递送足量药物的可能性。纳米载体最佳且可再现的包封能力，需要使用经验证可行的分析测定方法来证明，即测定活性物质、纳米载体组分、靶向部分和其他赋形剂等。分析测定方法要能区分包封的药物和释出药物，或者未包封而处于游离的药物。

所有纳米载体的组分都应明确，能够提供来源（合成或源自生物）、原产地证书、分析证明及稳定性数据。一旦纳米载体产品被制造和定型，就需要测定其物理和化学稳定性及保质期。纳米粒在储存期间易发生融合、聚集和药物泄漏。药物和纳米载体本身也都容易产生变化，可能影响产品的质量、安全性和有效性，因此需要对所有组分进行广泛的测试。脂质会因氧化应激反应而变性或水解形成（有毒的）溶血脂质。通常使用温度 2 ～ 8℃等药物成品的常规储存条件研究该过程，但是纳米载体也应暴露于氧化应激条件来明确载体的物理状态并测试药物从载体中的释放情况。所有这些测定最后应使用最终生产规模下、用于临床的包装小瓶或容器进行。例如，对于多柔比星盐酸盐脂质体成品，FDA 提出其体外药物渗漏测试的几个条件，包括在 37℃下在人血浆中孵育，暴露于一系列 pH 和温度及低频超声中断等，所有这些都是旨在模仿体内条件。

最后，如果制造过程发生变化，则应根据批准的新药申请（new drug application，NDA）或简化新药申请（abbreviated new drug application，ANDA）的变更指南进行这些变更，以确保变更后产品与原产品具有一致性。

**2. 临床前的药理学研究**　涉及临床前药理学研究的标准包括确定药动学（pharmacokinetics，PK）特征和生物分布（biodistribution），重要的是要明确在给药后纳米载体和包封的药物在体内的命运并回答相关问题：药物是否被释放？是否形成了有毒降解产物？由于聚乙二醇化，是否引起药物在循环中的延长？即使游离药物的情况已知，但是这些药物被纳米载体包封后的体内过程如何实际上也是同等重要的，因为这很可能会影响药物在体内和脑内的处置。此外，还需要明确药物向脑内递送的效能及被包封药物的功效。

用于研究药物跨 BBB 转运的模型有体外和体内两类。体内模型一般不太适合于药物跨 BBB 跨膜转运具体机制的研究，因为在这样的研究中确定实验证据所需的对照数量较多，难度较大。因此，可靠的体外模型可以更有助于研究大脑的药物摄取机制。但是脂质体等纳米载体在体外可能会产生非特异性的细胞摄取，使体外测定药物的脑摄取复杂化，导致在体内进行的一些特定的药物释放机制的影响由此被隐藏。体外脑摄取过程通常在称为"体外 BBB 模型"的系统中进行研究，实例包括传代的脑毛细血管内皮细胞单一培养模型，星形胶质细胞或周细胞和内皮细胞的共培养模型，甚至是三体培养模型等。确定药物的体内药动学和生物分布，并不需要特定的模型。药物的代谢途径和（或）组织分布方式可能存在种属差异，与健康动物相比，病理状态下也可出现差异。应验证用于确定药动学和生物分布的生物分析方法；对于纳米载体，这些方法被要求应该能够极好地区分游离药物和纳米载体包封的药物。

在研究用于向大脑输送药物的纳米载体时，大脑摄取是生物分布研究的重要标志。最常用的测定方法是检测脑匀浆中的药物含量，通常是先将药物全身给药，然后去除脑中血液取脑匀浆测定。虽然这一方法是有用的，但是脑匀浆中总会残留一些血液形成干扰，甚至导致假阳性结果，尤其是利用使用长循环纳米载体时可能性更大。因此，已经开发了原位脑灌注、脑微透析法等其他一些方法来定量药物向大脑内的递送。原位脑灌注法通过向脑组织灌注药物浓度已知的流体（如血浆或盐水）避免血液污染；然而，该方法只适用于能够快速（最多 30min）渗透的化合物，缺乏纳米载体长循环性质的潜在优点。假设在匀浆过程中不影响纳米载体的完整性的条件下，"正常"给药后或原位脑灌注后再取脑匀浆，这将能够区分包封的药物和游离药物。

体内脑微透析法目前应该是在生理和病理条件下表征药物跨 BBB 摄入或排出转运功能最合适的技术之一。微透析探针具有半透膜，允许小子水溶性溶质以被动扩散通过。研究 DAMGO 的谷胱甘肽聚乙二醇化脂质体脑部递送时，将其与使用微透析的游离 DAMGO 进行比较，结果在血浆中相似的游离药物浓度下，以谷胱甘肽聚乙二醇化脂质体给药后，在脑间质液中测量到大约两倍多的 DAMGO。

近年来开始用于连续监测葡萄糖和乳酸盐的开放式微灌注法，随后也用于皮肤药物取样和治疗脑病药物的采样。与微透析类似，该技术利用探针测量组织中的化合物浓度。但因其用于开放式微灌注的探针具有微观穿孔而非半透膜，这使其适用于较大和亲脂性的化合物，包括纳米载体。

CSF 取样也用于确定药物的脑摄取研究。但是应注意的是 CSF 中的药物浓度可能并不总是能代表大脑中的游离药物浓度。此外，CSF 样品可能被血液污染，特别是当研究以较小动物开展时。使用长循环纳米载体时，CSF 样品血液污染是一个特别突出的问题，因为血浆仍然可能含有高浓度的受试药物，在 CSF 样品中产生高变异性和药物检测水平的假阳性结果，即使在专业实验室进行也是如此。

用于确定纳米载体药物的脑摄取的其他实验性方法包括侵入性的颅脑开窗和非侵入性方法，如正电子发射断层扫描（positron emission tomography，PET）、单光子发射计算机断层扫描（single-photon emission computed tomography，SPECT）、磁共振成像（magnetic resonance imaging，MRI）或计算机 X 射线断层扫描（computed X-ray tomography，CT）。颅窗技术基于使用双光子激光扫描显微镜和具有颅窗或颅骨较薄的动物（通常为小鼠）的脑组织的体内成像。可以使用该技术对具有荧光染料的纳米载体的脑递送进行成像。然而，除了颗粒形态之外，不能区分游离和包封的药物。此外，BBB 完整性可以通过实验程序局部改变，导致局部点出血和来自脉管系统的药物外渗。非侵入性技术需要添加放射性标记才能测量药物的脑摄取。为此，需要根据研究目标考虑标记研究对象的哪一部分，即包封的药物或（部分）纳米载体。

用于单个活性部分研究的体外效应模型，如测定受体被占据情况，不适用于基于纳米载体的药物，因为药物首先需要从纳米载体中释放出来。所以需要在相关动物模型中首先确定药品的效能。实际上可用的疾病动物模型是比较多的，但这些模型应该得到的验证是可靠的，并且应该使用正确的对照（游离药物，靶向与非靶向纳米载体，靶向配体对照等）来比较所研究的纳米载体包封药物的功效。由于纳米载体会影响药物的 PK 和生物分布，因此应考虑到相应的效能参数可能也会发生变化。例如，与对游离化合物的研究相比，可能需要调整测量效能的时间点。最后，从开发成本的角度评估，体内有效性研究宜优选短期实验和小动物模型。有关测定方法，更多详细内容请参见第六章。

**3. 安全性**（safety） 由于大多数公开可用的资料集中于研究纳米载体的含量，即活性物质，因此只有有限的信息可用于分析纳米载体组分本身的可能不良反应。Szebeni 等的研究发现，静脉内给药可能发生脂质体补体激活。在大多数人中，即使可能发生明显的补体激活，但症状为亚临床性的。添加 PEG 后，尽管小型猪的蛋白调理作用和网状内皮系统（reticuloendothelial system，RES）的清除作用减少，但不会降低其补体活化。补体活化相关的假过敏（complement activation-related pseudo allergy，CARPA）、急性超敏反应或输液反应，在脂质体纳米载体、树枝状大分子聚合物纳米载体也可发生，其严重性通常在重复使用后减弱。其他免疫风险包括针对纳米载体的任何取代基形成抗体，包括靶向配体和活性药物，并且这些抗体可以导致血液清除（降低生物利用度和效能）加快或通过纳米载体的裂解而突发释放，导致血液浓度增加和可能的毒性。只要能够迅速失活，免疫反应本身不需要把其当作一个问题来处理；但是当防御反应的程度异常增强或持续时间异常增加时，可能会发生严重的病理损伤。聚合物纳米粒的毒性是一个重要议题，但分析较为困难，因为在各种研究中采用的聚合物和方法不同，致使其毒性特征出现明显差异。因此，关于毒性的一般评价可能没有价值，必须确定每种不同纳米粒制剂的安全性才有意义。关于药物的脑部递送，毒性可能导致（暂时的）BBB 打开，这将影响药物向大脑的输送甚至可能导致神经毒性。因此，开发脑部疾病治疗纳米粒，除了阐明一般毒性之外，纳米载体或药物无明显行为影响等 CNS 相关毒性，也同等重要。

**4. 治疗窗口**（therapeutic window） 药理学和安全性的相关研究可确定药物的治疗窗口。确定通过纳米载体递送至脑组织的药物是否可以在低于最大耐受剂量的浓度下发挥治疗作用极为重要，是判定相关纳米粒能否用于脑疾病治疗的重要标准，所研究药物的不良反应应该是可接受的；当然，对潜在成本与受益的考虑显然取决于药物所治疗的疾病。例如，与抗偏头痛治疗相比，化疗的不良反应通常更严重，但是可接受。为了获得监管部门的批准及继续开发用于脑疾病的纳米载体治疗的可能性，治疗指数是非常重要的决策参考指标。

# 二、挑战与展望

对单个活性部分进行临床开发，需要制订具有充分决策点的严格开发计划。对于更复杂的纳米载体药物而言，则要求应该更高。纳米载体药物除了活性药物成分之外还包含其他多种成分，因此需要考虑的因素更多。

## （一）纳米粒制剂与特点

目前，FDA 和 EMA 仅针对脂质体产品及组合药物产品制定了指南草案。因此，需要根据具体情况对这些指南中的标准进行审查，以开发其他纳米载体。例如，在 Doxil/Caelyx 脂质体中，采用了硫酸铵或乙酸钙的盐梯度将药物加载到脂质体中。虽然脂质体产品的指南草案中没有特别提及这种技术，但是完成药物负荷后的剩余盐浓度需从 CMC 的角度来确定。

## （二）脑靶向纳米粒的给药与效能

在评估药动学和药效学特征时，需要通过选择最合适的模型（包括适当的对照）来避免假阳性和假阴性结果。由于纳米载体的复杂性质，与单个活性部分相比，对其要求更高。脑靶向纳米载体的给药通常利用静脉内或机体实质内途径。对于慢性疾病，采用皮下注射、肌内注射或口服等其他给药途径可能对患者更友好且更具成本效益。只是这些途径探索起来更加复杂，因此通常优选静脉内途径。

## （三）脑靶向纳米粒的安全性

与使用纳米载体相关的安全性问题，其本质是免疫学问题。纳米载体可以在其形状、尺寸、表面电荷和化学组成方面进行优化，这些特征将影响纳米载体是否会被免疫系统清除、耐受或忽视。此外，给药途径会影响发生免疫反应的风险。通过改变静脉内给药采用其他的给药途径，可以避免用几种类型的纳米载体发生输注反应。输注反应可通过稀释、延长输注时间或患者术前治疗来控制，但仍应预测潜在问题。

## （四）临床研究

对于具有致命脑疾病的患者，仍需开发有效的治疗方法，而临床研究是必需的。提供纳米粒研究产品的安全性和监管要求是临床前证据需要考虑的因素。包括纳米载体等新兴技术在内的快速发展的科学将产生复杂且越来越活跃的材料，可使存在风险的不确定性增加，尤其是基于脑癌患者等研究，试验的潜在风险随更长期的治疗试验而增加，也应纳入考虑。

# 三、结 论

多柔比星聚乙二醇化脂质体 1995 年获批准，是第一种临床应用的纳米载体，自此以后，纳米载体的临床开发取得了很大进展。然而，脑靶向纳米载体的研究相对滞后，其主要原因可能是向脑递送药物相关的挑战性难题和 CNS 药物开发中的其他固有困难。但将安全靶向配体和受体与安全的纳米载体技术相结合，通过脑靶向纳米载体增强向大脑的药物递送并改善临床治疗效果却是极有可能实现的。

（何晓山　李孟云　赫悠然）

## 参 考 文 献

Batrakova EV, Kabanov AV. 2008. Pluronic block copolymers: evolution of drug delivery concept from inert nanocarriers to biological response modifiers. J Control Release, 130(2): 98-106.

Díaz-Perlas C, Oller-Salvia B, Sanchez-Navarro-M, et al. 2018. Branched BBB-shuttle peptides: chemoselective modification of proteins to enhance blood-brain barrier transport. Chem Sci, 9(44): 8409-8415.

Eskandari S, Varamini P, Toth I. 2013. Formulation, characterization and permeability study of nano particles of lipo-endomorphin-1 for oral delivery. J Liposome Res, 23(4): 311-317.

Finke JM, Ayres KR, Brisbin RP, et al. 2017. Antibody blood-brain barrier efflux is modulated by glycan modification. BBA-Gen Subjects, 1861(9): 2228-2239.

Johanna H, Soile P, Mikko G, et al. 2019. l-Type amino acid transporter 1(LAT1/Lat1)-utilizing prodrugs can improve the delivery of drugs into neurons, astrocytes and microglia. Sci Re, 9(1): 12860.

Khafagy ES, Kamei N, Fujiwara Y, et al. 2020. Systemic and brain delivery of leptin via intranasal coadministration with cell-penetrating peptides and its therapeutic potential for obesity. J Control Release, 319: 397-406.

Montagne A, Nation DA, Sagare A, et al. 2020. APOE4 leads to blood-brain barrier dysfunction predicting cognitive decline. Nature, 581(7806): 71-76.

Moura RP, Martins C, Pinto S, et al. 2019. Blood-brain barrier receptors and transporters: an insight on their function and how to exploit them through nanotechnology. Expert Opin Drug Del, 16(3): 271-285.

Pardridge WM. 2016. Re-engineering therapeutic antibodies for Alzheimer's disease as blood-brain barrier penetrating bi-specific antibodies. Expert Opin Biol Ther, 16(12): 1455-1468.

Prades R, Oller-Salvia B, Schwarzmaier SM, et al. 2015. Applying the retro-enantio approach to obtain a peptide capable of overcoming the blood-brain barrier. Angew Chem Int Ed Engl, 54(13): 3967-3972.

Wang HY, Li T, Zhao LL, et al. 2019. Dynamic effects of ioversol on the permeability of the blood-brain barrier and the expression of ZO-1/occludin in rats. J Mol Neurosci, 68(2): 295-303.

Wang QS, Deng YY, Huang LQ, et al. 2019. Hypertonic saline downregulates endothelial cell-derived VEGF expression and reduces blood-brain barrier permeability induced by cerebral ischaemia via the VEGFR2/eNOS pathway. Int J Mol Med, 44(3): 1078-1090.

Witt KA, Gillespie TJ, Huber JD, et al. 2001. Peptide drug modifications to enhance bioavailability and blood-brain barrier permeability. Peptides, 22(12): 2329-2343.

# 第六章 血脑屏障的研究方法

BBB 是 CNS 特有的一种复杂结构，是 NVU 的核心结构，其功能和结构的完整性在维持大脑微环境的稳态中至关重要。BBB 功能障碍与各种 CNS 疾病的发生和发展有关；但同时，BBB 也是有效治疗 CNS 疾病的主要障碍。从消极的方面看，保护大脑免受有害物质侵害的防御机制，也是将药物输送到 CNS 的主要障碍。建立 BBB 的体外仿真模型，表征脑微血管的生理特征，在 NVU 的生理参数和分子机制的研究、剖析 CNS 疾病的病理因素及相应的前驱靶点、CNS 药物的发现及转化研究中具有重要意义。因此，对 BBB 的研究主要从两大方面进行研究：①疾病状态下，BBB 的结构及功能的病理变化；②药物对 BBB 的影响及药物跨 BBB 的转运能力。

BBB 的研究方法包括体内研究及体外模型建立两大类，可以根据研究需求互补使用。体外模型中完成新药的研发，可消除在体研究存在的复杂性药理不良反应。例如，CNS 疾病及全身性疾病，如颅内感染、脑缺血、脑出血、肾衰竭、呼吸衰竭、中毒等，可损伤 BBB 结构，增加 BBB 通透性，加剧脑组织损伤及水肿，上述微观结构的改变，只能在实验末期处死动物，制作脑标本进行病理学检查，不能进行活体研究和动态观察；体外 BBB 模型可利用电镜、光镜等微观评估 BBB 的超微结构，通过蛋白质组学和基因组学，分析病理状态下的 BBB 特性。BBB 体内研究方法利用示踪剂动态分析药物在脑内的位置、数量和变化，可较好地提示 BBB 开放的部位及程度；利用渗透系数等可在实验动物中获得与人体相似的数据结果；CT、MRI 等影像学手段可以在不损伤模型的前提下对模型进行连续的观察，从而更好地了解 BBB 在外界干扰下的动态变化。

BBB 的体外模型建立能帮助研究者更深入地了解 BBB 的结构、功能及外界对 BBB 的影响，揭示 BBB 的功能和通透性，可用于药物筛选，也可用于毒物测试。近年来，随着新型工具和方法的引入，人们建立了各种模型系统来模拟 BBB 的复杂性，BBB 体外建模领域发生了许多根本变化，可以改善现有模型并启用新模型。CNS 类器官、芯片器官（organ-on-chip）、球体（spheroids）、3D 打印微流控技术和其他创新技术的开发极大地推动 BBB 和 NVU 建模领域发展。使用可靠且转化相关的 BBB 模型进行实验，可为评估靶向 CNS 的新药和药物递送系统提供理想的平台。

## 第一节 体外血脑屏障模型

### 一、建立体外血脑屏障模型的依据和评估方法

#### （一）建立体外血脑屏障模型的依据

NVU 成分包括内皮细胞、星形胶质细胞、周细胞、神经元及 ECM。连接细胞的连接复合体包括 occludin、TJ 蛋白、JAM 及膜结合的鸟苷酸激酶样蛋白，所有这些组件都在紧密合作，组成功能良好的血-腔交换系统。为了更好地探讨药物对 BBB 的影响或通过 BBB 的动力学，需要尽可能地重构 BBB 所具有的结构和功能，真实地模拟 BBB 存在的微环境，提高模型的可重复性。

BBB 体外细胞模型的研究，经历了四个主要阶段。第一阶段，1973 年，Joo 等成功地分离了脑微血管片段，发现新鲜分离的血管片段中的结构特点与 BBB 类似，如低通透性的 TJ、缺少孔窗结构等，血管提取模型是体外 BBB 模型建立的最初阶段，标志着对 BBB 的研究从器官生理学水平发展到细胞、亚细胞和分子生物学水平。第二阶段，分离并纯化 BEC 传代培养，即单层培养模型，但随着时间的推移，传代的 BEC 往往失去或下调许多重要的体内 BBB 的特征，如 TJ 的复杂性、特异性转运体和酶。第三阶段，通过将 BEC 与星形胶质细胞共同培养，解剖结构更加接近 BBB，也部分弥补了上述不足。上述的三个阶段主要关注了 BBB 的细胞成分，忽视了流通应力对细胞屏障功能的影响，随着研究技术不断改进，第四阶段的体外 BBB 模型从细胞类型、结构组成及技术方法学上都有了长足进展，构建时更倾向于从功能上和结构上模拟 NVU，如解决细胞系问题，从诱导多能干细胞中提取人脑微血管内皮细胞，以星形胶质细胞为主体的自组装多细胞 BBB 球体，以 3D 打印技术建立 BBB 模型，以及 BBB 微环境仿生的微流控技术等。

## （二）体外模型评价

模型建立后，需要通过形态学及功能性共同评估模型的有效性。在光学显微镜下，BEC 的形态主要为梭形，透射电镜下 TJ 呈条带状的电子高密度，冰冻蚀刻电镜下的 TJ 具有立体感，山脊样结构延伸并交织成网。免疫组织化学技术可以评估 TJ 结构蛋白的表达、内皮细胞骨架蛋白的分布，理想的 BBB 模型中，细胞骨架蛋白多集中于细胞周边。上述形态学指标具有直接、客观的特点，但不等同于完备的屏障功能。功能评价是确定一个模型是否符合要求的不可或缺的关键步骤。TEER 代表了模型对无机离子的通透性，是反映 BBB 屏障功能最灵敏的指标；利用示踪剂可进一步评价模型的通透性。

理想的体外 BBB 模型系统应具备以下的特征：①相邻的血管内皮细胞间能形成 TJ、细胞旁路等结构，具有较高的 TEER（$\geq 2k\Omega cm^2$）；细胞膜的通透性为（$3 \sim 12$）$\times 10^{-8} cm/s$，对物质有极严格的选择通透性；②细胞主要成分具有 BEC 特征，形态学相似，形成及表达 BBB 表型，如 Vwf、γGT、AP 等因子和 $Na^+$、$K^+$-ATP 酶、COMT、GST 等酶；③与在体相同的微环境及离子环境（BK、TNF-α、IL6、NO、VEGF）；④能外加调控 BBB 功能的各种因素，如 VEGF、BDNF 因子等；⑤模型便捷实用，可行性、重复性高。

# 二、体外血脑屏障模型中使用的细胞类型

建立可行的与临床相关的体外模型要考虑的另一个变量（及潜在的挑战）是在设置中使用的细胞类型。无论这些是原代细胞、细胞系还是诱导的多能干细胞，每种类型的细胞都有其优缺点。

## （一）细胞系和原代细胞的优缺点

动物和人源细胞系已用于体外 BBB 建模。细胞株的优点是在培养过程中的相对可承受性，以及某种程度上在多代培养中保持其分化特性的能力。目前只有少数永生化人内皮细胞系（HCMEC/D3，HMEC1，TY08，hBMEC，BB19）在 BBB 模型中使用。

原代细胞具有与其原位对应的最接近的特性。从人脑切除组织中分离出的细胞通常与脑部疾病有关（如对于耐药性癫痫或脑肿瘤患者的颞叶切除术），人体标本提供了多种临床神经学病因的特征，它们很可能具有患者的病理特性（如耐药性），并在一定程度上将其保留至体外培养过程。这是细胞株或动物来源的原代细胞无法提供的独特优势（这些细胞在某种程度上是患者特有的）。此外，原代细胞可用于模拟原生态位的复杂环境。例如，球体模型，

hBMEC、周细胞和星形胶质细胞在低黏附条件下的共培养中自发形成多细胞球体，并自组装成类似于 BBB 的模块化组织，提供了每种细胞类型之间的相互作用，在维持 BBB 完整性和功能方面具有优越性。

使用原代细胞的缺点通常表现在可用性和成本效益方面。原代人类 BBB 内皮细胞的商业来源价格很高，通常这些细胞是胎儿原代细胞，可能未显示出成熟 BBB 内皮细胞全部的分化类型。细胞存活力是另一个问题，因为人类原代细胞倾向于在培养中迅速分化，从而限制了有用传代的数量。与人类原代细胞类似，动物衍生的原代细胞在体外也趋于迅速分化，并且对药物耐受性的特定测试可能会有不同的反应。

## （二）常用的血脑屏障细胞

**1. BEC** BEC 是大脑的主要细胞组成部分，由于 BEC 的 TEER 值高，目前大多数体外 BBB 模型都是在原代 BEC 培养的基础上发展起来的。然而，细胞传代率低、高成本及培养物易受污染等原因，原代细胞并非每一个体外研究的最优选择，特别是需要可扩展性以达到成本效益的测试（如大量的药理学测试）。与原代细胞相比，细胞株具有更高的实验重现性，可以在多次传代中保持活性。因此，在构建体外 BBB 模型中更为常用。

细胞株可以来自不同物种，包括啮齿动物（如 bEnd.3，bEnd.5 和 RBE4）、人类（如 HCMEC/D3，TY10 和 BB1929）和猪的衍生永生化脑微血管内皮细胞。然而，当使用永生化细胞株时，有几个缺点需要考虑，如特异的 BBB 内皮特征的表达改变，包括 TJ 蛋白、外排转运体，以及用于共培养时生理行为的改变，包括对神经胶质细胞或周细胞刺激的无反应性（表现为较低的 TEER）。尽管有这些限制，但从实用的角度来看，永生化细胞株在 BBB 建模中仍然是可行的替代方法，特别是高通量筛选（high-throughput screening，HTS）平台。原代 BBB 的内皮细胞（极低传代）更适合进行基础和转化的体外研究，因为它们比永生化细胞株可保留大多数表型和病理学特性（如耐药性），但成本要高得多。

**2. 诱导多能干细胞**（induced pluripotent stem cell，iPSC） iPSC 是一种潜在的干细胞，可以诱导分化为构成 NVU 的不同细胞类型，包括 BEC、星形胶质细胞和神经元，以及周细胞样细胞，所有四种细胞类型都可以从同一个 iPSC 供体中产生和共培养。iPSC 具有两个主要优点：避免使用人类胚胎干细胞（embryonic stem cell，ESC）所引起的伦理问题；由患者自身产生，在移植时不会产生任何免疫排斥反应。但 iPSC 技术也有局限性：使用病毒感染及在诱导分化这些细胞的过程中，重编程效率低、存在形成肿瘤的风险；iPSC 衍生细胞提供的实验窗狭窄，在体外培养条件下，这些细胞通常趋向于快速去分化（在达到完全分化后几天）；此外，细胞分化过程取决于转录因子的各种随机和永久插入。

iPSC 的使用推动了对 BBB 的研究。例如，利用单层 iPSC 衍生人脑微血管内皮细胞来评价剪切应力（shear stress，SS）对融合的人脑微血管内皮细胞形态、运动、增殖、凋亡、蛋白和基因表达的调节作用；使用 iPSC 衍生的内皮细胞研究突变的影响等。从单个供体获得多种细胞类型的能力不仅可以检查突变对单一细胞类型的影响，还可以检查其对完整的 NVU（如细胞间通信）的影响。人类 iPSC 的另一种用途是产生大脑类器官，以研究人类大脑的发育及不同细胞类型之间复杂的相互作用，如类器官可以是具备灌注及 BBB 特征的血管系统。iPSC 定向分化为不同的细胞类型，用于微流控设备及 3D 打印模型中的共培养模型。

基于 iPSC 的 BBB 模型是第一个具有体内类似细胞旁屏障特性的人类 BBB 模型。因此，这些细胞可能在临床前疾病模型的开发及物种依赖的差异方面具有巨大的潜力。使用 iPSC 的独特优势在于它们能够生成其自身起源的代表性疾病模型的能力。此外，基因编辑技术的最新进展为使用 iPSC 进行疾病建模提供基础，尽管这些方法仍然存在诸如表观遗传重编程和患者特异性表观遗传特征丧失等障碍。

**3. 干细胞**（stem cell）

（1）胚胎干细胞（embryonic stem cells，ESC）：ESC 是一种多能干细胞替代疗法，它除了在体外具有无限自我更新能力外，还具有分化为各种脑细胞的能力。尽管 ESC 提供了新的治疗手段，但由于涉及对人类胚胎的破坏，仍然引发了一些复杂的伦理限制。

（2）神经干细胞（neural stem cell，NSC）：NSC 是成人大脑中的多能干细胞，与 ESC 不同，它的自我更新能力较弱，通常出于修复目的，仅分化为组织的一种细胞谱系。NSC 可以分化为神经元细胞，因此在人体外 BBB 模型的产生方面具有巨大潜力，该模型具有更复杂的 NVU 系统，涵盖了血管和脑组织。但由于异体移植中不可避免的免疫学排斥性及实用性和伦理等问题，很难从人脑获得 NSC。

（3）间充质干细胞（mesenchymal stem cells，MSC）：MSC 不仅便于从组织分离，而且容易扩增。MSC 还具有免疫抑制特性，可减少受损组织的炎症。MSC 也能分泌生长因子，促进脑组织中神经元的修复。此外，MSC 具有不涉及伦理问题、不像其他原始干细胞如 ESC 可能形成肿瘤等优点，使得 MSC 在干细胞组织工程、基因治疗、肿瘤生物学等领域具有广阔的应用前景，为脑病的治疗提供了巨大的应用潜力。

周细胞是 NVU 的关键组成部分，是 BBB 的形成及成年期的维持所必需的细胞。MSC 和周细胞之间有高度相似性，表达许多相同的细胞表面标志物，这些表型相似性可能导致功能上的等效。从脑组织中提取和培养原代周细胞用于 BBB 研究既耗时又有技术难度，使用小鼠脑毛细血管内皮细胞（bEnd.3）与 MSC 共培养的 BBB 体外模型，可以研究 MSC 对 BBB 结构和功能的作用，并作为周细胞的潜在替代物。此外，MSC 可能具有白细胞样的主动归巢机制，涉及黏附分子、趋化因子和蛋白酶，这些机制使 MSC/内皮细胞相互作用和转位，能够使它们在损伤或炎症下与 BBB 相互作用并在 BBB 上迁移。

BBB 体外模型的建立，细胞来源与功能尤为重要，各种类型的细胞各有其优缺点，如表 6-1，根据待测实验所需选择相应合适的细胞。

**表 6-1　体外脑屏障模型常用的细胞来源**

| 细胞类别 | 细胞来源 | 优点 | 缺点 |
| --- | --- | --- | --- |
| 原代细胞 | 大小鼠、牛、猪原代细胞 | 简单易行，基本模型，用于病理研究 | 人来源受限；分离纯化复杂、易混杂其他类型细胞 |
| 细胞系 | 大鼠来源：RBE4.B\TR-BBB 等。小鼠来源：bEnd.3\MBEC4 等。人来源：hCMECcmec\DB 等 | 代与代间具有均一性，易于培养，变异性小。脑血管内皮细胞系 hCMEC/D3 是体外模型的首选 | 低 TEER 和高渗透率；细胞系在培养的过程中会逐步失去部分 BBB 特有的表型和病理学特征 |
| 干细胞 | 人 iPSC | 克服种属差异，诱导分化维持 BBB 功能 | 需要更多的研究数据 |
| 非脑来源细胞 | Caco-2 | 用于研究 p-gp 等 ABC 转运体与药物的相互作用 | 为人克隆结肠腺癌细胞，与 BEC 的形态及功能有明显不同 |

## （三）中枢神经系统上皮屏障细胞

**1. CPE**　CPE 可用于建立 BCSFB 模型。CP 相对容易分离，细胞活力维持数小时，可以用于研究摄取和外排，但 CPE 没有明确的极性。如果转运的极性很重要时，可以灌注和分离绵羊 CP 研究跨上皮矢量转运。目前已经建立了啮齿动物、猪和人 CPE 的原代培养模型，最容易获得的人 CPE 是胎儿或 CP 乳头状瘤，但可能无法准确反映正常功能上皮屏障功能。这

些模型的电阻在 $100 \sim 600\Omega cm^2$，证明上皮细胞之间足够紧密并分泌 CSF，已用于各种转运、代谢和白细胞迁移的研究。稳定的可连续亚培养的细胞株有猪细胞系（PCP-R）和一些永生化的细胞系（人 Z310；大鼠 TR-CSFB3）等。该模型通常不用于药物渗透性筛选。

**2. 蛛网膜上皮细胞**  最近已经证明可以体外培养蛛网膜上皮细胞，该细胞表达 claudin-1 并产生约 $160\Omega cm^2$ 的 TEER，限制了较大的溶质渗透。蛛网膜组织和蛛网膜屏障（arachnoid barrier，AB）细胞中 P-gp 和 BCRP 的表达表征了药物转运体和酶的表达模式。永生化的 AB 细胞系在顶膜（面向硬脑膜）上表达 P-gp，在顶膜和基膜（面对 CSF 膜）上表达 BCRP，可能有助于 BCSFB 功能，可以生成有用的体外模型并将其用于检测这些功能。

# 三、传统的体外血脑屏障模型

## （一）培养皿单层培养

细胞内信号转导的最初研究主要是使用培养皿在单一培养物中进行，利用这种方法，BEC 可以大量用于生化和生理研究。此外，塑料培养皿的光学特性不仅可以轻松观察和定位细胞，还可用于评估候选药物的细胞毒性，而且实验成本非常低。但这种方法有几个局限性：不适合进行药物穿过 BBB 转运的研究；模型简单，无法回答复杂的研究问题。而且，与塑料表面的相互作用胜过细胞之间或细胞与 ECM 之间相互作用。塑料皿的刚度不是生理性的，从器官或肿瘤中分离出来的许多细胞在二维培养中会变得扁平，从而改变它们的增殖速率和分化状态。

## （二）Transwell 培养

为了进行药物转运研究而研发的 Transwell 系统本质上是一个并排的垂直扩散系统，包括一个微孔半透膜和两个小室。BEC 可接种在半透膜上面并浸没在培养液中，该膜将血管侧和实质侧分隔开。该装置可用于研究药物跨 BBB 的通透性，还可以把 BEC 和 NVU 相关的其他细胞共培养。易于建立培养、适度可扩展性和低成本使得该装置理想地用于各种研究环境中，包括基础和转化研究及 HTS 筛选工具。由于每个小室的体积固定，Transwell 系统非常适合用于转运的线性动力学研究、蛋白质组学和基因组分析，并且这些半透膜具有各种孔径和不同的膜，可以满足各种实验要求。但是，需要考虑这些平台固有的实质性限制。例如，缺乏体内存在的三维结构、BEC 缺乏生理剪切应力，限制了 BEC 向 BBB 表型的分化（或在完全分化的细胞中维持 BBB 特性）。因此，与体内 BBB 相比，细胞的极化转运减少，特定的外排系统表达有限，并且在大多数情况下其 TEER 相对较低，以及亲水物质的细胞旁高通透性。因此高分子量标记物如 FITC 右旋糖酐常用于此类系统，因为低分子量标记物通过相对较快。Transwell 系统以上缺点可能会限制它们对人类反应的预测价值的可靠性。

**1. Transwell 单层培养**（mono-culture）  该方法是在 Transwell 膜上培养单一种类的细胞，如 BMEC，将处理后的原代细胞接种于包被明胶的细胞培养池上室，采用孔径为 0.4μm 的微孔膜将细胞分隔开，保证小分子特异性细胞生长因子能从中进行交换，阻止相邻室内的细胞相互迁移。上室微孔膜模拟血管的管腔侧，下室模拟脑实质一侧，其成功性与细胞的种属及模型建成后细胞间的 TJ 的程度密切相关。

不同种属之间（鼠、猪和牛等）来源的内皮细胞在 TJ 和电阻值上有一定区别，对 BBB 的机制研究和药物中枢靶向通透性的评价可能会产生不同影响，小鼠和大鼠拥有与人体相似的循环系统，被广泛用于药物传递的 BBB 模型评价。牛、猪和除人类以外的灵长类动物等大型动物细胞也适合建立体外 BBB，但是由于取材难度较大，动物模型昂贵等原因，所以原代细胞一般以大鼠或小鼠大脑皮质作为血管内皮细胞来源。BMEC 单层培养模型从形态学、电生理学和通透性等方面具备了 BBB 的基本特征，但在解剖结构及功能上与生理环境下的 BBB 差距仍较大，TEER 较低，仅能满足部分疾病病理损伤研究及药物渗透性初步评估。同时，原代 BMEC 的分离烦琐、细胞成活率低，且很难保证不同批次间细胞的均一性和纯度，因此在很大程度上限制该模型在实验室的普遍使用。易转染的细胞系，如 RBE4、bEnd.3 和 hEdns 等细胞株也大量应用于构建体外单层 BBB 模型，免去了原代细胞分离制备的烦琐步骤，使细胞单层模型建立更为便利。

**2. Transwell 共培养模型**（co-culture）　最简单、可行的体外 BBB 模型是在静态培养条件下，将 BEC 单层接种在半渗透膜上。由于 BEC 单一培养缺乏邻近细胞（星形细胞和周细胞）信号转导所提供的屏障性调节刺激和剪切应力，最近开发出多细胞 BBB 模型，将 BEC 与 NSC、星形胶质细胞、周细胞或 MSC 进行共培养。

体外 BBB 共培养模型，是指 BMEC 与一种或者一种以上细胞共同培育模拟 BBB 结构的实验方法。最常共培养的细胞是星形胶质细胞（astrocyte），共培养模式包括 BMEC 与星形胶质细胞共培养、周围血管内皮细胞与星形胶质细胞共培养、BMEC 或周围血管内皮细胞与星形胶质细胞条件培养液共培养。最常用的为 BMEC 与星形胶质细胞共培养模型，模型将细胞分别接种在作为共培养载体的微孔膜两侧，将内皮细胞接种在 Transwell 微孔膜上方，星形胶质细胞接种在膜的下方或小室底部贴壁接种。采用 0.4μm 孔径微孔膜的多室系统将两种细胞分隔开，从而产生一个 2～3nm 的间隙，允许细胞间相互作用但不会直接接触。与 BMEC 单层培养模型相比，星形胶质细胞共培养模型更接近体内微环境，可以诱导传代后 BMEC 细胞功能表达，增强细胞间的相互作用、细胞间的 TJ 和转运体的表达，诱导细胞极性的产生，促进其表型更接近于体内状态，两者共培养能增强屏障功能，可观察到高 TEER 和低渗透性的分子示踪剂，更利于用于 BBB 各项研究，运用更为广泛。

在二层模型的基础上再与周细胞或神经元共同培养的三层模型（图 6-1），其解剖功能上更加接近在体 BBB。周细胞位于 BMEC 和星形胶质细胞终足之间，其厚度与毛细血管通透性呈负相关。此外，周细胞能够上调 P-gp 的功能活性和调节内皮细胞 TJ 的通透性，BMEC、星形胶质细胞和周细胞共同培养模型，能更好地模拟在体 BBB 的功能。

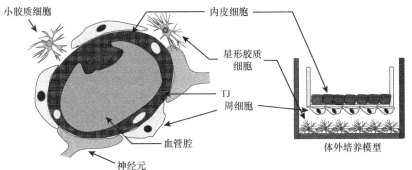

图 6-1 彩图

图 6-1　共培养模型

## （三）体外血脑屏障模型新进展

Transwell 可以使用不同类型的细胞，从基本的单一培养物到多种培养系统，在屏障紧密性、BBB 特异性蛋白的表达、生理学和药理学研究等方面进行了表征，提供了适度的可扩展性和 HTS 功能。但使用这些平台存在固有的局限性，仍需要考虑，包括二维结构、内皮细胞不受剪切应力影响，以及"边缘效应"（即膜周围的 Transwell 壁区域本质上具有很高的渗透性）。由于模型设计和定量方法的不同，体外 BBB 静态模型仍面临挑战，目前发展出动态（具有流动性）BBB 模型培养平台，包括微流控平台和微流控 3D 打印机等。

**1. 体外动态模型**（dynamic in vitro model，DIV）　BBB 结构中，除去各种细胞成分、基质外，流动的血液等产生的剪切应力也是维系各种细胞及屏障功能不可或缺的一部分。因此，可调控微环境的平行板流室、流动的中空纤维模型及 3D 动态模型等动态模型应运而生。

平行板流室装置由三层构成，上层储液池，中间层硅胶垫、下层玻璃培养板。上层储液池内有漏斗式结构，下部中央设有溢流口及玻璃管，使液平面保持稳定；硅胶层能够密封流槽与玻璃板之间的间隙，保证培养基无外渗；平行板流室模型可用于细胞趋药性、微环境调控细胞形态及药物对内皮细胞功能影响方面的研究。装置设计简单，方便使用，能再现机体生理状态下的剪切应力，透明玻璃易于显微观察，其最大的缺点是无法实现细胞间共培养。

流动的中空纤维模型是一种基于流动的中空纤维来培养细胞系的 BBB 体外模型，模型由中空纤维筒、中间储存瓶和泵组成，中空纤维筒固定在透明的聚碳酸酯室中，并通过管道连接到中间储存瓶，泵系统使培养基在纤维筒中循环，细胞接种于中空纤维筒的内表面上，流动系统可以显著增加 TEER 值。该模型可以用于验证药物分子在 BBB 的渗透性，从而辅助药物优化设计。

3D 模型是模拟细胞在体内生长的三维状态而建立的，培养模型利用水凝胶、ECM 复合物和固体支架等生物性材料，制造出流动性液体管道，建立"微血管框架"，血管内皮细胞种植于"血管"内侧，周细胞、胶质细胞种植于"血管"外侧，以期模拟体内微血管环境，模型中可以加入 VEGF、BDNF、TNF 等因子，促进血管生成，改变模型通透性。3D 模型能更逼真地模拟人体 BBB 的真实环境，弥补了 Transwell 模型无法提供模仿血流剪切应力的缺点，比静态模型能更好地形成 TJ、更清楚准确地反应体内 BBB 的特性，可以进行细胞的实时显微观察，是研究 BBB 机制及研发药物的重要工具，具有较强的限制通透性功能，表现出部分转运体活性，主要用于 BBB 信号转导和分子病理学方面的研究，可以做更准确的药动学和毒物学研究，降低药物研发的成本。但其依然存在无法实时监测 TEER 值等问题。

BBB 体外 3D 动态模型实验系统装置可以进行 3D 细胞共培养，并提供 5dyn/cm$^2$ 左右的剪切应力，使内皮细胞暴露在生理剪切应力下。剪切应力不仅调节内皮细胞的形态，还调节其功能和生理反应，为所谓的"动态模型"的发展奠定了基础。3D 动态模型是动态体外 BBB（dynamic in vitro-BBB，DIV-BBB）模型之一，该模型人工中空纤维结构可构建大脑微血管和其他 CNS 血管床，并可创建腔内流动，供 BEC-胶质细胞共培养模仿细胞在脑微血管原位类似的空间和外形解剖结构。BEC 在腔内隔室的中空纤维筒腔内培养，并暴露于流体，而 NVU 则在腔外隔室中接种。腔内流体由变速脉动泵产生，该脉动泵可调节产生与体内毛细血管相当的生理性腔内压力，在受控的血流动力学条件下，再加上暴露于神经胶质细胞，BEC 获得比静态平台更严格的 BBB 特性，包括对腔内极性分子的低渗透性、高 TEER、细胞极化、特殊转运体和离子通道的表达等（图 6-2）。

但是，DIV-BBB 模型依赖于被较大外壳包围的毛细管状结构，因此无法可

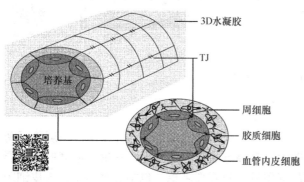

3D水凝胶

TJ

培养基

周细胞

胶质细胞

血管内皮细胞

图 6-2 彩图　　　图 6-2　BBB 体外 3D 动态模型

视化评估人工微管道上或微管道内培养的细胞的形态和表型变化。这种毛细管相对于正常的大脑微血管直径较大，代表较大的血管床，如远端毛细血管前段和后段。DIV-BBB 模型需要相对大量的试剂和较高的细胞负载（数量级大于 $10^6$）用于启动培养，因此实验成本高，并且该模型本身不具有 HTS 功能。此外，系统设置非常复杂，需要大量的时间、资源和技术技能。这些约束因素限制了该模型在基础和转化研究中的应用和进一步发展。

**2. 微流控平台**（microfluidics platform）　微流控芯片（microfluidics chip）作为一种 3D 模型和新型的微工程实验室模型，具有当前体内和体外模型的多项优势。该技术在典型的组织芯片方案中，通过将弹性材料聚二甲基硅氧烷（PDMS）模制在光区（photo-defined）母模上，使用软光刻技术制造微通道，然后将多孔细胞培养基质置于并密封在通道网络之间。该系统通过具有更逼真的尺寸和几何形状及通过将内皮暴露于生理流体中，改善 BBB 建模，从而能够在 3D 工程生理微环境中实时研究细胞。设计的灵活性、即时的渗透率测量、快速和低成本的制造是该模型的其他优势。另外，存在一些限制这些平台可用性的因素：缺乏标准化的参数和关键实验因素（如腔内剪切应力、TEER、对已建立的细胞旁标志物的选择性通透等）的量化，使得通过不同平台从生物学角度比较 BBB 模型的特征非常困难。

微流控芯片技术是将样品预处理、分离、稀释、反应、检测等操作集中到一块微米尺度的芯片上，具有液体流动可控、集成化、消耗低、通量高、分析速度迅速等优点。目前，已经实现了肺、肾、心脏、NVU、眼等多器官微流控芯片的构建，该技术也开始运用于药物研究的各个过程，如药物靶标的鉴定和合成、先导化合物的鉴定和优化等。

微流控 BBB 芯片是指利用微流控芯片技术构建易调控、接近在体微环境的体外 BBB 模型。模型由培养腔、膜、微通道及芯片微电极层组成（图 6-3）。利用光刻技术或 3D 打印技术模拟制造脑微毛细血管立体管状结构，实现单一内皮细胞培养或者内皮细胞、星形胶质细胞及周细胞共培养；微通道提供平行、可控的动态微环境；通过芯片微电极对电阻抗信号进行采集，实时监测芯片内细胞层的生理活性情况。在上述模型的基础上，通过垂直双培养腔分隔出一个代表大脑的腔室及一个代表周围血管系统的腔室，创造出 NVU 芯片。芯片上含有来自人体的皮质神经元、微血管内皮细胞、星形胶质细胞和血管周围细胞。这一新颖的体外模型能够研究神经元和其他细胞对通过 BBB 传递出来的药物及炎症信号的代谢反应，进行药物测试。

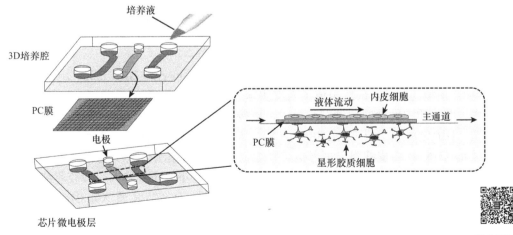

图 6-3　3D 培养微流控 BBB 芯片模型图

图 6-3 彩图

Prabhakarpandian 等建立微流控 BBB 体外模型来评估 BEC 的结合和内在化，以及在静态和流动条件下 BBB 对 angiopep-2 偶联脂质体的渗透性。结果表明 BBB 完整性明显优于静态模型，P-gp 的表达和功能良好，angiopep-2 与脂质体的结合明显改善。因此，该模型可用于检测屏障功能在不同环境下的变化情况，如屏障增强或屏障开放，也可以通过渗透测定系统预测新药的转运速率。

**3. 微流控 3D 打印**（microfluidics via 3D printing）　目前的微流控器件依赖于多步光刻工艺，既耗时又复杂。为了解决这个关键问题，目前，3D 打印（增材制造，additive manufacturing）正在成为复杂体系结构的微流控加工的替代方法，避免了使用多种材料多步骤加工。3D 打印作为一种数字制造技术，是根据 3D 模型数据逐层添加材料来制造对象的过程，直接利用计算机辅助设计（computer aided design，CAD）软件精确构建复杂的形状和通道，具有可重现性、精确控制尺寸、灵活性和高产量等优点。但该技术尚未成熟，存在一些限制，阻碍了其广泛采用。例如，由于缺乏用于研究的高通量 3D 生物打印组织模型，使得该技术尚不适用于药物研发和毒理学研究；需复制组织的复杂性成倍增加了需要克服的技术复杂性，如制造材料、细胞类型、细胞分布及维持细胞活力所需生物因子的负载，以及组织支架本身的构建。推进这一技术需要整合多个领域的研究，包括工程学、生物材料科学、细胞生物学、物理学和医学。

**4. 类器官**（organoid）　类器官是体外器官型组织，由在适当条件下共同生长的各种细胞组成，以产生包括大脑在内的目标器官。BBB 类器官由人类原代 BEC、星形胶质细胞和周细胞组成，在低黏附条件下生长成类似于 BBB 的多细胞结构。该模型的重要特征之一是每种细胞类型相互直接接触，这在维持 BBB 完整性和功能中起着关键作用。与传统的静态培养系统相比，类器官具有更好的 BBB 特性，包括 TJ 蛋白的高表达、VEGF 依赖性通透性、Angiopep-2 RMT 作用及外排泵的活性。最近，研究人员已利用患者的 iPSC 建立了人类血管化的类脑器官模型，以研究正常和病理条件下健康和疾病中的 BBB。

与其他常规体外 BBB 平台相比，类器官 BBB 模型具有一些优势，包括 HTS、易于培养、简单、试剂要求低、体积小。通过与自动化显微镜和机器人辅助质谱技术相集成，可以进一步提高该模型的通量。该技术为研究药物通过 BBB 的转运提供了一种有效方法，并为开发治疗 CNS 疾病的脑靶向药物提供了实际支持。

类器官的一个重要缺点是缺少基本类型的细胞，包括胶质细胞、小胶质细胞、少突胶质细胞、血管系统等。此外，人类发育的时间线、缺乏小胶质细胞、区域输入（regional inputs）和髓鞘形成可能会阻碍神经元的成熟，从而限制其在特定疾病模型中的应用。目前，该方法主要用于测量肠道类器官内的屏障通透性。

**5. 体外人皮质球体 BBB 模型**（human cortex spheroid in vitro BBB model）　针对常规类器官体外 BBB 模型的弊端，最近报道了人皮质球体 BBB 体外模型的开发。人皮质球体 BBB 体外模型由大脑皮质中发现的六种细胞组成，更接近于人脑组织。这些细胞类型包括 HBMEC、人周细胞（HBVP）、人星形胶质细胞（HA）、人小胶质细胞（HM）、人少突胶质细胞（HO）和人神经元（HN），内皮细胞包裹着脑实质细胞。iPSC 可用于衍生上述细胞。BBB 与相邻脑细胞之间的相互作用为评估新药穿越 BBB 的能力及其对小胶质细胞、少突胶质细胞和神经元的作用提供了平台，对于研究神经退行性疾病至关重要。体外人皮质球体 BBB 模型中，高细胞活力可以维持长达 21 天，非常有利于评估药物毒性的长期影响。该球体模型具有 TJ、AJ、AJ 相关蛋白和细胞特异性标志物的表达，以防止物质向细胞实质的细胞旁自由扩散。该球体还表达 P-gp 和 GLUT1 蛋白，负责从脑组织中清除不需要的化学物质并将葡萄糖转运到脑组织中，这些蛋白的异常会导致不同的疾病。缺氧条件可破坏 TJ 和 AJ 蛋白的定位，因此该模型可用于脑缺血研究。

基于该模型的特性和特征，体外人皮质球体 BBB 模型可能比常规类器官具有更多优势，可以作为药物发现、疾病建模和神经毒性研究的平台。然而，需要进一步从结构上考虑，以确定 BBB ECM 蛋白的产生和适当沉积，并分析其对单个细胞类型的影响，以便评估细胞特异性功能，使该模型更易于研究不同的神经系统疾病。

**6. 基于 ECM 的 BBB 3D 模型**　体外建模领域的重大障碍之一是如何提供一种准生理微环境（quasi-physiological microenvironment），以促进 BBB 发育出真实的生理特性及对内源性和外源性刺激的反应。体外组织 3D 模型目前可用于多种器官和组织，包括肌肉、骨骼、肝脏和心脏组织，在脑血管和 BBB 的研究中也有了一定的应用。

特定情况下，使脑微血管生长在自聚合的 ECM 蛋白支架上，其中 BBB 细胞组分可以形成紧密的相互作用，暴露于营养因子的准生理生化梯度下。高分辨率共聚焦显微镜和（或）其他 3D 成像技术（如多光子显微镜和光学相干断层扫描）可用于监测在 3D ECM 微环境中培养的细胞动态变化。然而，由于开发类似于体内基质结构的复杂性，该技术在 BBB 研究中的应用仍然受到限制，即使是微小的 ECM 成分缺失也可能改变矩阵的性质，从而改变微脉管系统的结构组装过程。由于多种因素，包括复杂性高、HTS 功能不足、重现的一致性等，这些平台目前仅限于基础研究，而在转化/药物方面的研究应用较少。

## （四）体外血脑屏障模型的测定和技术

在上述模型中需要评估 BBB 的完整性和渗透性等特性。

**1. 跨上皮/TEER**　TEER 是一种定量技术，用于测量内皮或上皮单层细胞培养模型中 TJ 动力学，可作为细胞屏障完整性的评估指标。TEER 测量可以实时进行而不会损坏细胞，并且通常基于在宽频谱范围内测量欧姆电阻或阻抗。

**2. 基因表达检测**　为了更好地评价功能渗透性数据，获得通透性相关基因的表达变化具有重要意义。使用相同细胞进行表达分析可提高功能数据的可信度，因为它可以比较屏障完整性和屏障相关蛋白的基因表达。RT-PCR 和蛋白质印迹法（Western blotting）是在 mRNA 和蛋白水平上分析各种 TJ 蛋白（如 ZO1，occludin 和 claudin）的两种常用技术。为了确定特定的蛋白质的定位和分布模式，可同时进行免疫细胞化学分析来定位各种蛋白质。此外，还有一些特定工具，如可视显微镜和自动采样，可以与这些平台结合使用。

**3. BBB 芯片（BBB-on-chip）模型的渗透性**　BBB 在 CNS 中维持独特的体内稳态环境，并在循环系统和脑组织之间的物质转移中发挥关键作用。因此，在 BBB 芯片模型中进行渗透性测量并与相应的体内研究进行数据比较，可以了解该模型是否可以替代体内研究、是否可以建立适当的体外与体内相关性。

渗透率是分析物被动转运的渗透系数（permeability coefficient，cm/s）。由于它们与分析物浓度、流速和通道大小无关，因此可以将它们与体内值进行比较。将不同分子量的荧光标志物注入血管，根据血管外荧光分子数量计算相应的数值。下式可用于计算高级 3D 模型中不同荧光分子的渗透率。

$$P = \frac{1}{\Delta I} \frac{V}{A(\text{表面})} \frac{\mathrm{d}I}{\mathrm{d}t}$$

式中，$V$ 为组织体积，$A$（表面）是选定 ROI（目标区域）中所有血管的表面积，$\Delta I$ 为血管通道的最大荧光强度，（$\mathrm{d}I/\mathrm{d}t$）是溶质进入组织隔室时荧光强度的增加速率。根据测得的渗透率（$P_{\text{total}}$）和无内皮装置中测量的渗透率（$P_{\text{blank}}$），如下计算内皮屏障的渗透率（$P_{\text{endo}}$）。

$$P_{endo} = \frac{1}{P_{total}} - \frac{1}{P_{blank}}$$

因此，可以将获得的内皮渗透率与相同分析物在体内或其他平台（包括 Transwell 系统）中的渗透率进行比较。

在体外 BBB 渗透性研究中，大多数研究仍使用大分子右旋糖酐来测量被动渗透性，但应注意，在生理条件下，大分子右旋糖酐在体内不能渗透进入 BBB。iPSC 衍生的 hBMEC 组织工程化 BBB 微血管中，荧光黄的渗透率为 $2 \times 10^{-7} \sim 3 \times 10^{-7}$cm/s；内皮细胞、周细胞和星形胶质细胞构建的人 BBB 3D 微血管模型的研究中，单培养、共培养和三培养条件下，40kDa FITC-右旋糖酐的渗透率分别为 $6.6 \times 10^{-7}$cm/s、$2.5 \times 10^{-7}$cm/s 和 $0.89 \times 10^{-7}$cm/s；10kDa FITC-右旋糖酐的渗透率分别为 $12 \times 10^{-7}$cm/s、$4.8 \times 10^{-7}$cm/s 和 $2.2 \times 10^{-7}$cm/s。这些结果表明共培养和三培养降低了分析物的渗透性。这些值与在大鼠脑微循环中体内测量的值相当 [10kDa FITC-葡聚糖为（$3.1 \pm 1.3$）$\times 10^{-7}$cm/s，40kDa FITC-葡聚糖为（$1.37 \pm 0.26$）$\times 10^{-7}$cm/s]。此外，最近对 iPSC-BMEC 与原代星形胶质细胞和周细胞在 3D 微流控芯片中的不同分子量荧光标记的葡聚糖示踪渗透性研究证明，渗透率与示踪剂的大小呈负相关（3kDa、10kDa 和 70kDa 右旋糖酐分别为 $8.9 \times 10^{-8}$cm/s、$1.1 \times 10^{-8}$cm/s 和 $0.24 \times 10^{-8}$cm/s）。这些研究可实现适当的体外体内相关性（in vitro in vivo correlation，IVIVC），这在使用 Transwell 系统时是不可行的。

基于小型动物和大型动物实验的转化医学挑战及伦理问题和经济影响，开发包括 NVU 中所代表的细胞类型的人源化 BBB 模型至关重要。这些模型有助于正确了解疾病条件下 NVU 的变化。但目前尚无法建立含有 iPSC 衍生的内皮细胞、星形胶质细胞、周细胞和神经元的病变 BBB，仍须进一步改善这些模型以可以有效产生代表体内条件的疾病模型。

# 第二节　血脑屏障研究的体内模型

内皮代表了血液与大脑之间的物理、生化和代谢障碍的部位，但其特定表型取决于内皮与周围组织之间的相互作用。内皮与星形胶质细胞、周细胞和神经元及 ECM 的相互接触会影响 BBB 各个方面的功能。因此，虽然 BBB 的"现象"主要是由毛细血管内皮介导的，但其特定功能需要通过与 NVU 其他成分的相互作用来诱导和调节，对这些相互作用的研究必须使用整体动物模型。

目前，针对 CNS 疾病构建的动物模型有低等动物模型如蠕虫，自然再生模型如斑马鱼，以及常用的啮齿类动物模型。这些动物模型为疾病及相关药物研究提供了重要途径。

# 一、实验动物的选择

## （一）啮齿类动物

小鼠、大鼠和豚鼠等啮齿类动物具有与人类相似的动态脉管系统，细胞极性、内皮细胞和内皮细胞表面转运体的表达相似，可模拟人类 BBB 的 NVU。其中，小鼠和大鼠的 BBB 由星形胶质细胞末梢、周细胞和神经末梢相互作用形成，封闭性的循环系统与人更为相近，能够准确显示出复杂的 BBB，灵活使用不同的给药途径，广泛用于评估 BBB 的体内药物传递。大、小鼠模型的另一优点是在大规模队列研究中评估对照组和治疗组存活率的相对一致性，其寿命相对较短便于监测疾病对生存、发展和治疗反应的影响。

但啮齿类动物与人类也存在诸多差异，通过动物模型测试的药物，仅有不到10%的品种成功通过Ⅰ期临床试验。啮齿类动物模型也不太适合评估大生物分子，如抗体。这些较大的药物具有较长的半衰期，在药理学上难以检测BBB的渗透性。此外，野生型和转基因啮齿类动物模型之间存在种间和种内差异，不利于探讨免疫系统调节疾病的转化医学研究。例如，不同的靶向受体的表达、转运体底物特异性、细胞分布模式差异和BBB转运体的相对丰度都使人类疾病药物治疗的药动学和药效学研究复杂化。因此，最近的研究人员创建了针对BBB转运体的人源化受体模型，将人造血干细胞、组织或癌症植入鼠受体，以整合功能性"人类免疫"系统，如针对p-gp、BCRP及血脑循环中摄取转运体的人源化小鼠系。这类人源化小鼠模型，可以跨物种差异，评估BBB的通透性，解决基因多态性与主动输送性，促进了药动学转化医学研究。

### （二）斑马鱼

近年来，一些脊椎动物，如胚胎斑马鱼成为潜在的研究体内BBB的实验动物。斑马鱼体积小，易于培养，并适应HTS过程。斑马鱼已知的30 000余基因被证实与人类相似度高达87%，已广泛用于模拟和分析体内复杂的细胞相互作用和胚胎发育的遗传机制。斑马鱼体型小、透明，可以在完全缺乏血液供应的条件下，正常存活和发育一段时间，因此成为研究血管缺陷的模型动物。

在BBB研究方面，斑马鱼具有许多优势。①成年斑马鱼具有与人类非常相似的BBB，由内皮细胞组成，有TJ，在连接部位表达claudin-5和ZO1。②成年斑马鱼的BEC具有限制性渗透作用，可限制辣根过氧化物酶和生物素结合物的渗透。③星形胶质细胞与内皮细胞间存在相互作用。④人类P-gp已经在斑马鱼的脑血管系统中被识别。这些特点表明，斑马鱼可能是检测BBB功能的绝佳模型替代物。由于斑马鱼与高等脊椎动物相比具有高度保守的遗传学和细胞生物学特性，斑马鱼模型还应用于药物开发研究。例如，斑马鱼BEC连接处有TJ蛋白occludens-1、claudin-5和ZO1等BBB的特异性分子表达，内皮细胞与星形胶质细胞之间有GJ，证实斑马鱼可作为一种简单、可靠的研究BBB通透性模式的动物模型；转基因斑马鱼模型（glut1b：mCherry）证明BEC在体内向BBB表型分化的可行性，该研究也证实了CNS血管生成和屏障形成同时发生。

斑马鱼缺乏BBB某些转运体，如*Abcb1*的直接同源物，但其拥有两个相似的基因——*Abcb4*和*Abcb5*，与人的P-gp有近60%氨基酸序列相似性，是维持BBB通透性重要分子组成。

# 二、血脑屏障的体内模型

BBB作为动态调节系统而不是静态屏障的概念，对CNS的病理生理学具有广泛的意义。尽管BBB的体外模型可用于筛选针对CNS的药物，并且对于脑血管内皮细胞生物学的研究必不可少，但NVU的复杂相互作用使基于动物的模型和方法成为了解BBB病理生理学的重要工具。BBB功能障碍是神经退行性疾病和脑损伤的并发症，BBB的屏障和转运功能可在CNS损伤和（或）炎症的情况下被破坏，包括卒中、AD、PD、HIV相关性脑炎和癫痫等。外周疾病也可引起神经系统并发症，使BBB功能受损。例如，回顾性研究表明BBB破坏是结节病和系统性红斑狼疮等疾病中较为常见的特征，并与神经系统症状恶化相关。此外，BBB成分的遗传和（或）表观遗传异常也可能是导致疾病病因的重要因素。因此，将BBB作为一种与CNS及周围环境整合在一起的动态系统研究对于理解和治疗CNS疾病至关重要。随着人口年龄的增长，多种慢性疾病的治疗在临床实践中占越来越大的比重，维持患者神经功能正常非常重要。因此，BBB 可能是多种疾病长期治疗的关键靶点，而不仅仅是起源于神经系统疾病的靶点。

目前体内 BBB 的研究主要通过以下两种方法：一是利用健康动物研究 BBB 结构、功能及对药物转运的影响；二是通过建立多种与 BBB 相关的 CNS 疾病病理模型，研究疾病背景下 BBB 结构、功能的改变及对药物转运、分布的影响。病理模型包括 AD，主要基于基因的 tau/淀粉样病理模型；PD 建立的模型主要集中在：①再现中脑多巴胺能信号功能障碍的药理学和毒素模型；②建立神经系统 α-syn 病理学模型，再现 PD、弥漫性路易体病和多系统萎缩的特征；③建立 PD 的遗传形式模型；亨廷顿病转基因啮齿类动物模型，如 HD（R6/2）动物模型；MSOD1 转基因的 ALS 动物模型和 Tau 突变动物模型，尚有 20 多个与 ALS 和 FTD 相关的基因可能建立新的动物模型。缺血性卒中是 BBB 破坏的典型代表，目前也建立了多种卒中模型，包括大脑中动脉阻断模型，颅骨切除血管直接闭塞模型，光照血栓性卒中模型，ET1 模型等。

CNS 疾病动物模型在此不一一赘述，BBB 功能的研究涉及各种方法学方法，包括测量血液和大脑之间的转运，基于成像的技术及基因组/蛋白质组学方法等，具体方法请参见本章第三节、第四节。

# 第三节　药物对血脑屏障影响的研究方法

药物可以作用于 BBB 中表达的一些蛋白分子、载体或信号通路，直接透过 BBB 或者改善 BBB 通透性进入 CNS，进而发挥治疗作用。因此，可通过检测 BBB 特异性生物标记物（如转运体、受体、信号通路的表达及相关酶的活性），利用免疫印迹（如蛋白质印迹法）、ELISA、PCR 等技术定量评估药物对 BBB 的作用，除定量分析外，病理切片、细胞爬片的免疫组化染色方法能直观地观察药物对 BBB 结构或功能的影响。随着成像技术的发展，BBB 的超微结构的动态变化过程也可以通过影像学方法观察。

评估疾病模型中 BBB 的通透性状态包括 BBB 完整性的定量、半定量和定性测量，可以从静脉注射示踪剂之后宏观评估脑摄取，包括终末和非终末测量。BBB 通透性的测量涉及将示踪剂引入周围循环并测量其向大脑的渗透性。示踪剂也常被称为血管空间标记物，可以用来测量 BBB 完整性及脑内药物累积的血管分数。在研究特定病理或对 BBB 完整性的损害时，选择合适的示踪剂至关重要。例如，特大分子如白蛋白或高分子量右旋糖酐只能在极端的条件下穿过 BBB。此外，在大脑中测量到的血管空间非线性大小依赖于标记物的分子量，这意味着使用大分子示踪剂进行的药物分布研究可能会由于低估血管空间而过高估计药物在大脑中的积累。因此，BBB 渗透率的任何变化也可能因高分子量示踪剂被低估。较小的非转运性分子渗透性增加可能是 BBB 渗透性增加的信号，虽然不太严重，但与临床相关。因此可通过测量几个不同大小的示踪剂来推断 BBB 开放的程度。表 6-2 总结了体内 BBB 研究中最广泛使用的渗透性示踪剂。

表 6-2　常用的 BBB 渗透性示踪剂

| 示踪剂 | 分子量（Da） | 检测 |
| --- | --- | --- |
| 甘露醇 | 182 | 放射活性（$^{14}$C 或 $^{3}$H） |
| 蔗糖 | 342 | 放射活性（$^{14}$C 或 $^{3}$H） |
| 荧光素（钠盐） | 376 | 荧光强度 |
| Gd-DTPA | 570 | 磁共振 |

续表

| 示踪剂 | 分子量（Da） | 检测 |
|---|---|---|
| 胰岛素 | 5000 | 放射活性（$^{14}C$ 或 $^3H$） |
| 辣根过氧化物酶（horseradish peroxidase） | 约 44 000 | 电子显微镜 |
| 白蛋白（albumin） | 约 65 000 | 吸收光谱法<br>或荧光（伊文思蓝）<br>放射活性（$^{125}I$） |
| 荧光标记右旋糖酐（dextran） | 4000 ~ 250 000 | 荧光 |

除此之外，脑微透析和定量放射自显影法也可用于测定 BBB 功能和脑内药动学的研究。这两种技术都更适合于评估大脑特定区域的 BBB 特征。在微透析的情况下，测量仅限于示踪剂的邻近区域；而使用定量放射自显影术，对示踪剂渗透可进行全面分析但费时费力。

# 一、微观成像

微观成像主要是通过显微镜进行观察，通过电镜和荧光显微镜可以观察药物对 BBB 超微结构的影响。BBB 破坏后通透性增加，在电镜、光镜下主要表现为细胞周围间隙增宽，细胞肿胀，血管 TJ 增宽、模糊。微观成像技术还可以观察药物或纳米粒在微观组织中的分布情况，但研究成本及个体差异较大，且取样及样本制作过程较为复杂，需要一定的操作技术。荧光显微镜观察需先用荧光染料如荧光素类、罗丹明类及香豆素类等标记药物或纳米粒，给药后制成脑部切片进行观察。对脑片的脑血管内皮细胞或细胞核等进行荧光标记，可以判断药物或纳米颗粒进入组织细胞的情况。传统的荧光显微镜会出现多色标记时的荧光串色、样品荧光信号损耗问题，所以目前多采用激光共聚焦显微镜进行观察。电子显微镜也常用于观察纳米粒的入脑情况，通过透射电镜可观察到修饰后的纳米粒清晰地出现在脑血管内皮细胞和神经细胞中。

# 二、体内成像

## （一）活体荧光成像技术

荧光成像是非侵入性研究方法，使得亚细胞结构的分辨率实现体内形态细节的可视化，具有高灵敏度和空间分辨率、成像快速、成本低廉和易于使用的特点。如果先用荧光标记药物或其载体，对活体小动物全身或离体组织器官的荧光强度进行检测，还可同时观察药物及其递药系统在整体动物中的动态分布情况。大多数荧光探针在紫外-可见光范围内具有吸收和发射，难以对活体动物内的生物组织目标进行成像，因为生物分子在紫外-可见光区域的吸收和自发荧光比较高。近红外区域的荧光可以极大地降低生物体内物质和自体荧光的干扰，还使脑中药物或纳米粒即使在浓度很低时也可显示出来，因此荧光标记首选近红外染料。近红外荧光成像是一种性能优异的成像技术，不仅可以非侵入性地显示细胞和生物体中的生理过程，还可以实时跟踪分子和细胞，用于疾病诊断和治疗。目前，用于近红外荧光成像的探针主要包括有机小分子染料（如花菁类、罗丹明类、BODIPY 类等）、生物分子（如荧光蛋白和DNA 适体）和合成纳米材料。

## （二）影像学观察

CT、MRI 可以在不损伤模型的前提下对模型进行连续的观察，从而更好地了解 BBB 在

外界干扰下的动态变化。但也只能间接反应 BBB 的结构及功能变化。BBB 开放、血管中液体成分渗出，同时大分子物质如白蛋白等进入周围脑组织，主要引起血管源性水肿。CT 检查能发现血管源性水肿形成的局部脑组织密度减低，以及病变体积增大造成的占位效应，但这些征象出现较晚，敏感度也不佳。螺旋 CT 增强扫描对 BBB 开放的观察比普通 CT 要敏感得多，注入造影剂后，造影剂分子可通过开放的 BBB，漏出血管并在细胞外液中潴留，外漏造影剂数量与 BBB 损害程度及开放范围成正比，表现为 BBB 开放处信号强化。MRI 敏感度及分辨率都较 CT 提升，DWI 早期显示细胞内水肿，T2、Flair 成像显示组织内水肿，尤其是 T1 加权动态增强 MRI（DCE-MRI），是灵敏、低侵入性的定量评估 BBB 功能完整性的方法。影像学的进步推动了 BBB 研究方法的改进。例如，超分辨率显微镜技术使光学显微镜可以以更高的分辨率检测细胞，包括活细胞在内，可以应用于 BEC。例如，用于检测肌动蛋白细胞骨架的结构照明显微镜（structured illumination microscope，SIM），以及检测内皮连接结构变化和糖萼（glycocalyx，多糖-蛋白质复合物）分子结构的随机光学重建显微镜（stochastic optical reconstruction microscope，STORM）。利用 T1 DCE-MRI Extend 模型，计算 BBB 通透性指标-容积转运常数 $K^{trans}$，评估脑外伤后 BBB 破坏和脑微结构的改变，$K^{trans}$ 越高，BBB 通透性越高，$K^{trans}$ 异常仅局限于同侧外缘皮层，且有明显的时间变化，与外伤损伤部位相关。

# 三、生物标志物检测法

生理状况下，血液和 CSF 中物质的含量区别很大，当 BBB 损伤并通透性增高后，CSF 或血液中物质含量发生变化，变化水平也与 BBB 破坏的程度密切相关。因此，血液及 CSF 生物标记物监测可以评价 BBB 的功能和损伤程度。理想的生物标记物应该具有以下特点：①高度特异性；②高度敏感性；③高度可靠性；④易于快速评估；⑤微创性。

## （一）脑脊液检测

BBB 可防止未经筛选的物质从血液扩散进入 CSF，BCSFB 则是一个过滤器，允许物质从血液扩散到 CSF，并可自由扩散进入脑组织。CSF 中的物质变化监测可以反映脑组织的病理变化及药物浓度，是研究 CNS 疾病病理及药物跨 BBB 转运的重要方法。需要注意的是，一部分转运体在 CSF 中的表达可能与 BBB 相似，也可能与 BBB 不同。例如，在大鼠中，P-gp 在 CSF 中的表达低于在 BBB 中的表达，而多药耐药蛋白 1（MRP1）的表达显著升高。某些 CNS 疾病的组织病理学的变化先于其临床显现，早期的、经济的、非侵入性的生物标志物可以提高该类疾病的早期检出。CSF 中 tau 蛋白、磷酸化 tau 及 β 淀粉样蛋白 1-42（Aβ42）的检测可以用于 AD 的早期诊断及治疗过程中的监测标记物，其在病程后期具有良好的诊断精度；AD 患者 CSF 中的 APOA-I 水平显著降低。在疾病早期，CSF 中 APOA-I 水平保持甚至升高，但随后随着疾病的进展而降低。

## （二）外周生物标记物监测

BBB 结构蛋白降解是 BBB 破坏的第一步。在 BBB 损伤后，降解的蛋白质被释放到血液循环中。因此，测定外周血中 BBB 结构蛋白或酶，如 occludin、S100β、泛素 C 末端水解酶 L1（ubiquitin C-terminal hydrolase L1，UCHL1）、MPP 等，是常用的评估 BBB 通透性的方法。

例如，颈内静脉狭窄患者血清中 MPP9 和闭合蛋白均高于对照组，提示慢性缺氧患者 BBB TJ 损伤。中枢神经特异蛋白（S100-β）是由星形胶质细胞自分泌或旁分泌，作用于神经元和神经细胞，正常情况下在血液中无法检验出，但 BBB 通透性增高时，血液中含量增加。基于表面增强拉曼散射（SERS）的侧流分析方法检测卒中患者血中的 S100-β 水平，可提高 S100-β 的特异性及敏感性。

通过腰椎穿刺获取 CSF 是有创的过程，而唾液是一种很容易获得的体液，唾液不但包含水分，还有蛋白质、微生物，可以提供 DNA 信息。唾液腺具有高渗透性并被毛细血管所包围，允许血液中的各种分子自由扩散至周围产生唾液的腺泡细胞中。CNS 通过自主神经调控唾液腺的分泌，神经系统不同疾病状态可能会影响唾液分泌和组成。此外，研究表明，大多数血液生物标志物也可以在唾液中找到，血液中的蛋白质可以通过被动扩散、主动转运或微滤进入唾液。与 AD 诊断相关的生物标记物，如总 tau 蛋白、磷酸化 tau 蛋白、淀粉样蛋白都可以自唾液中检测到。因此，唾液检测有希望成为可替代的评估 BBB 的方法。但唾液检测也有一定缺点，它的分子浓度比血浆中的分子浓度低，唾液中的各种化学成分高度敏感，在各种生理状态、精神刺激和压力反应下，可能发生变化，检测值不稳定，此外，收集方法和昼夜变化也可能影响唾液中分子标记的浓度。但不管如何，唾液作为一种非侵袭性诊断及研究工具，值得不断探索及改进。

# 四、脑摄取检测

## （一）静脉注射

评估 BBB 功能的最直接方法是通过静脉将示踪剂注入外周血管，然后定性或定量评估示踪剂渗透入大脑的能力。静脉注射技术的目的是测量一个分子进入大脑的单向吸收速率常数（$K_{in}$）。该技术被誉为评价 BBB 通透性的"金标准"，是侵入性最小的方法，并允许在生理条件下进行示踪剂循环。由于多次通过大脑微血管系统，因此可能是测量 BBB 功能最敏感的方法之一，尤其是在使用放射性示踪剂分子时。

该方法将示踪剂通过静脉注射到模型动物，然后从股动脉不同时间点连续取血样，实验完毕，处死动物，测脑内示踪剂浓度。在解释基于蛋白或蛋白结合示踪剂的结果时必须非常谨慎。例如，大脑的冲洗不足会导致 BBB 破坏的假阳性，即残留在血管中的伊文思蓝标记的白蛋白被误判为穿过 BBB 并使脑实质染色。因此，冲洗必须通过毛细血管消耗定量验证或显微镜定性验证。尽管大脑中存在免疫球蛋白可能确实反映了 BBB 的破坏，但在正常情况下抗体的屏障并不是绝对的。此外，外周免疫细胞通过毛细血管后微静脉对 PVS 的侵袭在机制上与对 BBB 本身的直接损害不同。因此，脑实质中免疫球蛋白的存在可能不一定反映 BBB 向其他分子的开放，而且不能提供有关 BBB 开放的时间或定量信息。

该方法也可用于评估化合物/药物跨 BBB 的转运。此操作也需清除结合于脑内微血管壁上及微血管内皮细胞中尚未进入脑组织中的化合物，如右旋糖酐成分密度离心法可以有效地清除脑匀浆中微血管内化合物。如果此化合物与微血管结合不紧密，可在脑组织匀浆过程中脱落下来，干扰实验结果。该技术研究过程一般不超过 60min，延长时间跨度违反了单向摄取的假设，因为所研究的示踪剂或化合物能够从大脑运输回血液中。此技术被认为是最接近人体状况的技术，但是也有其局限，操作中示踪剂或目标化合物可能被代谢并分布于外周器官中，造成计算不准确。

表 6-2 中列出的大多数示踪剂可以进行脑摄取的定量分析，将脑内测得的示踪剂浓度与血液中的示踪剂浓度进行比较，可以进行脑摄取的定量分析。BBB 通透性只是影响化合物大脑分布的一个因素。当示踪剂在全身循环时，血浆蛋白结合、代谢、吸收或排泄的变化都有

可能改变大脑表观分布。因此，如果没有考虑到这些可能引起混淆的变量，则在解释旨在评估 BBB 功能的研究结果时应谨慎。排除这些因素的变化可能需要对示踪剂向其他组织的分布进行额外分析。

解决以上问题的方案是 Patlak 的图形分析方法，该方法在整个暴露时间内对血液进行多次时间点取样，以校正血浆示踪剂浓度的变化。绘制 $T$ 时测量到的脑内示踪剂浓度（$C_{br}$）与血浆中示踪剂浓度（$C_p$）的比值和血浆浓度曲线积分与该时间血浆浓度的比值关系的曲线。当示踪剂从血-脑单向摄取时，得到一条直线，通过线性回归拟合公式为

$$\frac{C_{br}(T)}{C_p(T)} = K_{in}\frac{\int_0^T C_p(t)\mathrm{d}t}{C_p(T)} + V_i$$

式中，$C_p(t)$ 为 0 到 $T$ 内任意时刻血浆中示踪剂浓度；$V_i$ 为有示踪剂分布的有效血管空间。

静脉注射溶质后的单次摄取实验中，单向吸收速率常数 $K_{in}$ 由下式计算：

$$K_{in} = \frac{C_{br}(T)}{\int_0^t C_{bl}(T)\mathrm{d}t}$$

式中，$C_{bl}=C_p$，为血浆示踪剂浓度。

单向吸收速率常数 $K_{in}$ 与示踪剂的 BBB 渗透率成正比。$V_i$ 或初始分布体积表示脑血管体积（通常以 15ml/g 测量），内皮中示踪剂的浓度在与血浆快速平衡的情况下，将示踪剂分布到任何脑室中。

## （二）脑摄取指数

避免外周代谢对测量物质大脑分布造成混淆的一种方法是使用单次通过法：即将示踪剂直接引入大脑血液供应中，不允许其再循环。脑摄取指数（brain uptake index，BUI）既往又称单次颈动脉注射，该技术是在动物的颈动脉置管后，把溶有待检示踪剂或药物和已行放射性标记的内参物的林格液快速推注入颈总动脉（速度＜0.5s），15s 后断头取脑，分别测定脑组织和样品中药物与参比物质的放射计数率。混以参比物的目的是计算实际进入脑内的化合物的量。参比物质是高扩散性的 $^3H$ 标记的水或 $^{14}C$ 标记的丁醇，同时被检测的示踪剂或药物也应为 $^3H$ 或 $^{14}C$ 标记的放射性物质。通过在大脑中进行闪烁计数来测量，以确定相对于参比物质的测试物质提取率（通常以百分比表示），示踪剂/药物与参比物质的净吸收值的比值即为 BUI。

BUI 已用于评估 BBB 对急性损伤的反应，包括渗透性休克，微波辐射和杀虫剂接触。但在疾病研究中的应用受到限制，原因之一是短暂的接触时间限制了测量相对不可渗透物质的灵敏度。因此，它更适合于具有大脑高提取率的目标化合物的测量。BUI 方法的其他缺点（尤其是在测量血管空间标记物方面）包括由于推注与血液的混合不一致及对流速缺乏控制而难以控制血浆中有效示踪剂/药物浓度。

## （三）原位脑灌注技术

Takasato 等开发的原位脑灌注技术（in situ brain perfusion）解决了 BUI 方法的局限性，同时保留了单次通过法的优点。该方法在麻醉动物后，结扎颈外动脉，将灌注导管置于颈外动脉处或直接置于颈总动脉分叉远端，然后结扎同侧颈总动脉。用含放射性标记示踪剂的含氧生理缓冲液灌注大脑，速度为 3.5 ～ 4ml/min，以产生与收缩压相等的动脉压，防止灌注液与脑循环中的大鼠血浆混合，灌注时间从 5s 到 10min 不等，药物灌注完毕后，急性输注生理盐水 10 ～ 30s，以清除结合于脑内微血管壁上及微血管内细胞中尚未进入脑组织中的化合物。

原位脑灌注法比 BUI 法更灵敏，因为实验时间更长，结扎的大血管杜绝脑外血流通过，灌注液可以 100% 进入大脑。除了避开全身循环外，还可以通过实验控制经颈动脉灌注的流速和灌注液成分，保持这些值的恒定可简化 Patlak 关系：

$$\frac{C_{br}(T)}{C_p(T)} = K_{in}T + V_i$$

这种方法可以直接测定 $K_{in}$ 和 $V_i$，其中 $T$ 为灌注时间。此外，使用含氧溶液可以延长接触时间，从而对更广泛地测试物质 BBB 渗透性变化具有更高的敏感性。用 $^3H$ 或 $^{14}C$ 标记药物，也可进行药物跨 BBB 转运的评估。

目前又开发了小鼠 BBB 渗透系数-表面积（coefficient of permeability-surface area，PS）值的方法：从右侧颈外动脉逆行灌注，使颈动脉灌注压力与灌注率成比例增加，灌流率为 1.0ml/min。

## 五、基因组学/蛋白质组学方法

基因组学和蛋白质组学技术相结合从脑组织中分离脑微血管的方法，在 BBB 病理生理学领域具有广阔的前景。虽然在全脑研究的基础上已经确定了脑内皮的新成分，但通常需要一种高富集的脑毛细血管样品来进行 BBB 的基因组学或蛋白质组学研究，因为内皮只占全脑的0.1%。大脑毛细血管的机械分离有几种方案，均从活组织中提取蛋白质或 RNA。另外，激光捕获显微解剖已经成功地用来分离用于基因表达研究的脑毛细血管。培养的 BEC 可进行基因组学和蛋白质组学研究，但对这些结果的解释仍需谨慎，因为就其 BBB 特异性表型而言，即使原代培养物也与脑毛细血管不同。

研究 BBB 的基因组学技术包括基因阵列、基因表达序列分析（SAGE）和抑制性消减杂交技术（SSH）。迄今为止，有关 BBB 的蛋白质组学研究相对较少。将蛋白质组学技术应用于 BBB 的一个特殊技术挑战是，BBB 上许多蛋白质（转运体、claudin）都是膜结合性的，因此很难使用二维凝胶电分离技术来研究膜结合蛋白。消减性抗体表达克隆的发展促进了 BBB 膜结合蛋白的差异蛋白表达谱分析，该技术使用针对脑毛细血管膜的多克隆抗血清，该抗血清去除了在其他组织中表达的常见抗原的抗体，以探测表达 BBB 特异性 cDNA。在病理条件下应用基因组学和蛋白质组学技术已经阐明了缺血和 AD 期间 BBB 的分子变化，以及耐药性癫痫的分子基础。将基因组学/蛋白质组学方法与 BBB 功能研究相结合的相关研究，是阐明 BBB 在疾病中作用的理想方法。

## 第四节 药物跨血脑屏障转运体内评价方法

BBB 在保护 CNS 正常功能的同时也阻止了诊断性和治疗性药物的向脑部的递送。因此，在 CNS 新药研发过程中，需要评价药物是否具有跨 BBB 转运入脑的能力。药物跨 BBB 转运的能力与药物本身的分子量、脂溶性、电荷性、血浆蛋白的结合能力及转运系统有关。除水、电解质及部分大分子物质可自由通过外，大多数能够透过 BBB 的药物则是通过载体介导转运入脑，包括易化扩散、主动转运及胞饮作用等。亲水性、大分子的药物本身难以透过 BBB，而一些亲脂性、分子量适宜的药物虽能透过 BBB，但易被 BBB 上的 P-gp 等外排泵转运出来，导致脑内有效药物浓度低且作用时间短。

检测药物能否透过 BBB 的方法主要分为四大类：实验动物活体研究、离体脑组织、体外BBB 模型、数学模型。这些技术、方法各有其优缺点，如体外模型只能提供药物或其载体在局部的吸收情况，但药物或纳米载药系统通过各种途径进入体内后会迅速分布到各器官和组织，其体内分布会受到多种因素，如酶和免疫系统的影响，故没有哪种方法可以适用于所有药物。在实际使用中，可以在实验精度允许范围内，尽量利用各种药物的理化性质及其生物学效应的特点来挑选、设计实验方案，达到快速准确地完成评价任务。CT/MRI 影像学观察、静脉注射、脑摄取指数、脑原位灌注等具体方法（参见本章第三节），不仅可以用于检测药物对 BBB 功能的影响，而且对于剖析 BBB 药物渗透或转运及平衡脑间质液和细胞中的特定成分也非常有价值，但需利用示踪剂先对药物进行标记。本节重点阐述体内药物跨 BBB 转运其他的评估方法，包括脑内微透析法、药物的放射性标记法、脑外排指数等方法。

# 一、脑内微透析法

微透析（microdialysis，MD）是一种活体细胞外液生化物质采样分析技术，具有微创性、取样的连续性、多部位可测性及无体液流失等特点，现已被广泛应用于脑组织各种病理生理现象的探索性。由于 MD 是经置于脑内的半透膜收集标本，标本基本不含大分子蛋白质等物质，可直接应用于高效液相色谱测定，其独特之处在于，它能将探针所在组织中未结合化合物的浓度映射出来，从而使探讨药物反应、受体结合与浓度相关性成为可能，尤其适用于神经生物化学的监测和药动学、代谢产物研究、蛋白结合率等领域的研究实验。

多个参数会影响脑部药物的生物利用度，包括溶解度、膜渗透性及对内流和外排转运体的亲和力。在大多数研究中，BBB 通透性表面积乘积（permeability-surface area，PS）和大脑分布体积或分配系数（$K_p$，脑）两个参数被用来表征药物化合物进入并在脑内分布的能力。结合全身性药物暴露的时间过程，这两个参数也可用于预测大脑中的总药物浓度。此外，由于未结合的药物浓度通常与药物活性之间具有更好的相关性，因此许多研究还确定了药物的游离分数（fu），以便计算游离浓度。分配系数 $K$ 用于描述大脑间液中未结合药物与血浆中未结合药物稳态比例，代表药物输送到大脑的量化程度。当研究药物具有相似的内流和流出 BBB 间隙时，$K=1$。因此，$K > 1$ 表示内流间隙大于流出间隙，而 $K < 1$ 表示流出间隙大于内流间隙。$K_p$ 将总脑浓度与总血浆浓度进行比较，$K_p$ 是药物脑总浓度与血浆总浓度的分配系数，$K_p$ 值越大，入脑药物越多；$K_{p,u}$ 是脑药总浓度与血浆游离药物浓度的分配系数；$K_{p,uu}$ 是脑组织间液游离药物浓度与血浆游离药物浓度的分配系数，上述 3 个系数可直观量化反映药物跨 BBB 脑-血转运的情况，并直接量化跨 BBB 的转运，表示穿过 BBB 的非结合浓度梯度。

$$\text{fu} = \frac{(1/D)}{\left[\left(\dfrac{1}{\text{fu}_{\text{apparent}}}-1\right)\right]+\dfrac{1}{D}}, \quad K_{p,uu} = \frac{C_{u脑,\text{ECF}}}{C_{u血}}$$

式中，$D$ 为脑匀浆中稀释因子，$\text{fu}_{\text{apparent}}$ 为稀释后脑组织的游离分数。$C_u$ 表示相关隔室中未结合药物的浓度。

脑内 MD 的不足是无法反映整个大脑内的状况，且微透析探针可能致慢性 BBB 破坏而增加其通透性，仅能作为活体动物药效观察的间接证据。

# 二、药物的放射性标记法

近年来，影像学技术在研究药物的生物分布和药动学及药物在各种疾病，特别是癌症的递送系统中发挥着越来越重要的作用。除了 CT、MRI 等解剖成像方式外，定量放射自显影技术（quantitative autoradiography，QAR）、PET、SPECT 等分子成像策略在药动学研究中得到广泛的应用，有助于放射性同位素或光学探针标记的纳米颗粒跨递送系统的定位和量化，开展新药/探针领域的发展。

## （一）定量放射自显影技术

放射自显影技术原理是将要追踪的物质用放射性核素标记（如 $^{14}C$ 和 $^3H$）后导入生物体内，经过一段时间后，将标本制成切片或涂片，涂上卤化银乳胶，经一定时间的放射性曝光，组织中的放射性即可使乳胶感光。然后经过显影、定影处理显示还原的黑色银颗粒，然后用计算机辅助扫描显微密度测量法进行分析，从而生成自辐射图像，进而对药物进入大脑的区域差异进行量化，通过测量放射性标记药物的总浓度研究药物在脑内的分布。

例如，将 $^{14}C$ 标记的甲氨蝶呤（MTX）注入右侧颈动脉，得到同侧动脉脑和肿瘤浓度及对侧全身浓度。对照组在使用 $^{14}C$ 标记的 MTX 前，将甘露醇 1.6ml 注入右侧颈动脉，破坏同侧 BBB。QAR 技术显示，动脉灌注高渗性屏障破坏后肿瘤内 MTX 浓度峰值最高，动脉灌注未加屏障破坏后肿瘤内 MTX 浓度最低，全身灌注后肿瘤内 MTX 浓度最低，提示 BBB 破坏使肿瘤药物暴露增加。静脉注射纳米激动剂（NA）后，大分子药物（45kDa）的脑摄取显著上调。定量放射自显影技术（QAR）显示，通过标记不同数量的 A2A 腺苷受体（AR）激活配体的 NA，BBB 的开启时间窗可以在 0.5 ～ 2.0h 范围内调节。通过选择合适的 NA，将 BBB 开启时间窗与治疗药物的药动学相匹配，可以最大限度地增加脑-BBB 的给药量，减少不可控 BBB 的渗漏。利用该技术证实，纳米技术介导的脑给药策略，可以提高 CN 疾病的治疗效率，减少不良反应。

该方法定位准确、敏感度高、操作方便、可供定量和双核素示踪研究，所得的数据能提供关于组织的药动学，排泄途径及药物间相互作用、组织分布、药物的特殊位点的定位和保留时间等，在药物的发现过程中有着重要的应用。

## （二）正电子发射断层扫描

PET 可以利用正电子示踪剂来测量药物递送通过 BBB 的速度和范围。其最大的优点在于它是一种非侵入性的方法，也可用于人体研究正常脑功能、疾病状态并评价神经系统疾病治疗效果。鞘氨醇-1-磷酸受体 2（S1PR2）在 CNS 脱髓鞘过程中对 BBB 功能的调节起着至关重要的作用，Yue 等使用 $^{11}C$ 标记的 PET 可体内成像定量评估 S1PR2 的表达，发现女性 MS 患者的 S1PR2 表达增加。这一种新的、灵敏的、非侵入性的方法，有助于评估性别差异的 S1PR2 表达亚型和疾病进展。

用 PET 测量 BBB 递送需要血液采样和脑浓度的 PET 图像。需测量的化合物通常用 C 来标记，并测量总放射性。示踪剂的半衰期限制了研究的时间，大约只持续三个半衰期，常用 $[^{11}C]$ 约 1h（半衰期为 20min），$^{18}F$ 约 5h（半衰期为 110min）。PET 研究时，需要从代谢物中减去放射性信号，大脑中代谢物与母体药物的比例很可能与血浆中不同，药物及其代谢物在 BBB 的转运差异，以及脑实质非特异性结合，均可导致放射信号的差异。

用 $^{89}Zr$ 进行放射标记贝伐珠单抗（BV），利用 PET 监测颈动脉和尾静脉灌注完整 BBB 或甘露醇灌注 BBB 对 $^{89}Zr$ 标记的贝伐珠单抗-甲磺酸去铁胺复合物的脑摄取，灌注后 1h 和 24h 进行全身 PET 成像。与静脉途径相比，通过甘露醇渗透压开放 BBB 可将 BV 更有效地递送至大脑，治疗复发性多形性 GBM。

PET 可以监测同一动物在生理条件下的整个药动学时间过程，实现药物转运时间可视化，脑动力学可以通过室间建模或图形化评估进行分析，从而计算 BBB 的通透性。但是，价格昂贵、示踪剂的制备和稳定性及不能区分母体化合物、代谢物和蛋白结合或非结合示踪剂等是 PET 的不足之处。

# 三、脑外排指数

与上述测定药物摄取入脑方法不同，脑外排指数（brain efflux index，BEI）用来表征从大脑到循环血液穿过 BBB 的底物的外排转运系统。BEI 是指与参照物 $[^{14}C]$ 羧基菊粉（$[^{14}C]$ carboxyl inulin，具有有限的 BBB 渗透性）相比，从大脑排出的受试药物的相对量。该方法通过将 $[^{3}H]$ 标记药物和 $[^{14}C]$ 羧基菊粉进行脑内显微注射，在设定时间点取同侧和对侧大脑和小脑，称重，并在 3 倍体积的 5% 牛血清白蛋白溶液中匀浆。将来自左右大脑和小脑的 100μl 脑匀浆样品与 4ml 闪烁液混合，并在液体闪烁计数器中测量相关的放射性。由方程计算药物的 BEI：

$$BEI(\%) = \left( \frac{BBB外排药物量}{脑内注射药物量} \right) \times 100$$

# 四、小　　结

BBB 决定了溶质进出大脑的动力学，对药物分布的程度和治疗效果产生影响。用于确定 BBB 中溶质摄入和流出的技术和数学模型，如原位灌注和 Patlak 建模，已在临床前和临床研究中得到应用。在临床前和早期 CNS 药物开发过程中，了解药物在从转运部位到作用部位的基本转运原理至关重要，血浆和脑内药物浓度-时间分布的药动学对评估新的候选药物对 CNS 作用的可能效用，或非 CNS 靶向药物可能的 CNS 不良反应具有重要意义，包括 BBB 转运、非结合（自由）药物跨越 BBB 和 BCSFB 程度的关键参数、脑实质内药物分布及从脑内消除过程等，从而实现对 CNS 病理的最佳治疗。使用各种摄取方法的复杂多模式方法将适合更全面地了解给定溶质的 BBB 转运。

（缪　薇　向建鸣　周宁娜　吕小满）

## 参 考 文 献

Joó F. 1993. The blood-brain barrier in vitro: the second decade. Neurochem Int, 23(6): 499-521.

Kakee A, Terasaki T, Sugiyama Y. 1996. Brain efflux index as a novel method of analyzing efflux transport at the blood-brain barrier. J Pharmacol Exp Ther, 277(3): 1550-1559.

Kalvass JC, Maurer TS. 2002. Influence of nonspecific brain and plasma binding on CNS exposure: implications for rational drug discovery. Biopharm Drug Dispos, 23(8): 327-338.

Papademetriou I, Vedula E, Charest J, et al. 2018. Effect of flow on targeting and penetration of angiopep-decorated nanoparticles in a microfluidic model blood-brain barrier. PLoS One, 13(10): e0205158.

Park TE, Mustafaoglu N, Herland A, et al. 2019. Hypoxia-enhanced Blood-Brain Barrier Chip recapitulates human barrier function and shuttling of drugs and antibodies. Nat Commun, 10(1): 2621.

Patlak CS, Blasberg RG, Fenstermacher JD. 1983. Graphical evaluation of blood-to-brain transfer constants from multiple-time uptake data. J Cereb Blood Flow Metab, 3(1): 1-7.

Shapiro WR, Voorhies RM, Hiesiger EM, et al. 1988. Pharmacokinetics of tumor cell exposure to $[^{14}C]$methotrexate after intracarotid administration without and with hyperosmotic opening of the blood-brain and blood-tumor barriers in rat brain tumors: a quantitative autoradiographic study. Cancer Res, 48(3): 694-701.

Shi L, Zeng M, Sun Y, et al. 2014. Quantification of blood-brain barrier solute permeability and brain transport by multiphoton microscopy. J Biomech Eng, 136(3): 031005.

Summerfield SG, Zhang Y, Liu H. 2016. Examining the uptake of central nervous system drugs and candidates across the blood-brain barrier. J Pharmacol Exp Ther, 358(2): 294-305.

Takasato Y, Rapoport SI, Smith QR. 1984. An in situ brain perfusion technique to study cerebrovascular transport in the rat. Am J Physiol, 247(3 Pt 2): H484-493.

Yu M, Wang M, Yang D, et al. 2019. Dynamics of blood brain barrier permeability and tissue microstructure following controlled cortical impact injury in rat: A dynamic contrast-enhanced magnetic resonance imaging and diffusion kurtosis imaging study. Magn Reson Imaging, 62: 1-9.

Yuan W, Lv Y, Zeng M, et al. 2009. Non-invasive measurement of solute permeability in cerebral microvessels of the rat. Microvasc Res, 77(2): 166-173.

Yue X, Jin H, Liu H, et al. 2015. A potent and selective C-11 labeled PET tracer for imaging sphingosine-1-phosphate receptor 2 in the CNS demonstrates sexually dimorphic expression. Org Biomol Chem, 13(29): 7928-7939.